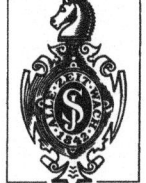

J. Gebhardt, B.-J. Hackelöer,
G. v. Klinggräff, K. Seitz (Hrsg.)

Ultraschall-
diagnostik '89

Drei-Länder-Treffen Hamburg

13. Gemeinsame Tagung der deutschsprachigen
Gesellschaften für Ultraschall in der Medizin

Mit 251 Abbildungen und 100 Tabellen

Springer-Verlag
Berlin Heidelberg New York London Paris
Tokyo Hong Kong Barcelona

Dr. med. J. Gebhardt
III. Medizinische Abteilung,
Allgemeines Krankenhaus Barmbek,
Rübenkamp 148,
D-2000 Hamburg 60

Prof. Dr. B.-J. Hackelöer
Abteilung Gynäkologie und Geburtshilfe
Allgemeines Krankenhaus Barmbek,
Rübenkamp 148,
D-2000 Hamburg 60

Dr. G. von Klinggräff
II. Medizinische Abteilung,
Allgemeines Krankenhaus Harburg,
Eißendorfer Pferdeweg 52,
D-2000 Hamburg 90

Dr. med. habil. K. Seitz
Innere Abteilung,
Kreiskrankenhaus,
Bunsenstraße 120,
D-7030 Böblingen

ISBN-13:978-3-642-93468-1   e-ISBN-13:978-3-642-93467-4
DOI: 10.1007/978-3-642-93467-4

CIP-Titelaufnahme der Deutschen Bibliothek. Ultraschalldiagnostik '89: Drei-Länder-Treffen Hamburg,
4.–7. Oktober 1989/13. Gemeinsame Tagung d. deutschsprachigen Ges. für Ultraschall in d. Medizin.
J. Gebhardt ... (Hrsg.) – Berlin; Heidelberg; New York; London; Paris; Tokyo; Hong Kong; Barcelona:
Springer
NE: Gebhardt, Jürgen [Hrsg.]; Gemeinsame Tagung der deutschsprachigen Gesellschaften für Ultraschall in
der Medizin ⟨13, 1989, Hamburg⟩
WG: 33   DBN 55.173800.6   3239/01   bg
[Hauptbd.]. – 1990
   ISBN-13:978-3-642-93468-1

WG: 33   DBN 90.110443.4   90.07.26   3239/02*   bg

© Springer-Verlag Berlin Heidelberg 1990
Softcover reprint of the hardcover 1st edition 1990

Gesamtherstellung: Brühlsche Universitätsdruckerei, Gießen
2121/3020-543210

Vorwort der Herausgeber

Das 13. Drei-Länder-Treffen in Hamburg hat mit 2100 Teilnehmern aus 8 verschiedenen Ländern unsere Erwartungen weit übertroffen.

Das große wissenschaftliche Programm mit über 500 Vorträgen und 100 Postern aus nunmehr 12 medizinischen Fachgebieten sowie Naturwissenschaft und Technik läßt eine vollständige Veröffentlichung in einem Kongreßband schon aus wirtschaftlichen Gründen nicht mehr zu.

Wir haben unter dem Eindruck der Diskussion der letzten Jahre um die Form des Kongreßbandes einen neuen Weg gesucht und die Vorsitzenden der wissenschaftlichen Sitzungen gebeten, die einzelnen Beiträge hinsichtlich ihrer wissenschaftlichen Bedeutung und Originalität zu bewerten. Aufgrund dieses Auswahlverfahrens haben wir neben manchen Übersichtsreferaten – diese sind teilweise bereits anderweitig publiziert – 140 Beiträge aufnehmen können.

Diese Auswahl berücksichtigt interdisziplinäre Themen und soll auch der Bedeutung der einzelnen Fachgebiete gerecht werden. Neuen Techniken, wie Doppler, endokavitäre und intraoperative Anwendungen, wird reichlich Platz eingeräumt.

Wir glauben somit eine objektiv geprüfte qualifizierte Auswahl der Kongreßbeiträge zu publizieren, die wesentliche Inhalte und Neuentwicklungen vom Drei-Länder-Treffen in Hamburg repräsentiert, ohne aus den eingangs dargestellten Zwängen Anspruch auf Vollständigkeit zu erheben. Hinsichtlich der nicht berücksichtigten Beiträge wollen wir auf den *zitierfähigen* schon traditionellen Abstractband verweisen.

Besonders möchten wir uns hier nochmals bei all denen bedanken, die den Hamburger Kongreß zu wissenschaftlichem Niveau und zu seinem besonderen Flair verholfen haben. Wir würden uns freuen, wenn Sie, verehrter Leser, den vorliegenden Band als gelungenen Abschluß des 13. Drei-Länder-Treffens in Hamburg 1989 betrachten würden. Dem Springer-Verlag, besonders Frau Dr. Heilmann, danken wir für die gute Zusammenarbeit und für die schnelle und damit aktuelle Realisation.

Hamburg, im Sommer 1990

J. Gebhardt
B.-J. Hackelöer
G. v. Klinggräff
K. Seitz

Inhaltsverzeichnis

3. Akutdiagnostik

4. Onkologische Diagnostik

9. Duplexdiagnostik an peripheren Arterien

10. Phlebothrombosen

11. Transkranielle Doppler-Diagnostik

12. Thorax

13. Pädiatrie

1. Technik – neue Entwicklungen

Ultraschalldämpfung und Rückstreuung zur Gewebecharakterisierung

K.-V. Jenderka*, R. Millner, K.-P. Richter, H. Heynemann, N. Leitgeb,
S. Schuy†

*Inst. f. Angewandte Biophysik und Urol. Klinik, Ber. Medizin der Universität
Halle – DDR

Einführung

Spezielle signalverarbeitende Verfahren in der Ultraschall-Diagnostik erlauben
es, genauere Informationen als aus dem B-Bild über den Zustand und die Struktur der untersuchten Geweberegion zu erhalten. Für den geplanten Einsatz in der
klinischen Diagnostik ist es dabei notwendig, die akustischen gewebespezifischen
Parameter aus rückgestreuten Ultraschallsignalen abzuleiten.

Die Ergebnisse der in vitro-Untersuchungen an Gewebepräparaten wurden
mit den histologischen Befunden und den im Durchschallungsverfahren gewonnenen Parametern verglichen.

Methode

Durch Applikation des Ultraschall-Spektroskopie-Meßsystems an ein Ultra-
schall-B-Bild-System ist es möglich, eine gezielte Parameterbestimmung in einer
„Region of Interest" durchzuführen. Die Synchronisation der Pulsfolgefrequen-
zen der Meßsysteme gestattet neben der Bilderzeugung die Nutzung der Ultra-
schallrückstreusignale zur Parameteranalyse (Abb. 1).

Die Analyse erfolgt dabei in Richtung der akustischen Achse des verwendeten
Breitbandwandlers. Mit Hilfe einer analogen Torschaltung wird das rückgestreu-

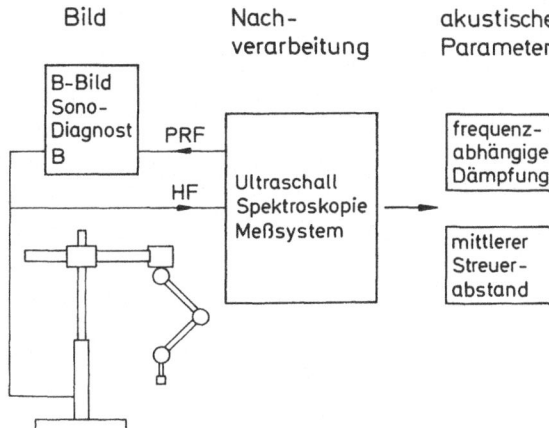

Abb. 1. Blockschaltbild des
Ultraschall-Spektroskopie-
Meßsystems

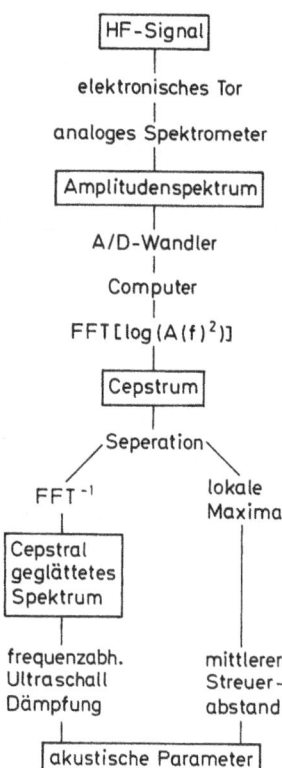

Abb. 2. Signalverlauf im Meßsystem

te HF-Signal computergesteuert schrittweise abgetastet und die ausgeblendeten Signalabschnitte anschließend in den Frequenzbereich übertragen. Aus den digitalisierten Amplitudenspektren werden die den untersuchten Gewebevolumina entsprechenden Cepstren berechnet. Im Cepstrum ist eine Separation der strukturbestimmenden und der dämpfungsbestimmenden Anteile möglich (Abb. 2). Aus den lokalen Maxima im Cepstrum läßt sich als Parameter der mittlere Streuerabstand bestimmen. Er beschreibt die durch ihre akustische Impedanz festgelegten Strukturen im Gewebe.

Durch Rücktransformation der dämpfungsbestimmenden Anteile in den Frequenzbereich erfolgt eine cepstrale Glättung der empfangenen Rückstreuspektren. Aus der Differenz der cepstral geglätteten Spektren unterschiedlicher Gewebevolumina, die hintereinander auf der akustischen Achse des Wandlers liegen, wird die frequenzabhängige Ultraschalldämpfung als Gewebeparameter bestimmt.

Zur Untersuchung der Eigenschaften des Meßverfahrens und der Wirkung der Einflußgrößen erfolgte eine Computersimulation des Meßverfahrens unter Berücksichtigung relevanter physikalischer Sachverhalte. Im Ergebnis der Modellrechnung muß eine Korrektur des effektiven Rückstreuvolumens (abhängig von Torfunktion und Schallfeld) und der Beugungsverluste als notwendig angesehen werden.

Tabelle 1. Ergebnisse humanes Hodengewebe in vitro

	Dämpfung bei 5 MHz [1/cm]	Mittlerer Streuerabstand [mm]
Normales Gewebe	0,41	0,48
Maligner Hoden-tumor	1,37	0,80

Experimente und Ergebnisse

Untersuchungen an Streumodellen und Gewebephantomen bestätigen die prinzipielle Anwendbarkeit des Meßverfahrens.

Bei Einsatz eines Breitbandwandlers mit einer Mittenfrequenz von 5 MHz lassen sich mittlere Streuerabstände ab 0,35 mm mit einer Auflösung von 0,08 mm bestimmen. Dämpfungswerte sind im Frequenzbereich von 3,5 bis 6,5 MHz erfaßbar.

In einer Studie an humanem Hodengewebe in vitro konnte die Abhängigkeit der Ultraschalldämpfung und des mittleren Streuerabstandes von pathologischen Veränderungen gezeigt werden (Tabelle 1). Geweberegionen mit Tumorinfiltration konnten eindeutig von Normalgewebe getrennt werden.

Zur Bestimmung der Ultraschalldämpfung muß eine annähernd homogene Geweberegion vorausgesetzt werden, d. h. die untersuchten Volumina müssen frei von sehr großen Strukturen oder Strukturen mit großen Impedanzunterschieden zum umgebenden Gewebe sein.

Die Verbindung dieses Meßverfahrens mit einem B-Bild-System erlaubt dem untersuchenden Arzt einen interessierenden Gewebebereich auszuwählen und eine gezielte Parameterbestimmung vorzunehmen. Die Nutzung der gewonnenen gewebespezifischen Parameter neben der Bildinformation führt zur weiteren Verbesserung und Sicherung der sonographisch erhobenen Befunde.

Literatur

1. Leitgeb N, Schuy S, Wach P (1979) Moving-Window-Spektroskopie: Ein Weg zur objektiven Gewebedifferenzierung. Jahrestagung der öster. Ges. BMT, S 109 – 112
2. Richter KP, Lange P, Millner R (1984) Measurement system for medical ultrasonic pulse spectroscopy. Archives of Acoustics 9:137 – 142
3. Jenderka K-V (1989) Die Bestimmung akustischer Parameter aus rückgestreuten Ultraschallsignalen – Dissertation (A). Universität Halle, Sektion Physik

Messung der Schalleistung von Doppler-Ultraschallgeräten, die in der Perinatologie eingesetzt werden

B. Grohs*, R. M. Schmitt, H. Rabe, G. Jorch

*Fraunhofer Institut für zerstörungsfreie Prüfverfahren, Medizintechnik, Ensheimerstr. 48, D-6670 St. Ingbert

Abstract

Für alle diagnostischen Ultraschalluntersuchungen ist nachzuweisen, daß Schädigungen des Gewebes durch die Ultraschallexposition ausgeschlossen werden. Ein wesentlicher Schädigungseffekt ist die lokale Temperaturerhöhung im Gewebe. Um schädigende Temperaturerhöhungen auszuschließen, dürfen Grenzwerte für die Schalleistung nicht überschritten werden. Die akustische Leistungsabgabe von vier Gerätetypen, die zur Untersuchung von fötalen und kindlichen Blutfließgeschwindigkeiten eingesetzt werden – transkranieller Doppler, Farbdoppler, Duplex und Doppler-Monitoring – wurde mittels einer Strahlungsdruckwaage vermessen. Alle Geräte lagen in der Leistungsabgabe unterhalb der vom American Institute of Ultrasound in Medicine (AIUM/1/) angegebenen Grenzwerte; dennoch wurde eine große Variationsbreite festgestellt.

Einleitung

Seit Einführung der Ultraschall-Doppleruntersuchung in der Pädiatrie als nichtinvasive Methode zur Messung von Blutflußgeschwindigkeiten, hat diese Methode weite Anwendung gefunden. Von speziellem Interesse sind Untersuchungen an Blutgefäßen des Gehirns von Frühgeborenen, die ein hohes Risiko für das Erleiden von Hirnblutungen haben. Aber auch die Messung des Herzzeitvolumens oder der Nierendurchblutung bei Neugeborenen findet zunehmend Anwendung, wie auch die Untersuchungen bei Föten.

Biologische Ultraschalleffekte beruhen auf wenigen physikalisch-chemischen Primäreffekten, von denen der Wärmewirkung bei diagnostischen Geräten die größte Bedeutung zukommt. Bei der Beschallung von Gewebe wird Schall absorbiert und in Wärme umgewandelt. Das Ausmaß der Wärmeentwicklung wird durch die mittlere Intensität und die Expositionsdauer bestimmt. Ob es im Gewebe bei stärkerer Wärmeentwicklung zu einer Temperaturerhöhung kommt, hängt von der Wärmeleitfähigkeit des Gewebes und der Kapazität des Wärmetransportes über die Blutbahnen ab. Gemäß einer Untersuchung der AIUM wird eine thermische Schädigung von Gewebe ausgeschlossen, wenn die Temperaturerhöhung aufgrund der Ultraschallexposition weniger als 1° C beträgt. In Abhängigkeit von Wandlerapertur und Schallfrequenz wurden von der AIUM Grenzwerte für die erlaubte Schalleistung angegeben [1].

Untersuchte Geräte

Die Messungen wurden durchgeführt an:

a) einem transkraniellen Dopplergerät EME TC2-64B mit 2 MHz, 4 MHz und 8 MHz Schallwandlern bei fünf Leistungseinstellungen.
b) einem Farbdopplergerät Acuson 128 mit 3,5 MHz Sektorschallkopf und 5 MHz Vaginalsonde bei drei Leistungseinstellungen.
c) einem mechanischen Duplexscanner ATL Mk500 mit 3 MHz, 5 MHz und 7,5 MHz Schallwandlern bei vier Leistungseinstellungen
d) einem elektronischen Duplexscanner HP 77020AC mit 3 MHz und 5 MHz Schallwandlern und einem miniaturisierten 5 MHz Schallwandler für Dopplermonitoring bei drei Leistungseinstellungen.

Methodik

Die von einem Schallwandler abgegebene zeitlich gemittelte Schalleistung, angegeben in Watt, wird mit einer Strahlungsdruckwaage gemessen. Ein Schallwandler, der gepulst oder kontinuierlich betrieben wird, schallt Wellen in entgastes Wasser ab. Wird die Schallwelle vollständig von einem Target absorbiert, so wirkt auf dieses eine Kraft, die proportional zur akustischen Leistung ist. Wird das Target in Wasser eingetaucht und an einer hochempfindlichen Waage ausbalanciert, so kann diese Kraft über den Auftrieb gemessen werden. Die Strahlungsdruckwaage (Abb. 1) besteht aus einer Mikrowaage, einer variablen Haltekonstruktion für den Wandler und einem zylindrischen Wassertank. Das absorbierende Target ist, in Wasser eingetaucht, an einer feinen Kette an der Mikrowaage ausbalanciert. Der Durchmesser des Targets ist mit 30 mm größer bemessen als die Schallbündelbreite des Schallwandlers, damit nicht ein Teil der Energie den Absorber verfehlt. Der Wandler wird über eine Membran an den Tankboden angekoppelt. Ein zylindrisches Rohr, das ebenfalls mit Wasser gefüllt ist und auf beiden Seiten mit einer dünnen Membran verschlossen ist, wird zwischen Tankboden und Target plaziert, um akustisch induzierte Strömung zu verhindern.

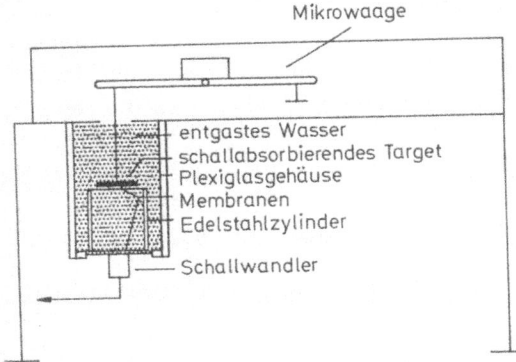

Abb. 1. Strahlungsdruckwaage

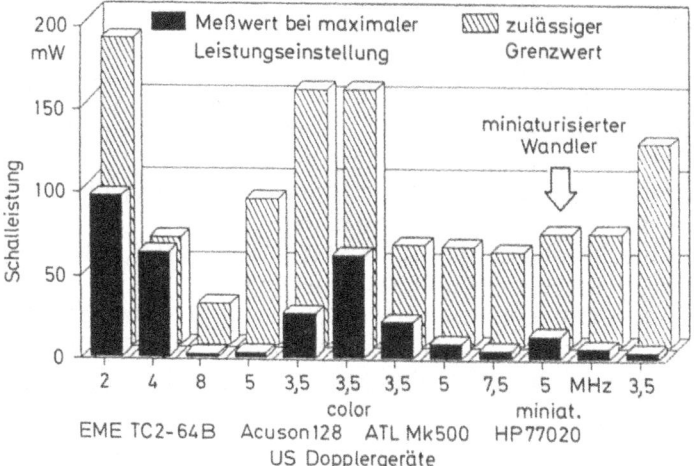

Abb. 2. Die von Dopplergeräten abgegebene Schalleistung

Ergebnisse

Für die beschriebenen Geräte wurde mit jedem Wandler und bei jeder Leistungseinstellung die zeitlich gemittelte Schalleistung im gepulsten Dopplerbetrieb gemessen. Das Sample Volume war auf eine Tiefe von 4 cm eingestellt, die dem Abstand des Targets von der Wasseroberfläche entsprach. Die Messungen wurden
zweimal wiederholt und die Ergebnisse gemittelt. In Abb. 2 sind die Meßergeb-
nisse (schwarz) gegen die zulässigen Grenzwerte der AIUM (schraffiert) für die
jeweilige Wandlerapertur und Schallfrequenz aufgetragen. Die Meßwerte entsprechen den Werten bei maximaler Leistungseinstellung. Horizontal sind die
untersuchten Geräte mit den jeweils angeschlossenen Schallwandlern aufgetragen.

Schlußfolgerung

Obwohl alle untersuchten Geräte und Wandler in der Leistungsabgabe unterhalb
der jeweiligen Grenzwerte blieben, ist eine beträchtliche Variation zwischen den
Systemen zu erkennen. Beachtenswert ist die relativ hohe Leistungsabgabe für
das transkranielle Gerät mit niederfrequenten Wandlern und für das Farbdopp-
lersystem.

Literatur

1. AIUM (1988), Bioeffects Considerations for the Safety of Diagnostic Ultrasound. J Ultrasound Med 7:1–38

Absorber zur Prüfung medizinischer Ultraschallgeräte

K. Brendel*, K. Beißner, B. Fay, S. Lüpfert**, R. Reibold

* Physikalisch-Technische Bundesanstalt, Bundesallee 100,
D-3300 Braunschweig

Die abgestrahlte akustische Leistung ist eine sicherheitsrelevante Kenngröße medizinischer Ultraschallgeräte. Ihre Bestimmung erfolgt üblicherweise durch Einbringen eines Hindernisses (Target) in das ausgesendete Schallbündel und Messung der auf dieses Target wirkenden Strahlungskraft [1]. Eine wesentliche Voraussetzung für präzise Leistungsmessungen ist, daß die Rückwirkung vom Target auf den Schallsender vernachlässigt werden kann. Die einfallende Schallwelle darf keine nennenswerte Reflexion beim Eindringen in den Absorber hervorrufen, und die Schallenergie muß beim Durchlaufen des Absorbermaterials weitgehend absorbiert werden. Bei Schallabsorbern für Leistungsmessungen müssen der Reflexions- und Durchlaßfaktor kleiner 1% bzw. 5% sein, d. h. die reflektierte und die durchgelassene Energie dürfen maximal 0,01% bzw. 0,25% der einfallenden Energie betragen. Eine Energiereflexion von nur 1% kann bei der Leistungsmessung bereits Fehler von nahezu $\pm 20\%$ bewirken. Zur Erläuterung dieses etwas überraschenden Sachverhaltes dient Abb. 1. Die vom Sendewandler abgestrahlte Schallwelle habe den Schalldruck p_0. Bei der an dem Absorber angenommenen Energiereflexion von 1% beträgt der Schalldruck in der reflektierten Welle $0,1\,p_0$. Diese Teilwelle fällt auf den Sendewandler zurück, wird an diesem reflektiert und überlagert sich mit der abgestrahlten Welle. Unter der Annahme vollständiger Reflexion am Wandler können die Werte für die Druckamplitude

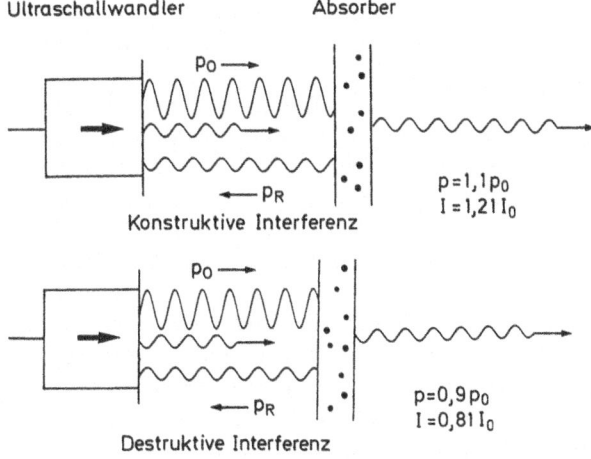

Abb. 1. Resultierende Intensität I der auf das Target treffenden Welle (1. Überlagerung). I_0 ist die Intensität und p_0 der Schalldruck der Primärwelle, p der resultierende Schalldruck aus Primärwelle p_0 und erster reflektierter Welle p_R

** Continental Gummi-Werke AG, Werk Limmer, D-3000 Hannover

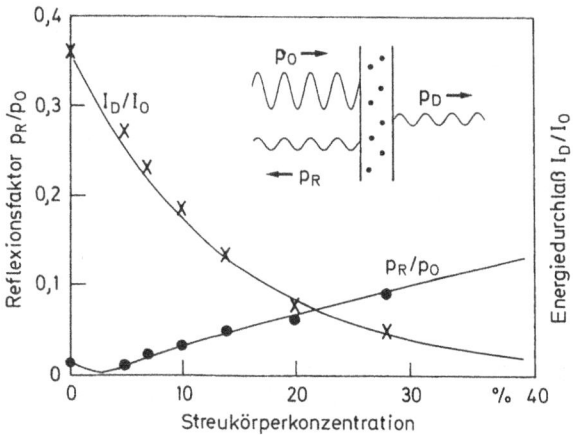

Abb. 2. Berechneter Reflexionsfaktor p_R/p_0 und Energiedurchlaß I_D/I_0 als Funktion der Streukörperkonzentration. Dicke des Absorbers 10 mm; •,x Meßwerte, f = 1 MHz. I_0 und I_D sind die Intensitäten der Primär- und der durchgelassenen Welle

bei der ausgesandten Welle – je nach Phasenlage – zwischen $1{,}1\,p_0$ und $0{,}9\,p_0$ liegen. Für die Intensität $I_0 \sim p_0^2$ folgt daraus ein Bereich zwischen $1{,}21\,I_0$ und $0{,}81\,I_0$. Absorber zur Prüfung medizinischer Ultraschallgeräte dürfen ferner ihre akustischen Eigenschaften im Temperaturbereich von 25 °C bis 35 °C – auch bei mehrmonatiger Wasserlagerung – nicht verändern.

Die akustische Anpassung des Absorbermaterials an das schallführende Medium wird üblicherweise mit Keilstrukturen erzielt. Als Absorbermaterial bieten sich gummielastische Hochpolymere an, deren innere mechanische Verluste durch „Beladung" mit Streukörpern erhöht worden sind. Diese bewirken neben der Schwächung durch Streuung eine teilweise Transformation der einfallenden Dilatationswellen in stark verlustbehaftete Schubwellen. Abbildung 2 zeigt die Abhängigkeit des Reflexionsfaktors p_R/p_0 und des Energiedurchlasses I_D/I_0 von der Konzentration der statistisch im Absorber verteilten Streukörper.

Die Messungen wurden an 10 mm dicken Platten ohne Keile durchgeführt. Der zur Berechnung des Energiedurchlasses benötigte Schwächungskoeffizient ist die Summe aus Absorptions- und Streukoeffizient. Der Absorptionskoeffizient wurde aus dem Energiedurchlaß der Platte ohne eingelagerte Streukörper bestimmt. Der Streukoeffizient, der sich aus der Differenz von Schwächungs- und Absorptionskoeffizient ergibt, ist der Streukörperkonzentration direkt proportional. Interessant ist das Verhalten des Reflexionsfaktors p_R/p_0: Er nimmt zunächst mit zunehmender Konzentration ab, durchläuft bei der Konzentration 3% ein Minimum und steigt dann linear mit der Konzentration an. Der für die Berechnung des Reflexionsfaktors benötigte Wellenwiderstand des Absorbermaterials wurde aus den Schallgeschwindigkeiten und Dichten der Gummimatrix und der eingelagerten Streukörper bestimmt. Wegen der guten Übereinstimmung von Theorie und Experiment in Abb. 2 konnten die Eigenschaften von Absorbern unterschiedlicher Dicke und mit beliebigen Streukörperverteilungen berechnet und optimiert werden. Auch die Eigenschaften kompliziert aufgebauter Mehrschichtabsorber ließen sich hinreichend genau vorhersagen.

Die Messungen haben gezeigt, daß sich mit einem geeignet aufgebauten elastischen Material, z.B. Ethylen-Propylen-Terpolymer, und einer optimierten

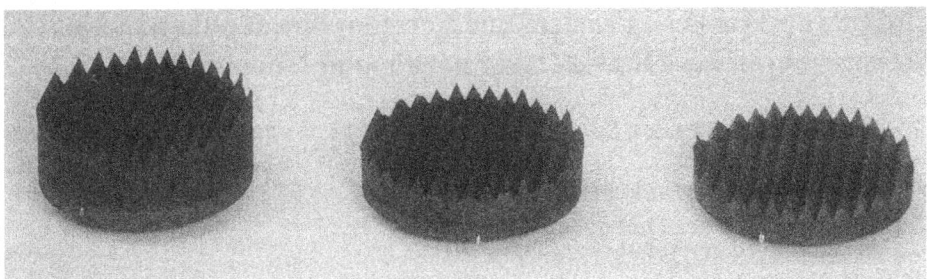

Abb. 3. Absorber für Ultraschall-Leistungsmessungen mit den unteren Frequenzgrenzen 1 MHz (links), 2 MHz (Mitte) und 3 MHz (rechts)

Verteilung geeigneter Streukörper die gewünschten Absorptionseigenschaften erzielen lassen. Zur Erfüllung der hohen Anforderungen an absorbierende Targets mußte für Frequenzen zwischen 1 MHz und 2 MHz eine Schichtdicke von 35 mm gewählt werden. Zwischen 2 MHz und 3 MHz war nur eine Schichtdicke von 20 mm, bei 3 MHz und darüber von 12,5 mm erforderlich. Diese Unterteilung wurde vorgenommen, da dünnere Absorberscheiben als Targets eine geringere Belastung der für die Messung der Schallstrahlungskraft benötigten Mikrowaage bewirken, was eine Verringerung der Meßunsicherheit zur Folge hat. Abbildung 3 zeigt die für die Leistungsmessung entwickelten Targets.

Zur reflexionsarmen Auskleidung von Meßbecken können Absorber mit einer Energiereflexion von unter 1% eingesetzt werden. Die Anforderung konnte für Frequenzen oberhalb 0,8 MHz mit einer Schichtdicke von 16 mm erfüllt werden. Die Anpassung an die Meßflüssigkeit erfolgte durch eine geeignete Rippenstruktur.

Literatur

1. Beißner K (1985) Acustica 58:17

Einfluß von Muskel-, Faszien- und Fettgewebe auf quantitative Messungen mit der Duplex- und Farbdoppler-Sonographie

Ph. Hendrickx*, F. Brassel, U. Roth, K. Ranke, H.-H. Wagner

* Medizinische Hochschule Hannover,
Krankenhaus Oststadt, Diagnostische Radiologie II,
Podbielskistraße 380, D-3000 Hannover 51

Einleitung

Neben der Anamnese und der klinischen Untersuchung spielen apparative technische Methoden eine immer größer werdende Rolle in der Diagnostik der arteriellen Verschlußkrankheit (AVK). Von Bedeutung in der Lokalisation und Bestimmung des Grades der AVK sind nicht invasive und nicht bildgebende Verfahren wie die Laufbandergometrie, das mechanische oder elektronische Oszillogramm, die Venenverschlußplethysmographie und die Doppler-Sonographie. Da in der täglichen Praxis für das Festlegen des therapeutischen Vorgehens immer noch die klare Übersicht der bildgebenden Verfahren notwendig ist, haben die perkutane Arteriographie und neuerdings die intravenöse/intraarterielle DSA eine dominierende Bedeutung. Mit der Farbdoppler-Sonographie steht seit kurzem ein neues Verfahren zur Verfügung, das nach ersten optimistischen Berichten [2, 3] sowohl den nicht invasiven Methoden als auch der Angiographie selber Konkurrenz machen könnte.

Bei der farbdopplersonographischen Untersuchung der Arterien der unteren Extremitäten (A. femoralis superficialis im Adduktorenkanal, Unterschenkelarterien im Bereich der Wade) tritt jedoch oft eine mangelhafte oder ganz fehlende Farbkodierung auf. Außerdem werden bei der quantitativen Bestimmung der Blutflußparameter die Meßwerte meistens zu niedrig angegeben. Um herauszufinden inwieweit diese bei der Beurteilung pathologischer Gefäßwandveränderungen störenden Fehlmessungen bedingt sind durch die vorgelagerten Muskel-, Faszien- und Fettschichten, wurde die anatomische Lage dieser Gefäße im Phantom simuliert.

Material und Methodik

Dazu mußte ein realitätsnahes Phantom entwickelt werden (1). Untersucht wurde ein für die Arterien der unteren Extremitäten klassisches triphasisches Spektrumsignal, das mit Hilfe einer Kolben-Membran-Dosierpumpe mit zusätzlicher Hub- und Frequenzregelung in einem selbstkonstruierten Kreislaufphantom erzeugt wurde [1]. Die Messungen wurden an einem nahezu gefäßidentischen Silikonschlauch mit einem Innendurchmesser von 6,0 mm durchgeführt. Dieser wurde mit frischem, vollheparinisiertem Tierblut perfundiert.

Zunächst untersuchten wir den Einfluß von vorgelagertem Muskelgewebe auf die quantitativ gemessenen Werte. Dazu wurden bei einem konstanten, dem

Durchschnittswert einer normalen A. femoralis superficialis entsprechenden Blutflußvolumen von 153,3 ml/min, insgesamt 24 Einzelmessungen mit unterschiedlich vorgelagerter Muskelschichtdicke (9 mm – 50,6 mm) durchgeführt.

Anschließend analysierten wir bei einer konstanten Muskelschichtdicke von 35 mm den Einfluß von bis zu 4 vorgelagerten Faszien auf die quantitativen Messungen (Blutflußrate konstant 153,3 ml/min – 15 Einzelmessungen).

Schließlich wurde in gleicher Weise die vorgelagerte Fettschichtdicke zwischen 1,4 und 22,1 mm variiert (Blutflußrate konstant 141,8 ml/min – 30 Einzelmessungen).

Sämtliche Messungen erfolgten parallel mit einem Farbdoppler-Sonographiegerät (ANGIODYNOGRAPH – QUANTUM/PHILIPS) und einem konventionellen Duplex-Gerät (DIASONICS DRF 400). Gemessen wurden folgende Parameter: Objekttiefe (mm), Gefäßinnendurchmesser (mm), maximale systolische Blutflußgeschwindigkeit (cm/s), enddiastolische Blutflußgeschwindigkeit (cm/s), maximale Rückflußgeschwindigkeit (cm/s), mittlere Blutflußgeschwindigkeit (cm/s) und das Blutflußvolumen (ml/min). Letzteres errechneten wir aus dem Gefäßinnendurchmesser und der mittleren Blutflußgeschwindigkeit. Aufgrund vorher durchgeführter Phantommessungen wurde damit die automatische Bestimmung des Blutflußvolumens im "Volume Flow Menu" – Programm mit dem Angiodynographen wegen systematischer Fehlbestimmung verlassen [1].

Ergebnisse

Bereits bei der subjektiven Beurteilung der Darstellungsqualität des angiodynographischen Bildes stellte sich heraus, daß sich die Farbkodierung mit der Erhöhung der vorgelagerten Gewebsschichtdicke erheblich abschwächte. Diesem Befund entsprechend verringerten sich bei zunehmender Vorlagerung von Muskelgewebe sowohl duplex- als auch farbdopplersonographisch die gemessenen Blutflußgeschwindigkeiten. Die Kurven schwächten sich linear um einen von der Gewebeart abhängigen Faktor ab (Tabelle 1).

Der Tabelle ist zu entnehmen, daß diese Abschwächung für Fettgewebe mehr als doppelt so hoch ist wie für Muskelgewebe und am Angiodynographiegerät doppelt so hoch wie am Duplexgerät. Die gemessenen Durchmesser veränderten sich nicht signifikant.

Tabelle 1. Abnahme der gemessenen mittleren Blutflußgeschwindigkeit bei Vorlagerung unterschiedlicher Gewebearten

Gewebeart	Duplex	Angiodynograph
Muskel	5%/cm	10%/cm
Fett	15%/cm	35%/cm
Faszie	7%/Faszie	15%/Faszie

Bei einer Muskelschicht von über 5 cm oder einer Fettschicht von 1,5 cm waren quantitative Messungen mit dem Angiodynographen aufgrund massiver Kurvendefekte nicht mehr möglich.

Nicht nur die Meßwerte für die mittlere Geschwindigkeit verringerten sich bei stärkerer Gewebsvorlagerung, sondern auch die übrigen Geschwindigkeitsparameter. Die maximale systolische Geschwindigkeit reduzierte sich um weit über 50 % für Angiodynographie und Duplex, die maximale Rückflußgeschwindigkeit bewegte sich in der gleichen Größenordnung in Absolutwerten nach unten. Lediglich bei der enddiastolischen Geschwindigkeit stellte sich, übereinstimmend für beide Verfahren, kein signifikanter Unterschied heraus. Die Spektrumkurven bekommen somit ein amplitudisch gestauchtes Erscheinungsbild im Vergleich zum Ausgangsbefund.

Diskussion

Unter realitätsnahen, die Gefäße der unteren Extremitäten im Phantom imitierenden Bedingungen zeigte sich, daß eine Vorlagerung von Weichteilgewebe einen erheblichen Einfluß auf die duplex- und farbdopplersonographische Untersuchung hat. Wichtig für die bildliche und morphologische Beurteilung der Arterien ist eine deutliche Abschwächung der Farbkodierung bei zunehmender Vorlagerung von Weichteilen. Diesem Befund entsprechend verringerten sich bei zunehmender Vorlagerung von Muskelgewebe für beide Meßverfahren die gemessenen Blutflußvolumina und Blutflußgeschwindigkeiten (Tabelle 1). Die Veränderungen fielen im Gesamttrend für vorgelagertes Fettgewebe deutlich ausgeprägter aus. Eine zusätzliche Einlagerung von Faszien in eine 3,5 cm dicke Muskelschicht beeinflußt ebenfalls die quantitativen Bestimmungen mit der (Farb)dopplersonographie.

Da sich die gemessenen Durchmesser im Trend nicht wesentlich veränderten, stellte sich wie zu erwarten die Fehlbestimmung der mittleren Geschwindigkeit als Hauptursache für diesen Effekt heraus. Das im Vergleich zum Duplex-Gerät ungünstigere Abschneiden der Angiodynographie ist auf die eindeutig geringere Qualität des B-Bildes zurückzuführen.

Eine Erklärung für die beschriebenen Fehlbestimmungen bietet die Form der spektralen Wellen. Mit steigender Gewebsschichtdicke treten zunehmend „Defektbildungen" in diesen Wellen auf, die dazu führen, daß die ausgefallenen Kurventeile bei der Integration zur mittleren Geschwindigkeit als „Null" gerechnet werden. Dieser Effekt trat vor allem deutlich beim Angiodynographen auf. Außerdem bewirkt das amplitudisch gestauchte Erscheinungsbild der Spektralwellen, das verursacht wird durch eine Unterschätzung der maximalen systolischen Geschwindigkeit und der maximalen Rückflußgeschwindigkeit, eine zusätzliche Abnahme der mittleren Blutflußgeschwindigkeit.

Die beschriebenen Phänomene sind eindeutig verantwortlich für die fehlende Darstellung bzw. eingeschränkte Beurteilbarkeit der A. femoralis superficialis im Adduktorenkanal sowie der Unterschenkelarterien im Bereich der proximalen und mittleren Abschnitte der Wade.

Literatur

1. Hendrickx Ph, Roth U, Brassel F, Taubert K, Ranke C, Wagner HH (1990) Phantom-untersuchungen zur Wertigkeit der farbkodierten Doppler-Sonographie bei der arteriellen Verschlußkrankheit der unteren Extremitäten. Fortschr Röntgenstr 152:1–5
2. Merritt Ch (1987) Doppler color flow imaging. JCU 15:591–597
3. Metz V, Braunsteiner A, Grabenwoeger F, Dock W, Huebsch P (1988) Farbcodierte Doppler-Sonographie der Becken-Bein-Arterien: Überprüfung der Wertigkeit der Methode im Vergleich zur Angiographie. Fortschr Röntgenstr 149:314–316

Die dreidimensionale Ultraschalldiagnostik

Ch. Sohn* und G. Rudofsky

*Klinik und Poliklinik für Angiologie, Universitätsklinik Essen, Hufelandstr.,
D-4300 Essen

Erste experimentelle und klinische Untersuchungen haben die Durchführbarkeit
einer dreidimensionalen Ultraschalldarstellung gezeigt. Eine dreidimensionale
Diagnostik ist von der Kernspintomographie und Computertomographie bereits
bekannt, doch wegen der Aufwendigkeit dieser beiden Verfahren ist der routinemäßige Einsatz – im Gegensatz zu einer dreidimensionalen Ultraschalldarstellung – kaum möglich.

Die dreidimensionale Darstellung erfordert eine koordinierte Schnittbildfolge, die dann vom Computer in deren tatsächlichen Lagebeziehung zueinander rekonstruiert werden kann. Das entscheidende Problem zur Verwirklichung der
dreidimensionalen Ultraschalldarstellung war also die Konstruktion eines neuen
Schallkopfes, mit dessen Hilfe eine koordinierte Schnittbildfolge erreicht werden
konnte. Während die Kernspintomographie und Computertomographie durch
eine parallele Schnittführung und bekannten Abständen zwischen diesen Schnitten eine räumliche Rekonstruktion relativ einfach ermöglichen, läßt sich die Erzeugung koordinierter Schnittbilder mittels Ultraschall nur schwer verwirklichen. Eine parallele Schnittführung läßt sich durch die Unebenheit der Körperoberfläche nur sehr schwer realisieren und würde zudem nur wenige Schnitte eines untersuchten Organs liefern. So bleibt nur eine Drehbewegung des Schallkopfes. Durch Rotation der Schnittebene läßt sich die dreidimensionale Ultraschalldarstellung verwirklichen.

Für experimentelle Untersuchungen an Nieren im Wasserbad wurde zuerst
eine Vorrichtung gebaut, in der ein runder Sektorschallkopf sowohl gedreht als
auch parallel verschoben werden konnte. Die dabei aufgenommene Folge von ge-
drehten und parallelen Ultraschallschnitten wurde in einen AT-Computer übertragen und nach der Konturierung – da nur die Oberfläche eines Organs vorerst
räumlich dargestellt werden kann, muß die Organoberfläche durch Konturierung
kenntlich gemacht werden – entsprechend deren tatsächlichen räumlichen Lage
dreidimensional rekonstruiert.

Vergleichende Untersuchungen zwischen dem Volumen und der Form des re-
konstruierten Organs und der Niere im Wasserbad haben die maßstabgetreue
Abbildung durch die Computerprogramme gezeigt.

Nach diesem positiven Verlauf der experimentellen Studien mußte ein neuer
Schallkopf für die Durchführung klinischer Untersuchungen konstruiert und ge-
baut werden. Die Auflagefläche des Schallkopfes mußte sehr klein sein, damit die
Unebenheit der Körperoberfläche ohne störenden Einfluß auf die Drehung blieb.

Zwei Sektorschallköpfe der Firmen Toshiba und ATL wurden derart umge-
baut, daß sie von einem Schrittmotor in einem neuen Gehäuse gedreht werden

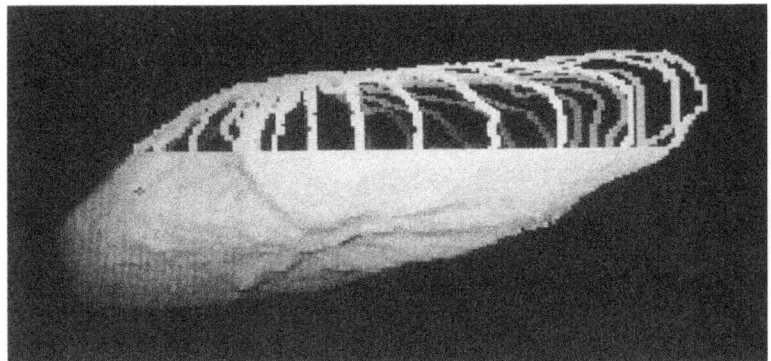

Abb. 1. Dreidimensionale Ultraschalldarstellung einer Niere, die obere Bildhälfte in Ringstrukturbilddarstellung, die untere mit geschlossener Oberfläche

konnten. Der Schrittmotor ist mit einem Steuergerät verbunden, das die Drehung des Schallkopfes nach zu definierenden Winkelabständen stoppt. Das dabei festgestellte Bild kann in einen Computer abgespeichert werden. Eine Gesamtdrehung von 180° ist bei zentralem Plazieren des Schallkopfes über dem zu untersuchenden Organ ausreichend, da zwischen 180° und 360° sich dieselbe Schnittfolge wiederholen würde.

Im Computer folgt nun die Konturierung der einzelnen Schnitte, um dem Computer die Organoberfläche – nur diese wird räumlich dargestellt – kenntlich zu machen. Momentan erfolgt dieser Schritt noch halbautomatisch, d. h. mit einem Cursor am Bildschirm, doch wird dieser Schritt in absehbarer Zeit durch entsprechende Programme automatisch erfolgen können. Die Organkonturen werden nun in deren tatsächlichen Lagebeziehung zueinander räumlich dargestellt. Die Darstellung kann dabei als Ringstrukturbild (Binärbild) – dabei wird computertechnisch nichts ergänzt – oder mit geschlossener Oberfläche – hierbei ist eine Interpolation zwischen den einzelnen Schnitten notwendig – erfolgen (Abb. 1).

Der Vorgang bis zur Darstellung des räumlichen Bildes dauert insgesamt ca. 4 min. Dabei braucht der Schallkopf für die Untersuchung ca. 15 s. Am zeitaufwendigsten ist die derzeit noch halbautomatisch getätigte Konturierung.

Durch unterschiedliche Farbgebung können mehrere Körper in deren tatsächlichen Lagebeziehung zueinander dargestellt werden (z. B. in der Schwangerschaft. Uterus mit Fruchtblase und Embryo).

Klinische Untersuchungen zeigten viele Einsatzmöglichkeiten der dreidimensionalen Ultraschalldiagnostik auf:

– Gynäkologie-Geburtshilfe: Mißbildungsdiagnostik am Embryo. Dreidimensionale Darstellungen in der 7., 9., 11. und 13. Schwangerschaftswoche haben gezeigt, daß zu relativ frühen Schwangerschaftszeiten Details am Embryo zur räumlichen Darstellung kommen können (Abb. 2).
– Onkologie: Diagnostik von Tumoren: aus der äußeren Form läßt sich z. T. auf die Dignität des Tumors schließen. So zeigte sich in der dreidimensionalen Darstellung von gut- und bösartigen Mammatumoren, daß sich die bösarti-

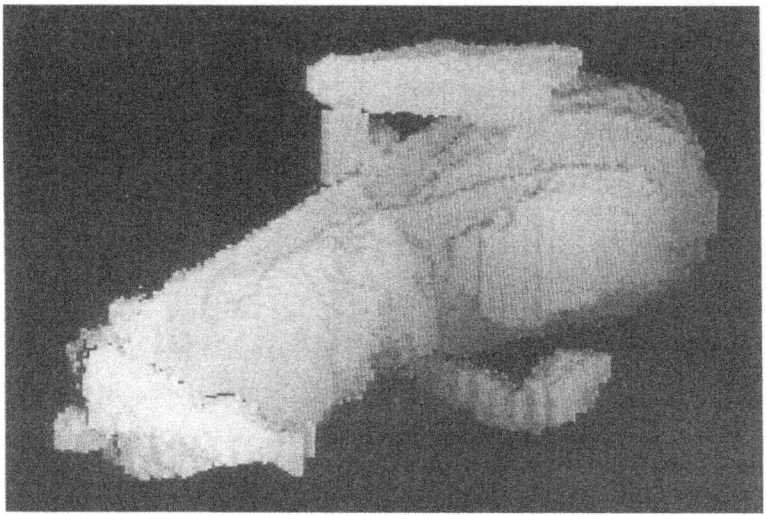

Abb. 2. Dreidimensionale Ultraschalldarstellung eines Embryos in der 13. Schwanger-schaftswoche mit geschlossener Oberfläche

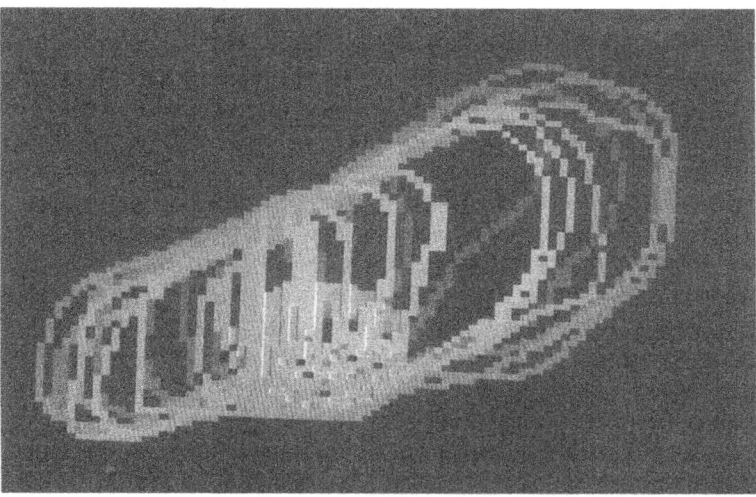

Abb. 3. Dreidimensionale Ultraschalldarstellung einer Gallenblase mit solitärem Gallen-stein

gen Tumoren im räumlichen Bild an deren Tumorausläufer möglicherweise identifizieren lassen, während sich die gutartigen gegenüber der Umgebung deutlich abgrenzen.
- Angiologie: Volumenbestimmung von arteriosklerotischen Plaques. Verlaufs-untersuchungen an bizarren Plaques werden erst durch eine exakte Volu-menbestimmung sinnvoll, da geometrisch nicht einordenbare Plaques nicht

durch die Vermessung von Höhe, Länge und Breite zu definieren sind und für Verlaufsuntersuchungen lediglich die Volumenänderung als Parameter in Frage kommt.

- Innere Medizin: Volumenbestimmung von Organen. Beispielsweise wissenschaftliche Fragestellungen bezüglich des Volumens von Nieren in der Frühphase einer Erkrankung wie Diabetes oder Hypertonie können mit diesem Verfahren beantwortet werden.
- Orthopädie: Räumliche Darstellung der Säuglingshüfte. Eine dreidimensionale Rekonstruktion der Säuglingshüfte kann exakter als die bisher übliche Winkelmessung Mißbildungen aufzeigen.
- Chirurgie: Lokalisationsdiagnostik. Wie in der räumlichen Darstellung einer Gallenblase mit solitärem Gallenstein gezeigt werden konnte, ermöglicht diese neue Methode eine präoperative und intraoperative Lokalisationshilfe für die Operationsplanung (Abb. 3).
- Lithotrypsie: Lokalisationsdiagnostik. Um eventuell eine bessere Fokusierung der Schallenergie zu ermöglichen, kann die dreidimensionale Ultraschalldiagnostik in der Lokalisation von Nierensteinen hilfreich sein.

Verbesserungen an Schallkopf und Software wird in Zukunft eine noch bessere Detailauflösung erlauben und den routinemäßigen Einsatz dieser neuen diagnostischen Möglichkeit ermöglichen.

Literatur

1. Sohn Ch, Grotepaß J, Ameling W, Schneider W, Menge KH (1989) Die Voraussetzungen zum klinischen Einsatz der dreidimensionalen Ultraschalldarstellung. Springer Radiologie 29:303–307
2. Sohn Ch, Rudofsky G (1989) Die dreidimensionale Ultraschalldiagnostik – ein neues Verfahren für die klinische Routine? Springer Ultraschall Klin Prax 4:219–224
3. Sohn Ch, Grotepaß J, Swobodnik W (1989) Möglichkeiten der dreidimensionalen Ultraschalldarstellung. Thieme Ultraschall 10:307–313

Ein Spracherkennungssystem in der elektronischen Befunddokumentation

K. Kuhn*, W. Swobodnik, P. Kottmann, W. Doster, H. Katterfeldt,
P. Janowitz, M. Mangold, H. Ditschuneit

* Univ.-Klinik Ulm, Abteilung Innere Medizin II, Robert-Koch-Str. 8,
D-7900 Ulm

Die rapide Entwicklung der Mikroelektronik mit starker Verbesserung der Preis/Leistungsrelation eröffnet nicht nur in der Technologie der Ultraschallgeräte selbst neue Möglichkeiten, sondern auch in der Befunddokumentation und in der Gestaltung des medizinischen Arbeitsplatzes. Unsere Entwicklungen, die im Jahr 1984 begannen, setzten sich die folgenden Ziele:

- sofortige Verfügbarkeit elektronisch gespeicherter Befundtexte unter verschiedensten Fragestellungen.
- Zugriff auf Befunde von mehr als einem Arbeitsplatz aus.
- Strukturierung der Befunddaten.
- Speicherung auch von Bildern.
- Erleichterung der Eingabe durch Entwicklung einer multimodalen Oberfläche mit Komponenten eines wissensbasierten Systems.

Die multimodale Eingabeoberfläche soll durch quasinatürliche Elemente wie Sprache, Gestik und Schrift die Komplexität in der Computerhandhabung reduzieren und eine Anpassung an die Gegebenheiten des medizinischen Arbeitsplatzes sicherstellen.

Als eine der hierzu relevanten Komponenten wurde ein Spracherkennungssystem zur direkten Umsetzung gesprochenen Textes auf seine Eignung hin untersucht. Systeme dieser Art werden unter verschiedenen Gesichtspunkten in der Medizin eingesetzt [1,2].

Apparative Ausstattung

- Ultraschallgerät UM 4 - DBF der Firma ATL, Solingen
- Spracherkenner SEA1 SVS 3105 des Daimler-Benz-Forschungsinstituts mit zugehöriger Software. Die Worterkennung ist diskret (Mindestabstand zwischen 2 Wörtern erforderlich, typischerweise 200 bis 500 msec) und sprecherabhängig (separate Referenzmuster müssen für jeden Benutzer in einer Lernphase erstellt und geladen werden). Sprecherunabhängige Systeme haben derzeit einen äußerst geringen Wortschatz, Systeme mit kontinuierlicher Erkennung sind noch im Entwicklungsstadium und an teure Hardware gebunden.
- IBM-kompatibler Rechner als Frontendrechner (derzeit noch unter MS-DOS).

- Abteilungsrechner unter UNIX als Backend mit einer auf Abteilungsebene entwickelten Befunddokumentation auf der Basis des relationalen Datenbanksystems INGRES. Seit 1985 sind ca. 60 000 Befunde aus der Gastroenterologie gespeichert.

Vorgehen

- Wortanalyse über ca. 7000 in unserem System gespeicherte Befunde der Oberbauchsonographie, hieraus:
- Abschätzung des erforderlichen Umfanges für den aktiven Erkennerwortschatz.
- Entwicklung eines Testwortschatzes (zur freien Eingabe)
- Entwicklung von Bildschirmformularen (Eingabe durch Spracherkennung, Auswahl unter vorgegebenen Alternativen).
- Erkennungstests (Organ Leber, 10 unterschiedlich lange Befundtexte, zusammen 650 Wörter, 4 Untersucher).
- Entscheidung über Eignung und weitere Entwicklungsschwerpunkte.

Ergebnisse

Die Wortanalysen zeigten, daß mit 1000 Wörtern – dem aktiven Sprachschatz derzeit relativ günstig verfügbarer Erkenner – 93,7 % der Befundtexte aus der Oberbauchsonographie bereits bei unstrukturierter Eingabe abgedeckt werden können. Sie dienten weiterhin als Basis zum Aufbau eines Testwortschatzes für das Organ Leber und für die Entwicklung von Bildschirmmasken. Die Erkennungstests ergaben bei den 4 Untersuchern Resultate von 97,8 %, 97,7 %, 97,1 % und 96,4 % trotz Hintergrundgeräusches durch das Sonographiegerät. Die Raten sanken bei wenig akzentuierter Sprechweise (allerdings nicht unter 95 %) und waren nach mehreren Monaten unverändert gut.

Die Akzeptanz bei Ärzten war gut. Eine deskriptive Befundung noch während der Untersuchung, d. h. neben dem Patienten, erscheint möglich. Eine visuelle Kontrolle (die auch erst nach dem Diktat erfolgen kann) wurde einer akustischen (die zu Verzögerungen führt) vorgezogen. Die Benutzer bevorzugten weiterhin eine auf Bildschirmformularen (Masken) basierende Eingabe gegenüber einem freien Diktat. Hieraus resultiert eine stärkere Benutzerführung, die eine bessere Strukturierung des Befundes unterstützt und auf der anderen Seite eine bessere Spracherkennung mit relativ kleinem Wortschatz ermöglicht. Die diskrete Worterkennung stellt eine gewisse Einschränkung für ein freies Diktat dar, für eine formularorientierte Eingabe ist die Technik dagegen sehr gut einsetzbar.

Freitext kann selbstverständlich bei jeder Option zusätzlich eingegeben werden.

Zusammenfassung

Ein Spracherkennungssystem kann in ein System zur elektronischen Befunddokumentation integriert werden. Durch die Möglichkeit einer Befundeingabe schon während der Untersuchung eröffnet das System neue Wege zur rascheren Erstellung eines hochwertigen Befundes (Eingabe erfolgt sofort und strukturiert). Die Erkennungsraten sind abhängig von der Sprechweise und der Betriebsart (frei versus Formulare) gut bis sehr gut. Der Wortumfang einer relativ preisgünstigen Spracherkennereinheit ist für den Einsatz in der Sonographiebefundung ausreichend. Das getestete System erfordert noch Lernaufwand für alle Wörter, in Kürze werden Systeme mit Nachadaption den Lernaufwand auf wenige Wörter beschränken.

Die getestete Benutzerschnittstelle wird durch die laufenden Arbeiten zum Ausbau einer multimodalen Oberfläche noch wesentlich verbessert werden können.

Literatur

1. Rosen RA: A voice-activated system in diagnostic radiology. Proc. of Speech Tech `88, New York: Media Dimensions
2. Mangold H (1989) Principles of automatic processing of speech signals and their application in medical technology and for aids for handicapped. Medical Progress through Technology 14:39–56. Dordrecht (NL): Kluwer Academic Publishers

Theoretische Überlegungen zur Verwendung von Ultraschall-Kontrastmitteln in der Doppler- und Duplexsonographie

J. Siegert*, V. Uhlendorf, T. Fritzsch, F. Fobbe

* Schering AG, Inst. f. Kontrastmittelforschung, Müllerstr. 170–178, D-1000 Berlin 65

Seit der Erstveröffentlichung über ultraschallkontrastgebende Substanzen durch Gramiak und Mitarbeiter [1] Ende der 60er Jahre wurde eine Vielzahl unterschiedlicher Ansätze zur Erzielung von Ultraschall-Kontrasteffekten publiziert [2, 4]. Diese Ansätze lassen sich in zwei große Gruppen gliedern.

Die erste Gruppe umfaßt Kontrastmittel mit Gas als Wirkprinzip. Hier sind Injektionen von Gas (CO_2 und Ether, der bei Körpertemperatur gasförmig vorliegt), geschüttelten Lösungen (Vitamin-Lösungen, Kochsalz, Plasmaexpander u.a.), Gas in mikroverkapselter Form (mit Stickstoff gefüllte Gelatinekapseln) sowie die Freisetzung von Gas durch chemische Reaktionen (Injektionen von Wasserstoffsuperoxid-Lösungen) zusammenzufassen.

Die zweite Gruppe beruht auf anderen Wirkprinzipien. Dabei kamen Zubereitungen mit Mikrosphären (aus Collagen oder Gelatine), ungeschüttelte Lösungen (Aminosäuren, chelatbildende Citrate und Zucker) sowie Perfluorkarbon-Zubereitungen und Bariumsulfat zum Einsatz.

Die Reflexions- und Streueigenschaften von Ultraschall-Kontrastmitteln [US-KM] hängen vom Verhältnis der Größe des Streukörpers („Teilchen" eines US-KM) zur Wellenlänge ab. Für solche Streukörper gelten unterschiedliche akustische Gesetzmäßigkeiten, je nachdem ob sie deutlich größer, deutlich kleiner oder etwa gleich groß wie die Wellenlänge sind. Da die medizinisch verwendeten Ultraschallfrequenzen (2–20 MHz) über Wellenlängen im Bereich einiger 100 µm (ca. 300–600 µm) verfügen und für die intravasale Anwendung nur Teilchen in Frage kommen, die über eine Größe verfügen, die der von Erythrozyten (7 µm) entspricht oder kleiner ist, sind für US-KM nur Streukörper zu verwenden, deren Durchmesser deutlich kleiner als die Wellenlänge ist.

In diesem Bereich werden die Streueigenschaften durch den Impedanzunterschied an der Grenzfläche zwischen Streukörper und umgebendem Medium, die Partikelgröße und die verwendete Untersuchungsfrequenz beeinflußt. An der Grenzfläche Gas/Flüssigkeit (Blut) ist der Impedanzsprung sehr hoch. Andere Systeme, z. B. Fest/Flüssig zeigen an der Grenzfläche deutlich geringere Impedanzunterschiede. Der geringere Impedanzunterschied anderer Systeme ließe sich durch die Verwendung größerer Partikel und/oder höherer Frequenzen ausgleichen. Für das System Messingpartikel/Blut (bei Messingpartikeln handelt es sich um Streukörper, die in diesem System – Fest/Flüssig – einen besonders hohen Impedanzunterschied zeigen) wären zum Beispiel entweder die 117fache Frequenz oder der 24fache Partikeldurchmesser notwendig. Dies bedeutet, daß bei dem für intravasale Anwendung und Verwendung im medizinisch-diagnostisch relevanten Bereich nur mit Gasbläschen ausreichend hohe Streuintensitäten erreicht werden und damit zu einer diagnostisch verwertbaren Ultraschall-Kontrastierung führen [3].

In Dopplerverfahren wird die Frequenzverschiebung zwischen ausgesandtem und von einem sich bewegenden Objekt (i. d. R. Erythrozyt) rückgestreutem Signal ausgewertet. Diese Frequenzverschiebung ist proportional zur Geschwindigkeit des untersuchten Objektes (Blutfluß). Probleme in der Dopplerdarstellung ergeben sich bei der Darstellung geringvolumiger und/oder langsamer Flüsse aufgrund des in diesen Fällen geringen Signal-zu-Rausch-Verhältnisses.

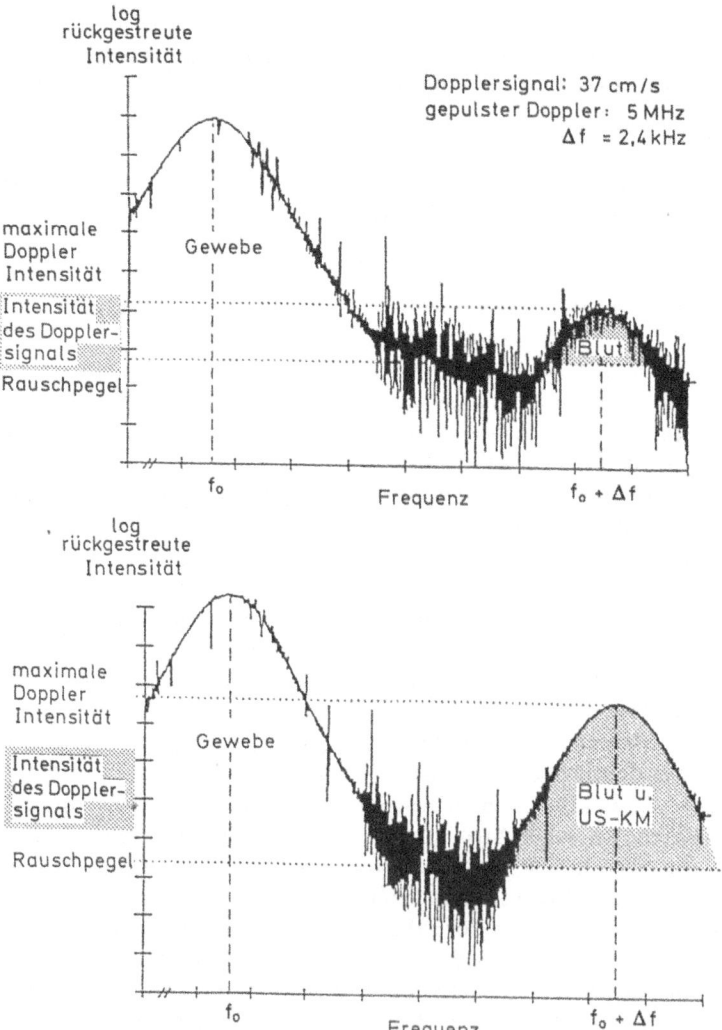

Abb. 1. Geringvolumiger Fluß (geringe Intensität des frequenzverschobenen Signals), ohne Gabe des US-KM (oben). Das Dopplersignal ist nicht/nur unzureichend vom „Rauschen" abzugrenzen. Mit US-KM (unten) vergrößert sich der detektierbare Anteil des Dopplersignals, ohne Änderung des Shifts

Weiterhin führt dieses Problem zu einer schlechten Darstellbarkeit von Blut-flüssen in größerer Tiefe (z. B. ungünstige anatomische Gegebenheiten, überge-wichtige Patienten). In all diesen Fällen führt die Anwendung eines gasblasenhal-tigen US-KM, das die Rückstreuung des Signals durch die Streueigenschaften der Blasen verbessert, zu einer Erhöhung des Signals und damit zu einer Erhö-hung des Signal-zu-Rausch-Abstandes. Diese Anhebung der Intensität des rück-gestreuten Dopplersignals führt somit zu einer Erkennbarkeit der Frequenzver-schiebung für das Ultraschallgerät.

In den Abb. 1 und 2 sind diese Effekte schematisch so dargestellt, daß die In-tensität der unterschiedlichen Signalanteile (Signal von unbewegtem Gewebe =

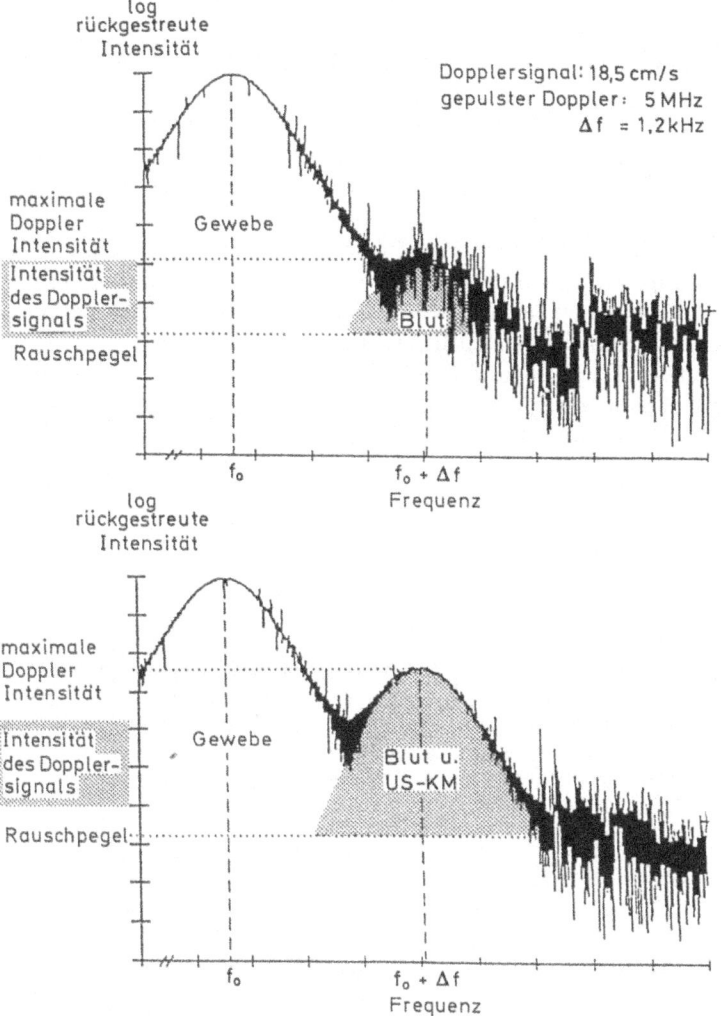

Abb. 2. Langsamer Fluß (geringes Δ f). Vor Gabe des US-KM (oben) ist das Dopplersignal nicht/nur unzureichend vom Signal des Gewebes abzugrenzen. Nach Gabe des US-KM (unten) steigt bei unverändertem Shift die Intensität des Dopplersignals

fo, Signal bewegten Objekten = fo + Δf [Δf = Dopplershift]) gegen die Frequenzänderungen aufgetragen ist.

In Hohlorganen des Urogenitaltraktes, in denen sich keine bewegten Streukörper befinden (z. B. Urethra, Ureteren, Eileiter etc.) erfolgt ohne die Gabe von US-KM keine Flußdarstellung. Das Einbringen von US-KM in Urinflüsse oder das Erzeugen von US-KM-Flüssen in Hohlräumen ermöglicht eine Flußdarstellung. Im Unterschied zu Röntgenverfahren wird hier nicht die Füllung des Hohlraumes mit Kontrastmittel dargestellt, sondern die Bewegung des Kontrastmittels im Hohlraum, so daß Untersuchungen zu Flußgeschwindigkeiten und -phänomenen möglich werden. Damit wird beispielsweise die Darstellung der Durchgängigkeit der Tuben in der gynäkologischen Praxis analog der HSG möglich.

Die hier angeführten Überlegungen wurden in vitro (Agar-Agar-Phantom mit eingebetteten Schläuchen) und in vivo (unterschiedliche Untersuchungen an Hunden) mit einem Farbdoppler-US-Gerät (Qad 1, Quantum) überprüft. Hierbei zeigte sich, daß Blutströme in einem 3 mm messenden Schlauch von einem Volumen von 4,8 l/h zu keiner Farbkodierung führten, während nach Zusatz von geringen Mengen eines US-KM (SH U 454, Schering AG) zu diesen Blutflüssen eine deutliche farbkodierte Darstellung zu beobachten war. Weiterhin konnte das Vorliegen eines Refluxes bei einem Hund (Auftreten von Flußphänomenen im Nierenbecken) nachgewiesen werden. Auch war der Nachweis von hochgradigen Stenosen und Okklusionen im arteriellen Gefäßbett eines Beines bei Versuchstieren nach Kontrastmittelgabe deutlich verbessert.

Die Kombination von Doppler- und Duplexsonographie mit US-KM ermöglicht eine verbesserte Darstellung von geringen und/oder langsamen arteriellen Blutflüssen sowie die Darstellung nicht von Streukörpern durchflossener Hohlräume.

Literatur

1. Gramiak R, Shah PM (1968) Echocardiography of the Aortic Root. Invest Radiol 3:356–66
2. Roelandt J (1982) Contrast Echocardiography. Ultrasound in Med & Biol 8:471–92
3. Siegert J, Fritzsch T (1987) Principles of Ultrasound Contrast Media. In: Bondestam S, Alanen A, Jouppila P (eds) Euroson 87. Proceedings of the Sixth Congress of the European Federation of Societies for Ultrasound in Medicine and Biology
4. Roelandt J (1985) Contrast Echocardiography. Echocardiography 2,4

Ultraschall-Hautmessung: Zusammenhang von Hautdicke und Knochendichte als diagnostischem Kriterium der Osteoporose

E.-G. Loch*, A. Pech, A. Kluge, M. Wasmayr

*Deutsche Klinik für Diagnostik, Gesellschaft zur Förderung der Forschung, Aukammallee 33, D-6200 Wiesbaden

Das Ziel der Studie ist die Entwicklung einer Screeningmethode zur Osteoporosediagnostik.

Aus der ontogenetisch gemeinsamen Herkunft von Knochengewebe und Corium der Haut wird die Arbeitshypothese abgeleitet.

Da beide Organsysteme auf den periklimatischen Östrogenabfall mit verminderter Regeneration reagieren, soll die Bestimmung der Hautdicke als Entscheidungsparameter für Diagnose und Therapie verminderter Knochenmasse dienen.

Patientengut und Methode

Die Auswertung umfaßt 140 Frauen (mittleres Alter 55 Jahre), bei denen durch die Dual-Energy-Computertomographie der Knochenmineralgehalt bestimmt wurde. Gemessen wird der absolute Calciumapatitgehalt der Wirbelkörper L_2 bis L_3 in mg/ml. Um verschiedene Altersgruppen vergleichen zu können, wird anhand eines Normkollektives dieser Wert in Abweichungen vom altersentsprechenden Mittelwert mit der Einheit Standardabweichung umgerechnet. Die Hautdicke dieser Patientinnen wurde mit einem hochfrequenten Ultraschallgerät „Minhorst Donoson 2" bestimmt.

Ergebnisse

Es wurde die mit Ultraschall gemessene Hautdicke dem mit der Osteo-Computertomographie bestimmten Calciumapatitgehalt gegenübergestellt. Die Haut der 140 untersuchten Frauen hat im Mittel eine Dicke von $0,98 \pm 0,11$ mm, der mittlere absolute CT-Wert beträgt 83 ± 33 mg/ml Calciumapatit, der relative CT-Wert liegt bei durchschnittlich $0,56 \pm 1,13$ Standardabweichungen vom altersentsprechenden Mittelwert. In Abb. 1 sind Hautdicke und CT-Wert gegeneinander aufgetragen. Beide Größen korrelieren mit $r = 0,54$, mit einer Vermehrung des Knochenmineralgehaltes um 1 Standardabweichung geht eine Zunahme der Hautdicke um 0,06 mm einher.

Da sowohl Hautdicke als auch CT-Werte eine Altersabhängigkeit zeigen, muß das Alter als weitere Größe auch bei der Interpretation von Mittelwertabweichungen einzelner Meßwerte berücksichtigt werden. Daher ist in Abb. 2 die Hautdicke über dem Alter aufgetragen, dabei wurden zwei Gruppen gebildet: Pa-

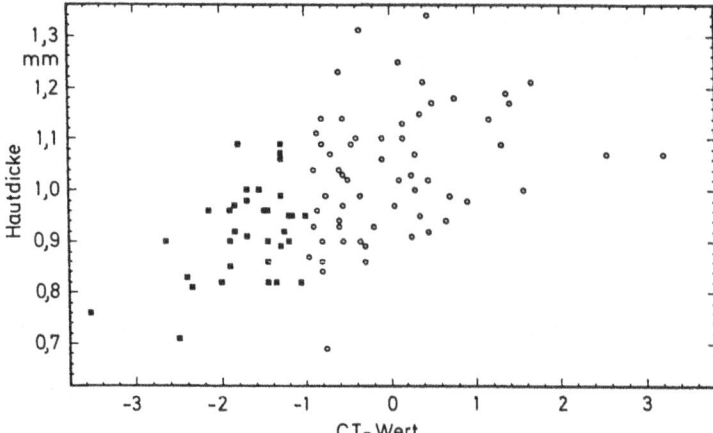

Abb. 1. Hautdicke gegen CT-Wert

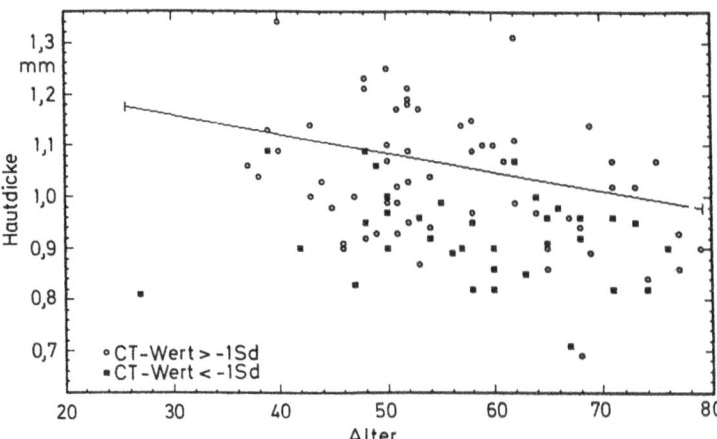

Abb. 2. Klassifikation

tientinnen mit einem Calciumapatitgehalt geringer als −1 Standardabweichung (Markierung: Quadrat) unter der Altersnorm wurden von solchen mit höherem Mineralgehalt (Markierung: Kreis) unterschieden.

Die mittlere Hautdicke der Gruppe unterhalb dieses Grenzwertes beträgt 0,91 ± 0,09 mm, bei den Patientinnen mit einem CT-Wert größer als −1 Standardabweichung sind es 1,03 ± 0,12 mm. Dieser Unterschied der Hautdicken ist mit einer Irrtumswahrscheinlichkeit von $p < 0,001$ signifikant.

Um aus den Parametern Hautdicke und Alter eine Vorhersage der Gruppenzugehörigkeit machen zu können, wurde nach einer Stichprobe von 31 Patientinnen eine Klassifikationsgerade festgelegt, nach der die folgenden 109 Patientinnen beurteilt wurden. Ziel war eine möglichst hohe Sensitivität, wobei eine Verschlechterung der Spezifität in Kauf genommen wurde. Bei der Verwendung der in Abb. 2 angegebenen Klassifikationsgerade $y = -3,55 \cdot 10^{-3}x + 1,26$ ergeben sich für das Testkollektiv (n = 109) eine Sensitivität von 94 % und eine Spezifität von 49,7 % und für das Gesamtkollektiv (n = 140) eine Sensitivität von 97 % und eine Spezifität von 43 %.

Entsprechend unseren bisherigen Ergebnissen wurde auch eine Gruppengrenze bei CT-Werten von −0,5 Standardabweichungen gezogen. Die Sensitivität beträgt dann 88,5 %, die Spezifität 56,1 % für das Testkollektiv und 89,5 % bzw. 55,3 % für das Gesamtkollektiv.

Diskussion

Es hat sich eine Korrelation von Hautdicke und Knochenmineralgehalt (r = 0,54) gezeigt, die es mit hoher Sicherheit ermöglicht, alle Patientinnen, die einen unter die Altersnorm verminderten Knochenmineralgehalt aufweisen, durch Ultraschall-Hautdickenmessung zu erkennen.

Nach einer momentan anerkannten Definition ist Osteoporose eine Verminderung der Knochenmasse unter die Altersnorm, die mit einem erhöhten Frakturrisiko einhergeht.

Zwar kann die Computertomographie keine Aussagen über die mechanische Kompetenz eines Knochens machen, unstreitig ist aber die Verminderung des Mineralgehaltes eine Voraussetzung für die Entstehung pathologischer Frakturen. Daher wird das Ergebnis der computertomographisch bestimmten Knochendichte, liegt sie unterhalb eines bestimmten Bereichs, nicht als „Osteoporose", sondern als „entsprechend der Osteoporose" bezeichnet. Die Entscheidung für einen bestimmten Grenzwert der Computertomographie als „normal" und „pathologisch" ist daher ein Abwägen von Empfindlichkeit, Trennschärfe und Frakturrisiko.

Da mit hoher Wahrscheinlichkeit alle Patientinnen mit verminderter Knochendichte erkannt werden, ist mit dem Hochfrequenz-Ultraschall eine verläßliche Methode gegeben, strahlenbelastende, teure und zeitaufwendige computertomographische Untersuchungen einzusparen, indem die Hautdicke der Patientinnen bestimmt wird.

2. Geburtshilfe und Gynäkologie

Developments in Ultrasonic Breast Imaging Techniques: Water-Bath and Real Time

J. Jellins

Consultant in Clinical Ultrasonics, Royal North Shore Hospital, St. Leonards, Sydney, Australia

Introduction

High quality ultrasonic images are required for the reliable detection and diagnosis of small breast lesions. The type of image displayed is dependent on the design of ultrasonic scanners and in particular the method used to acquire ultrasonic data. A number of different classes of scanners have been developed, and whilst each class has shown to have limitations in clinical applications, a high degree of diagnostic accuracy has been achieved in the interpretation of images by recognizing both primary and secondary ultrasonic features of disease processes. Further improvements in diagnostic accuracy can be obtained by assessing the abnormal blood flow associated with breast lesions.

Classes of Scanners

Scanners have been developed with simple or compound scanning; mechanical or electronic transducer; single or multiple transducers; automated or hand-held probes; patients positioned erect, prone or supine; the breast umcompressed or compressed during the examination; coupling of the transducer to the breast by either a water bath or direct contact [1–3]. Whilst the variations are numerous, the scanners developed can be categorized in the following three classes:

1. Real-time Scanners
2. Hybrid real-time water-bath scanners
3. Water-bath scanners

Each class has specific features providing diagnostic information for the detection and diagnosis of small breast lesions. The complete display of all features is obtained with water-bath scanners designed to produce both simple and compound scanned images, but this class of equipment is generally more complex and consequently more costly than the other forms. The ability to produce a compound scanned image requires the use of a number of separate transducers. Each transducer generates a simple image which is part of the composite compound image. A comparison of the features between the three classes is shown in Table 1.

Factors influencing the choice of scanners include cost and time available for the examination to be performed, as dictated by the examining protocol. The segmented image, displayed by real-time scanners, allows the assessment of pathol-

Table 1. Comparison of the three classes of scanners

Features	Real-time	Hybrid	Water-bath
Equipment	General purpose	Dedicated	Dedicated
Breast status	Compressed	Compressed	Uncompressed
Image display	Segmented	Complete	Complete
Scanning mode	Simple	Simple	Simple/compound
Diagnostic criteria	Partial display	Partial display	Complete display
Application	Lumpography	Lumpography	Mammography

ogy in a specific location, whilst the complete display inherent in the design of hybrid and water-bath scanners enables the whole breast to be thoroughly assessed. Ultrasonic mammography, rather than ultrasonic lumpography, becomes a reality with water-bath scanners as this class of scanner displays all of the diagnostic criteria acquired by both simple and compound scanning modes. With present methods of image review, the interpretation of a complete examination is lengthy, and the benefits of such an examining protocol must be against the increase in diagnostic information.

Primary and Secondary Features

The recognition of primary and secondary features associated with breast disease improves the diagnostic accuracy of interpretation and enables small lesions to be detected in the early stages of development [4]. Whilst primary features are always part of the lesion, secondary features are more subtle in appearance and may on occasions be located remotely. The primary and secondary features are listed in Table 2.

Clinicians must recognize that both primary and secondary features of breast disease provide important diagnostic information in the assessment of lesions. The trend has been towards ultrasonic lumpography with real-time scanners. The technique provides adequate diagnostic information for image interpretation at

Table 2. Primary and secondary features associated with breast lesions

Primary features	Secondary features
Presence of the lesion	Distortion of skin outline
Disruption of architecture	Skin involvement
Low internal echo content	Thickened coopers ligaments
Jagged boundaries	Alteration of superficial fascia
Central shadowing	Alteration of subcutaneous fat
Refractive edge shadowing	Alteration of glandular tissue
Irregular shape	Alteration of retromammary fascia

the basic level, that is, where only cystic-solid differentiation is required. However, more advanced levels of interpretation can be achieved when all of the ultrasonic characteristics of lesions are displayed. This requires more complex equipment in the form dedicated scanners with specifications which include;
water-bath coupling,
rapid data acquisition,
simple and compound scanning,
orthogonal and radial scanning planes, and
the breast uncompressed or compressed.

Multi-transducer Scanners

The schematic of scanners shown in Fig. 1 (a and b) illustrates the multi-transducer approach, where each of the four transducers may be combinations of single element wide-aperture transducers, linear arrays or phased arrays. The selection of array transducers reduces the data acquisition time, and thereby provides a reduction in the examination time. Scanners to date have only in part met these specifications, however ultrasonic imaging has made significant contributions to the assessment of breast disease.

Vascularity Assessment

Ultrasonic Doppler techniques can be used to detect the presence of abnormal blood flow associated with lesion [5]. By combining results of the vascularity assessment with those obtained from the interpretation of images, an improvement

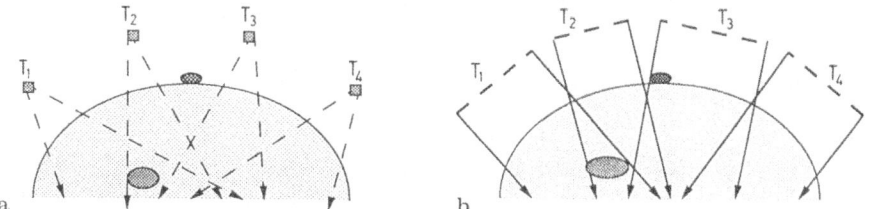

Fig. 1 a, b. Schematic of multi-transducer scanners

Table 3. Comparison of imaging and flow assessment examinations

Ultrasonic imaging	Benign pathology		Malignant pathology	
	Doppler correct	Doppler incorrect	Doppler correct	Doppler incorrect
Correct	48	4	26	0
Equivocal	8	4	1	0
Incorrect	3	5	1	1

in overall diagnostic accuracy is achieved. The Doppler probe can be either hand-held or incorporated into the water-bath scanner so that both vascularity assess-ment and imaging examinations can be performed with the patient remaining in the same position. In a series of one hundred symptomatic patients examined by imaging and flow assessment, where the Doppler transducers were incorporated into a water-bath scanner, the twenty false positive and three false negative reports obtained from imaging alone, reduced to twelve and two respectively when the results of both examination procedures were combined. A comparison of the results for both examinations is shown in Table 3.

References

1. Jellins J, Kossoff G, Picker R (1983) Examination strategies in breast sonography. In: Ultrasonic examination of the breast. Jellins J, Kobayashi T (eds) Wiley and Sons, Chichester, pp 111–117
2. Jellins J (1985) Perspectives 1985. In: Jellins J, Kossoff G, Croll J (eds) Proceedings of the Fourth International Congress on the Ultrasonic Examination of the Breast. Syd-ney, pp 9–11
3. Hackeloer BJ, Duda V, Lauth G (1989) Ultrasound Mammography. Springer, New York Inc
4. Jellins J, Boyd J, Kossoff G, Reeve TS (1985) Primary and Secondary Features of Solid Breast Lesions. In: WFUMB '85 Proceedings. Eds. Gill RW, Dadd MJ (eds) Pergamon Press, Sydney, pp 330–331
5. Jellins J (1989) Combining Imaging and Vascularity Assessment of Breast Lesions. In: Kelly-Fry E (ed) Proceedings of the Fifth International Congress on the Ultrasonic Ex-amination of the Breast, UMB, vol 14. Pergamon Press, pp 121–130

Aktueller Stand der Dopplertechniken

H. Madjar, W. Sauerbrei*, H. Schillinger

* Institut für Med. Biometrie und Informatik,
Hugstetterstr. 55, D-7800 Freiburg

Einleitung

„Quantitative" Gewebsparameter spielen in der Krebsdiagnostik eine zunehmende Rolle. Ultraschall erlaubt dies durch Messungen der Schallgeschwindigkeit und Abschwächung sowie durch Doppleruntersuchungen der Gewebsdurchblutung.

Die Brust eignet sich wegen ihrer oberflächlichen Lage gut, solche Techniken zu erproben. Neben anderen Autoren befaßten sich Bamber (1983) und Jellins (1988) mit der Differenzierung von Mammatumoren durch Doppler Ultraschall. Da die Gefäße sehr klein sind, können herkömmliche Duplexsysteme hierzu nicht eingesetzt werden. Über eine einfache Methode mit Einsatz des hochfrequenten CW Dopplers haben wir bereits früher berichtet (Madjar und Schillinger 1986). Mit dieser Methode konnten wir nur palpable Tumore untersuchen. Einige Verbesserungen erlauben nun auch die Analyse nicht tastbarer Tumore sowie physiologische Durchblutungsmessungen.

Patienten und Methode

In einer Basisstudie mit 200 Patientinnen untersuchten wir 37 Mammakarzinome. Mit einer 8 MHz Stiftsonde (Kranzbühler 760) wurden die Gefäße beider Mammae akustisch aufgesucht, in eine Skizze eingezeichnet und die Dopplershifts gemessen. Gefäßzahl und Flußgeschwindigkeiten wurden als Durchblutungsparameter gewertet. Tastbefunde wurden gesondert nach Gefäßen abgesucht.

Für die anschließende Folgestudie wurde eine 10 MHz Sonde benutzt. Von 249 Patientinnen hatten 88 ein Mammakarzinom. Als Referenz für die Brustvaskularisation wurden die Gefäße der Mamillenregion gemessen. Nicht palpable Herdbefunde wurden sonographisch im B-mode lokalisiert. Der Schallkopf wurde dann verschoben, bis in der Peripherie die Dopplersonde über dem Herd aufgesetzt werden konnte. Nach Abschalten des B-mode Signals und Aktivierung des CW-Dopplers war eine gezielte Durchblutungsanalyse möglich.

Das Duplexverfahren wurde in der Folgestudie zusätzlich erprobt. Mit dem Sample Volume des gepulsten Dopplers (5 MHz Linear Schallkopf/Acuson, 3 MHz Dopplerfrequenz) wurden die Tumoren in allen Dimensionen nach Gefäßen abgesucht.

Mit dem Color Doppler Ultramark 9 (ATL) und dem SSA 270 A (Toshiba) untersuchten wir 28 Karzinome bei 40 Patientinnen. Die in der Realtime Untersuchung im Color-mapping gefundenen Gefäße wurden skizziert, und ihre Frequenzspektren mit dem Sample Volume im Duplexverfahren gemessen.

Ergebnisse

In der Basisstudie fanden wir beim Vergleich kontralateraler Mammae sowie zwischen Perimamillärregion und Peripherie eine gute Symmetrie. Die mittlere Differenz der Gefäßzahlen (rechts – links) war 0,13; in der Mamillenregion 0,08 und peripher 0,05. Die mittleren Frequenzshifts waren rechts 1320 Hz und 1350 links. 89% der 37 Karzinome waren dopplersonographisch suspekt, mit einem Mittelwert von 4,5 Herdgefäßen und einem mittleren Frequenzshift von 2630 Hz.

In der Folgestudie wurden 97% der 88 Karzinome dopplersonographisch erfaßt. Das Duplexverfahren erlaubte in keinem dieser Fälle ein Dopplersignal zu registrieren. Physiologische Untersuchungen in normalen Menstruationszyklen zeigten keine relevanten Schwankungen, während Schwangerschaft und medikamentöse Therapien deutliche Durchblutungsänderungen zur Folge hatten (Abb. 1 und 2).

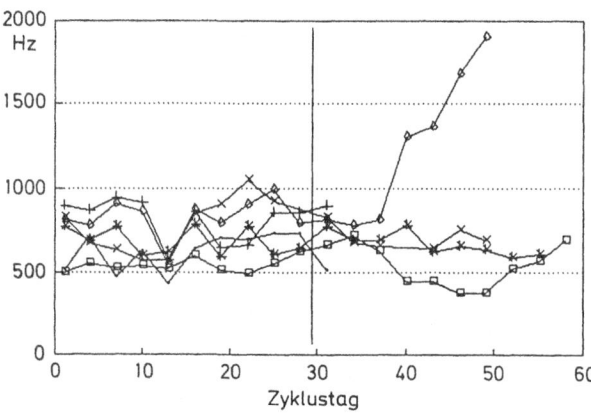

Abb. 1. Mittlere Dopplershiftschwankungen bei 6 Probandinnen in 2 Zyklen. Der Durchblutungsanstieg im 2. Zyklus resultiert aus einer „zufällig" eingetretenen Schwangerschaft

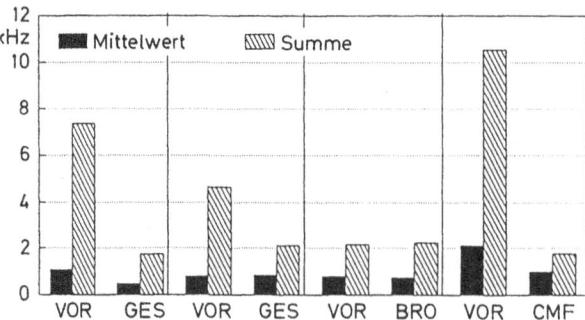

Abb. 2. Mittlere und Gesamtdurchblutung (Summe der Frequenzshifts in beiden Mammae) vor und nach Gestagentherapie (Ges), Bromocryptin (Bro) bei Mastopathien und nach CMF-Chemotherapie bei Lokalrezidiv

Mit dem Color Doppler fanden wir bei 23 der 28 Karzinome eine verstärkte Vaskularisation. In allen Fällen ergab jedoch der CW Doppler einen suspekten Befund.

Diskussion

Unsere Basisstudie erlaubte uns Kriterien für eine Doppleruntersuchung zu erarbeiten. Durch die hohe Symmetrie in beiden Mammae genügt es als Meßreferenz die perimamillären Gefäße zu messen. Dies dauert ca. 5 Minuten, die komplette Doppleruntersuchung beider Mammae bis zu 1 Std. Vaskuläre Herdbefunde mit umschriebenem Durchblutungsanstieg kennzeichnen einen suspekten Befund.

Durch die Erfassung nicht tastbarer Tumore in der Folgestudie, sowie durch Einsatz einer höheren Dopplerfrequenz (10 statt 8 MHz) resultierte eine wesentliche Verbesserung der Sensitivität von 89 auf 97%. Zusätzliche Versuche mit einer 4 MHz CW Sonde, mit der nur noch ein kleiner Teil der Gefäße registriert werden konnte, zeigten die deutliche Frequenzabhängigkeit der Dopplersensitivität. Dies kommt auch dadurch zum Ausdruck, daß mit unserem 3 MHz Duplexsystem keine Flußmessungen möglich waren, während beide Color Dopplersysteme mit 5 MHz gute Flußsignale lieferten. Sie erreichten zwar nicht die Empfindlichkeit unserer CW Doppler Standardmethode, ihre Anwendung ist dafür wesentlich einfacher. Es ist zu erwarten, daß die Empfindlichkeit der Geräte weiter verbessert wird. Damit scheint sich mit der Tumordifferenzierung ein neues Einsatzgebiet für den Farbdoppler abzuzeichnen.

Unsere physiologischen Untersuchungen eröffnen ein neues Einsatzgebiet. Die Messung der Durchblutung, die Proliferation und Stoffwechsel eines Organes widerspiegelt, unterliegt deutlichen therapeutischen Schwankungen, die durch unsere Meßmethode objektiv erfaßt werden. Dies ist bei der Mastopathiebehandlung interessant, aber mehr noch in der Onkologie zur Überprüfung der Tumorresponse auf Chemotherapien, wie wir bislang in einigen Fällen beobachten konnten.

Literatur

Bamber JC, Sambrook M, Minasian J, Hill CR (1983) Doppler study of blood flow in breast cancer. In: Jellins J, Kobayashi T (eds) Ultrasonic Examination of the Breast. John Wiley & Sons, New York, pp 371-378

Jellins J (1988) Combining imaging and vascularity assessment of breast lesions. Ultrasound Med. Biol. 14:121-130

Madjar H, Schillinger H (1986) Einführung in die Doppler-Analyse zur Mammadiagnostik. In: Hansmann M, Koischwitz D, Lutz H, Trier H-G (Hrsg) Ultraschalldiagnostik 86. Springer, S 459-462

Mammographie-Screening mit oder ohne Ultraschall?

J. Teubner*, O. Heuser-Stein, R. Simon, M. Bohrer, J. Intraphuvasak,
H. D. Saeger, M. Georgi

* Radiolog. Univ.-Klinik, Klinikum Mannheim, Theodor-Kutzer-Ufer,
D-6800 Mannheim

Einleitung

Die Prognose und das therapeutische Vorgehen sind beim Mammakarzinom in besonderem Maße von der Frühdiagnose des Tumors abhängig. In mehreren mammographischen Screening-Studien wurde inzwischen nachgewiesen, daß sich die Brustkrebs-Mortalität durch systematischen Einsatz der Mammographie um über 30 % senken läßt [1]. Aus der Hamburger Mammographiestudie geht hervor, daß die 5-Jahres-Überlebensrate mit Mammographie 95 %, bei klinisch erkannten Tumoren ohne Mammographie dagegen nur 67 % beträgt [2].

Für den Nachweis klinisch okkulter Mammaläsionen galt bisher die Mammographie als einzige zuverlässige Untersuchungsmethode. Noch fehlt die Grundlage für ein ausschließlich sonographisches Screening. Zwar ist heute der Wert der Sonographie bei der differentialdiagnostischen Abklärung bereits palpabler Raumforderungen unbestritten, jedoch besteht weitgehende Unklarheit über die Bedeutung der Methode bei nicht tastbaren Tumoren. Möglichkeiten und Grenzen der Sonographie im Vergleich zur Mammographie ergeben sich dabei durch die andersartigen physikalisch-technischen Grundlagen beider Methoden. Besonders hervorzuheben sind:

- Unterschiedlicher Gewebekontrast von Tumor- und Drüsengewebe aufgrund anderer Bildentstehungsmechanismen
- Abbildungsgeometrie (Schnittbildtechnik beim Ultraschall vs. Summationsbild bei der Mammographie)
- Räumliches Auflösungsvermögen (Mikrokalkdarstellung und Beurteilung der Konturschärfe einer Raumforderung)
- Möglichkeit der dynamischen Untersuchung beim Ultraschall (Überprüfung der Elastizität und Verschieblichkeit einer Raumforderung unter sonographischer Sicht).

Im folgenden wird analysiert, welchen Einfluß diese Unterschiede auf den Nachweis und die Beurteilung von nicht tastbaren Mammaläsionen beim Screening einnehmen.

Patienten und Methode

Von 1984 bis 1988 wurden im Institut für Klinische Radiologie am Klinikum Mannheim über 7000 Patientinnen in Kenntnis des klinischen und mammographischen Befundes sonographisch untersucht (Mammographie: GE/CGR Seno-

Tabelle 1. Histologische Befunde bei n = 116 klinisch okkulten Mammaläsionen

Benigne	n = 68	Maligne	n = 48
Mastopathie	37	In situ	7
Duct. Papillomat.	12	Invasiv vorw. intraductal	16
Fibroadenom	15	Ductal invasiv	15
Papillom	3	Lobulär invasiv	6
Hamartom	1	Medullär/mucinös	4

graphe 500T; Ultraschall: 5 MHz Realtime, Picker LS3000). Es wurden 110 Patientinnen wegen n = 116 nicht tastbarer Läsionen operiert, darunter n = 68 benigne und n = 48 maligne Veränderungen (Tab. 1).

Die sonographische Zusatzinformation wird in Abhängigkeit vom jeweiligen mammographischen Symptom gewertet. Es werden 3 diagnostische Gruppen gebildet:

A. Mikroverkalkungen (ohne Herdschatten)
B. Herdbefund (mit oder ohne Verkalkungen)
C. Röntgendichtes Drüsengewebe, mammographisch nur eingeschränkt beurteilbar (mammographisch kein abklärungsbedürftiger Befund)

Ergebnisse

In 42 Fällen war ein Befund ausschließlich mammographisch darstellbar, darunter 14 Karzinome. Bei 9 Karzinomen konnte sonographisch erst in Kenntnis des Mammogramms ein minimales Korrelat abgegrenzt werden.

10 Befunde wurden ausschließlich sonographisch nachgewiesen, darunter 3 Karzinome. 5 Karzinome waren im Mammogramm erst in Kenntnis des sonographischen Befundes nachvollziehbar. 3 Karzinome entgingen beiden Untersuchungsmethoden.

In Abhängigkeit vom mammographischen Befund ergaben sich folgende sonographische Zusatzinformationen:

Mikrokalk

Bei n = 36 Patientinnen lagen mammographisch ausschließlich Mikroverkalkungen ohne Herdschatten vor. Die Mikrokalkanalyse [3] zeigte eine Sensitivität von 100 % bei einer Spezifität von 71 %. Bei den insgesamt 15 histologisch bestätigten Karzinomen dieser Gruppe konnte sonographisch lediglich in 2 Fällen ein spärliches Korrelat lokalisiert werden, in den übrigen Fällen zeigte sich ein unauffälliger Befund. Bei den histologisch benignen Veränderungen ergab sich keine Zusatzinformation, da prinzipiell auch bei sonographisch unauffälligem Befund kein Tumor ausgeschlossen werden kann.

Herdschatten

Bei n = 48 Patientinnen war mammographisch ein Herdschatten nachweisbar. Die Herdanalyse zeigte eine Sensitivität von 82 % bei einer Spezifität von 88 %.

Bei den 21 mammographisch karzinomverdächtigen Herdbefunden führt die Sonographie in den meisten Fällen zu keiner Zusatzinformation. In 4 Fällen war die Sonographie der Mammographie eindeutig unterlegen (kein Tumornachweis). 3 Tumoren stellten sich dagegen sonographisch deutlich besser dar.

Unter den 27 mammographisch benignen Herdbefunden befanden sich 2 Karzinome, welche nur sonographisch Malignitätskriterien zeigten. In 8 der histologisch gutartigen Befunde wurden zusätzliche benigne Kriterien festgestellt (z. B. zystische Natur oder Elastizität einer Raumforderung), welche u. U. ein zuwartendes Verhalten rechtfertigen.

Mammographisch eingeschränkte Beurteilbarkeit

n = 32 Patientinnen wurden mit nur diskreten Drüsenkörperanomalien ohne eindeutigen mammographischen Tumornachweis oder völlig unauffälligem, aber nicht beurteilbarem Drüsengewebe operiert. 8 von 11 Karzinomen dieser Gruppe wurden sonographisch präoperativ eindeutig diagnostiziert. Bei 3 ausschließlich sonographisch nachgewiesenen Tumoren zeigte sich auch retrospektiv im Mammogramm kein Korrelat.

Bei der Differenzierung benigner Veränderungen war die Sonographie ebenfalls häufig hilfreich (z. B. eindeutiger Zystennachweis bei mammographisch diffusen Verdichtungsrealen).

Diskussion

Der Wert jedes bildgebenden Screeningverfahrens wird an der Fähigkeit gemessen, klinisch okkulte Karzinome zu entdecken. Die hier aufgeführten Ergebnisse belegen, daß die Sonographie dabei im Gegensatz zur Mammographie eine große diagnostische Lücke bei präinvasiven und vorwiegend intraductal wachsenden Karzinomen hinterläßt: 12/23 (52 %) dieser Tumorformen zeigten sonographisch selbst in Kenntnis des mammographischen Befundes kein (35 %) bzw. nur ein minimales (17 %) Korrelat. Auch bei den meist älteren Patientinnen mit lipomatösen Mammae ist die Sonographie der Mammographie bei der Früh- und Differentialdiagnose von Tumoren deutlich unterlegen. Invasive Tumoren unter 1 cm waren nur zu 5/12 (42 %) im Sonogramm nachweisbar, kein Karzinom dieser Größe wurde ausschließlich sonographisch entdeckt. Bei den kleinen Karzinomen mit der besten Prognose ist die Mammographie der Sonographie somit eindeutig überlegen.

Erst bei Tumoren >1 cm wurde mit beiden Methoden eine vergleichbare Nachweisempfindlichkeit erzielt, wobei sich das Tumorgewebe sonographisch häufig ab dieser Größe „eindrucksvoller" vom angrenzenden Drüsengewebe abhob. Von einer Karzinomfrüherkennung im eigentlichen Sinne kann dabei aller-

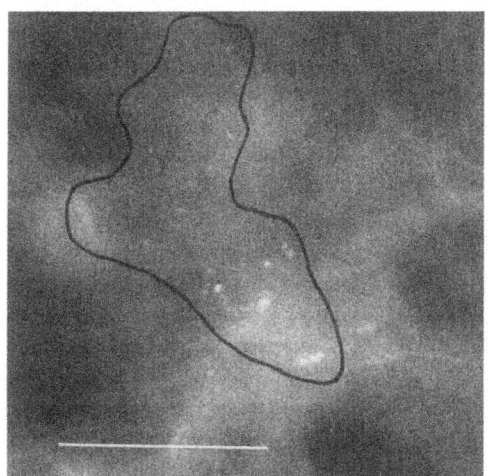
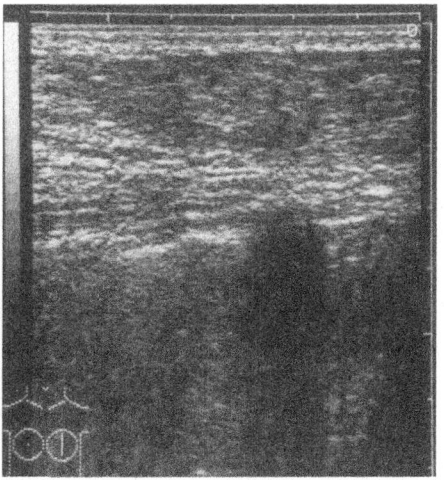

a   b

Abb. 1 a, b. Intraductales in situ Carcinom (Clinging Typ), max. 1,2 cm im histologischen Schnittpräparat. **a** Vergrößerungsmammographie (Ausschnitt, Maßstab 3:1): Dreieckige Gruppe (max. 1,6 × 1,2 cm) mit polymorphen Mikroverkalkungen (100-300 μm). **b** Sonographisch auch in Kenntnis des Mammogramms kein Mikrokalkkorrelat

dings nicht mehr gesprochen werden. Dennoch leistet die Sonographie gerade hier im Falle eines unklaren mammographischen Befundes einen wichtigen Beitrag zur Verbesserung der diagnostischen Festlegung zu einem prognostisch und therapeutisch noch günstigen Zeitpunkt.

Bei der Diskussion um die Einführung eines sonographischen Mammascreenings kann es somit nicht um die Frage gehen, die Mammographie abzulösen. Es soll deshalb untersucht werden, wo der additive Einsatz sinnvoll erscheint. Nach den hier gewonnenen Erfahrungen stellt sich die diagnostische Zusatzinformation durch die Sonographie bei nicht tastbaren Befunden in Abhängigkeit vom mammographischen Erscheinungsbild wie folgt dar:

Bei mammographisch nachgewiesenen Mikroverkalkungen (ohne Herdbefund) zeigt die Sonographie unabhängig davon, ob diese Verkalkungen als benigne oder maligne klassifiziert werden, in der Regel einen unauffälligen Befund, da einzelne Kalkreflexe bei fehlendem echoarmen Herdbefund vom überlagernden Speklemuster des Drüsengewebes nicht differenziert werden können. Daher muß in diesen Fällen das therapeutische Vorgehen ausschließlich durch die Mammographie festgelegt werden. Zusatzinformationen sind hier nur durch mammographische Zielaufnahmen (z. B. in Vergrößerungstechnik [4] zu erwarten (vgl. Mikrokalk und s. Abb. 1).

Die Sonographie ist der Mammographie nahezu gleichwertig bei mammographisch darstellbaren Herdbefunden. Allerdings muß beachtet werden, daß der Wert der Sonographie maßgeblich von der Größe der Raumforderung abhängt: Kleine Tumoren < 1 cm, insbesondere in lipomatöser Mamma, können sonographisch meist nur unzureichend erfaßt und artdiagnostisch nicht näher differenziert werden. In diesen Fällen leistet die Sonographie jedoch u. U. eine Hilfestellung bei der präoperativen Markierung (vgl. Herdschatten und s. Abb. 2).

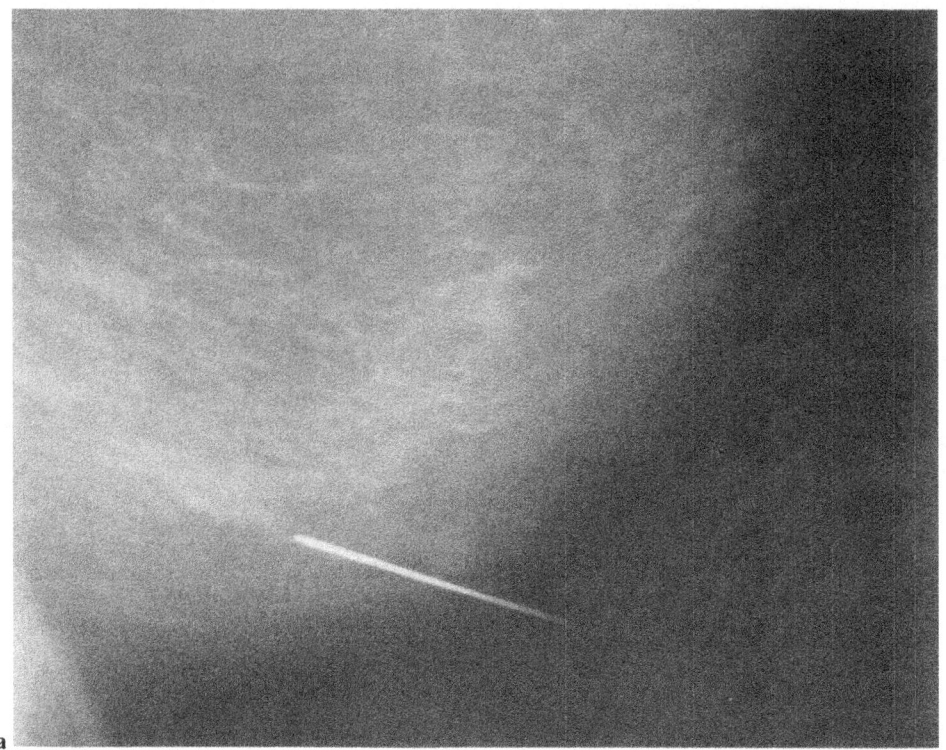

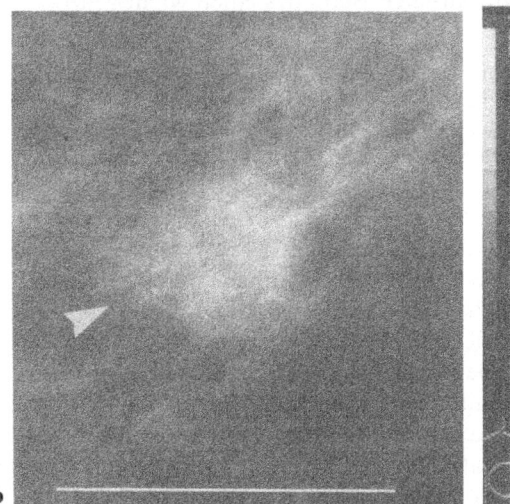

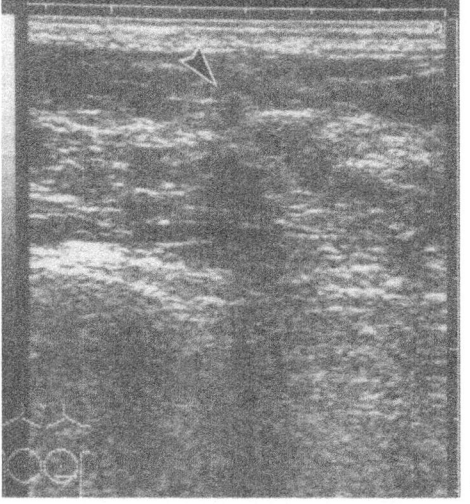

Abb. 2 a–c. Ductal invasives Carcinom Stadium T1a (< 5 mm ∅) in fettreicher Mamma. **a** Mammographie: Rundherd am unteren Drüsenkörperpol. Mammographische Kontrolle der sonographisch geführten Nadelmarkierung. **b** Vergrößerungsmammographie (Ausschnitt, Maßstab 4,5:1): Angedeutete Spiculae und Mikroverkalkungen bis 100 μm (▶) im Randbereich des suspekten Herdbefundes. **c** Ultraschall: Max. 5 mm großer Herd (▷) nur in Kenntnis des mammographischen Befundes auffindbar. Diskrete dorsale Schallabschwächung. Sonographische Artdiagnose nicht möglich, Ultraschall jedoch hilfreich bei präoperativer Markierung (Korrekte Lage der Nadel, siehe a.)

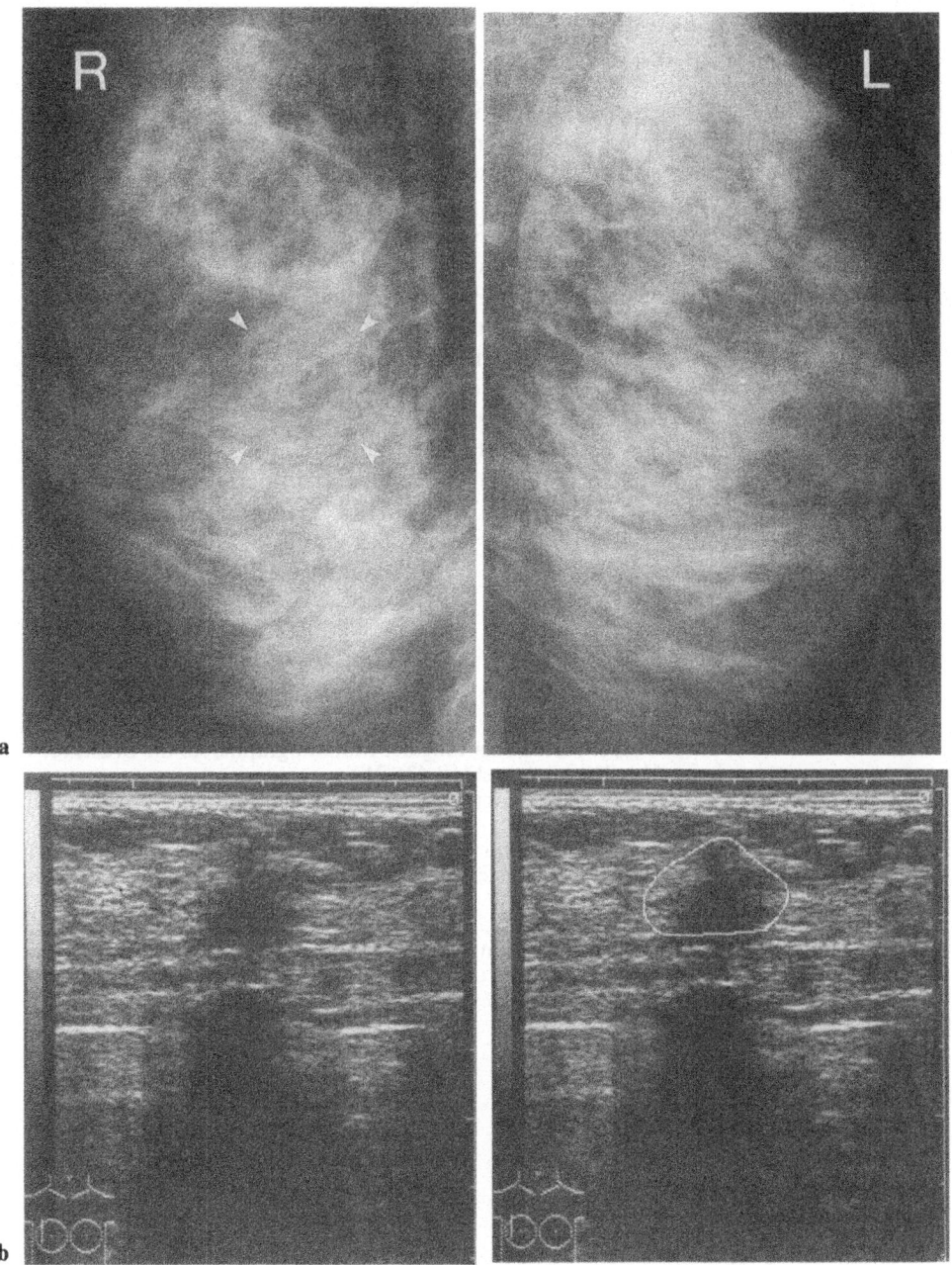

Abb. 3 a, b. Klinisch und mammographisch okkultes Mammacarcinom am lateralen Drüsenkörperpol rechts. Histologie: Invasives tubulo-lobuläres Carcinom von max. 2,5 cm ⌀ bei disseminiertem Carcinoma lobulare in situ in der Nachbarschaft. Tumor ausschließlich sonographisch nachweisbar. **a** Mammographie beidseits medio-lateral: Mastopathische Verdichtung oben außen links bei im übrigen unauffälligem Drüsengewebe bds. Insbesondere in Projektion auf den sonographisch suspekten Bereich rechts (▶) kein Tumornachweis. **b** Sonographie: Irregulär begrenzte, zentral fast echoleere Raumforderung mit „echoreichem Randsaum". Verdacht auf Mammacarcinom mit max. 1,5 × 2,2 cm ⌀

Bei größeren Tumoren ist der Wert der Sonographie infolge des besseren Tumorkontrastes u. U. in einer Beschleunigung des therapeutischen Vorgehens zu sehen. Dies gilt insbesondere dann, wenn sonographisch bereits ein eindeutiger Tumornachweis gelingt, während mammographisch lediglich ein unklarer flauer Verdichtungsherd vorliegt.

Eine deutliche Überlegenheit der Sonographie zeigt sich bei mammographisch nur eingeschränkt beurteilbarem röntgendichten Drüsengewebe (DY/P2) und beim Nachweis thoraxwandnaher Prozesse. So wurden im untersuchten Patientenkollektiv 3/48 (6 %) der nicht tastbaren Karzinome ausschließlich sonographisch dargestellt und nachgewiesen (vgl. Mammographisch eingeschränkte Beurteilbarkeit und s. Abb. 3). Bei weiteren 5 Tumoren war ein mammographisches Korrelat erst in Kenntnis des sonographischen Befundes auffindbar.

Wir empfehlen deshalb die Methode nicht nur zur Differenzierung von zystischen und soliden Raumforderungen einzusetzen, sondern auch additiv zur weiteren Abklärung jedes unklaren bzw. nicht beurteilbaren Befundes, insbesondere bei mammographisch dichtem Drüsengewebe [5].

Literatur

1. Tabar L, Fagerberg C, Gad A et al. (1985) Reduction in mortality from breast cancer after mass screening with mammography. Lancet: 829
2. Frischbier HJ, Bahnsen J (1989) Die Bedeutung der Mammographie für die Brustkrebsvorsorgeuntersuchung. Hamburger Ärzteblatt 43:121
3. Lanyi M (1986) Diagnostik und Differentialdiagnostik der Mammaverkalkungen. Springer, Berlin Heidelberg
4. Teubner J, Lenk JZ, Wentz KU, Georgi M (1987) Vergrößerungsmammographie mit 0,1 mm Mikrofokus: Vergleich von Raster- und Vergrößerungstechnik bei Zielaufnahmen. Radiologe 27:155–164
5. Teubner J, Junkermann H, van Kaick G, Pickenhan L (1985) Diagnosis of Breast Cancer: Comparison of Clinical Examination, Mammography and 5 MHz Realtime Sonography. In: Jellins J, Kossoff G, Croll J (eds) Proc 4th Intern Congr on the Ultrasonic Examination of the Breast. Witton, Sydney, pp 125–133

Sonographie vor und bei gynäkologischen Operationen-Deszensus

G. Bernaschek, H. Kölbl

II. Universitäts-Frauenklinik Wien

Zahlreiche Diagnoseverfahren werden zur Abklärung der Inkontinenz und des Deszensus herangezogen. Sie reichen von der einfachen gynäkologischen Untersuchung und Zystoskopie über Zystometrie, Sphinkterometrie, simultane Urethrozystometrie, Urethrozystographie, Elektromyographie des Sphinktersystems sowie Uroflowmetrie bis zur videographischen Zystourethrographie mit simultaner Druck-Fluß-Messung als derzeit modernster und umfassendster, aber auch kostenaufwendigster Methode. In der Reihe der angeführten Untersuchungsmöglichkeiten stellt das laterale Urethrozystogramm an zahlreichen Kliniken ein entscheidendes Kriterium für die Wahl des inkontinenzbehebenden Operationsverfahrens dar. Bislang wurde dazu vornehmlich die Röntgendiagnostik in zahlreichen Modifikationen herangezogen.

1 Abdominale Ultraschalldiagnostik

Die zunächst als Ersatz der Röntgenuntersuchung eingesetzte abdominale Ultraschalldiagnostik, konnte sich in der Routine infolge einiger Nachteile nicht durchsetzen. Obwohl die Zystourethralwinkelbestimmung mit vergleichbarer Genauigkeit zur radiologischen Methode zu erfassen ist, ergeben sich insbesondere Schwierigkeiten bei adipösen Patientinnen sowie bei Frauen mit ausgeprägtem Deszensus genitalis infolge Verlagerung des Blasenhalses hinter die Symphyse. Zusätzlich ist eine Darstellung der Urethra höchstens im proximalen Bereich möglich, bzw. muß aus der intravesikalen Lage des Katheters auf die Urethraachse rückgeschlossen werden. Ganz allgemein bietet eine echographische Untersuchung jedoch Vorteile in bezug auf das nicht benötigte Kontrastmittel und eine beliebig verlängerbare Untersuchungsdauer.

2 Vagino- und rektosonographische Diagnostik

Seit der Entwicklung moderner Vagino- und Rektosonographiesonden wurde auch deren Einsatz zur Zystourethralwinkelmessung und zur Beobachtung dynamischer Vorgänge in diesem Bereich propagiert (Brown u. Mitarb. 1985; Debus-Thiede u. Mitarb. 1985). Zur Anwendung kommen v. a. Linear-array-Scanner, welche am besten dazu geeignet sind, die gesamte Länge der Harnröhre und den Blasenhalsbereich darzustellen. Die vorteile der Vagino- und Rektosonographie gegenüber der abdominalen Ultraschalldiagnostik, liegen einerseits in der störungsfreien Darstellung des interessierenden Bereichs, d. h. ohne mögliche Überlagerung durch die Symphyse, bzw. in der stets guten Bildqualität, unabhängig von der Dicke des subkutanen Fettgewebes der Patientin.

Nachteilig wirken sich jedoch Größe und Form der Endosonographiesonden aus, da sie eine Verschiebung der anatomischen Strukturen bewirken können. Ein weiteres Problem ergibt sich aus der Verlagerung der Sonde bei der Betätigung der Bauchpresse. Infolge des dadurch bedingten, häufigeren Auftretens von Artefakten, läßt sich die tatsächlich stattgefundene Lageveränderung nicht mehr genau abschätzen. Durch die Betätigung der Bauchpresse kommt es nicht nur zu einer Achsenverschiebung der Sonde, sondern häufig auch zu einer Seitwärtsverlagerung der Urethra. Die dadurch notwendig gewordene Nachjustierung der Vaginal- oder Rectalsonde entsprechend dem Verlauf der Urethra bewirkt eine weitere Verschiebung und damit Ungenauigkeit. Die Rektosonographie, welche etwas weniger störanfällig wäre, wird jedoch von der Patientin weniger akzeptiert.

3 Perineal- bzw. Introitussonographie

Infolge der bestehenden Schwierigkeiten der Zystourethralwinkeldarstellung mittels der herkömmlichen „seminvasiven" vaginalen und rektalen Sonographie wurden neue Methoden zur echographischen Darstellung des Blasenhalsbereiches angegeben (Grischke u. Mitarb. 1986; Kohorn u. Mitarb. 1986; Kölbl u. Bernaschek 1988).

Zur Durchführung der Perinealsonographie werden normalerweise Linear-array-Scanner verwendet, welche im Dammbereich aufgesetzt werden. Zur Orientierung kann dabei anfangs ein Einmalkatheter hilfreich sein, obwohl der Urethraverlauf mit hoch auflösenden Ultraschallgeräten auch ohne Kathetermarkierung einfach darstellbar ist. Im Gegensatz zur Vagino- und Rektosonographie werden durch die Perinealsonographie keine Veränderungen der topographischen Verhältnisse induziert. Insbesondere treten auch unter Streßbedingungen keine methodisch bedingten Veränderungen auf. Außerdem kann durch die Ermittlung des Höhenstandes des urethrovesikalen Überganges in bezug zur Symphyse einfach und schnell die Indikation zum vaginal- oder abdominaloperativen Vorgehen gestellt werden.

Darüber hinaus gestattet die Perinealsonographie bei streng horizontaler Positionierung des Schallkopfes das Ausmaß des Tiefertretens der Blase unter Belastung zu vermessen, wodurch ein zusätzlicher, objektiver Parameter zur Erfolgsbeurteilung nach Inkontinenzoperationen zur Verfügung steht. Schwierigkeiten ergeben sich durch die Perinealsonographie jedoch bei gleichzeitig durchzuführender Urethrozystometrie infolge der langen Auflagefläche der Linear-array-Scanner und der dadurch verursachten Verdrängung der Katheter. Ebenso kann bei gleichzeitiger Uroflowmetrie die Miktion erschwert sein.

Auf der Suche nach einer Verbesserung auch in diesem Bereich, wurde von Kölbl und Bernaschek 1988 die Introitussonographie angegeben. Sie nimmt sozusagen eine Mittelstellung zwischen der Perineal- und der Vaginosonographie ein. Die Durchführung erfolgt mit herkömmlichen frontal abstrahlenden Vagi-

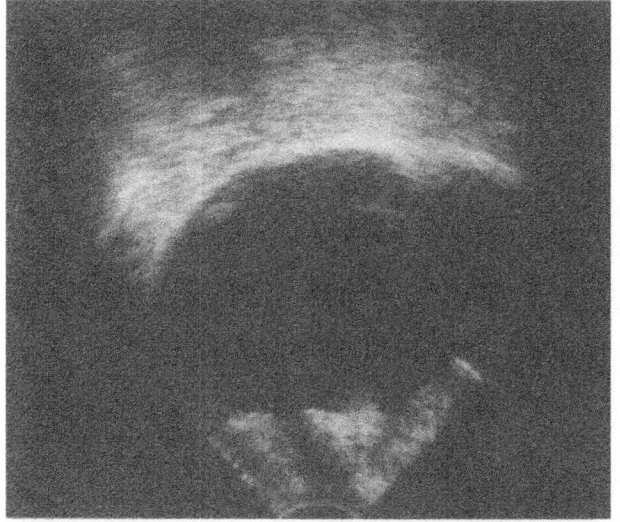

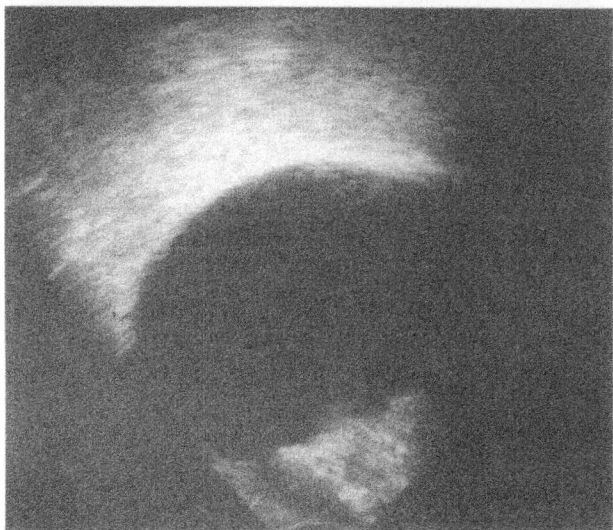

Abb. 1. Introitussonographie bei Deszensus und Streßinkontinenz. oben: Aufnahme in Ruhe, unten: Aufnahme unter Belastung

nalscannern, welche jedoch einerseits nicht in der Dammregion aufgesetzt, andererseits aber auch nicht in die Vagina eingeführt werden. Die kurze Auflagefläche befindet sich im Introitusbereich unmittelbar hinter der Urethramündung. Der lange Scannerschaft ermöglicht somit eine optimale Bewegungsfreiheit für Untersucher und Patientin, die kurze Auflagefläche behindert weder die Katheter, noch die Miktion. Darüberhinaus bleiben sämtliche Vorteile der Perinealsonographie erhalten. Die Introitussonographie bietet somit eine ideale Einsatzmöglichkeit für eine sonographische Videocystourethrographie. Ihr Indikationsbereich könnte ebenso wie die weitaus aufwendigere und teurere Röntgenmethode v. a. die Abklärung von Rezidivinkontinenzen, Detrusorinstabilitäten etc. umfas-

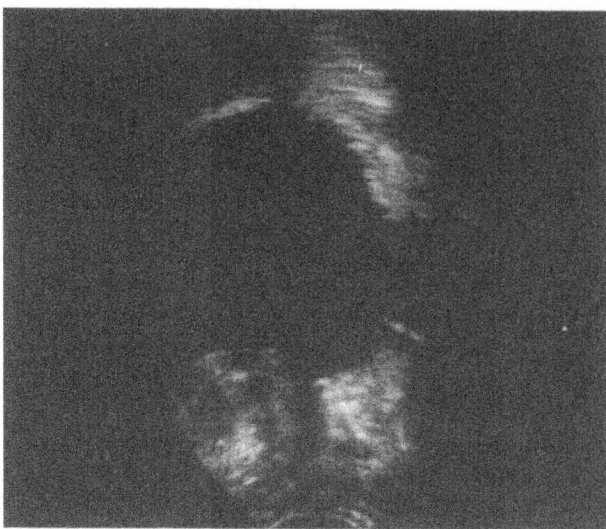

Abb. 2. Gleicher Fall wie
Abb. 1 unmittelbar nach
durchgeführter vorderer
Plastik mit deutlicher
Anhebung des
Blasenbodens

sen. Durch die fehlende Strahlenbelastung ist die Untersuchung zeitmäßig nicht
limitiert und kann beliebig oft bis zur sicheren Diagnosestellung wiederholt werden (Abb. 1).

Die Aufzeichnung der Introitussonographie auf Videofilmen verdeutlicht
und dokumentiert funktionelle Abläufe. Dies erlaubt neben der herkömmlichen
Winkelbestimmung eine Beurteilung der Lokalisation und Mobilität des urethrovesikalen Überganges im Rahmen der Streßinkontinenzdiagnostik und dient somit als Entscheidungshilfe für das entsprechende operative Vorgehen. Der Einsatz der Introitussonographie kann jedoch nicht nur präoperativ Vorteile bringen, sondern auch intraoperativ zu einer Verbesserung des Operationserfolges
beitragen. Gerade in dieser Hinsicht ist die Introitussonograhie wertvoll, um die
sonographischen Veränderungen am cystourethralen Übergang auch intraoperativ beurteilen zu können. Die Wiener Schule ist bisher weitgehend auf vaginale
Operationsverfahren zur Behebung der Inkontinenz sowie des Deszensus ausge-
richtet (Abb. 2). Zusätzlich werden jedoch bei entsprechender Indikation in zunehmendem Maße abdominale Inkontinenzoperationen durchgeführt. Das Ausmaß der Anhebung des paravaginalen Gewebes, etwa bei der Burch- oder
Marshall-Marchetti-Operation, sowie der Einfluß auf den Urethraverlauf kann
somit intraoperativ beurteilt bzw. noch während der Operation korrigiert werden. Dasselbe Vorgehen ist auch bei Schlingenoperationen wertvoll, wobei der
Zug derselben infolge der sonographisch darstellbaren Lageveränderung regu-
liert werden kann. Zumindest ist es durch den intraoperativen Einsatz der Sonographie möglich, Überkorrekturen zu verhindern. Um endgültige Kriterien für
eine sonographische Hilfestellung bei Inkontinenzoperationen zu bekommen,
sind jedoch noch hohe Fallzahlen und längere postoperative Beobachtungszeit-
räume erforderlich.

Zusammenfassend kann festgehalten werden, daß sich für die Inkontinenzdiagnostik von allen sonographischen Methoden am besten die an die Vaginoso-

nographie angelehnte Introitussonographie eignet. Mit ihrer Hilfe gelingt es nicht nur statische Veränderungen im Blasenhalsbereich festzuhalten, sondern vor allem dynamische Vorgänge zu verfolgen.

Literatur

1. Bernaschek G, Spernol R, Wolf G, Kratochwil A (1981) Vergleichende Bestimmung des Urethra-Blasenwinkels bei Inkontinenzfällen mittels Ultraschall und lateralem Urethrozystogramm. Geburtshilfe Frauenheilk 41:339
2. Brown MC, Sutherst JR, Murray A, Richmond DH (1985) Potential use of ultrasound in place of x-ray fluoroscopy in urodynamics Br J Urol 57:88–90
3. Debus-Thiede et al. (1985) Erste Erfahrungen mit der transvaginalen Sonographie von Urethra und Blase im Rahmen der Inkontinenzdiagnostik. Geburtshilfe Frauenheilkd 45:891–894
4. Grischke EM, Dietz HP, Jeanty P, Schmidt W (1986) Eine neue Untersuchungsmethode: Perineal Scan in der Geburtshilfe und Gynäkologie. Ultraschall Med 7:154–161
5. Kohorn EI, Scioscia AL, Jeanty P, Hobbins JC (1986) Ultrasound cystourethrography by perineal scanning for the assessment of female stress urinary incontinence. Obstet Gynecol 68:269–272
6. Kölbl H, Bernaschek G (1989) A new method for sonographic cystourethrography and simultaneous pressure-flow measurements. Obstet Gynecol 74:417–422
7. Kölbl H, Bernaschek G, Wolf G (1988) A comparative study of perineal scan and urethrocystography in patients with genuine stress incontinence. Arch Gynecol 244:39–45

Geburtshilfliches Ultraschall-Screening in der DDR

H. Bayer

Charité-Frauenklinik, Schumannstr. 20/21, DDR-1040 Berlin

Das Ultraschall-Screening in der Geburtshilfe wird seit einigen Jahren diskutiert, und es gab auch Stimmen, die es für überflüssig hielten. Es muß folglich durch Auswertung eines repräsentativen Patientengutes belegt werden, daß die Ergebnisse den Aufwand rechtfertigen. Es soll mit der Aufarbeitung unseres Materials gezeigt werden, wie das Screening organisiert wird und wie es die o. g. Zielstellung erreicht.

Ich halte es für wichtig, im Zusammenhang mit der lückenlosen Erfassung von Schwangeren, auf die Organisation unseres Gesundheitswesens überhaupt hinzuweisen, weil sie sich gerade in diesem Bereich von der Betreuungsform in anderen Ländern unterscheidet, aber gute Voraussetzungen für ein Screening bietet.

Die gynäkologische Betreuung erfolgt im wesentlichen in ambulanten Einrichtungen, entweder Polikliniken oder Arztpraxen, auch in eigener Niederlassung.

Daneben gibt es in jedem Kreis bzw. Stadtbezirk eine von den gynäkologischen Hausärzten völlig unabhängige Schwangerenbetreuungsstelle. Sie arbeitet unter fachlicher Anleitung und Verantwortung der in diesem Bereich befindlichen stationären gynäkologisch-geburtshilflichen Einrichtung. Sie ist besetzt mit Gynäkologen, Hebammen und Fürsorgerinnen.

Wenn der Hausarzt bei einer Frau eine Schwangerschaft feststellt, dann überweist er sie an diese für den Bereich zuständige Schwangerenbetreuungsstelle, wo die gesamte weitere ärztliche, pflegerische und fürsorgerische Betreuung erfolgt.

Dort wird auch der Schwangerenausweis (Mütterpaß) ausgestellt und von dort aus dann das Ultraschall-Screening organisiert.

Es entsteht auf diese Weise ein Kreislauf: der behandelnde Gynäkologe (Hausarzt) sieht seine schwanger gewordene Patientin erst nach Abschluß des Wochenbettes wieder, was natürlich nicht ausschließt, den Kontakt zu ihr zu halten. Dieses System schafft die Möglichkeit, alle Schwangeren lückenlos zu erfassen, denn eine der Aufgaben der Fürsorgerin in einer Betreuungsstelle besteht darin, saumselige Schwangere an ihre regelmäßigen Konsultationen schriftlich oder durch Hausbesuch zu erinnern und sie zu deren Wahrnehmung anzuhalten.

Im Rahmen des Screenings wurden im Jahre 1988 ca. 700 000 Ultraschalluntersuchungen bei Schwangeren vorgenommen. Das entspricht im Durchschnitt etwa 3 pro Schwangerschaft. Eine Überrechnung ergab, daß zusammen mit den weiterführenden Untersuchungen der spezialisierten Betreuung insgesamt über 1 Mio Ultraschalluntersuchungen pro Jahr erfolgen. Aus diesen Zahlen kann man den materiellen, apparativen, finanziellen und personellen Aufwand entnehmen, dem natürlich in erster Linie medizinischer, aber auch sozialer und ökonomischer Nutzen entsprechen muß; aber auch die Erleichterung von Einzelschicksalen kann einen hohen Aufwand rechtfertigen.

Wir haben das Patientengut der Berliner Charité-Frauenklinik ausgewertet, welches uns aus dem Screening eines großen Einzugsbereiches, der für schwere Mißbildungen beinahe die ganze DDR umfaßt, zugewiesen wurde. Von 1984 bis 1988 waren dies insgesamt 2394 Schwangere. Es wurden folgende Untersuchungs- und Behandlungsverfahren angewendet:

Nichtinvasiv
- Ultraschall-Screening
- Ultraschall-Feindiagnostik
- Ultraschalldoppler-Untersuchung
- Echokardiographie

Invasiv
- Chorionbiopsie
- Amniozentese
(- Fetoskopie)
- Hautbiopsie
- Leberbiopsie
- Cordo- und Cardiozentese
- Fruchtwasserauffüllung
- diagnostische Punktion von Körperhöhlen und Organen
(- Amniofetographie)

Nach den Befunden können wir das Patientengut in drei Gruppen gliedern.

Bei der ersten Gruppe bestätigt sich in der Feindiagnostik der im Screening ausgesprochene Verdacht nicht, die Schwangerschaft kann normal weiterbetreut werden. In unserem Patientengut waren dies von 2394 überwiesenen Verdachtsfällen 881, also etwa ein Drittel.

Die zweite Gruppe umfaßt die Bestätigung von schwersten Mißbildungen (z. B. Anenzephalus, Zyklopen- und Sirenenbildung, monströse Doppelbildungen und ähnliche), bei denen Eltern der Abbruch der Schwangerschaft empfohlen werden kann. In unserer Auswertung waren es 498, also etwa ein Fünftel.

Die dritte Gruppe ist die größte und umfaßt 1016 Schwangere. Dabei wurden insgesamt 38 Mißbildungsdiagnosen gestellt, die aber keinen Abbruch rechtfertigen. Schon die ersten Auswertungen zeigen, daß die vergleichsweise hohe Zahl der erfaßten Mißbildungen die lückenlose Suche rechtfertigt.

Jeder einzelne Fall ist ein Schicksal; rechtzeitig damit vertraut zu werden und dadurch Möglichkeiten zur Linderung frühzeitig zu finden, kann ein Segen sein. – Und jeder nicht erfaßte Mißbildungsfall ist nach der Entbindung ein Schock für alle. Wie in dieser Gruppe weitergeholfen werden kann, trägt auch zur Beantwortung der Frage nach dem Effekt des Screenings bei; denn das bloße Feststellen ist ja noch keine echte Hilfe.

Die Entscheidungsfindung für die jeweils weitere Betreuung ist schwierig und bringt medizinische, moralisch-ethische und juristische Probleme mit sich. Es gibt Mißbildungen, für die während der Schwangerschaft noch keine therapeutischen Maßnahmen in Frage kommen, mit denen wir, daß heißt Geburtshelfer,

Eltern, Familie, Gesellschaft auch weiterhin „leben" müssen, wenig anders als zu einer Zeit, da die Erkennung von Mißbildungen erst nach der Geburt erfolgen konnte.

Eine Anzahl von Mißbildungen ermöglicht aber schon therapeutische Maßnahmen während der Schwangerschaft. Hierzu gehören z. B. Entlastungspunktionen von Ergüssen bei Zysten (Niere, Lunge, Hirn), auch die Therapie des Morbus haemolyticus. Wir haben in dem Patientengut von 1016 bestätigten Mißbildungen u. a. folgende therapeutische Eingriffe bzw. Maßnahmen durchgeführt:

– Konservative und medikamentöse Therapie des Feten über die Schwangere
– direkte medikamentöse Therapie des Feten
– Fruchtwasserauffüllung
– Punktion von Körperhöhlen und Organen
– Shuntoperationen
– intrauterine intravasale (Austausch-)Transfusion
– Selektive Schwangerschaftsbeendigungen.

Die Auswertung des dargelegten Materials zeigt, daß eine Aufwand-/Nutzenbetrachtung positiv ausfällt. Auch die Frage nach Zeitpunkt und Häufigkeit des Screenings läßt sich beantworten. Etwa die Hälfte der Mißbildungen konnte schon nach dem ersten (16. Woche), ein Drittel nach dem zweiten Trimenon (24. Woche) herausgefunden werden. Das läßt sich sicher verbessern; mit zunehmenden Erfahrungen werden manche Mißbildungen früher erkannt werden. Es bleibt dennoch ein Rest, bei uns etwas über 100 Fälle, bei denen Abweichungen von der normalen Entwicklung erst im letzten Trimenon auftraten. Dazu gehören z. B. bestimmte Fälle von Hydrozephalus, Stauungsnieren und Nierenzysten, Aszitesbildung und andere Ergüsse. Es kann folglich auf die dritte Screening-Untersuchung nicht verzichtet werden.

Natürlich läßt sich der Nutzen nicht immer überzeugend in Prozenten ausdrücken und statistisch berechnen. Aber allein die Tatsache, daß über 500 Schwangerschaftsabbrüche den betroffenen Frauen ein zwischen 15 und 20 Wochen währendes Austragen eines lebensunfähigen Kindes erspart haben, ist ein großer Gewinn, nicht nur im Hinblick auf Gesundheit, Vermeidung von Schwangerschaftskomplikationen, also physisch, sondern, vielleicht mehr noch, psychisch für die Frau und ihre Familie. Insgesamt hat die erfolgreiche intrauterine Behandlung auch zur Senkung von Mortalität, vor allem aber Morbidität beigetragen. Bei der Mortalität sind sogar erste statistische Ergebnisse erkennbar.

Die Senkung der Totgeborenenrate in den letzten Jahren für das gesamte Gebiet der DDR ist auch darauf zurückzuführen, daß die Geburt mißgebildeter Kinder, die entweder totgeboren wurden oder kurz nach der Geburt versterben mußten, aus diesen Zahlen herausfällt, weil sie als Aborte beendet werden konnten. Ich glaube, es ist berechtigt, aus den Darlegungen abzuleiten, daß das Ultraschall-Screening die darein gesetzten Erwartungen erfüllt hat, nicht nur für die Statistik, sonder vor allen Dingen im Hinblick auf die zahlenmäßig gar nicht erfaßbaren, aber außerordentlich großen, unwägbaren Erleichterungen und Entlastungen für Eltern und Familien, nicht zuletzt auch hinsichtlich der sozialen und ökonomischen Entlastungen für die Gesellschaft.

Ergebnisse der Hamburger Perinatalstudie – nützt Screening wirklich?

M. Krenz, B. J. Hackelöer

Husumer Str. 19, D-2000 Hamburg

Über die Effektivität (Wirtschaftlichkeit) und Effizienz (Nützlichkeit) des Ultraschallscreenings im Rahmen der Schwangerenvorsorge liegen bisher keine Ergebnisse vor.

Insbesondere nicht aus der Zeit, bevor die Ultraschalldiagnostik 1979 in den Mutterschaftsrichtlinien festgeschrieben wurde.

Aus ethischen, moralischen, juristischen und anderen Gründen kann daher keine randomisierte, prospektive Studie erfolgen, um vergleichende Zahlen aus Screening und Nicht-Screening-Kollektiven zu erhalten.

Da zur Qualitätssicherung der Ultraschalldiagnostik in der Schwangerschaft keine spezifischen, umfangreichen Daten zur Verfügung stehen, bietet sich die Perinatalstatistik der Kassenärztlichen Vereinigung der Hansestadt Hamburg an. Hier werden unter anderem Leistungen und Daten erfaßt, die Rückschlüsse auf die qualitative Leistung der Sonographie im Rahmen der Mutterschaftsvorsorge zulassen.

In diesem Datengut von durchschnittlich 15 000 Geburten pro Jahr besteht eine einmalige Chance, die Effektivität des Ultraschallscreenings in der Schwangerenvorsorge zu untersuchen.

Aus der vorliegenden Datenvielfalt sollen die interessanten Ergebnisse aus den Gruppen der Mangelgeburten und der Fehlbildungen herausgestellt werden.

Mangelgeburten

Bei der Betrachtung der Ergebnisse scheint sich eine Zunahme der Erkennung von Mangelgeburten in der Schwangerschaft abzuzeichnen. Sie stieg in dem Beobachtungszeitraum von 3,1% 1982 auf 4,2% 1986 bei gleichzeitiger Abnahme der Mangelgeburten von 7,0% 1982 auf 6,2% 1986.

Im Verhältnis der geborenen Mangelgeburten zu dem pränatal geäußerten Risikomerkmal „Mangelgeburt" scheint die Zahl der erkannten Mangelgeburten von 44,5% auf 55,3% zuzunehmen (Abb. 1).

Von den 966 mangelgeborenen Kindern 1986 wurden 537 mit dem Merkmal „Mangelgeburt" verzeichnet. Das entspricht einer Erkennungsquote von 55,3%.

In der Sonderauswertung der 966 Mangelgeborenen wird das Risikomerkmal jedoch nur 234mal geäußert, d. h. richtig erkannt. 74,2% der tatsächlich mangelgeborenen Kinder wurden übersehen. 303mal wurde das Risiko „Mangelgeburt" falsch benannt.

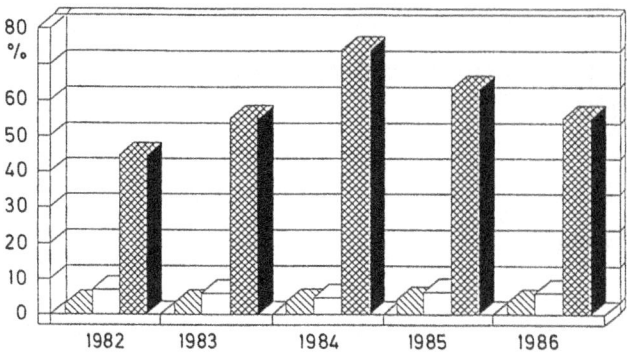

▨ in der Schwangerschaft erkannt A 25
☐ tatsächlich mangelgeborene Kinder C02
▩ Geburtsrisiko B46, in der Schwangerschaft geäußert

Abb. 1. Häufigkeit der in der Schwangerschaft erkannten Wachstumsretardierungen A 25 und B 46 und den tatsächlich mangelgeborenen Kindern C 2, die in der Schwangerschaft erkannt wurden.

Fehlbildungen

In dem hier vorliegenden Kollektiv liegt der Anteil der Fehlbildungen 1982 bei 5,4% und fällt 1986 leicht auf 4,2% ab. Insgesamt werden hier 3 502 Fehlbildungen betrachtet.

Die Zahl der verlegten Mißbildungen insgesamt ist deutlich von 18,2% 1982 auf 29,2% 1986 gestiegen. Das läßt eine verbesserte pränatale Diagnostik vermuten. Bei der Betrachtung der verlegten, gut Ultraschall-sichtbaren Fehlbildungen fällt in den Gruppen multiple Mißbildungen, Anencephalus/Neuralrohrdefekt, Hydro-/Microcephalus, Ösophagus/Magen, Darm/Leber, Niere/Blase, eine sehr deutliche Verlegungssteigerung in den Jahren 1982–1986 auf. Gleichzeitig haben die Fehlbildungen insgesamt, sowie die darin enthaltenen sichtbaren Fehlbildungen immer geringeren Anteil an den Todesursachen, wobei die Gruppen multiple Mißbildungen, Anencephalus/Neuralrohrdefekt, Niere/Blase, die größte Abnahme an den Todesursachen haben. Ebenso ist die Frühsterblichkeit in dieser Gruppe rückläufig. Besonders deutlich sinkt die Frühsterblichkeit der multiplen Mißbildungen von 64,7% 1982 auf 19% 1986.

Auch haben die letalen Fehlbildungen an der perinatalen Mortalität immer geringeren Anteil. Er ist von 20‰ 1982 auf 14,8‰ 1986 rückläufig.

Die Morbidität der sichtbaren Fehlbildungen bleibt, wie die Gesamtmorbidität, über die Jahre annähernd gleich. Eine Ausnahme bilden die Herz- und Gefäßmißbildungen, sie steigt von 51 auf 74 Kinder an, was einer zunehmenden Erkennungsrate entsprechen dürfte.

Werden die Mißbildungen zur Gesamtmorbidität ins Verhältnis gesetzt, so zeigt sich hier deutlich, daß die Mißbildungen auch an der perinatalen Morbidität einen immer geringeren Anteil haben, von 18,5% 1982 kontinuierlich auf 14,3% 1986 abfallen. Das korreliert wiederum mit einer geringen Abnahme der

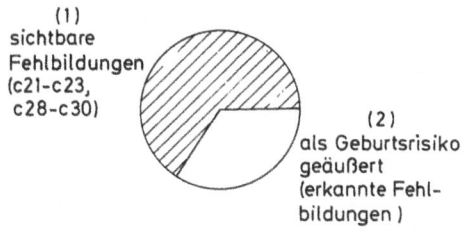

Abb. 2. Anteil der in der
Schwangerschaft erkannten
Fehlbildungen (2) von allen
Fehlbildungen (1) im Jahre 1986

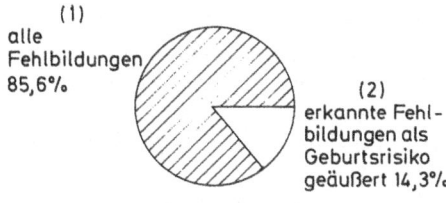

Abb. 3. Anteil der in der
Schwangerschaft erkannten
sichtbaren Fehlbildungen von den
o. a. sichtbaren Fehlbildungen im
Jahre 1986

Fehlbildungen und mit der oben beschriebenen steigenden Verlegungsrate der fehlgebildeten Kinder.

Ein weiterer Hinweis für die verbesserte pränatale Fehlbildungsdiagnostik schein das pränatal geäußerte Geburtsrisiko im Verhältnis zu den tatsächlich fehlgebildeten Kindern zu sein. Die pränatale Erkennung der Fehlbildungen stieg von 8,7% 1982 auf 14,3% 1986 bei allen Fehlbildungen. Von den gut ultraschall-sichtbaren Fehlbildungen der angegebenen Risikogruppen wurden 1986 34,2% erkannt (Abb. 2).

Das heißt, von allen Fehlbildungen sind 1986 85,7% nicht erkannt worden (Abb. 3), bei den gut ultraschallsichtbaren Fehlbildungen wurden 65,8% nicht erkannt! Diese Angaben aus der Praxis stehen im deutlichen Gegensatz zu den heutigen Möglichkeiten in Schwerpunktkliniken.

Zusammenfassung

Retrospektive Studie zur Überprüfung der Effizienz und Effektivität des Ultra-schallscreenings im Rahmen der Mutterschaftsvorsorge in der Bundesrepublik Deutschland mit Daten der Perinatalstatistik der Hansestadt Hamburg von 1982–1986.

Das Untersuchungsgut besteht aus 75695 Schwangerschaften, 76700 geborenen Kindern und 3502 Fehlbildungen.

Die Ergebnisse bestätigen das Ultraschallscreening in der Schwangerschaft als effektive, anerkannte Methode, zeigen aber auch unübersehbare Mängel auf.

Diagnostische Wertigkeit der sonographischen Durchsicht als ergänzende Untersuchungsmethode bei der röntgendichten Mamma

U. Andersen*, W. Lammers

* Röntgenpraxis, Schäferkampsallee 5–7, D-2000 Hamburg 36

Die Mammographie ist gegenwärtig unbestritten führende und unverzichtbare Methode in der Früherkennung des Mammacarcinoms. Für die diagnostische Qualität dieser Methode spricht vor allem der Nachweis klinisch okkulter Carcinome in einem weitaus günstigeren Stadium und damit mit erheblich besserer Prognose. Die diagnostische Aussagekraft der Mammographie ist jedoch stark abhängig von deren Beurteilbarkeit; und diese wiederum wird negativ beeinflußt durch zunehmende Dichte im Röntgenbild.

„Dichte Mamma" soll das röntgenologische Erscheinungsbild beschreiben, bei dem optisch durch hohe Gewebedichte wesentliche Einzelheiten verdeckt werden – damit wird die diagnostische Beurteilbarkeit erheblich eingeschränkt. So können in dichten Drüsenkörpern kleine Carcinome dem mammographischen Nachweis entgehen, insbesondere dann, wenn sie nicht durch carcinomtypischen Mikrokalk auffallen.

So stehen der Arzt und damit die Patientinnen immer wieder vor der unangenehmen Erkenntnis, daß die Mammographie auch einmal weniger effektiv sein kann.

Von unseren Patienten, die vorwiegend im Rahmen der Vorsorge untersucht werden – es sind dies angenähert jährlich ca. 12 500 Patientinnen, zeigen ca. 2 000–2 500, das entspricht etwa 15–20%, in der Mammographie eine solche „röntgendichte Mamma".

Beginnend 1982, routinemäßig seit 1984, haben wir daher in solchen Fällen der Mammographie eine sonographische Durchsicht folgen lassen, obwohl damals die Indikation zur Mamma-Sonographie vornehmlich gesehen wurde zum einen in der gezielten Abklärung unklarer Tastbefunde und zum anderen in der Differenzierung unklarer mammographischer Herde in zystische und solide Prozesse.

Die pathologischen Befunde bei diesem sonographischen Screening aufgrund röntgendichter Mamma zeigten, abgesehen von harmlosen Zysten, auch eine Anzahl von soliden Herden, die mammographisch und palpatorisch nicht erfaßbar waren. Aus unserem Patientenkollektiv sind seit 1983 von 67 histologisch aufgearbeiteten Herden 9 Carcinome bekannt, die auf diesem Wege primär sonographisch diagnostiziert wurden.

Die Entdeckung der ersten Carcinome durch Ultraschall in röntgendichten Drüsenkörpern in den Jahren 1983 und 1984 führte seit 1987 zur planmäßigen Erfassung aller ausschließlich in der Sonographie gesehenen soliden Herde. Retrospektiv analysiert wurden auch die zur Kontrolle erschienenen Fälle, die schon vor 1987 durch eine solide Läsion aufgefallen waren.

Obwohl eine Reihe sonographischer Beurteilungskriterien für benigne und maligne Tumore bekannt sind, bleibt die Zuordnung eines Herdes bezüglich seiner Dignität allein aus dem Ultraschallbild problematisch. Bei derartigen sonographisch soliden Herden ergeben sich folgende differentialdiagnostische Möglichkeiten:

– Carcinome
– Fibroadenome – als häufigste gutartige Tumore
– Zysten oder Abszesse mit eingedicktem Sekret – bei denen aufgrund des eingedickten Inhaltes die typischen Zeichen eines liquiden Herdes fehlen und somit als solide Herde imponieren
– umschriebene mastopathische Veränderungen
– Fettinseln, die sich auch als isolierte, solide Herde darstellen können.

Durch folgende diagnostische Methoden wurden die sonographisch erhobenen Befunde einer weiteren feingeweblichen Klärung zugeführt:
– histologische Abklärung durch eine Probeexcision, für die eine exakte präoperative sonographische Lokalisation und eine postoperative Kontrolle zur Bestätigung der Herdentfernung Voraussetzung sind.
– Gewinnung eine zytologischen Befundes durch eine ultraschallgeleitete Feinnadelbiopsie; hierbei wurde ein Ergebnis nur dann verwertet, wenn die Zytologie eine eindeutige Definition zum Beispiel als Carcinom, Fibroadenom oder Zyste zuließ.

Wurden aus verschiedenen Gründen eine Probeexcision oder eine Feinnadelbiopsie nicht durchgeführt, haben wir ersatzweise dann Benignität angenommen, wenn sonographische Kontrollen nach zwei, besser nach drei Jahren keine Änderung des Befundes zeigten. Dasselbe galt für wiederholt negative Zytologien in diesem Zeitraum, d.h. wenn eine Zytologie keine aussagekräftige Definition des Herdes erbrachte.

Von bisher 294 Fällen solcher sonographisch solider Herde liegen derzeit für 98 Fälle histologische bzw. zytologische Befunde vor und verteilen sich wie folgt:
– 9 Carcinome
– 63 Fibroadenome – hier erfolgte die Befundsicherung bei 33 Fällen histologisch, bei 30 Fällen zytologisch
– 26 Zysten – gesichert durch Histologie bei 2 Fällen, durch Zytologie bei 24 Fällen.

Schlußfolgerungen

Der diagnostische Wert des sonographischen Screenings bei Patientinnen mit röntgendichter Mamma liegt vor allem begründet in der Entdeckung von soliden Herden schlechthin und dem Hinführen zu einer weiteren, feingeweblichen Diagnostik. Dabei liegt der Wert nicht allein in der Entdeckung von Carcinomen, sondern auch in der höheren diagnostischen Sicherheit für Arzt und Patientin bei relativ geringem Aufwand.

Der Aussagewert der Vaginalsonographie für die Endometriumdarstellung in der Peri- und Postmenopause

V. Duda*, I. Juhnke, A. Gulbis, I. Waldschmidt

* Univ.-Frauenklinik Marburg, Ultraschalldiagnostik,
Pilgrimstein 3, D-3550 Marburg

Einleitung

Der Einsatz der hochauflösenden Vaginalsonographie ermöglicht eine umfassende Darstellung des Endometriums auch bei gynäkologisch-onkologischen Fragestellungen. Im Mittelpunkt des Interesses stehen dabei die Fragen, ob die vaginale Endometriumsonographie pathologische Veränderungen bei symptomlosen Frauen entdecken oder symptomatischen Frauen bei bestimmten Ultraschallbefunden eine Abrasio ersparen kann.

Die endokrinologisch-sonographisch tätigen Kollegen haben bereits seit einiger Zeit die reine Endometriumbiometrie zur Beurteilung der Schleimhautfunktion wesentlich erweitert durch mehr strukturanalytische Aspekte. Trotz dieser vorbildhaften Entwicklung begannen auch auf gynäkologisch-onkologischem Gebiet die Mehrzahl der Untersucher wieder mit mehr oder weniger altersbezogenen Einstufungen der Endometriumhöhe. Fiktive Grenzen (?) ohne die Angabe

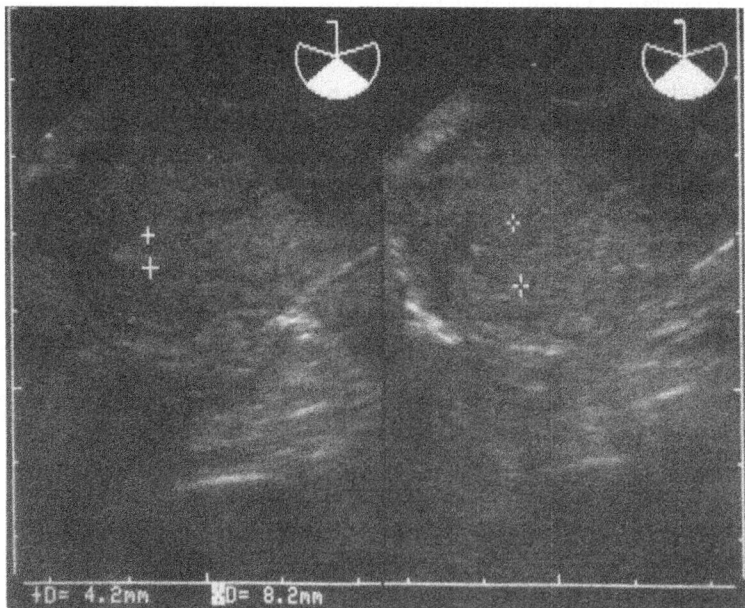

Abb. 1. Links tangentialer, rechts zentraler Anschnitt desselben Endometriums, ohne daß dies auf dem Sonogramm zu erkennen wäre

von Normkollektiven oder Streubereichen – 4–5 mm einfache bzw. 8–10 mm doppelte Höhe – wurden als alleiniges Entscheidungskriterium für die Durchführung einer Abrasio benutzt. Angaben über die Meßungenauigkeit bei solch kleinen Meßstrecken fehlen. Verwunderlich klingt auch die Behauptung, das anscheinend „reproduktionsphasenspezifische" Mittelecho würde sich in der Postmenopause verlieren [1]. Während Unklarheit darüber besteht, ob die einfache oder doppelte Endometriumhöhe als Bezugsgröße definitiv festgelegt werden soll, werden meßtechnische Unwegsamkeiten wie tangentiale oder gekippte Anschnitte des Endometriums ebenso unbeachtet gelassen wie die Frage, was bei flauer oder gar unscharfer Berandung des Endometriums zu tun sei (Abb. 1).

Die Unsinnigkeit solcher Diskussionen gipfelt in der Forderung, bei nicht darstellbarem Mittelecho – z. B. bei polypösen Veränderungen, Hyperplasien oder Karzinomen – die Gesamthöhe der Vergleichbarkeit wegen wieder zu halbieren.

Ergebnisse

Um den Wert von Endometriumbiometriedaten näher eingrenzen zu können, wurden an der UFK Marburg in den Jahren 1988/89 322 pathohistologisch abgeklärte Fälle untersucht, bei denen die entsprechenden Patientinnen präoperativ einer exakten Endometriumbeurteilung unterzogen wurden.

Die doppelte Endometriumhöhe bei den unauffälligen Histologien zeigte nur eine ganz vage Korrelation zum absoluten, aber auch zum Postmenopausenalter. Erst ab einem Alter von über 55 Jahren sank die durchschnittliche Endometriumhöhe unter 10 mm. Allerdings fanden sich auch bei den über 60jährigen noch bis zu 14 mm und bei Frauen mit über 20jährigem postmenopausalem Status noch bis zu 12 mm hohe Endometrien.

Das Kollektiv der 322 ausgewerteten Fälle enthielt neben 202 benignen Histologien noch 62 Korpuspolypen, 25 glandulär-zystische Hyperplasien, 4 adenomatöse Hyperplasien und 29 Korpuskarzinome.

Die Endometriumhöhe zeigte eine positive Korrelation zur Histologie. Diese ließ sich deutlicher erkennen, wenn zur Relativierung der absoluten Höhe noch der Uterus-ap-Durchmesser herangezogen wurde und die Endometriumdicke prozentual dazu berechnet wurde (E/ap · 100). Dasselbe gilt für die Volumenmessungen, die bei einem Teil des Kollektivs durchgeführt wurden (Tab. 1). Zum

Tabelle 1. Endometriumbiometrie in Abhängigkeit von der Histologie (in Klammern ist jeweils die Streubreite angegeben)

Histologie	n	E-Höhe [mm]	E/ap · 100 [%]	E-Volumen [cm³]	n
Unauffällig	202	10 (2–21)	23 (9–38)	0,91 (0,02– 4,4)	58
Korpuspolyp	62	12 (3–25)	29 (12–56)	1,84 (0,19– 9,0)	18
Gl.-zy. Hyperpl.	25	16 (7–24)	33 (17–53)	4,28 (1,0 – 7,3)	4
Adenom. Hyperpl.	4	19 (10–36)	38 (21–65)		
Korpuskarzinom	29	27 (12–66)	57 (36–96)	20,6 (1,6 –129)	10

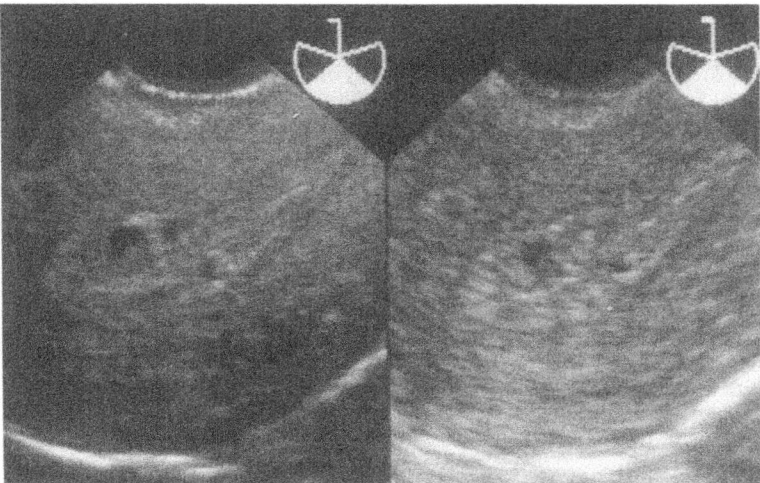

Abb. 2. Unterschiedliche Darstellungsqualität des kleinzystisch aufgelockerten Endometriums einer Patientin li. 7,5 MHz/re. 5 MHz

Vorgehen sei dabei noch grundsätzlich bemerkt, daß zystische Aufspreizungen sowohl von der doppelten Endometriumhöhe als auch vom ap-Durchmesser subtrahiert und eventuelle intrakavitäre Strukturen in diesem Zusammenhang nicht berücksichtigt wurden.

Durch die Durchschnittswerte allein scheint sich mit allen drei Meßmethoden eine Auftrennung der histologischen Untergruppen erreichen zu lassen. Die sich breit überschneidenden Streubereiche zeigen aber eindeutig, daß die Sonographie auf diesem Gebiet zwar Verdachtsdiagnosen ermöglicht, eine histologische Absicherung aber keinesfalls ersetzen kann!

Diskussion

Weder die zum Alter bzw. Postmenopausenalter korrelierte Endometriumhöhe, noch die histologischen Gruppen gegenübergestellten Endometriumbiometriedaten sind dazu geeignet, daraus allein klinische Entscheidungen abzuleiten. Ein Ausweg aus diesem Dilemma könnte eine Endometrium-Feinstrukturanalyse bieten. Dabei sollte allerdings die Abhängigkeit der Beurteilung vom Gerät, der benutzten MHz-Frequenz und dem Untersucher nicht vernachlässigt werden (Abb. 2).

Literatur

1. Klug PW, Leitner G (1989) Die Gegenüberstellung vaginalsonographischer und histologischer Befunde am Endometrium. Geburtsh u Frauenheilk 49:797–802
2. Osmers R, Völksen M, Rath W, Teichmann A, Kuhn W (1989) Vaginosonographische Messungen des postmenopausalen Endometriums zur Früherkennung des Endometriumkarzinoms. Geburtsh u Frauenheilk 49:262–265

Wertigkeit der Vaginosonographie bei der Abklärung postmenopausaler Blutungen

E. Merz*, D. Macchiella, K. Friese, M. Mitze

* Universitäts-Frauenklinik Mainz, Langenbeckstr. 1, D-6500 Mainz

Bei 52 Patientinnen, die zur Abklärung einer postmenopausalen Blutung in die Universitäts-Frauenklinik Mainz eingewiesen worden waren, wurde präoperativ zur Erfassung der Blutungsursache eine Vaginosonographie durchgeführt. Als Ultraschallsonde wurde dabei die Panoramasonde der Firma Kretztechnik mit einer Schallfrequenz von 5 MHz verwendet.

In allen Fällen erfolgte neben der sonographischen Untersuchung eine histologische Abklärung. Hierbei konnte in 27 der 52 Fälle eine pathologische Endometriumveränderung ausgeschlossen werden; in 3 Fällen wurde eine glandulär zystische Hyperplasie, in 2 Fällen eine adenomatöse Hyperplasie, in 4 Fällen ein Corpuspolyp, in 14 Fällen ein Corpuscarcinom und in 2 Fällen ein Corpussarkom nachgewiesen.

Bei der sonographischen Untersuchung wurde auf die Uterusgröße, die Endometriumdicke, die Endometriumstruktur und -echogenität, die Endometriumbegrenzung und eine intrauterine Flüssigkeitsansammlung geachtet.

Als sonographische Kriterien für ein normales postmenopausales Endometrium wurden eine (doppelte) Endometriumdicke bis maximal 5 mm, eine gleichmäßige echoreiche Endometriumstruktur und eine regelmäßige Endometriumbegrenzung angesehen.

Ergebnisse

Beim Vergleich der einzelnen sonographischen Parameter mit dem histologischen Ergebnis konnte für die Endometriumdicke bis zu einem Maximum von 5 mm in der überwiegenden Mehrzahl der Fälle ein unauffälliger histologischer Befund gefunden werden; in 2 Fällen lag jedoch eine adenomatöse Hyperplasie vor. Bei den Patientinnen, bei denen eine sonographische Endometriumdicke von mehr als 5 mm gefunden worden war, ergab die histologische Untersuchung in 11 Fällen ein überstimuliertes, aber ansonsten unauffälliges Endometrium (bei 7 dieser Patientinnen war eine Hormonsubstitution vorausgegangen, in einem Fall hatte ein bereits organisiertes intrauterines Hämatom unter Cumarintherapie und in 3 Fällen ein submuköses Myom ein hoch aufgebautes Endometrium vorgetäuscht), bei 7 Patientinnen wurde histologisch eine glandulär-zystische Hyperplasie oder ein Corpuspolyp und bei 14 Patientinnen ein Carcinom gefunden. Die beiden Sarkomfälle wurden hier ausgeschlossen, da eine Endometriumbeurteilung sonographisch nicht möglich war.

Bei einer homogenen Echostruktur, wie auch bei einer regelmäßigen sonographischen Endometriumbegrenzung, konnte histologisch in allen Fällen ein unauffälliger oder benigner Befund nachgewiesen werden; bei inhomogener Struktur oder unregelmäßiger Endometriumbegrenzung wurde dagegen in 14 von 23 Fällen ein Carcinom gefunden.

Der intrauterine Flüssigkeitsnachweis allein gab wenig Auskunft über das Vorliegen eines pathologischen Befundes. So konnte eine intrauterine Flüssigkeitsansammlung sowohl bei normalen Endometriumverhältnissen als auch bei einem Carcinom gefunden werden.

Vergleicht man das Gesamtergebnis der sonographischen und histologischen Beurteilung miteinander (Tab. 1), so zeigten sich unter den 18 Fällen, die sonographisch als unauffällig beurteilt wurden, histologisch 16 unauffällige Endometriumbefunde und 2 adenomatöse Hyperplasien. Bei den 14 sonographisch als auffällig eingestuften Fällen wurde histologisch in 8 Fällen ein unauffälliges Endometrium und in 6 Fällen eine Endometriumhyperplasie oder ein Corpuspolyp gefunden.

Bei insgesamt 20 Fällen wurde sonographisch der Verdacht auf ein Corpusmalignom (Endometriumcarcinom bzw. Corpussarkom) geäußert. Histologisch konnte dies in 16 Fällen bestätigt werden. Bei den übrigen 4 Fällen handelte es sich in einem Fall um einen Corpuspolypen, in 2 Fällen war das Carcinom durch

Tabelle 1. Wertigkeit der Vaginosonographie bei der Abklärung postmenopausaler Blutungen

Sonographischer Befund		Histologischer Befund		
		Normal	Auffällig	Malignom
	n	n	n	n
Normal	18	16	2	–
Auffällig	14	8	6	–
Malignom	20	3	1	16
Gesamt	52	27	9	16

Tabelle 2. Vergleich zwischen sonographischer und histologischer Infiltrationstiefe bei 14 Corpuscarcinomen

Sonographische Infiltrationstiefe		Histologische Infiltrationstiefe		
		1/3	2/3	3/3
	n	n	n	n
1/3	5	4	1	–
2/3	3	–	2	1
3/3	6	–	–	6

ein submuköses Myom und in 1 Fall durch eine Endometriumeinblutung unter Cumarintherapie vorgetäuscht worden.

Zur Frage, inwieweit man sonographisch die Infiltrationstiefe eines Endometriumcarcinoms beurteilen kann, verglichen wir die sonographisch ermittelte Invasionstiefe mit der histologischen Invasionstiefe, wobei zwischen einer Infiltration von bis zu 1/3, 2/3 und 3/3 der Uteruswand unterschieden wurde (Tabelle 2). In 12 von 14 Fällen zeigte sich eine gute Übereinstimmung der Befunde. Bei den restlichen 2 Fällen war der sonographische Befund jeweils unterschätzt worden.

Zusätzlich zur Infiltrationstiefe versuchten wir den Wert der Vaginosonographie beim Staging des Endometriumcarcinoms herauszufinden. Hierbei fanden wir bis auf eine Ausnahme eine gute Korrelation.

Zusammenfassend läßt sich feststellen, daß mit Hilfe der Vaginosonographie Endometriumveränderungen sowohl benigner als auch maligner Art nachweisbar sind. Die bei den Corpuscarcinomen bestehende gute Übereinstimmung zwischen sonographischer und histologischer Infiltrationstiefe wie auch die gute Übereinstimmung beim Staging lassen die Vaginosonographie als wichtiges Hilfsmittel in der präoperativen Abklärung von Corpuscarcinomen erscheinen.

Literatur

Beim Verfasser

Vaginalsonographische Endometriumbefunde bei Postmenopauseblutung

J. Wisser*, S. Krone

* Frauenklinik im Klinikum Großhadern, LMU München,
Marchioninistr. 15, D-8000 München 70

Die Postmenopauseblutung gilt als führendes Symptom beim Endometriumkarzinom und wird nach herrschender Lehrmeinung immer einer fraktionierten diagnostischen Abrasio zugeführt. Eine Analyse histologischer Befunde von Abradaten bei Postmenopauseblutung zeigt in 82% atrophisches Endometrium, während Karzinome und Polypen in lediglich 7 bzw. 2% diagnostiziert wurden [1].

Bei Durchsicht der Literatur wurden Endometriumkarzinome nur in 3 bis 14,2% der Patienten mit Postmenopauseblutungen gefunden [2, 5]. Als Ursachen für Postmenopauseblutung bei atrophischem Endometrium werden neben einer Arteriosklerose durch systemische Erkrankungen wie Diabetes mellitus und Hypertonie auch der Descensus uteri und atrophische Endometriumzysten angeführt [3]. In den letzten Jahren ist es durch Einsatz intrakavitärer und transvaginaler Ultraschalluntersuchung gelungen, Endometriumkarzinome zu erkennen [4].

Material und Methode

Wir haben daher an der Frauenklinik im Klinikum Großhadern in einer prospektiven Studie 88 Patientinnen mit Postmenopauseblutungen vor Durchführung einer fraktionierten Abrasio transvaginal sonographiert. Ziel dieser Studie war es zu klären, inwieweit transvaginalsonographische Befunde mit den bei Abrasio fracta gewonnenen histologischen Befunden korreliert werden können. In der Zeit vom 1.7.88 bis zum 31.8.89 wurden an unserer Klinik 88 Patientinnen mit Postmenopauseblutung in die Studie aufgenommen. Das Alter der Patientinnen reichte von 43 bis 81 Jahren mit einem Median bei 59 Jahren. Bei Patientinnen unter dem 60. Lebensjahr wurde der Postmenopausestatus durch eine Bestimmung von LH und FSH gesichert.

Die Ultraschalluntersuchungen wurden mit einer elektronischen Vaginalsektorsonde mit 5 MHz am Acuson 128 durchgeführt. Die Befunddokumentation erfolgte mittels Videoaufzeichnung Sony U-matic.

Die sonographische Untersuchung umfaßte eine Bestimmung der Endometriumdicke, wobei von außen nach außen die doppelte Endometriumhöhe gemessen wurde. In Fällen von Sero- bzw. Mukometra wurde davon die Dicke des flüssigkeitsgefüllten Spaltes abgezogen. Ferner wurde die Abgrenzbarkeit des Endometriums gegenüber dem Myometrium bestimmt.

Ergebnisse

In unserem Kollektiv von 88 Patientinnen mit Postmenopauseblutung fand sich in 59 Fällen ein atrophisches Endometrium als histologisches Korrelat. In 4 dieser Fälle war sonographisch eine Sero-Mukometra nachweisbar. 14 mal wurde durch Abrasio ein Adenokarzinom des Endometriums, 10 mal eine glandulär-zystische Hyperplasie, 4 mal ein Endometriumpolyp und 1 mal eine Endometritis tuberculosa diagnostiziert.

Der Vergleich der sonographisch bestimmten Endometriumhöhe mit den histologischen Befunden zeigt, daß in 28 von 37 Fällen mit einem Endometrium $\geq$ 10 mm ein pathologischer histologischer Endometriumbefund zu erheben war. Der falsch-negative Befund bei einer Endometriumhöhe von 7 mm stellte sich histologisch als glandulär-zystische Hyperplasie dar.

Als pathologische histologische Befunde wurden neben dem Adenokarzinom, die glandulär-zystische Hyperplasie, der Endometriumpolyp und die Endometritis tuberculosa gewertet.

Aufgrund unserer Zahlen hat die Endometriumhöhe von $\geq$ 10 mm für die Detektion von endometrialer Pathologie eine Sensitivität von 96,6%, wohingegen die Spezifität, die Fähigkeit, Gesunde als gesund zu erkennen, bei 84,7% liegt. Der positive Vorhersagewert wurde mit 75,7%, der negative Vorhersagewert mit 98,0% berechnet. Die Genauigkeit lag bei 88,6% (Tabelle 1).

Aufgrund der bislang erhobenen Befunde, müßten wir sonographisch gemessene Endometriumhöhen von mehr als 10 mm, sofern sie nicht durch Hormonsubstitution bedingt sind, als Hinweis endometrialer Pathologie interpretieren. Nach wie vor gilt jedoch, daß sonographische Diagnostik keine histologischen Befunde liefert. Bei der enormen Bedeutung, welche das Endometriumkarzinom heute bereits hat, stellt sich die Frage, wie effektiv ein vaginalsonographisches Screening im Rahmen der Krebsvorsorge wäre. Wir sollten die Chance nicht vertun, eine prospektive Studie zu organisieren.

Tabelle 1. Endometriumhöhe als Zeichen intracavitärer Pathologie

	Pathologie	Keine Pathologie	
E $\geq$ 10 mm	28	9	37
E < 10 mm	1	50	51
	29	59	88

Sensitivität	96,6%
Spezifität	84,7%
Genauigkeit	88,6%
Positiver Vorhersagewert	75,7%
Negativer Vorhersagewert	98,0%
Prävalenz	33,0%

Literatur

1. Choo YC et al. (1985) Postmenopausal uterine bleeding of nonorganic cause. Obstet Gynecol 66:225
2. Gambrell RD Jr (1977) Postmenopausal bleeding. Clin Obstet Gynecol. 4:129
3. Meyer WC et al. (1971) Postmenopausal bleeding from atrophic endometrium. Obstet Gynecol 38:731
4. Osmers R et al. (1989) Vaginalsonographische Messung des postmenopausalen Endometriums zur Früherkennung des Endomentriumkarzinoms. Geburtsh u Frauenheilk 49:262
5. Procope BJ (1971) Atiology of postmenopausal bleeding. Acta Obstet Gynecol Scand 50:311

Einsatz der vaginalen Pulsdopplersonographie zur Überprüfung der Tubendurchgängigkeit

B. Hüneke*, Ch. Lindner, W. Braendle

* Universitäts-Frauenklinik Hamburg-Eppendorf
Abt. für klinische und experimentelle Endokrinologie,
Martinistr. 52, D-2000 Hamburg 20

Einleitung

Mit etwa 25% stellt die tubare Sterilität eine der häufigsten Ursachen der ungewollten Kinderlosigkeit dar. Der Nachweis der freien Tubenpassage ist daher ein wichtiger Bestandteil der Sterilitätsdiagnostik. Konventionelle Methoden wie Pertubation, röntgenologische Hysterosalpingographie oder laparoskopische Chromopertubation sind mit Nachteilen wie methodischer Ungenauigkeit, Strahlenbelastung und Invasivität verbunden. Eine Alternative bietet sich mit der sonographischen Darstellung der Tubendurchgängigkeit an.

Material und Methode

Die Untersuchung wird idealerweise in der späten Follikelphase bei östrogenbetonter Cervix durchgeführt. Die Patientin wird nach Ausschluß einer akuten genitalen Infektion ohne Prämedikation oder operative Vorbereitung auf dem gynäkologischen Stuhl gelagert. Nach sorgfältiger Scheidendesinfektion wird unter sterilen Kautelen ein Kinderblasenkatheter mit einem Durchmesser von 2,7 mm über den Cervikalkanal in das Cavum uteri eingeführt und mit 2 ml NaCL geblockt. Anschließend wird die Vaginalsonde eingeführt. Für die Untersuchungen dieser Studie verwendeten wir einen mechanischen Rotorscanner mit einer Geradeausabstrahlung und 240 Grad Panoramasichtfenster, einer B-Bildfrequenz von 5 und 7,5 MHz und einer Pulsdopplerfrequenz von 4,5 MHz (KRETZ-TECHNIK COMBISON 320-5).

Als Kontrastmedium setzten wir eine jeweils frisch zubereitete Suspension von Galaktosemikropartikeln ein (Echovist R, Schering). Dieses spezielle Kontrastmittel wurde ursprünglich in der Echokardiografie bei der intravasalen Diagnostik eingesetzt. Durch Adsorption kleinster Luftbläschen an der Oberfläche der Mikropartikel kommt es zu einer verstärkten Reflektion der Ultraschallwellen und Echoverdichtung. Nach der Einstellung des Uterusfundus mit der Katheterspitze wird eine kleine Menge des Kontrastmittels injiziert (Abb. 1).

Die Tubenabgänge, der intramurale Verlauf sowie in Einzelfällen auch periphere Tubenanteile stellen sich kontrastiert dar, der Fluß kann im Echtzeitbild verfolgt werden. Jetzt wird der Dopplernutzstrahl mit dem Einzugsvolumen (15 mm) über den intramuralen und darstellbaren proximalen Tubenverlauf positioniert.

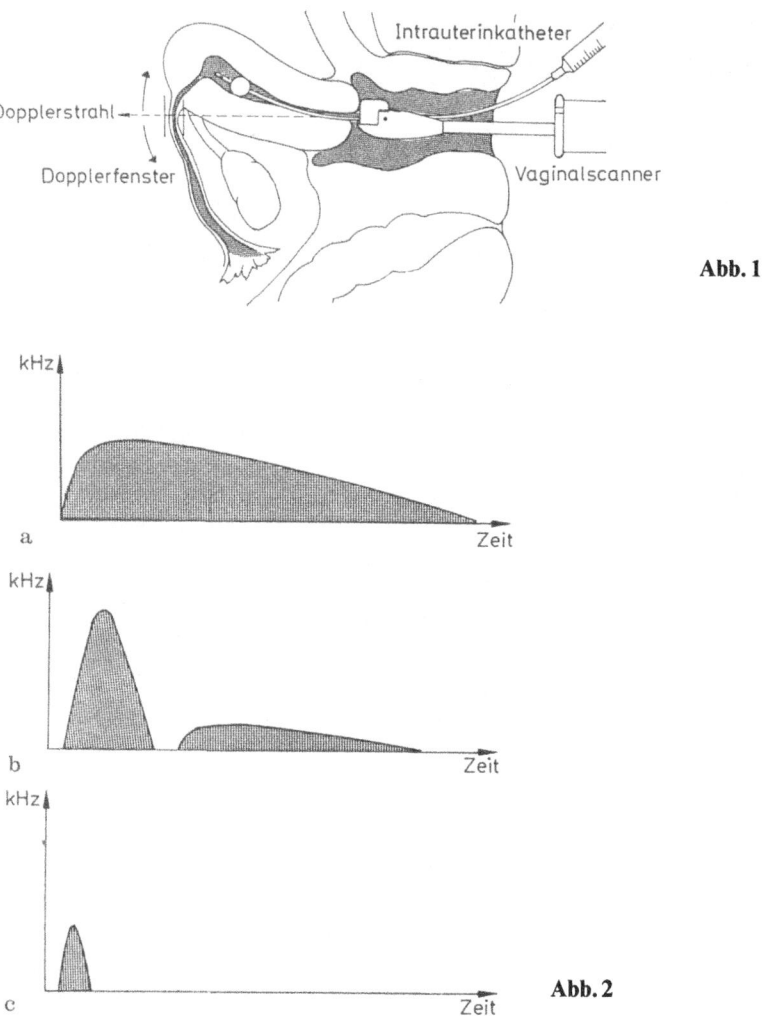

Abb. 1

Abb. 2

Nach Umschalten auf den Dopplermodus erfolgt die abermalige Injektion eines Kontrastmittelbolus. Die optische und akustische Analyse der Dopplerfrequenzverschiebung erlaubt eine Einordnung in die 3 Kategorien freier Fluß, eingeschränkter Fluß und Stop (Abb. 2). Die Abb. 3 a–c zeigen typische Frequenzspektren als Originalregistrierung für diese Kategorien.

Ergebnisse

Nachdem wir bereits im ersten Halbjahr 1988 20 Patientinnen mit der ausschließlichen B-Bilddarstellung der Tuben im Kontrastmittelverfahren untersucht hatten, erweiterten wir die Methode im 2. Halbjahr 1988 um den dopplersonogra-

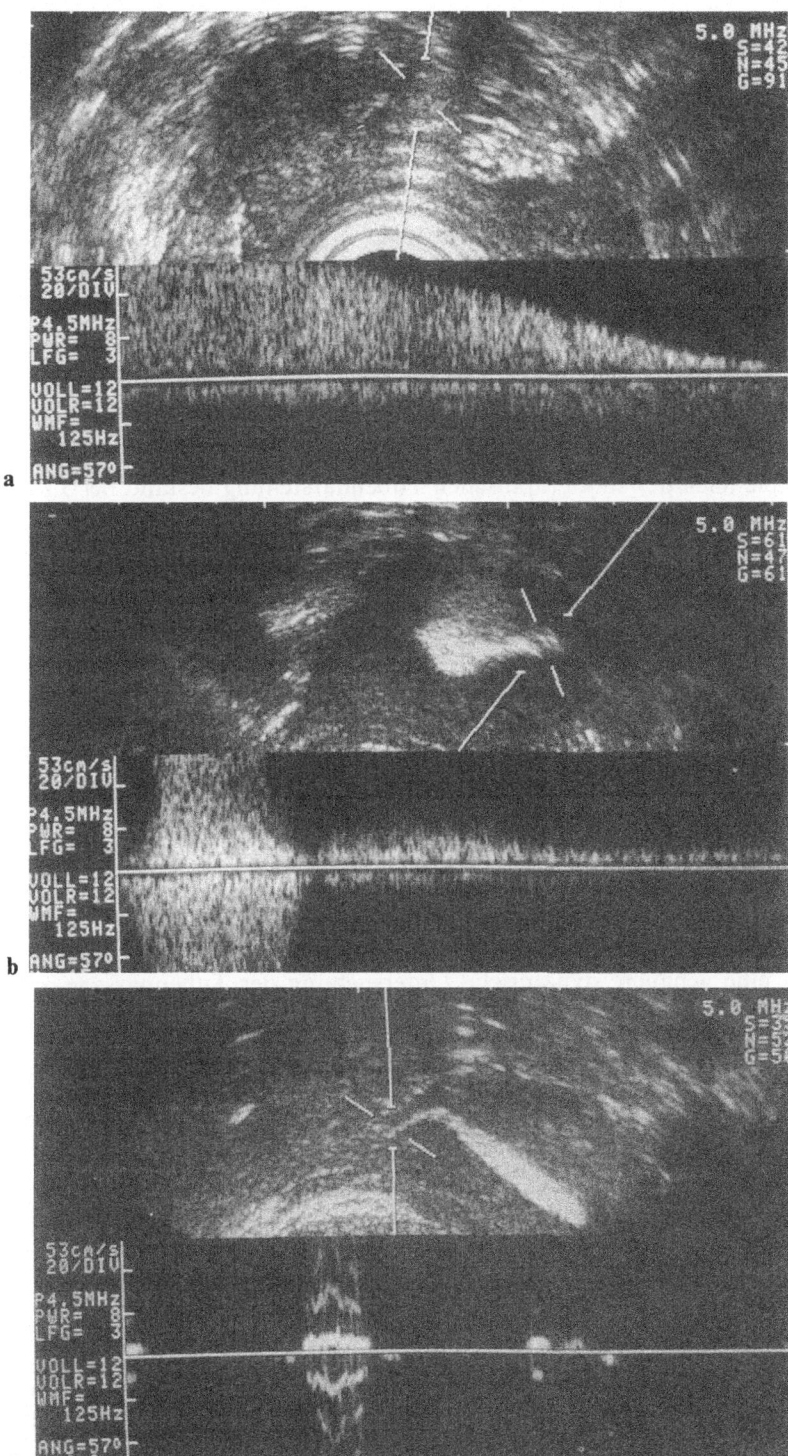

Abb. 3

phischen Teil. Im Rahmen unserer Sterilitätssprechstunde wurden 22 Patientinnen untersucht, das Durchschnittsalter lag bei 31 Jahren. In 60% handelte es sich
um primäre, in 40% um sekundäre Sterilitäten. Die Untersuchung wurde in der
Regel vor einer geplanten Laparoskopie unter Stimulationsbedingungen durchgeführt. Vom Ergebnis der Tubenüberprüfung und dem laparoskopischen Befund wurde die Zuordnung zum GIFT- oder IVF-Programm abhängig gemacht.

Bei 17 Patientinnen fanden wir sonographisch eine beidseitige Tubendurchgängigkeit, in 4 Fällen eine einseitige und bei einer Patientin einen Tubenver-
schluß. Diese sonographischen Befunde wurden in 14 Fällen durch Laparoskopie, in 2 Fällen durch Röntgen-HSG und in 6 Fällen nicht weiter überprüft. Für
die 16 durch LSK und Röntgen-HSG kontrollierten Fälle ergab sich bei 14 eine
Übereinstimmung und zweimal eine Befunddiskrepanz bei unübersichtlichen laparoskopischen Verhältnissen ohne exakte Chromopertubation. Faßt man die
Übereinstimmungsraten der beiden Halbjahresserien zusammen, so resultiert eine Quote von 91% (30/33 bei 42 Patienten).

Die Therapie nach der sonographischen Tubendarstellung bestand bei 5 Patientinnen in der Durchführung des intratubaren Gametentransfers mit einer resultierenden Gravidität. 6 Patientinnen wurden aufgrund des laparoskopischen
Situs (peritubare Adhäsionen etc.) in das IVF Programm übernommen, es resul-
tierten 4 Graviditäten. 2 Patientinnen erhielten ausschließlich eine Prednisonthe-
rapie, eine Patientin konzipierte im 3. Zyklus nach der Untersuchung.

Diskussion

Mit der Weiterentwicklung der Ultraschalltechnik ist eine anatomisch genaue
Darstellung des weiblichen inneren Genitale gerade durch die Einführung der
Vaginalsonographie möglich geworden [1]. Sie erlaubt durch die Nähe zum zu
untersuchenden Objekt höhere Arbeitsfrequenzen und damit bessere Auflösung
kleinster Details. Durch die Kombination einer Kontrastmittelverstärkung der
Echos zur besseren B-Bild Analyse mit gleichzeitiger Anwendung des Pulsdopp-
lerprinzips ist eine genauere dynamische Untersuchung der Tubenpassage auf
nichtinvasivem Wege zu erzielen [2]. Die Untersuchung ist prinzipiell ambulant
durchführbar, wird bei uns jedoch aus Sicherheitsgründen mit einer stationären
Überwachung für eine Nacht verbunden. Von den Patientinnen wird die Methode durchweg akzeptiert. Bei stenosiertem Cervikalkanal kann die vorsichtige Dilatation zur Einführung des flexiblen Katheters erforderlich werden. Das resor-
bierbare Kontrastmittel führte bei einer Patientin zu einer vasovagalen Reaktion,
die zum vorzeitigen Abbruch der Untersuchung führte.

Allergische Reaktionen, wie sie bei jodhaltigen Röntgenkontrastmitteln beobachtet wurden, sahen wir nicht. Für die Durchführung der Untersuchung ist
ein standardisiertes Vorgehen in definierten Schnittebenen ratsam, wobei zunächst das Cavum uteri im Längs- und Querschnitt nach Kontrastmittelgabe
durchgemustert wird. Anschließend erfolgt die dynamische Untersuchung beider
Tuben, zunächst im B-Bild und darauf die Dopplerspektralanalyse [3]. Eine komplette Darstellung der Tube in ihrem gesamten Verlauf ist im B-Bild aufgrund des
geschlängelten Verlaufes nicht möglich, wohl aber können Teilabschnitte auch

peripher aufgesucht werden und das Flußverhalten des Kontrastmittels nach Positionierung des Dopplerfensters analysiert werden. Über die freie Beweglichkeit des Fimbrientrichters können selbstverständlich auch bei sonographisch freier Tubenpassage keine Aussagen gemacht werden. Dies erklärt die hohe Rate der Patientinnen, die aufgrund der Kontrollaparoskopie in das IVF-Programm übernommen wurden. Die diskrepanten Befunde ergaben sich bei 2 Patientinnen, deren Situs laparoskopisch und chromopertubatorisch nur unbefriedigend aufgrund von Adhäsionen überprüft werden konnte.

Zusammenfassung

1. Die dopplersonographische Prüfung der Tubendurchgängigkeit bietet die Möglichkeit einer relativ einfach zu handhabenden nichtinvasiven Methode des Screenings zum Ausschluß eines Tubenverschlusses.
2. Die bisherigen Ergebnisse zeigen eine hohe Übereinstimmung mit den klassischen Methoden sowie eine gute Verträglichkeit des Kontrastmittels.
3. Bei fraglichen Befunden müssen die klassischen Methoden zur Überprüfung herangezogen werden.

Literatur

1. Bernaschek G (1987) Vorteile der endosonographischen Diagnostik in Gynäkologie und Geburtshilfe. Geburtshilfe Frauenheilkd 47:471–476
2. Becker R, Fobbe F, Schlief R, Wolf KJ, Hammerstein J (1988) Prüfung der Durchgängigkeit der Tubae Uterinae durch farbcodierte Duplexsonographie mittels eines Ultraschallkontrastmittels (Echovist). Ultraschall Klin Prax [Suppl] 1:69
3. Hüneke B, Lindner Ch, Braendle W (1989) Untersuchung der Tubenpassage mit der vaginalen gepulsten Kontrastmittel-Doppler-Sonographie. Ultraschall Klin Prax 4:192–198

Differentialdiagnostische Aspekte zur Tubendiagnostik bei der transvaginalen Hysterosalpingo-Kontrastsonographie (HKSG)

U. Deichert*, R. Schlief, R. Göbel, M. van de Sandt, E. Daume

* Med. Zentrum Frauenheilkunde, Abtlg. Gynäkolog. Endokrinologie, Univ. Marburg

Basierend auf den Erfahrungen aus den Untersuchungen von 131 Sterilitätspatientinnen mit der transvaginalen Hysterosalpingo-Kontrastsonographie (HKSG) zur Tubendiagnostik werden differentialdiagnostische Besonderheiten der Tubenbeurteilung beschrieben.

Material und Methode

Das Ultraschallkontrastmittel Echovist (Schering) wurde transzervikal über ein HSG-Besteck nach Cohen oder einen Intrauterinkatheter Charrière 8 bis zu einer maximalen Menge von 15 ml appliziert und gleichzeitig vaginosonographisch der tubare Durchfluß beobachtet. Das Cavum uteri sowie danach die Tuben wurden zunächst im Längs- und dann im Querbild beurteilt (Abb. 1)[1].

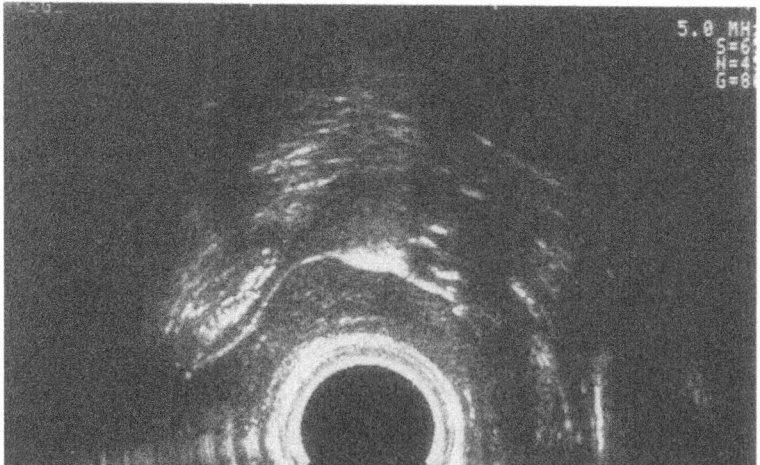

Abb. 1. Kontrastsonographische Darstellung der freien Tubenpassage im B-Bild, kontinuierlicher Flow in der rechten Tube, Fundusquerschnitt

Ergebnisse

Von den 131 Patientinnen erfolgte bei 25 die Tubendurchgängigkeitsprüfung primär durch die HKSG als Tubenscreening, zum Teil ohne Narkose.

106 mal wurden die Tubenbefunde der HKSG mit der in selber Narkose nachfolgenden Chromo-Laparoskopie oder HSG verglichen.

In 79 der 106 Fälle wurde die Tubenpassage nur im B-Bild dargestellt, in 17 Fällen wurde zur Sicherung des kontrastsonographischen Tubenbefundes zusätzlich der PW-Doppler angewendet (Abb. 2), 10 Fälle wurden primär mit der farbcodierten Duplexsonographie überprüft.

Alle der als durchgängig befundeten Tuben wurden verglichen mit dem Ergebnis der anschließenden konventionellen Methode korrekt diagnostiziert. Zuletzt wurde bei zweifelhaften Fällen im B-Bild der PW-Doppler angewendet.

In allen 17 Fällen mit Doppler-Kontrolle ergaben sich korrekte, also keine falsch-positiven oder falsch-negativen Ergebnisse. Hingegen lieferte die Farbdopplersonographie über die gute Dokumentation hinaus im untersuchten Kollektiv bislang keine bessere Treffsicherheit.

Zur Differentialdiagnose der Tubenbefunde ist zu beachten:

1) Bei proximal verschlossenen Tuben zeigt sich ein Stopp nach Auffüllung der Pars intramuralis. Die Doppler-Kontrolle des intraluminalen Flows erbringt ein negatives Signal.

2) Bei distal verschlossenen Tuben, wie Sactosalpingen, lassen sich Turbulenzen im distalen Tubenabschnitt darstellen.

3) Eine Tubenfistel – als seltener Fall – kann eine freie Passage vortäuschen.

4) Insgesamt muß der tubare Flow ausreichend lange beobachtet werden, um einen Stopp – insbesondere einen distalen – zu erkennen und dann ein negatives Dopplersignal zu empfangen.

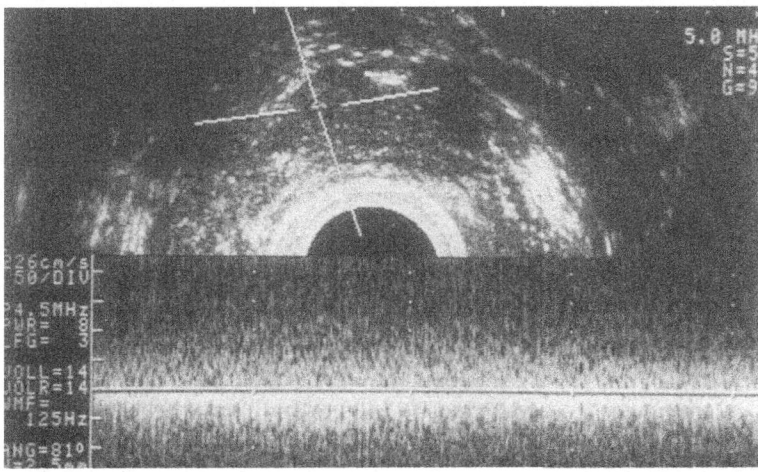

Abb. 2. Nur der kurze Tubenabschnitt der Pars intramuralis rechts ist im B-Bild dargestellt (*oben*). Die positive Doppler-Kontrolle in Form eines Rauschens (*unten*) belegt die freie Tubenpassage

Die Einsatzmöglichkeiten der HKSG sehen wir bislang:

1) im Tubenscreening (primär ohne Narkose) als geringstinvasives Primärverfahren zur Abklärung der Tubenpassage bei Sterilitätspatientinnen mit unauffälliger Anamnese;
2) intraoperativ, laparoskopisch bei
   a) Verwachsungssitus und nicht einsehbarem kleinen Becken sowie
   b) bei großen, die Tuben verdeckenden Zysten;
3) präoperativ bei Sterilitätspatientinnen vor der Laparotomie zur Myomenukleation, bei denen die transfundale Blauprobe nicht möglich ist.

Fazit: Eine gute Darstellung im B-Bild reicht primär zur Tubenbeurteilung aus. In zweifelhaften Fällen oder bei nicht konstant fließendem tubarem Flow sollte zur Absicherung der Ergebnisse eine PW-Doppler-Kontrolle erfolgen.

Literatur

1. Deichert U, Schlief R, Sandt M van de, Juhnke I (1989) Transvaginal hystero-salpingo-contrast-sonography (HyCoSy) compared with conventional tubal diagnostics. Human Reprod vol 4, no 4, pp 418–424

Wie treffsicher ist die Vaginalsonographie bei der Diagnose extrauteriner Schwangerschaften?

Ch. Brezinka, O. Huter, E. Soelder, J. Martin

Universitätsklinik für Frauenheilkunde Innsbruck,
Anichstraße 35, A-6020 Innsbruck

An der UFK Innsbruck wurde die Vaginalsonographie 1985 in den Routinebetrieb eingeführt. Durch die wesentlich bessere Darstellung des Adnexbereiches und des Douglas'schen Raumes gegenüber der Abdominalsonde ist mit der Vaginalsonde ein frühzeitiges Erkennen ektoper Schwangerschaften fast schon in den Bereich der Routinediagnostik gerückt [1].

Seit dem Sommer 1985 ist die Siemens 5 MHz Vaginalsonde jederzeit auch im Nacht- und Wochenenddienst verfügbar. In seiner Ausbildung muß jeder Assistent ein Ultraschallsemester absolvieren, wobei ein Drittel der durchgeführten Untersuchungen mit der Vaginalsonde durchgeführt wird. Nunmehr stehen 4 Vaginalsonden zur Verfügung, 3 von Siemens, eine von Acuson.

Angeregt durch die Diskussionen bei der 3-Länder-Tagung in Lugano untersuchten wir retrospektiv die Krankenblätter aller Frauen, die wegen Verdacht auf Extrauterine Schwangerschaft (EU) einer Abklärung mit Narkoseuntersuchung, Douglaspunktion [2] und Laparoskopie unterzogen wurden.

In die Studie wurden nur Frauen aufgenommen, bei denen eine strukturierte Abklärung gemacht wurde – Frauen, die irgendwann das vorübergehende Etikett „Verdacht auf EU" bekommen hatten, was sich dann häufig als Abortus erwies, wurden genausowenig inkludiert wie solche, die ohne vorhergehende Vaginalsonographie operiert worden waren.

Untersucht wurde der Zeitraum vom 1.7.1985 bis zum 31.5.1989, also knapp vier Jahre. In diesem Zeitraum wurden 332 Frauen wegen Verdacht auf EU abgeklärt (Tabelle 1). In 239 Fällen wurde eine EU festgestellt und operiert, in 93 Fällen zeigte sich, daß keine EU vorlag. Nur in 30 Fällen war im Vaginalschall eine „intakte" „stehende" EU gesehen worden (Abb. 1). Andererseits wurde in 30

Tabelle 1. Extrauterinschwangerschaften seit Einführung der Vaginalsonde in die Routinesonografie (1.7.85–31.5.89), n = 332 Patientinnen

VagSono Befund	Tatsächlicher Befund	
	EU vorh.	Keine EU
EU nachgewiesen	30	1
Hinweis auf EU	179	52
Kein Hinweis auf EU	30	40

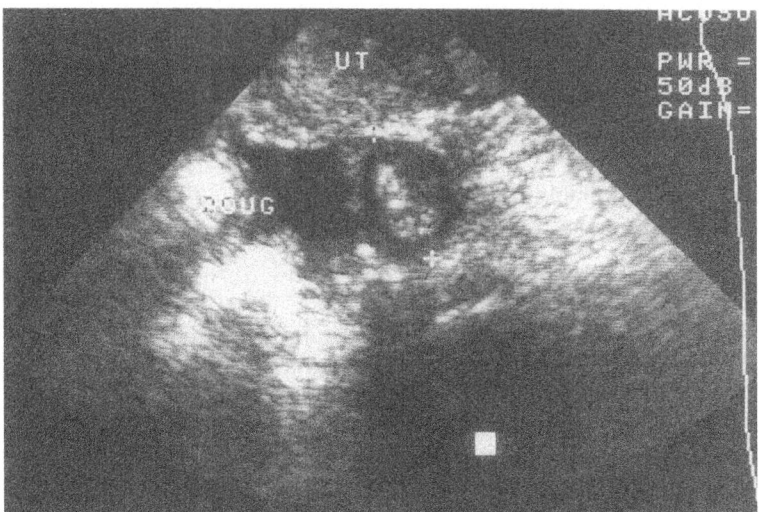

Abb. 1. Intakte Extrauterine Schwangerschaft im Vaginalschall: Der 13 mm lange, hinter dem Uterus (*US*) gelegene Embryo weist Herzaktion auf. Im Douglas'schen Raum (*DOUG*) fällt eine Flüssigkeitsansammlung auf

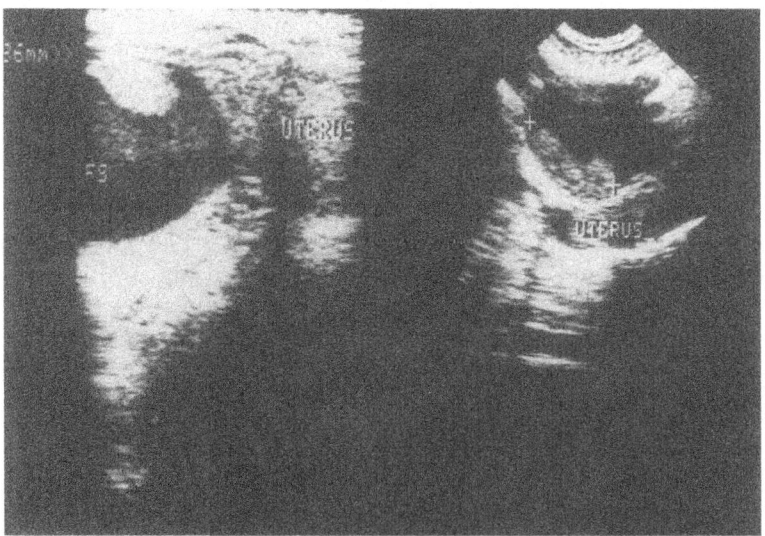

Abb. 2. Fehldiagnose Extrauterinschwangerschaft: sowohl im Vaginalschall (links) als auch im abdominalen Sektorschall (rechts) wird eine neben dem Uterus gelegene Zyste mit einer 36 mm langen Struktur, die auf Stoßpalpation ähnlich einem abgestorbenen Embryo flottiert, für eine ektope Schwangerschaft gehalten. Bei vaginalen Blutungen nach mehrwöchiger Amenorrhoe war der HCG-Wert negativ, auf Grund des akuten Abdomens und der zahlreichen Voroperationen der 27jährigen Patientin mußte eine Laparotomie durchgeführt werden. Die histologische Diagnose: organisiertes Hämatom in einer Endometriosezyste

Fällen mit der Vaginalsonde kein Hinweis auf EU gesehen, obwohl dann doch eine Extrauteringravidität vorlag. Bei den falsch positiven Ultraschallbefunden schloß man in 52 Fällen aus Hinweisen wie Flüssigkeit im Douglas, Adnextumor auf das Vorliegen einer EU, einmal glaubte man auch einen Embryo zu sehen. Hier hatte ein Hämatom innerhalb einer Corpus Luteum-Zyste geradezu boshaft das Bild eines Embryos imitiert (Abb. 2).

Seit 1987 ist die Befundung und Dokumentation der vaginalen Ultraschalluntersuchungen strukturierter. Die 204 Fälle von Verdacht auf EU, die im Zeitraum vom 1.1.1987 bis 31.5.1989 operativ abgeklärt wurden (Tabelle 2), weisen eine große Häufung bei der Diagnose „Hinweis auf EU" auf. Eine genaue Aufschlüsselung dieser Befundgruppe (Tabelle 3) zeigt folgendes Bild: Der Befund mit der höchsten Chance auf eine Fehldiagnose ist „Adnex-TU, keine intrauteri-

Tabelle 2. Extrauterinschwangerschaften mit detailliertem Protokoll der sonografischen Befundung (1.1.1987–31.5.1989), n = 204 Patientinnen

VagSono Befund	Tatsächlicher Befund	
	EU vorh.	Keine EU
A) EU nachgewiesen	21	–
– embr. Strukt.	9	
– Herzaktion	12	
B) Hinw. auf EU	125	24
C) Kein Hinweis auf EU	11	23

Tabelle 3. Vaginalsonografischer Befund der Patientinnen der Gruppe B in Tabelle 2: Pseudofruchtsack, freie Flüssigkeit im Douglas, Adnextumor und die Abwesenheit einer intrauterinen Schwangerschaft wurden beurteilt (Hinweise auf EU 1987–1989)

VagSono Befund	Tatsächlicher Befund	
	EU vorh.	Keine EU
a) Pseudo FS + fr Flü + Adnex Tu	11	1
b) Pseudo FS + fr Flü	6	–
c) Pseudo FS + AdnTu	4	3
d) AdnTu + fr Flü	8	–
e) AdnTu + frFlü + keine IUGrav	39	–
f) Freie Flü + keine IUGrav	21	1
g) AdnexTu + keine IUGrav	27	15
h) Keine IUGrav	9	4
Summe	125	24

ne Gravidität". Dagegen wurden keine Fehldiagnosen beobachtet bei Befunden, die auf freie Flüssigkeit im Douglas hinweisen.

Mit der Vaginalsonde ist man zwar prinzipiell in der Lage, eine noch vitale extrauterine Schwangerschaft festzustellen, doch ist dies im Verhältnis zur Masse der EUs eher die Ausnahme, zumal viele Patientinnen erst gesehen werden, wenn es bereits zu einem Tubarabort gekommen ist und das deutlich demarkierte Bild des extrauterinen Embryos nicht mehr gesehen werden kann. Das wesentliche Geschick des Ultraschallers besteht darin, die Hinweiszeichen auf eine EU zu interpretieren und sie dann mit den klinischen Befunden und dem Laborbefund in richtigen Zusammenhang zu bringen.

Ultraschall ohne Vaginalsonde ist für uns nicht mehr vorstellbar, die Sonden sind Hilfsmittel von unschätzbarem Wert gerade bei der EU-Diagnostik geworden [3]. Dennoch ist das ganze patho-physiologische Geschehen um die EU tükkisch genug, daß immer wieder vorhandene EUs nicht erkannt werden oder andere Krankheitsbilder eine EU täuschend imitieren. Der mit der Vaginalsonde erhobene Befund muß immer im Zusammenhang mit dem Befund mit der Abdominalsonde gesehen werden sowie den Laborparametern, speziell dem HCG [4] und dem klinischen Bild.

Literatur

1. Timor-Tritsch IE, Yeh MN, Peisner DB, Lesser KB, Slavik TA (1989) The use of transvaginal ultrasonography in the diagnosis of ectopic pregnancy. Am J Obstet Gynecol 161:157–161
2. Schwab RA (1988) Ultrasound versus Culdocentesis in the evaluation of early and late ectopic pregnancy. Ann Emerg Med 17:801–803
3. Pennell RG, Baltarovich OH, Kurtz AB, Vilaro MM, Rifkin MD, Needleman L, Mitchell DG, Mervis SA, Goldberg BB (1988) Complicated First-Trimester Pregnancies: Evaluation with Endovaginal US versus Transabdominal Technique. Radiology 165:79–83
4. Bernaschek G, Rudelstorfer R, Csaicsich P (1988) Vaginal sonography versus serum human chorionic gonadotropin in early detection of pregnancy. Am J Obstet Gynecol 158:608–612

Schnittbildanatomie des menschlichen Embryos im vaginalsonographischen Bild

S. Krone, J. Wisser

Frauenklinik im Klinikum Großhadern,
Marchioninistr. 15, D-8000 München

Die wichtigsten Schnittebenen des Embryos sind Median-, Horizontal- und Frontalebene [2]. Diese sind uns auch aus der sonoanatomischen Darstellung des Feten geläufig [4]. Die Vaginalsonographie schränkt insofern den Betrachter ein, als nur jeweils zwei senkrecht aufeinanderstehende Schnittebenen dargestellt werden können (z. B. frontal-horizontal, sagittal-horizontal). Dies ist zu beachten bei der korrekten Biometrie des Embryos. Einer Schnittebene zuordnen läßt sich dieser erst, wenn die Kopf-Rumpf-Polarität erkennbar wird, also zu Beginn der 8. SSW p. m. (Abb. 1). Gleichzeitig lassen sich erstmals diskrete Rumpfbewegungen darstellen. Erste Extremitätenbewegungen finden sich ab 9. SSW [1]. Aufgrund der zunehmenden Gehirndifferenzierung und der beginnenden Ossifikation des Skeletts werden die Konturen des embryonalen Körpers ab 10. SSW deutlicher. In der Phase 11. bis 13. SSW ist eine strukturanatomische Darstellung der embryonalen Integrität möglich. In Anlehnung an die Morphologie haben wir Schnittebenen für die Sonoembryologie definiert (Abb. 2).

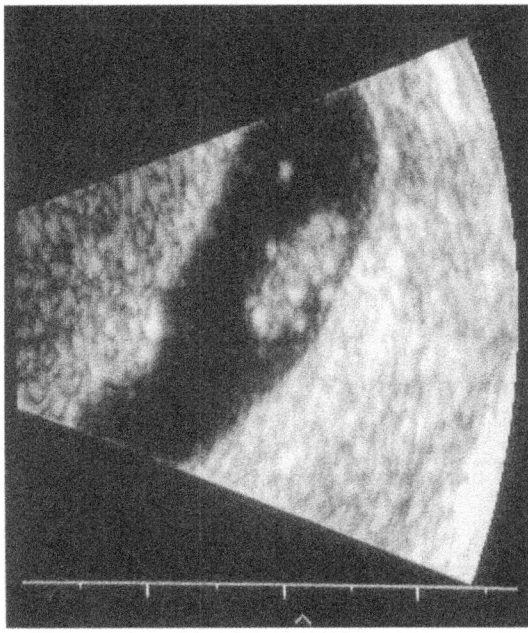

Abb. 1. Frontalschnitt durch einen Embryo der 8. SSW. Knospenartig sind die vier Extremitäten erkennbar

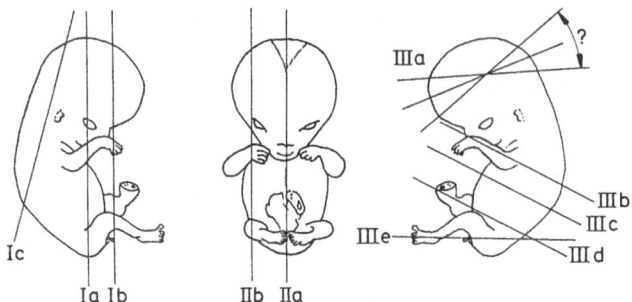

Abb. 2. Sonographische Schnittbildebenen des menschlichen Embryos (Carnegie-Stadium 23, vgl. 5)

Frontal (I)

– Frontalebene (Ia):
Frontalschnitt durch den Embryo im Bereich der Körperlängsachse. Gleichzeitige Messung von Scheitel-Steiß-Länge und biparietalem Durchmesser möglich. Darstellung von Kopf-Rumpf-Seitwärtsbewegungen.
– Ventrale Parafrontalebene (Ib):
Schnitt durch Großhirn mit Plexus, Anschnitt der Extremitäten und des Nabelschnuransatzes. Darstellung von Arm- und Beinbewegungen.
– Dorsale Parafrontalebene (Ic):
Schnitt durch hintere Schädelgrube und Neuralrohr.

Sagittal (II)

– Medianebene (IIa):
Wichtigste Schnittebene zur Messung der Scheitel-Steiß-Länge, Darstellung der embryonalen Krümmung und Beuge-Streck-Bewegungen.
– Parasagittalebene (IIb):
Sagittalschnittebene nach lateral versetzt mit bevorzugter Darstellung der Extremitäten.

Horizontal (III)

– Horizontaler Cerebralschnitt (IIIa):
Biometrieebene des embryonalen Schädels (BIP); aufgrund des fließenden Kopf-Rumpf-Übergangs läßt sich nur schwer ein reproduzierbares Planum fronto-occipitale angeben.
– Obere Thorakalebene (IIIb):
Querschnitt durch den Rumpf mit oberen Extremitäten. Gleichzeitige Darstellung des Gesichts (Abb. 3).

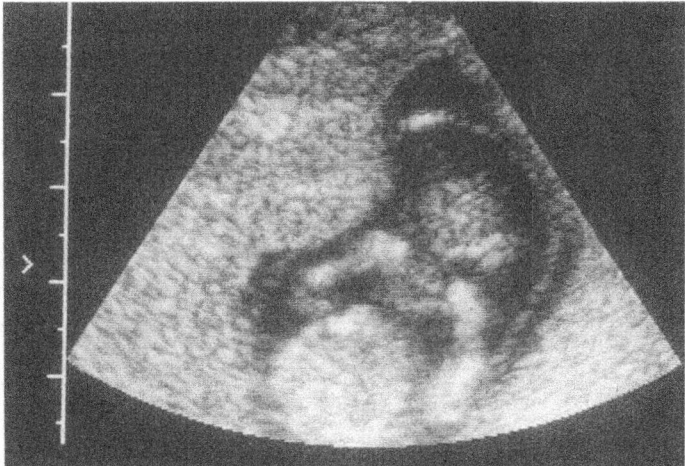

Abb. 3. Oberer Thorakalschnitt mit Darstellung der Arme (12. SSW). Als Ausdruck der embryonalen Krümmung gleichzeitige Darstellung des Gesichts im Frontalschnitt

- Thorakalebene (IIIc):
  Biometrieebene für den Thorax-Quer-Durchmesser auf Höhe des thoraco-abdominalen Übergangs. Evtl. Magenblase ab 11. SSW sichtbar.
- Abdominalebene (IIId):
  Darstellung des physiologischen Nabelbruchs.
- Caudalebene (IIIe):
  Darstellung der unteren Extremitäten, eventuell der Harnblase ab 13. SSW.

Durch die Zuordnung embryosonographischer Schnittebenen ist eine exakte Biometrie in der Frühschwangerschaft möglich. Dadurch kann das Gestationsalter bei unklarer Regelanamnese festgelegt werden. Inwieweit durch die Detaildarstellung des Embryos ein früher Mißbildungsausschluß möglich ist, bleibt abzuwarten [3].

Literatur

1. Krone S, Wisser J (1989) Anatomie des menschlichen Embryos im vaginalsonographischen Bild. Ultraschall Klin Prax 4:205–209
2. Moore KL (1985) Embryologie: Lehrbuch und Atlas der Entwicklungsgeschichte des Menschen (ins Deutsche übertragen von Elke Lütjen-Drecoll). Schattauer, Stuttgart New York
3. Rempen A (1990) Zur pränatalen Diagnostik von Anomalien im I. Trimenon. Ultraschall-Diagnostik 89 Kongreßband, Springer
4. Staudach A (1986) Fetale Anatomie im Ultraschall. Berlin, Heidelberg, New York
5. Streeter GL (1951) Contributions to Embryology. Carnegie Institution, vol 34

Ultraschallkontrollierte Aspiration von Placentagewebe zur raschen Karyotypisierung im II. und III. Trimenon

P. Baumann*, V. Jovanovic, A. Köhler

*Universitäts-Frauenklinik Gießen, Zentrum f. Frauenheilkunde und Geburtshilfe, Klinikstr. 28, D-6300 Gießen

Mit der Verbreitung der real-time Sonographie in der Geburtshilfe werden mehr und mehr fetale Entwicklungsstörungen bereits präpartal entdeckt (Rauskolb/Jovanovic 1986). Bei korrigierbaren Defekten ist die Erhaltung der Schwangerschaft anzustreben. Für diese Entscheidung ist auch die Bestimmung des fetalen Karyotyps wichtig. Diese Bestimmung kann auch bei fortgeschrittenem Schwangerschaftsalter von Bedeutung sein, da sie das geburtshilfliche Vorgehen beeinflussen kann. In der Regel ist Eile geboten, und wir halten die transabdominale Placentabiopsie gegenwärtig für die schnellste Methode, den fetalen Karyotyp numerisch und grobstrukturell zu überprüfen. Weil sie dabei gleichzeitig risikoarm ist, bietet sich diese Methode auch in anderen Fällen, in denen die Zeit drängt, zur Karyotypisierung an (Tab. 1).

Patientinnen

Zwischen 4/87 und 8/89 wurden an der UFK Gießen bei 177 Patientinnen 181 Placentabiopsien zwischen der 17. und 37. SSW durchgeführt. In den weitaus meisten Fällen war die Indikation ein auffälliger Ultraschallbefund.

Tabelle 1. Indikationen zur Karyotypisierung an Plazentagewebe II./III. Trimenon (4/87–8/89)

		n	[%]
Zeitpunkt für AC verpaßt (20. SSW)		14	7,7
– Alter der Mutter	9		
– AFP-Screening	5		
Schnelle Karyotypisierung erwünscht (15.–20. SSW)		27	14,9
– AC indiziert	18		
– AFP-Screening	9		
Auffälliger Ultraschallbefund		128	70,8
IFT vor Punktion		7	3,9
Unklarer Karyotyp bei Fw-Diagnostik		1	0,5
Gesamt		177	
Re-Punktionen		4	2,2
Total		181	100

Technik der Placentabiopsie

Bei Vorderwandplacenta wird eine Nadel (1,3 mm Außendurchmesser, 86 mm Länge) mit Mandrin unter Ultraschallsicht transplacentar ins Amnion eingeführt. Es werden 20–30 ml Fruchtwasser entnommen und die Nadel in die Placenta zurückgezogen. Eine mit 5 ml Kochsalz gefüllte 20-ml-Spritze wird aufgesetzt. Unter Erzeugung eines Unterdruckes in der Spritze wird die Nadel sonographisch kontrolliert fächerförmig in der Placenta auf und nieder bewegt, und auf diese Weise werden Zotten aspiriert. Bei Hinterwandplacenta wird die Nadel nach Entnahme des Fruchtwassers in die Placenta vorgeschoben. Entscheidend für das Gelingen einer Karyotypisierung ist die Qualität, weniger die Menge – im allgemeinen 5–10 mg – des Gewebes. Wenn die Aspiration in den gefäßarmen Randpartien der Placenta erfolgt, sind häufig wenig oder keine Mitosen zu finden. Der Karyotyp wird nach einer Kurzzeitinkubation über Nacht oder durch Direktpräparation von Spontanmitosen erstellt.

Ergebnisse der Chromosomenanalyse und Ausgang der Schwangerschaften (Tabelle 2)

Bei den 177 Patientinnen konnte in 151 Fällen (85,3%) ein Karyotyp erstellt werden; darunter fanden sich 12 Aberrationen. Hiervon entfielen 10 (7,8%) auf die 128 Patientinnen mit auffälligem Ultraschallbefund.

In neun Fällen wurde aufgrund des zytogenetischen Ergebnisses eine Abruptio durchgeführt; insgesamt wurden 36/177 (20,3%) Schwangerschaften abgebrochen. Siebenmal lag ein IFT vor Punktion vor. Ein Kind mit Trisomie 21 und einem ausgeprägten Hydrothorax/Hydrops verstarb sub partu, ein weiteres Kind mit Trisomie 21 und Duodenalatresie überlebte. Bei einem Fall mit einem weiblichen Triple-X-Mosaik wird die Schwangerschaft fortgesetzt. Von insgesamt 163 abgeschlossenen Schwangerschaften wurden 78 Kinder gesund geboren; 34 Kinder wiesen Fehlbildungen bzw. Zeichen sonstiger Erkrankung auf. Vierzehn Kinder verstarben post partum an den Folgen von präpartal erkannten schwerwie-

Tabelle 2. Ergebnisse der Chromosomenanalyse aus Placentagewebe des II./III. Trimenons (4/87–8/89)

	Indikation	n	[%]
47,XY (XX), + 21	Auffälliger Ultraschallbef.	2	
47,XX, + 18	Auffälliger Ultraschallbef.	1	
69,XXX (XXY)	Auffälliger Ultraschallbef.	4	
45,X	Auffälliger Ultraschallbef.	3	
47,XXX/46,XX	Kind m. Menkes-Syndrom	1	
47,XY, + 21	Unklares Ergebnis der AK	1 12	6,8
46,XX		74	41,8
46,XY		65	36,7
Kein Ergebnis		26	14,7
Total		177	100

genden Fehlbildungen, wie Cyklopie, Hydrocephalus, Spina bifida, Potter-Syndrom oder caudales Regressionssysndrom. Zwanzig Kinder mit Fehlbildungen überlebten; unter diesen befand sich ein Fall einer obstruktiven Uropathie, die operativ korrigiert wurde. Weitere Diagnosen waren Hydrocephalus, Microcephalus oder fetaler Aszites.

Bei 4 von 7 nach Placentabiopsie intrauterin verstorbenen Kindern lag eine extreme Wachstumsretardierung vor der 27. SSW vor, bei einem weiteren Kind fand sich ein Hydrocephalus kombiniert mit Hydrops und fetalem Aszites, ein VACTERL-Syndrom und eine Triploidie. In einem Fall kam es zu einem dem Eingriff anzulastenden Abort.

Kommentar

Die hohe Zahl von erfaßten schweren Fehlbildungen, die bei 14/177 (7,9%) der Feten zu perinatalem Exitus und in 36/177 (20,3%) zur Abruptio führte, macht den Wert der kombinierten Anwendung von Sonographie und Zytogenetik deutlich. Die Ergebnisse anderer (Basaran 1988) wie auch unsere eigenen zeigen, daß die Vorbehalte gegenüber einer Karyotypisierung aus Placentagewebe jenseits der 12 SSW einer Grundlage entbehren (Nicolaides 1986). Der mit fortschreitendem Schwangerschaftsalter niedrigere mitotische Index dürfte im wesentlichen für unsere Versagerquote von 14,7% verantwortlich zu machen sein. Möglicherweise ist für das höhere Schwangerschaftsalter die Fetalblutentnahme vorzuziehen. Andererseits liegen die Vorteile der Placentabiopsie bei Patientinnen mit Oligo-/Anhydramnie (21/128), die nach den Wachstumsretardierungen (22/128) das zweitgrößte Kollektiv bildeten, mit der leichteren Zugänglichkeit der Placenta gegenüber der Nabelschnur auf der Hand. Bei entsprechender Aufklärung über die Bedeutung für das geburtshilfliche Management und angesichts des Erkenntnisgewinns zur Risikoabschätzung für künftige Schwangerschaften stehen betroffene Patientinnen einer invasiven Diagnostik in der Regel aufgeschlossen gegenüber.

Literatur

Rauskolb R, Jovanovic V (1986) Erkennung von Fehlbildungen im Ultraschall. In: Künzel W, Wulf K-H (Hrsg) Die normale Schwangerschaft. Klinik der Frauenheilkunde und Geburtshilfe B d 4. Urban und Schwarzenberg, München Wien Baltimore, S 207

Basaran S, Miny P, Pawlowitzky I-H, Horst J, Holzgreve W (1988) Rapid Karyotyping for prenatal diagnosis in the second and third trimesters of pregnancy. Prenatal Diagnosis 8:315–320

Nicolaides KH, Soothill PW, Rodeck CH, Warren RC, Gosden CM (1986) Why confine chorionic villus (placental) biopsy to the first trimester? Lancet I:543–544

Weitere Literatur beim Verfasser

Wertigkeit der fetalen Blutflußanalyse und Korrelation zur Placentamorphologie bei Risikograviditäten

Christiane Schwerk*, H. Knof, J. Rüschoff, D. Jürgensen

* Universitäts-Frauenklinik, Pilgrimstein 3, D-3550 Marburg

Die Placentainsuffizienz kann als Mißverhältnis zwischen Anforderung und Angebot an placentaren Austauschmöglichkeiten bei unzureichendem Kompensationsvermögen verstanden werden. Klinisch kann sie indirekt durch den Effekt am Feten definiert werden, wobei die Ursache prä-, intra- oder postplacentar liegen kann.

Anatomisch faßbar sind:

- Die Verringerung der Austauschfläche
- Die Verlängerung der Diffusionsfläche
- Die Einengung oder der Verschluß mütterlicher oder fetaler Blutstrombahnen.

Histologisch finden sich Zottenreifungsstörungen sowohl im Sinne von Zottenreifungsretardierungen wie vorzeitiger Zottenausreifung. Placentainfarkte, intervillöse Fibrinablagerungen, fetale Thromben oder Zottenstromafibrose können zu Durchblutungsstörungen der Placenta führen, wobei weniger die Art der Veränderung als deren Ausdehnung für die fetale Gefährdung verantwortlich ist (großherdige chron. Durchblutungsstörung bei SGA in 40%).

An der UFK Marburg wurde die klinische Aussagekraft der Dopplerflußmessung in einer prospektiven Studie an 147 Patientinnen eines Risikokollektivs überprüft (Zeitraum April 1988 bis Juli 1989). Desweiteren sollte untersucht werden, inwieweit pathologischen Dopplerbefunden definierte histomorphologische Befunde zugeordnet werden können.

Häufigste Indikation war der Verdacht auf SGA in n = 54 Fällen (=36,7%), gefolgt von EPH-Gestose n = 22, i. v. Langzeittokolyse n = 18 (=12,2%) und Gestations- bzw. manif. Diabetes mellitus n = 9. Seltener waren V. a. LGA (n = 9), Terminüberschreitung (n = 6) und vaginale Blutungen Anlaß für die Dopplerflußuntersuchung. Unter „Sonstiges" wurden Oligohydramion, path. CTG, fetale Arrhythmien und V. a. Mißbildung (z. B. Microcephalus) subsummiert. Vier Geminigraviditäten wurden aus dem Kollektiv ausgeschlossen.

Die Untersuchungen erfolgten zwischen der 28. und der 42. SSW in Rücken- oder Halbseitenlage der Mutter. Gemessen wurden der A/B-Quotient und der RI der A. umbilicalis und der fetalen Aorta descendens. Die angegebenen Werte stellen Mittelwerte aus mindestens 5 Einzelwerten pro Gefäß dar. Sofern möglich, führten wir Verlaufskontrollen in wöchentlichen Intervallen durch.

Die Ergebnisse der Dopplerflußmessung wurden mit den histologischen Daten, sowie klinischen Parametern wie Geburtsgewicht, Entbindungsart, Apgar und SSW bei Entbindung korreliert. Für die Beurteilung der diagnostischen Aussagekraft wurden die Sensitivität und Spezifität berechnet.

In unserem Kollektiv wurde 39 mal ein pathologischer A/B-Quotient der A. umbilicalis erhoben, in 21 Fällen handelte es sich um ein SGA mit einem Geburtsgewicht unter der 10. Perzentile. Daraus ergibt sich eine hohe Sensitivität von 91,3% bei einer Spezifität von 85,4%.

Ähnliche Werte ergeben sich für den Resistenzindex der A. umbilicalis, während A/B-Quotient und der Resistenzindex der Aorta fetalis zwar eine hohe Spezifität (94–95%) aber eine niedrige Sensitivität zeigen.

Das mittlere Geburtsgewicht der Neugeborenen mit pathologischem A/B-Quotienten war mit 2355 g gegenüber 3081 g bei normalem flow signifikant erniedrigt (p < 0,001).

Patientinnen mit pathologischem A/B-Quotienten und Resistenzindex der A. umbilicalis wurden durchschnittlich 1 ½ Wochen früher entbunden (p < 0,05). Die Neugeborenen mußten in 50% der Fälle in die Kinderklinik verlegt werden, während dies bei Kindern mit normalen Dopplerbefunden nur bei ca. 25% erforderlich war. Dieser Unterschied ist signifikant. (p < 0,001 für RI und p < 0,003 für A/B A.umb.)

Bezüglich Apgarwerten und Entbindungsmodus waren die Unterschiede statistisch nicht signifikant.

Die histologische Beurteilung folgte den üblichen Kriterien. Nach Fixierung der Placenta in 3,5%iger Formalinlösung wurden 5 Schnitte jeweils von der fetalen bis zur maternalen Oberfläche aus 4 verschiedenen Quadranten der Placenta angefertigt und mit Haematoxylin-Eosin gefärbt.

Bei unserem Patientenkollektiv fand sich eine deutliche Korrelation zwischen vorzeitiger Zottenausreifung und pathologischen A/B-Quotienten der A. umbilicalis.

50% der vorzeitig ausgereiften Placenten waren mit path. A/B-Quotienten korreliert, während altersentsprechend oder verzögert ausgereifte Placenten nur in 24 bzw. 28% pathologische A/B-Quotienten aufwiesen (p < 0,05) (Abb. 1).

Bei allen Placenten mit Zeichen der Perfussionsstörung war der A/B-Quotient der A. umbilicalis in 34% pathologisch, gegenüber 17% bei unauffälligem Placentabefund (p < 0,05).

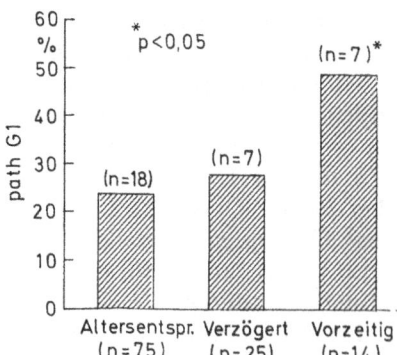

Abb. 1. Ausreifung und Doppler

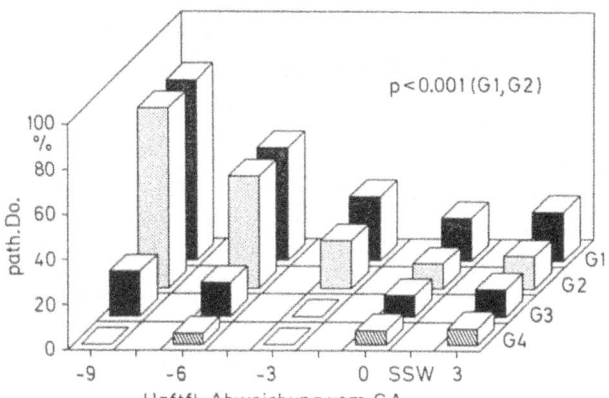

Abb. 2. Haftflächenreduktion und Doppler

Am deutlichsten zeigte sich der Zusammenhang zwischen pathologischem Flowmuster der A. umbilicalis und Placentahaftfläche sowie Placentagewicht (Abb. 2).

Je größer die Abweichung (Diskrepanz) der Placentahaftfläche zum Gestationsalter bei Geburt, um so größer die Häufigkeit pathologischer Dopplerbefunde. Vergleichbare Ergebnisse finden sich für das Placentagewicht.

Zusammenfassend kann man sagen:

1. Pathologische Dopplerbefunde der A. umbilicalis sind signifikant mit vorzeitiger Zottenausreifung, placentarer Perfussionsstörung, reduzierter Placentahaftfläche und vermindertem Placentagewicht korreliert.

2. Die Flowmuster der Aorta fetalis sind nicht signifikant mit histomorphologischen Befunden der Placenta korreliert. Dies entspricht der Auffassung, daß der Wiederstand in den fetalen Gefäßen vorrangig nervöse und pO_2 abhängige Regulationsmechanismen reflektiert.

3. Es besteht keine Korrelation zwischen Dopplerbefunden und akuten Placentaveränderungen wie Schockäquivalenten oder Zeichen der akuten Asphyxie.

4. Als bestimmender Faktor erweist sich die reduzierte Placentahaftfläche, die infolge einer verminderten Austauschfläche zu einer chronischen relativen Minderdurchblutung des intervillösen Raums führen kann. Die vorzeitige Zottenausreifung dient der Oberflächenvergrößerung und ist als Kompensationsmechanismus einer chronischen Minderperfusion zu verstehen.

Erfahrungen mit einer neuen Technik der ultraschallgesteuerten fetalen Leberbiopsie zum Nachweis bestimmter Stoffwechselleiden

W. Holzgreve*, B. Gerlach*, P. Miny

* Westf. Wilhelms-Univ., Zentrum für Frauenheilkunde,
Albert-Schweitzer-Str. 33, D-4400 Münster

Einleitung

Obwohl von den mehr als 400 bekannten angeborenen Stoffwechselleiden inzwischen bei mehr als 200 die spezifischen Enzymdefizienzen bekannt sind und knapp 100 durch verschiedene biochemische und neuerdings gentechnologische Methoden aus Amnion- bzw. Chorionzellen pränatal diagnostizierbar sind, ist eine vorgeburtliche Untersuchung bei solchen Leiden nicht möglich, deren Enzymdefekt nicht in diesen leicht zugänglichen Geweben oder indirekt durch DNA-Untersuchungen nachweisbar ist. Dies gilt z. B. für die Ornithintranscarbamylase (OTC)-Defizienz (II. Emzymdefizienz im Harnstoffzyklus) sowie die Von-Gierke-Erkrankung (Glykogenspeicherkrankheit I), deren Enzyme nur in Leberzellen meßbar sind, obwohl inzwischen bei einem großen Anteil von Fällen die X-gekoppelte OTC-Defizienz gentechnologisch untersucht werden kann [1]. Da aber eine solche Genuntersuchung nur bei „informativer" DNA-Polymorphismus-Konstellation in der Familie möglich ist, müssen nach wie vor

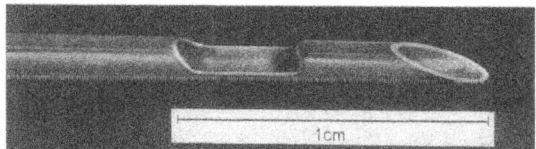

Abb. 1. Lee-Weichteilgewebenadel (Fa. Beckton-Dickinson, US), die wir an der University of California für fetale Leberbiopsien verwendeten. Die Spritze der inneren Nadel hat ein Seitfenster, durch das der Gewebszylinder angesaugt wird. Dieser wird bei Zurückziehen der inneren Nadel durch den Schneiderand der äußeren Nadel schonend abgeschnitten

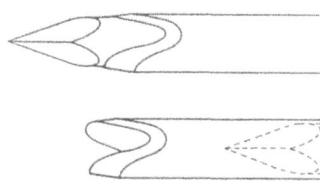

Abb. 2. Otto-Schneidbiopsienadel (Fa. Angiomed, Karlsruhe). Das scharfe Stilett wird bis zum Leberrand vorgeschoben. Unter gleichzeitigem Ansaugen mit einer aufgesetzten Spritze wird die Kanüle mit drehender Bewegung vorgeschoben, wodurch ein guter Gewebszylinder gewonnen wird

gelegentlich Techniken zur fetalen Leberbiopsie mit anschließender direkter Enzymmessung eingesetzt werden. Unabhängig voneinander entwickelten die Arbeitsgruppen von Rodeck et al. [2] bzw. Holzgreve und Golbus [3] fetoskopische bzw. ultraschallgesteuerte Methoden zur pränatalen Lebergewebsentnahme (Abb. 1).

Ursprünglich verwendeten wir eine 16,5 G-dünnwandige Lee-Biopsienadel (Beckton-Dickinson, USA), wobei eine äußere Nadel mit Schneiderand beim Zurückziehen der weiter vorgeschobenen inneren Nadel mit Seitfenster (Abb. 2) einen Lebergewebszylinder abschneidet. Da mit dieser Technik aber nicht in allen Fällen eine von Blut freie, für die biochemischen Untersuchungen ausreichende Gewebsmenge von etwa 3 mg zu gewinnen war, setzten wir seit 1987 die Squibb-Schneidbiopsie-Kanüle (Angiomed, BRD) nach Otto ein, mit der bessere Ergebnisse erzielt werden konnten.

Patientinnen und Methoden

Bei Einsatz der Angiomed-Feinstanzbiopsienadel wird die mit einem speziellen Schliff versehene Kanüle bis unmittelbar vor den für die Biopsie vorgesehenen Leber-Gewebsbezirk geschoben und das Stilett entfernt. Anschließend wird eine Aspirationsspritze aufgesetzt, und durch ½–2½fache Umdrehungen bis zu den jeweiligen Arretierungen in der Spritze wird unter gleichzeitigem Vortreiben der Kanüle ein Unterdruck erzeugt. Die Biopsie läßt sich wegen der guten Echogenität der Kanüle kontinuierlich sonographisch überwachen (Abb. 3). Der gewonnene Gewebszylinder wird in ein Töpfchen mit eiskalter physiologischer Koch-

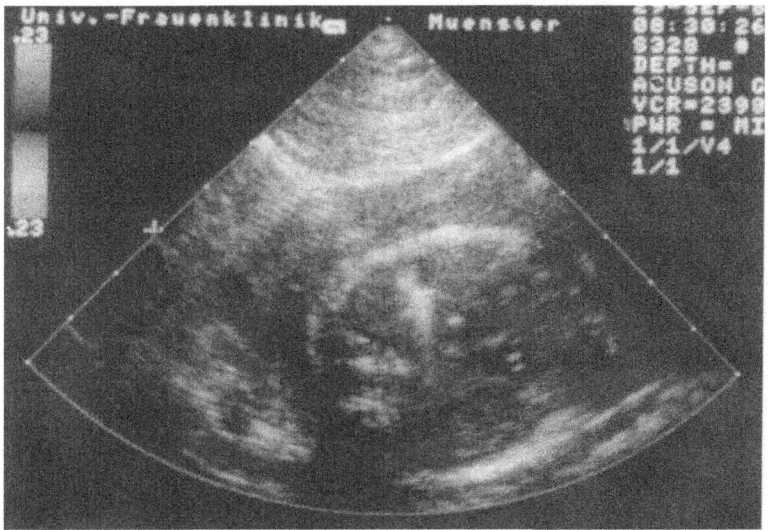

Abb. 3. Sonographische Aufnahme während einer Leberbiopsie. Die vom linken oberen Bildrand kommende Angiomed-Nadel kann echographisch gut erkannt werden

salzlösung gespült. Um mit den kleinen pränatal gewonnenen Gewebsmengen arbeiten zu können, setzten wir zur Messung des OTC-Enzyms die radiochemische Bestimmungsmethode nach Goldstein et al. ein [3]. Dabei wird die Verstoffwechselung von C^{14}-markiertem Carbamylphosphat und Ornithin zu radioaktiv markiertem Citrullin und Phosphat gemessen. Als innere Kontrolle wurd die Aktivität des Carbamylphosphatsynthetase-I(CPS I)-Enzyms ebenfalls mit einer radioaktiven Mikromethode gemessen.

Zur pränatalen Diagnostik der von Gierke-Erkrankung haben wir die spezifische Glucose-6-Phosphatase autoradiographisch mit einer von uns beschriebenen Methode gemessen [5].

Ergebnisse

Bei 41 fetalen Leberbiopsien im 2. Trimenon konnten mit der genannten Technik in 38 Fällen Lebergewebsproben von mehr als 5 mg Naßgewicht gewonnen werden. Die Ergebnisse einiger diagnostischer Gewebsentnahmen wurden bereits publiziert [3, 5]. Bei unserem letzten Fall einer pränatalen OTC-Diagnostik im September/Oktober 1989 erbrachten die Bestimmungen der Ornithincarbamyltransferase Aktivitäten von 26,1/26,4/18,2 und 31,2 nmol/min/mg Protein (Normalbereich 664–823 in der 18.–22. SSW). Wegen der im Dr. von Haunerschen Kinderspital der Universität München gemachten Beobachtung (Dr. Shin et al., J.Inher.Metab.Dis. 10 Suppl.2, 314–6, 1987), daß Chorionzotten im I. Trimenon geringe mit Radioisotopen-Methoden meßbare OTC-Aktivitäten zeigen (ca. 10 nmol/min^{-1} (mg Protein)$^{-1}$, wurden gleichzeitig die OTC-Aktivitäten in Chorionzotten nach transabdominaler Placentapunktion [6] gemessen. Die Aktivitäten lagen zwischen 19,5 und 79,5 nmol/min^{-1} (mg Protein)$^{-1}$. Da die in der fetalen Leber gemessenen Werte denen des betroffenen vorausgegangenen Jungen entsprachen, wurde in diesem Falle die Schwangerschaft abgebrochen und die pränatale Diagnose nach der Geburt durch Enzymbestimmung bestätigt.

Diskussion

Die pränatale Diagnostik angeborener autosomal-rezessiver bzw. X-gekoppelter Stoffwechselleiden aus in utero gewonnenem Leberbiopsie-Material ist dann nötig, wenn die entsprechenden Enzyme weder in Fibroblasten, noch in Chorionzellen vorhanden sind. Dies gilt für die Ornithintranscarbamylase, die Carbamylphosphat-Synthetase-Defizienz und die Glykogen-Speicherkrankheit I. In vielen Fällen der X-gekoppelten OTC-Defizienz ist heute ein gentechnologischer Nachweis möglich über gekoppelte DNA-Polymorphismen, dies gilt aber nur bei entsprechend informativer familiärer Konstellation. Bei der oben beschriebenen Patientin im Herbst 1989 war eine gentechnologische Diagnostik aus den genannten Gründen nicht möglich, so daß in diesem Fall auf die fetale Leberbiopsie zurückgegriffen werden mußte. Die Sicherheit der pränatalen Leberbiopsien ist inzwischen erwiesen, da weder bei den von unserer Arbeitsgruppe durchgeführten 12 Eingriffen, noch bei den von Ch. Rodeck in London berichteten 14

Eingriffen eine Komplikation bekannt geworden ist (Ch. Rodeck: Invasive prenatal diagnosis. Continuing Education. Videotape of T.V. Katz Pty. Ltd., Mount Martha, Victoria 3934, Australien). Abbrüche wurden bei 12 der insgesamt 24 untersuchten Schwangerschaften durchgeführt, wobei diese hohe Rate das 50%ige Risiko bei männlichen Feten und mütterlicher Überträgerschaft für die X-gekoppelte OTC-Defizienz widerspiegelt.

Erstrebenswert wäre aber eine Pränataldiagnostik der OTC-Defizienz aus Chorionzotten, da diese unabhängig vom Gestationsalter mit minimalem Risiko für das Fortbestehen der Schwangerschaft [6] jederzeit durchführbar wäre. Im Moment sind aber die Normalbereiche der Enzymaktivitäten in den Chorionzotten zu wenig bekannt, insbesondere nach der 12. SSW. Eine definitive Aussage darüber, ob und in welchen Schwangerschaftsphasen die Chorionzottendiagnostik der OTC- und CPSF-Defizienz möglich ist, kann in Kürze als Ergebnis laufender Forschung erwartet werden.

Literatur

1. Old JM, Briand PL, Purvis-Smith S et al. (1985) Prenatal exclusion of ornithine transcarbamylase deficiency by direct gene analysis. Lancet I:73–75
2. Rodeck CH, Patrick AD, Pembrey ME, Tzannatos C, Whitfield HE (1982) Fetal liver biopsy for prenatal diagnosis of ornithine carbamyltransferase deficiency. Lancet II:297–300
3. Holzgreve W, Golbus MS (1984) Prenatal diagnosis of ornithine transcarbamylase deficiency utilizing fetal liver biopsy. Am J Hum Genet 36:320–328
4. Holzgreve W, Rodeck CH, Golbus MS (1987) Fetale Leberbiopsie zur pränatalen Diagnostik. In: Holzgreve W (Hrsg) Pränatale Medizin. Springer, Berlin Heidelberg New York S 105–116
5. Simpson TJ, Koresawa M, Hogge WA, Holzgreve W, Golbus MS (1987) Ontogeny of fetal liver glucose-6-phosphatase activity. Prenat Diagn 7:639–651
6. Holzgreve W, Miny P, Basaran S, Fuhrmann W, Beller FK (1987) Safety of placental biopsy in the second and third trimester. N Engl J Med 317:1159

Pränatale Fehlbildungsdiagnostik –
Eine Auswertung von 885 Fällen

K. Meinel*, H. Watzek, G. Mehner

* St.-Elisabeth-Krankenhaus Leipzig, Geburtshilflich-gynäkologische Abteilung, Biedermannstr. 84, DDR-7030 Leipzig, St. Barbara Krankenhaus Halle, Diakonissenkrankenhaus Dresden

Unsere Zusammenstellung enthält die wichtigsten Ergebnisse der pränatalen Fehlbildungsdiagnostik aus drei konfessionellen Krankenhäusern der DDR, deren Profil der Stufe II bzw. III des Mehrstufenkonzepts nach Hansmann entspricht. Das Einzugsgebiet hinsichtlich der Überweisungen umfaßt die Länder Sachsen, Sachsen-Anhalt und Thüringen. Infolge der durch die Kirchen gewährleisteten guten apparativen Ausstattung, besteht in allen drei Zentren jahrzehntelange Ultraschallerfahrung, diese Arbeit erfaßt die Ergebnisse seit 1983.
Fehlbildungen des ZNS rangieren an erster Stelle. Bei den Neuralrohrdefekten dominiert der Anenzephalus (Tab. 1). Die sonographische Diagnose ist eindeutig, Begleitfehlbildungen sind häufig. Wir überblicken 85 Fälle mit Spina bifida, 70% wurden im I. und II. Trimester erfaßt. Bei 73% der Kinder war zum Zeitpunkt der Diagnose, allerdings nie vor der 22. SSW, eine konsekutive Ventrikulomegalie ausgebildet. Den relativ geringen Anteil an Myelomeningozelen in unserem Patientengut (31,8%) erklären wir damit, daß bei eindeutigen Befunden in der Basisbetreuung keine Überweisungen in die Zentren erfolgte.

Tabelle 1. ZNS-Neuralrohrdefekte

Fehlbildung	Gesamtzahl		Zeitpunkt der Diagnose Schwangerschaftstrimester						Schwangerschaftsausgang
			I		II		III		
	n	[%]	n	[%]	n	[%]	n	[%]	
Anenzephalus	108		10	9,3	94	87	4	3,7	4 Geburten (1983–85) 104 induzierte Aborte
Spina bifida gesamt	85		3	3,5	57	67,1	25	29,4	52 induzierte Aborte 33 Geburten
Spina bifida mit Hydrozephalus	62	73							
Spina bifida ohne MMC	58	68,2							
Spina bifida mit MMC	27	31,8							
Enzephalozele	12				7		5		8 induzierte Aborte 4 Geburten
	8 dorsal 4 ventral								

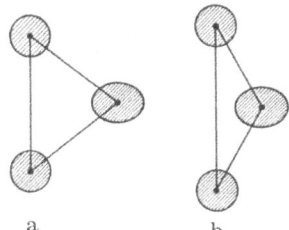

Abb. 1. a,b. Schematische Darstellung der sonographisch nachweisbaren Wirbelossifikationszentren im Horizontalschnitt bei normaler fetaler Entwicklung (**a**) und bei Rhachischisis (**b**) im II. Trimester

Als direktes Frühzeichen der Spina bifida möchten wir die immer anzutreffende pathologische Anordnung der drei Wirbelossifikationszentren im Horizontalschnitt hervorheben (Abb. 1). Entweder liegen die Verknöcherungszonen auf einer Linie oder bilden nach Verbindung ihrer Mittelpunkte ein stumpfwinkliges Dreieck. Wenn demgegenüber bei normaler Anordnung die Mittelpunkte der drei Wirbelverknöcherungszonen verbunden werden, entsteht ein spitzwinkliges Dreieck (Abb. 1a). Die meisten – sehr folgenschweren – Fehldiagnosen entstehen nach unserer Meinung durch die nur flüchtige Betrachtung der Wirbelsäule in Frontal- oder angekippten Sagittalschnitten. Das y-förmige Auseinanderweichen der sichtbaren Verknöcherungszonen ist dabei nur in sehr ausgeprägten Fällen vorhanden. Die Festlegung des perinatologischen Managements gehört unseres Erachtens, in Abhängigkeit vom Zeitpunkt der Diagnose und bei der Vielfalt der möglichen Formen (Lokalisation, Ausdehnung, Hautdeckung), zu den schwierigsten Entscheidungen in der Pränatalmedizin. Enzephalozelen sind in unserer Zusammenstellung als zahlenmäßig kleinste Gruppe der Neuralrohrdefekte mit 12 Fällen vertreten.

Hinweisen möchten wir zu den weiteren Fehlbildungen des ZNS einmal auf die ausgesprochen schlechte Spätprognose der pränatal diagnostizierten Hydrozephalusfälle und zum anderen auf die Diagnostikprobleme der echten Mikrozephalie in den biometrischen Grenzbereichen zur Normalentwicklung. Bei dem ausgeprägten Mikrozephalus mit Hirnstrukturveränderungen und Gesichtsdysmorphie ist die Diagnose relativ einfach, sie wird schwierig bei Grenzfällen ohne gegenwärtig erfaßbare Hirnstrukturanomalien. Relativ große Thalami und die Beurteilung der Gyrierung in definierten Schnittebenen können Hinweise erbringen.

Die Fehlbildungen der Nieren und ableitenden Harnwege stehen organsystembezogen an zweiter Stelle der Häufigkeit (Tabelle 2). Bei 78% der Anomalien ergeben sich in unserem Material Ansatzpunkte zu einer postnatalen Therapie. Die Abgrenzung Potter Typ II und Typ IV gelingt in Abhängigkeit vom Diagnosezeitpunkt nicht immer. Bemerkenswert erscheint, daß bei den Potter IV-Kindern in 7,1% ein pathologischer Karyotyp zu finden war, so daß wir bei diesem Krankheitsbild die pränatale Karyotypisierung empfehlen. Das prune belly-Syndrom hat in unserem Patientengut eine so schlechte Prognose, daß wir seit 1986 pränatale Therapieprogramme nicht mehr durchführen.

Die Diskussion weiterer häufiger Fehlbildungen kann hier nur stichpunktartig erfolgen. Im Gesamtmaterial der Überweisungssprechstunden wurden 21 Fälle mit Gesichtsspalten diagnostiziert, 5 Fälle (4 Gaumen-, 1 Lippenspalte) ohne

Tabelle 2. Nieren-ableitende Harnwege (n = 232)

Fehlbildung	Gesamt-zahl	Zeitpunkt der Diagnose Schwangerschaftstrimester				Schwangerschafts-ausgang
		II		III		
	n	n	[%]	n	[%]	
Originäres Potter-Syndrom	10	8		2		7 induzierte Aborte 3 Geburten †
Potter Typ I	13	10		3		9 induzierte Aborte 4 Geburten †
Potter Typ II einseitig	68	48	71	20	29	
Potter Typ II doppelseitig	7	5		2		5 induzierte Aborte 2 Geburten †
Potter Typ III				1		
Potter Typ IV	112	79	71	33	29	
Prune belly-Syndrom	21	18		3		6 Geburten 15 induzierte Aborte 1 Kind lebt mit fortbestehender HTS

spezielle Anamnese übersehen. Mit 48 Fällen haben wir einen hohen Anteil an benignen und malignen Tumoren aller Lokalisationsformen zu verzeichnen. Bei den letalen Osteochondrodysplasien überblicken wir 22 Fälle und sind der Meinung, daß lediglich die thanatophore Dysplasie und die Osteogenesis imperfecta Typ II sonographisch zweifelsfrei pränatal zu diagnostizieren sind. Alle anderen Formen sind extrem selten und sollten hinsichtlich des Managements – evtl. mit zusätzlicher Röntgendiagnostik – nach folgenden Leitsymptomen quantitativ beurteilt werden:

1. Verkürzung der Diaphysen, 2. Ossifikationsrückstand, 3. Grad der Lungenhypoplasie durch zu kurze Rippen, 4. Polydaktylie, 5. Bewegungseinschränkung. Die definitive Diagnose ist meist erst postnatal zu stellen.

In der Risikogruppe mit familiärer Belastung (2671 Patientinnen) fanden wir in 3,6% entsprechende Fehlbildungen und lagen damit wesentlich unter dem genetisch berechneten Risiko. Nach Auswertung unserer Fehldiagnosen erfolgte die Einteilung in solche mit (1,3%) und ohne (5,1%) klinische Relevanz. Wir können resümieren, daß trotz zunehmender Erfahrung und immer besser werdender Gerätetechnik die Grenzen moderner Pränataldiagnostik noch lang nicht erreicht sind. Als Schwerpunkte künftiger Arbeit sehen wir die Verbesserung der Ultraschallbasisuntersuchung und die Schaffung und Erweiterung zugeordneter suffizienter Zentren an.

Literatur

Beim Verfasser

Die Bedeutung des enddiastolischen Flowverlustes in der Arteria umbilicalis

K. Hecher*, R. Spernol, S. Szalay

* LKH Klagenfurt, Geburtshilflich-gynäkologische Abteilung, St. Veiterstr. 47, A-9020 Klagenfurt

Einleitung

Der enddiastolische Flowverlust in der Arteria umbilicalis ist ein auffallender Befund bei Doppler-Blutflußmessungen in der Schwangerschaft. Während ein Nullflow in der Diastole etwa bis zur 15. SSW noch physiologisch ist, nimmt der diastolische flow mit dem Gestationsalter aufgrund einer Verminderung des plazentaren Widerstandes kontinuierlich zu und stellt ein enddiastolischer Flowverlust in der zweiten Hälfte der Schwangerschaft eine äußerst abnorme Flowkurvenveränderung dar. Ziel unserer Untersuchung war es, die Bedeutung dieses Befundes im III. Trimenon hinsichtlich des fetal outcome darzustellen und letztendlich festzustellen, welche Konsequenzen in bezug auf das geburtshilfliche Management zu ziehen wären.

Material und Methode

Es wurden bei 722 Schwangeren im III. Trimenon, teils mehrfach, Doppler-Blutflußmessungen in der Arteria umbilicalis durchgeführt. 225 Schwangerschaften zeigten einen unauffälligen Verlauf und stellten die Kontrollgruppe dar. Diese dienten auch zur Erstellung unserer Referenzwertkurven [3]. In 497 Fällen handelte es sich um Risikoschwangerschaften mit intrauteriner Wachstumsretardierung, schwangerschaftsinduzierter Hypertonie und Gestose, vorzeitiger Wehentätigkeit, Mehrlingsschwangerschaften und andere.

Die Messungen wurden mittels eines 3,5 MHz Duplex-Sektor-Schallkopfes mit gepulstem Doppler (Diasonics und Toshiba) durchgeführt. Der Wandfilter war auf 100 Hz eingestellt. Zur qualitativen Beurteilung der Kurvenmuster wurde der Pulsatilitätsindex (PI) herangezogen, denn nur durch diesen ist man auf Grund seiner Definition in der Lage, Kurven mit enddiastolischem Nullflow ausreichend zu beschreiben.

Ergebnisse

In der Kontrollgruppe trat niemals ein enddiastolischer Flowverlust auf, wogegen in der Risikogruppe in 12 Fällen kein enddiastolischer flow vorhanden war (Tabelle 1). Dies entspricht einer Prävalenz von 2,4% in bezug auf diese Gruppe. Einmal lag sogar ein umgekehrter diastolischer flow vor (Abb. 1, Fall 7). Der

Tabelle 1. 12 Fälle mit enddiastolischem Flowverlust in der Arteria umbilicalis (*PI* Pulsatilitätsindex, *GG* Geburtsgewicht, *OBT* Oxytocinbelastungstest)

Nr.	PI	GG	SSW	Dystrophie (Perzentile)	Geburtsmodus	Pathologie
1	1,63	2060	38	< 3	Vaginal	OBT
2	2,00	1210	34	<10	Sectio	CTG
3	2,04	2450	40	< 3	Sectio	CTG
4	1,90	2800	39	Nein	Vaginal	Nabelschnurumschlingung
5	2,31	1230	32	<10	Sectio	CTG, Trisomie 21
6	1,90	860	31	<10	Sectio	CTG, Gemini: deutliche Wachstumsdiskrepanz (II. Zwilling: 1440 g) V.a. fetofetale Transfusion
7	Reversed flow 3,75	1030	31	<10	Sectio	CTG, Gestose
8	2,81	770	28	<10	Sectio	CTG, Gestose
9	2,37	1140	30	<10	Sectio	CTG, Gestose
10	1,74	1650	35	<10	Sectio	CTG
11	2,08	1150	37	< 3	Sectio	CTG, Gemini: deutliche Wachstumsdiskrepanz (II. Zwilling: 2010 g) V.a. fetofetale Transfusion
12	2,14	920	27	?	Einleitung mit Sulproston	CTG, Anhydramnie; → IUFT

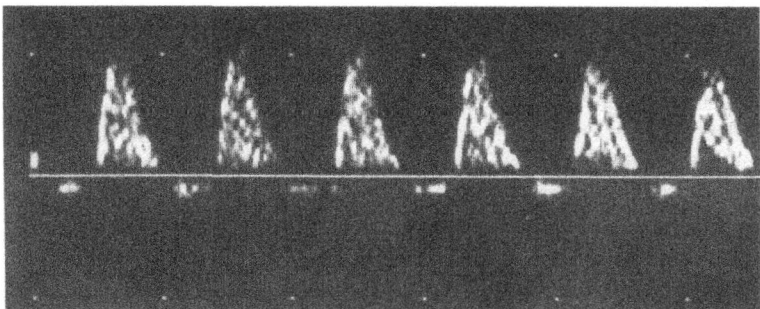

Abb. 1. Retrograder diastolischer Blutfluß in der Arteria umbilicalis in der 31. SSW

mittlere PI bei enddiastolischem Flowverlust (Fall 7 ausgenommen) betrug 2,08 (SD = 0,31). 11 Neugeborene waren dystroph, d. h. das Geburtsgewicht lag unter der 10. Perzentile der nach Geschlecht getrennten Wachstumskurven nach Hohenauer, dreimal unter der 3.Perzentile. 9 von diesen 12 Schwangerschaften wurden durch Sectio wegen drohender intrauteriner Asphyxie (pathologisches CTG) beendet. Dabei waren zwei Geminigraviditäten mit deutlicher Wachstumsdiskrepanz beider Feten, und einmal lag eine Trisomie 21 vor. In 3 Fällen handelte es sich um eine schwere Gestose. Bei Fall 12 lag bereits bei der Aufnahme in der 27. SSW ein pathologisches CTG und ein Anhydramnion (ohne Blasensprung) vor. Die Eltern lehnten jedoch eine Sectio ab, wenige Stunden später kam es zum intrauterinen Fruchttod.

Der mittlere Zeitintervall zwischen der ersten Dokumentation eines enddiastolischen Flowverlustes und der Entbindung betrug 8 Tage (min. 1 – max. 23 Tage, Fall 12 ausgenommen).

Diskussion

Diese Ergebnisse zeigen, daß ein enddiastolischer Flowverlust in der Arteria umbilicalis zwar ein seltenes, jedoch sehr ernst zu nehmendes Zeichen einer fetalen Gefährdung darstellt. Dieser Befund rechtfertigt eine stationäre Aufnahme mit einer intensiven fetalen Überwachung und einer eventuellen Therapie.

Die Frage der vorzeitigen Beendigung der Schwangerschaft allein auf Grund eines enddiastolischen Flowverlustes, ist nach diesen Ergebnissen allerdings zu verneinen, da noch unauffällige CTGs bis zu 23 Tagen gesehen wurden. Dieser maximale Zeitintervall lag bei einem Zwilling (Fall 11) vor. Auch andere Autoren berichten über fallweise ebenso lange Zeitabstände bis zum Auftreten pathologischer Herzfrequenzmuster [4]. Allerdings konnte in unserem Kollektiv nur bei 4 Schwangerschaften bei einer vorhergehenden Messung noch ein enddiastolischer flow beobachtet werden. Bei allen anderen Schwangerschaften lag bereits bei der ersten Messung ein enddiastolischer Flowverlust vor. Es kann daher keine Aussage über den tatsächlichen maximalen Zeitintervall zwischen dem ersten Auftreten eines enddiastolischen Flowverlustes und den Zeichen einer drohenden intrauterinen Asphyxie im CTG gemacht werden. Jedenfalls scheint dieser Zeitraum von Fall zu Fall sehr unterschiedlich zu sein.

Unter strenger Observation, wobei immer mit einer kurzfristigen Verschlechterung des fetalen Zustandes zu rechnen ist, scheint ein abwartendes Verhalten bei normalem CTG, zugunsten des Erreichens eines höheren Gestationsalters, vertretbar zu sein. Ein Wiederauftreten eines enddiastolischen flows [2] konnten wir allerdings in unserem Kollektiv nie beobachten. So hatten wir in jenen 11 Fällen, wo dieses Management zur Anwendung kommen konnte, ein gutes fetal outcome ohne perinatale Mortalität. Bezieht man Fall 12 mit ein, betrug diese 8%. Andere Autoren berichten über perinatale Mortalitätsraten über 50%, allerdings bei retrogradem enddiastolischem flow [1], bzw. bei einem hohen Anteil nicht lebensfähiger Mißbildungen [4].

Falsch positive Ergebnisse können durch hochsensitive Dopplergeräte, Wahl eines niedrigen Wandfilters und möglichst plazentanahe Messungen praktisch eliminiert werden.

Literatur

1. Brar HS, Platt LD (1988) Reverse end-diastolic flow velocity on umbilical artery velocimetry in high-risk pregnancies: an ominous finding with adverse pregnancy outcome. Am J Obstet Gynecol 159:559–561
2. Brar HS, Platt LD (1989) Antepartum improvement of abnormal umbilical artery velocimetry: does ist occur? Am J Obstet Gynecol 160:36–39
3. Hecher K, Spernol R, Szalay S et al. (1989) Referenzwerte für den Pulsatilitätsindex und den Resistance-Index von Blutflußkurven der Arteria umbilicalis und der fetalen Aorta im dritten Trimenon. Ultraschall 10:226–229
4. Rochelson B, Schulmann H, Farmakides G et al. (1987) The significance of absent enddiastolic velocity in umbilical artery velocity waveforms. Am J Obstet Gynecol 156:1213–1218

Zur pränatalen Diagnostik von Anomalien im I. Trimenon

A. Rempen

Universitäts-Frauenklinik, Josef-Schneider-Str. 4, D-8700 Würzburg

Durch die hohe Auflösung moderner Ultraschallgeräte und die Einführung der vaginalen Sonographie sowie die zunehmende Erfahrung der Untersucher lassen sich heutzutage bereits ab 8 kpl. SSW p. m. Einzelheiten am kindlichen Körper differenzieren. So kann die embryonale Kopfanlage ab 8 Wochen in über 90% der Fälle identifiziert werden [3]. In den folgenden drei Wochen nimmt der Fet im Ultraschallbild Formen an, die denjenigen des zweiten Trimenons immer mehr gleichen. Dies betrifft auch die Körperbinnenstrukturen, wie beispielsweise den Magen im linken Oberbauch oder die dorsal gelegenen Nieren. Damit besteht am Ende des ersten Trimenons die Möglichkeit, Strukturanomalien des Feten darzustellen.

Unter 175 vitalen Frühschwangerschaften, die zwischen 8 und 12 kpl. SSW an der Universitäts-Frauenklinik Würzburg vaginal-sonographisch untersucht wurden, wurde in 6 Fällen ein auffälliger Befund am kindlichen Körper oder der Nabelschnur erhoben: 1 Anenzephalie mit dem typischen Erscheinungsbild der fehlenden Schädelkalotte, 1 Megazystis, die sich eine Woche später spontan normalisierte und 4 Nabelschnurzysten an sehr unterschiedlichen Stellen im Verlauf der Nabelschnur, die sich in allen Fällen zurückbildeten. Wahrscheinlich handelte es sich hier um Reste des Ductus omphalomesentericus oder der Allantois [4]. Nabelschnurzysten müssen vom Dottersack und bei einem Sitz nahe der fetalen Bauchwand von einer Omphalozele abgegrenzt werden.

Unter den 175 intakten Schwangerschaften wurden auch zwei Fehlbildungen nicht erkannt: 1 Anenzephalie mit 8 SSW, wobei sich der kraniale Pol des später eindeutig anenzephalen Embryos im Sonogramm nicht von dem eines normalen Embryos unterschied, so daß die noch fehlende Ossifikation der Schädelkalotte die frühe Aufdeckung dieser infausten Fehlbildung verhinderte; 1 Zwerchfellaplasie, bei der lediglich eine Oligohydramnie auffiel und die erst im zweiten Trimenon diagnostiziert wurde.

Unter den Berichten über Anomalien, die am Ende des ersten Schwangerschaftsdrittels entdeckt wurden, stehen die Omphalozele, das Hygroma colli, die Anenzephalie und der Thorakopagus an vorderster Stelle. Bei den Omphalozelen handelte es sich dabei stets um massive Defekte, wobei die Größe der Zele den Durchmesser des Abdomens erreichte und die Leber mit prolabiert war. Kleinere Defekte sind dagegen insbesondere vor 12 kpl. SSW von dem physiologischen Nabelbruch, der zu einer Vorwölbung des ventralen Rumpfes und zur Auftreibung des Nabelschnuransatzes führt, nicht sicher zu unterscheiden. Der Nachweis eines Nackenhygroms oder einer dilatierten Harnblase beinhaltet sehr unterschiedliche Verläufe und prognostische Bedeutungen. So belegen der Fall ei-

nes in der 12. SSW diagnostizierten zystischen Hygroms mit spontaner Regression [2] und die eigene Beobachtung einer Megazystis mit anschließender Normalisierung, daß hier keinesfalls auf eine unabwendbar schlechte Prognose des Feten geschlossen werden darf, sondern zunächst Verlaufskontrollen angezeigt
sind, da sich die Schwangerschaft normal entwickeln kann. Die Zeit für die Verlaufsbeobachtung bedeutet dabei für die Schwangere meist eine starke psychische
Belastung. An dieser Stelle werden somit Nachteile der frühzeitigen Ultraschalldiagnostik deutlich, wenn diese nicht eindeutig zur Prognose einer aufgedeckten
Anomalie Stellung nehmen kann. Häufig zieht dies nämlich den Wunsch nach einem Abbruch der Schwangerschaft aus Furcht vor einem behinderten Kind nach
sich, wie dies der Fallbericht über die frühe Diagnose von Klumpfüßen [1] ein-
dringlich demonstriert. Die Entscheidung zum Abbruch wird dabei für die
Schwangere dadurch erleichtert, daß in dieser frühen Schwangerschaftsphase
noch keine intensiven Beziehungen zu ihrem Kind entstanden sind und die Akzeptanz der Schwangerschaft erschwert wird durch Beschwerden wie Übelkeit
oder Brechreiz, die häufig das erste Trimenon begleiten.

Heutzutage besteht unübersehbar der Trend zur Vorverlegung der pränatalen
Diagnostik vom zweiten in das erste Trimenon, wie dies auch die zunehmende
Verbreitung der Chorionbiopsie demonstriert und grundsätzlich begrüßenswert
erscheint. Die moderne Ultraschalltechnik erlaubt zwar unter günstigen Untersuchungsbedingungen zum Ende des ersten Trimenons, d.h. nach 10 kpl. SSW,
schwere Anomalien wie z.B. die Anenzephalie durch Nachweis der Schädelkalotte oder eine Nierenagenesie durch Darstellung der Nieren und Harnblase auszuschließen. Es braucht jedoch nicht betont zu werden, daß die derzeitige Sonographie im ersten Trimenon nicht das leisten kann, was sie im zweiten Schwanger-
schaftsdrittel erreichen kann. Von einem generellen Einsatz der Sonographie im
ersten Trimenon zum Ausschluß von Fehlbildungen kann bei der begrenzten Erfahrung zur Zeit *nicht* die Rede sein.

Wird eine Fehlbildung frühzeitig festgestellt, so ist die sichere Einschätzung
der fetalen Prognose – abgesehen von der Anenzephalie oder bestimmten Fällen
von siamesischen Zwillingen – ungleich schwieriger, wenn nicht unmöglich.
Hierin liegt bei dem derzeitigen Stand der Technik ein meines Erachtens nicht zu
unterschätzendes Risiko für Fehlentscheidungen, wenn – aus elterlicher Sicht
verständlich, jedoch letztlich von prognostischer Seite nicht gerechtfertigt – auf
einen Schwangerschaftsabbruch gedrängt wird.

Es bedarf weiterer Anstrengungen, daß nicht nur eine zunehmende Anzahl
von Anomalien im ersten Trimenon sichtbar gemacht wird, die sich heute noch
der frühen Diagnostik entziehen, sondern auch Kriterien erarbeitet werden zur
besseren Einschätzung ihrer Prognose. Erst dann bedeutet die Ultraschalluntersuchung im ersten Trimenon zur Diagnostik von fetalen Anomalien einen echten
Fortschritt.

Literatur

1. Bronshtein M, Zimmer EZ (1989) Transvaginal ultrasound diagnosis of fetal clubfeet at 13 weeks, menstrual age. J Clin Ultrasound 17:518–520
2. Macken MB, Grantmyre EB, Vincer MJ (1989) Regression of nuchal cystic hygroma in utero. J Ultrasound Med 8:101–103
3. Rempen A (1987) Vaginale Sonographie der intakten Gravidität im ersten Trimenon. Geburtsh Frauenheilk 47:477–482
4. Rempen A (1989) Sonographic first-trimester diagnosis of umbilical cord cyst. J Clin Ultrasound 17:53–55

Vaginosonographische gepulste Doppler-Strömungsmessungen in beiden Uterinarterien und ihre Beziehung zu fetaler Hämodynamik und fetal outcome

J. Deutinger*, R. Rudelstorfer, S. Nanz, G. Bernaschek

* II. Univ.-Frauenklinik Wien, Spitalgasse 23, A-1090 Wien

Einleitung

Trotz der Anwendung zahlreicher diagnostischer Verfahren ist das Wissen über die Gesamtperfusion des schwangeren Uterus beim Menschen nur bruchstückhaft. Einige Untersucher haben die Blutströmungsgeschwindigkeit in Arkadenarterien gemessen, um die mütterliche Seite der uteroplazentaren Perfusion zu untersucher [1]. Diese Gefäße repräsentieren jedoch nur einen Endast der uterinen Blutversorgung und eine gleichmäßige Blutversorgung aller Plazentateile kann nicht angenommen werden. Deswegen sind Strömungsmessungen in einem Endast kein guter Parameter für die Gesamtperfusion des Uterus. Kürzlich berichteten wir über eine neue Technik der Messung der Blutströmungsgeschwindigkeit in den beiden Uterinarterien [2]. Das Ziel dieser Studie war es, anhand unserer Normalwertedefinition (A/B Ratio < 3 in beiden Uterinarterien und Links-Rechtsunterschied < 1) über verschiedene Formen abnormaler Uterusperfusion zu berichten und die Beziehung zu fetaler Hämodynamik und fetal outcome zu untersuchen.

Patienten und Methode

Patienten

176 schwangere Frauen mit einer Einlingsschwangerschaft (114 Primiparae und 62 Multiparae) zwischen der 27. und 40. Schwangerschaftswoche wurden in die Studie aufgenommen. Sie wurden unserer Dopplerambulanz aus folgenden Gründen zugewiesen: Verdacht auf fetale Wachstumsretardation (94), anamnestischer Risikohinweis (30), Schwangerschaftshypertonie (23), Diabetes mellitus (16) und chronische Hypertonie (13).

Dopplerströmungsmessungen

Für die Strömungsmessung in den Uterinarterien verwendeten wir einen Vaginalscanner mit einer gepulsten Dopplervorrichtung (240 Panoramascanner) (Kretztechnik, Zipf, Österreich). Bei diesem Untersuchungsgang erfolgte auch die transabdominale gepulste Dopplerströmungsmessung in den fetalen Arterien.

Beurteilung und Klassifikation

Die Beurteilung der Strömungskurven erfolgt durch die Berechnung der A/B Ratio. Für die Klassifikation der uterinen Perfusion wurden drei Parameter herangezogen: 1. A/B Ratio in der rechten, 2. A/B Ratio in der linken Uterinarterie und 3. die Links-Rechtsunterschiede in den A/B Ratios. Die Beurteilung der fetalen Zirkulation bestand aus den A/B Ratios bzw. des Pulsatility-Indexes (PI) von Nabelschnurarterie, Aorta und Carotis interna. In Anlehnung an publizierte Normalwerte (A/B Ratio in der Nabelschnurarterie <3 [3], PI der fetalen Aorta <2,2 [4] und PI der Carotis interna >1,3 [5] wurden die berechneten Werte für die weitere Durchführung der Analyse als normal oder pathologisch klassifiziert.

Ergebnisse

Uterusperfusion

Von den berechneten A/B Ratios und Links-Rechtsunterschieden dieser in den Uterinarterien konnten wir 6 verschiedene Gruppen der Uterusperfusion unterscheiden (Tabelle 1). Sie verteilten sich wie folgt: von den 176 Patientinnen waren bei 113 (64%) die A/B Ratios und die Links-Rechtsunterschiede innerhalb unserer Normalwerte und dienten als Kontrollgruppe (Gruppe I). Bei 63 Patientinnen (36%) fanden wir Werte, die außerhalb unserer Normalwerte lagen. Diese stellten somit 5 Gruppen mit pathologischer Uterusperfusion dar (Gruppe II–VI).

Fetale Zirkulation

Die Ergebnisse der Dopplerströmungsmessungen in fetalen Arterien wurden in Relation zu der Uterusperfusion gruppiert und mit der Kontrollgruppe verglichen. Die meisten Fälle mit pathologischen Strömungsgeschwindigkeiten in fetalen Gefäßen fanden wir in den Gruppen III, V und VI. In den Gruppen III und VI fand sich bei allen Feten eine pathologische Strömungskurve in einem der drei untersuchten Gefäße (Nabelschnurarterie, Aorta, Carotis interna). Ebenso fanden sich bei den meisten Feten in der Gruppe V (35/38) eine pathologische Strömungsgeschwindigkeit in zumindest einem untersuchten Gefäß (Tabelle 2).

Tabelle 1. Definition der Gruppen I–VI in Relation zur Uterusperfusion

Links-rechts Differenz	< 1	> 1
Beide A/B Ratios < 3	I	IV
Eine A/B Ratio > 3	II	V
Beide A/B Ratios > 3	III	VI

Tabelle 2. Normale und pathologische Dopplerkurven (n = Patienten) in fetalen Gefäßen in Relation zur Uterusperfusion (Gruppe I–VI). *UA* Umbilical Arterie, *ICA* Arteria Carotis interna

Gruppe	I	II	III	IV	V	VI
n	113	10	4	5	38	6
Normale Ratios in	39	4	0	2	3	0
allen fetalen	34	40	0	40	8	0
Gefäßen [%]						
Pathologisch						
[n]	74	6	4	3	35	6
[%]	66	60	100	60	92	100
UA + Aorta + ICA	–	–	2	–	–	–
UA + Aorta	15	2	1	–	13	2
UA + ICA	–	1	–	–	3	–
Aorta + ICA	3	–	–	1	–	1
UA	14	3	–	–	5	–
Aorta	34	–	1	1	12	3
ICA	8	–	–	1	2	–

Fetal outcome

Die Dopplerströmungsmessungen erfolgten zwischen der 27. und 40. Schwangerschaftswoche. Das mittlere Zeitintervall zwischen dem Zeitpunkt der Messung und dem Schwangerschaftsalter zum Zeitpunkt der Geburt unterschied sich nicht signifikant, ausgenommen die Gruppen IV und VI. Den schlechtesten fetal outcome fanden wir in den Gruppen III, V und VI, in welchen wir zwei oder drei Parameter der pathologischen Uterusperfusion festgestellt hatten. In diesen Fällen zeigte sich eine signifikant höhere Rate von fetaler Wachstumsretardation, Sektiogeburten, niedrigeren 1-Minuten-Apgar-Scores und niedrigeren Ph-Werten in den Nabelschnurarterien. In den Gruppen II und IV, in welchen nur ein pathologischer Parameter der Uterusperfusion nachweisbar war, zeigten sich die Mittelwerte von Geburtsgewicht, Apgar Score etc. vermindert, der Unterschied zur Kontrollgruppe war jedoch nicht statistisch signifikant.

Diskussion

In dieser Doppler-Studie mit Risikoschwangerschaften konnten wir eine Gruppe mit normaler und fünf Gruppen mit pathologischer Uterusperfusion klassifizieren, deren Schweregrad unterschiedlich war. In Fällen mit Schwangerschaftshypertonie oder fetaler Mangelentwicklung werden viele der Spiralarterien nicht in die Umwandlung ein Gefäßbett mit niedrigem Strömungswiderstand miteinbezogen oder sind gegenüber einer solche Veränderung resistent. Bei der Doppler-Strömungsmessung spiegelt sich dies in einer Erhöhung der A/B Ratio wieder. Die Gruppe VI stellt unserer Meinung nach jene Gruppe mit der stärk-

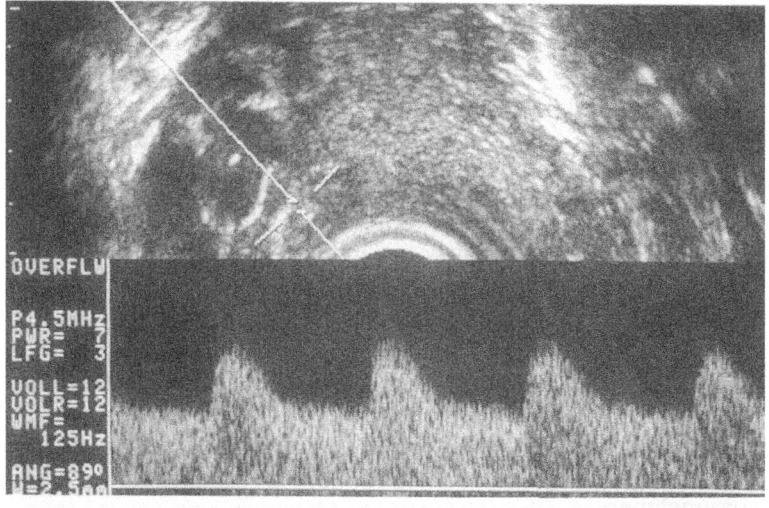

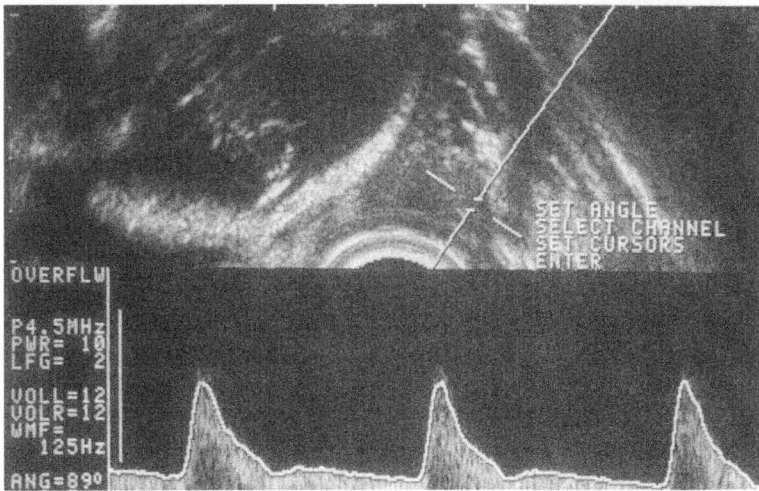

Abb. 1. Oben: Vaginosonographische gepulste Doppler-Strömungsmessung in der 35. Schwangerschaftswoche in einer rechten Arteria uterina mit einer normalen A/B Ratio von 1,7. Unten: Vaginosonographische gepulste Doppler-Strömungsmessung in der 35. Schwangerschaftswoche in einer linken Arteria uterina mit einer erhöhten A/B Ratio von 4,3

sten Ausprägung einer pathologischen Veränderung der Uterusperfusion dar. Alle Feten in dieser Gruppe reagierten auf die insuffiziente Blutversorgung mit pathologischen Strömungsgeschwindigkeiten in zumindest einem Gefäß. Die leichteste Form einer pathologischen Uterusperfusion scheint dann gegeben, wenn nur ein Parameter (A/B Ratio in einer Arteria uterina oder Links-Rechtsdifferenz) pathologisch ist (Abb. 1). Hämodynamisch läßt sich dieser Befund so interpretieren: Nur eine Uterinarterie hat sich entsprechend erweitert und sich in ein Gefäß mit niedrigem Widerstand und hohen diastolischen Flow verwandelt, während das Gefäß der anderen Seite nicht dieser Veränderung unterworfen wurde bzw. keine entsprechenden Kollateralen ausgebildet hat. Diese Form der Pathologie scheint jedoch die fetale Zirkulation nur mäßig zu beeinträchtigen. Ebenso war das fetal outcome vergleichbar. Wir können davon ausgehen, daß in diesen Fällen die fetale kardiovaskuläre Kompensation auf eine verminderte Uterusperfusion adäquat war. Waren jedoch zwei oder drei Parameter der uterinen Perfusion pathologisch (erhöhte A/B Ratio in einer oder in beiden Uterinarterien mit oder ohne erhöhtem Links-Rechtsunterschied), wurde dies als schwere Form einer pathologischen Uterusperfusion betrachtet. In diesen Gruppen (III, V und VI) bestanden schwere (alle fetalen Gefäße betreffende) Veränderungen der fetalen Zirkulation. Wir fanden hier eine erhöhte Sectiorate und einen signifikant verminderten fetal outcome. Eine pathologische Uterusperfusion mit zwei oder drei pathologischen Parametern scheint den Feten somit schwer zu beeinträchtigen. Für die klinische Beurteilung der Uterusperfusion empfiehlt es sich daher, Messungen der Strömungsgeschwindigkeit in beiden Uterinarterien vorzunehmen.

Literatur

1. Campbell S, Griffin DR, Pearce JM, Wilson K, Teague MJ (1983) New Doppler technique for assessing uteroplacental blood flow. Lancet I:675–677
2. Deutinger J, Rudelstorfer R, Bernaschek G (1988) Vaginosongraphic velocimetry of both main uterine arteries by visual vessel recognition and pulsed Doppler method during pregnancy. Am J Obstet Gynecol 159:1072–1076
3. Schulman H, Fleischer A, Stern W, Farmakides G, Jagani N, Blatter P (1984) Umbilical velocity wave ratios in human pregnancy. Am J Obstet Gynecol 148:985–990
4. Tonge HM, Wladimiroff JW, Noordam MH, Kooten C van (1986) A study on fetal blood flow velocity waveforms in cases of intrauterine growth retardation. Obstet Gynecol 67:851–855
5. Wladimiroff JW, Tonge HM, Stewart PA (1986) Doppler ultrasound of cerebral blood flow in the human fetus. Brit J Obstet Gynaecol 93:471–475

Doppler-sonographisch ermittelte spezifische hämodynamische Veränderungen im Kreislauf von Feten in den letzten 4 Wochen vor Geburt

K. Vetter*, Y. Favre, T. Suter, R. Huch, A. Huch

* Universitätsspital Zürich, Departement für Frauenheilkunde, CH-8091 Zürich

Veränderungen an der utero-plazento-fetalen Einheit in der letzten Zeit vor der Geburt werden immer wieder mit dem Mechanismus der Geburtsauslösung in Zusammenhang gebracht. Nach unserer Meinung finden in den letzten Wochen vor der Geburt neben endokrinen auch hämodynamische Veränderungen statt, die unter dem Stichwort „Termineffekt" zusammengefaßt werden können. Es handelt sich dabei beim Feten um:
1. eine deutliche *Weitstellung der Aorta,*
2. eine *Reduktion der mittleren Strömungsgeschwindigkeit* in der Aorta,
3. eine schnelle *spätsystolische Geschwindigkeitsreduktion,* unter Umständen sogar mit einem entsprechenden Einschnitt oder „Notch" in der Hüllkurve und
4. eine *diastolische Geschwindigkeitszunahme* in den intracraniellen Arterien.

Das Ziel dieser Untersuchung war es, die Hämodynamik der utero-plazento-fetalen Einheit bei normalen Schwangerschaften in den letzten 4 Wochen vor einem spontanen Geburtsbeginn mittels Doppler-Ultraschall zu erfassen und auf Veränderungen im Zeitablauf hin zu analysieren.

Methode

Durchgeführt wurden die Messungen mit einem Duplexscanner 8130/8106 der Firma Kranzbühler.

Zur qualitativen Strömungsanalyse wurden 3 verschiedene Resistance Indices als Maß von Veränderungen zwischen 4 definierten Punkten der Doppler-Strömungshüllkurve beurteilt. Die Punkte waren 1. der Zeitpunkt der systolischen Peakgeschwindigkeit, 2. der Punkt bei der halben Herzzykluslänge, 3. der Punkt bei 2/3 der Herzzyklusdauer und 4. der Endpunkt der Diastole.

Für diese Untersuchung wurden die Relationen der Punkte 1 und 4 (RI:1/4), der Punkte 1 und 3 (RI:1/3) und der Punkte 1 und 2 (RI:1/2) zur Beurteilung der Hüllkurvenform verwendet. Der RI:1/4 entspricht dem klassischen Pourcelot-Index. Beurteilt wurden die RI in der Aorta (RIA), wo außerdem die Peakgeschwindigkeit MVmax, die mittlere Strömungsgeschwindigkeit TASAV sowie der Gefäßdurchmesser gemessen wurden.

Für die retrospektive Analyse standen 115 Messungen von 90 Frauen mit normalen Schwangerschaften in den letzten 4 Wochen vor spontanem Geburtsbeginn zur Verfügung. Es wurden 4 Wochengruppen gebildet. Dabei wurde rückwärts vom Datum der Geburt gezählt.

Tabelle 1. Die Entwicklung der Mediane verschiedener Meßgrößen der Aorta in den letzten 4 Wochen vor spontanem Geburtsbeginn

Wochen vor Geburt	RIA:1/4	RIA:1/3	RIA:1/2	MVmax [cm/sec]	TASAV [cm/sec]	Durch-messer [mm]	N
1	0,79	0,71	0,68	97	28	7,0	50
2	0,80	0,70	0,67	100	29	6,8	30
3	0,78	0,70	0,61	104	31	6,8	20
4	0,79	0,68	0,62	95	32	6,6	15
1&2	0,79	0,70	0,67	97	28	7,0	80
3&4	0,78	0,69	0,62	100	32	6,7	35
Durch-schnitt	0,79	0,70	0,65	99	30	6,8	

Für eine Detailanalyse wurden die Resultate der Wochen in verschiedenen Kombinationen miteinander verglichen: Der Vergleich zwischen den einzelnen Kombinationen wurde mit dem Mann-Whitney U Test durchgeführt.

Resultate

Der Durchmesser der Aorta nahm im Mittel von 6,6 auf 7,0 mm kontinuierlich zu, die mittlere Strömungsgeschwindigkeit TASAV verringerte sich von 32 auf 28 cm/s. Ein deutlicher Trend war für RIA:1/2 mit einer Zunahme von im Mittel 0,62 auf 0,68 nachweisbar. Keine klare Tendenz wies die Peakgeschwindigkeit MVmax auf, die im Mittel 99 cm/s betrug (Tabelle 1).

Die *Detailanalyse* mit dem Vergleich der verschiedenen Wochengruppierungen ergab signifikante systematische Veränderungen bei den Indices der Aorta. Bei den RIA:1/2 waren die statistisch signifikanten Veränderungen am deutlichsten zwischen den Wochen 3 und 2. Sie konnten nicht nur beim Direktvergleich dieser beiden Wochen, sondern auch bei den Gruppenvergleichen der Wochen 1 mit 3 und 4 oder der Wochen 1 mit 4, am deutlichsten aber zwischen den Wochen 1 und 2 mit 3 und 4 gesehen werden. Dies spricht für eine systematische Änderung des Hüllkurvenverlaufs der fetalen Aorta, die etwa 2 Wochen vor spontanem Geburtsbeginn beginnt. Ein graphischer Vergleich der Mediankurve der Wochen 1 und 2 mit der Kurve der Wochen 3 und 4 zeigt einen steileren systolischen Geschwindigkeitsabfall und einen flacheren diastolischen Verlauf.

Diskussion

Die Hüllkurvenform von Dopplerströmungskurven wurde in den meisten der bisherigen Untersuchungen mittels recht einfacher Kriterien beurteilt. Im Zentrum standen verschiedene Indices der systolisch-diastolischen Variabilität, die allerdings lediglich Teilaspekte des hämodynamischen Geschehens widerspiegeln. Veränderungen der Kurvenform zwischen systolischem Maximum und diastolischem Minimum waren damit nicht gezielt erfaßbar. Ein aufwendiges Auswertungsmodell stellt das Frequenz-Index-Profil FIP (Griffin et al. 1984) dar, das allerdings wegen seiner Komplexität bezüglich Berechnung und Interpretation keine praktische Bedeutung erlangt hat. Diese Umstände veranlaßten uns, aus pragmatischen Erwägungen 2 einfach zu bestimmende zusätzliche Meßpunkte bei 1/2 und bei 2/3 der Herzzyklusdauer einzuführen, um die Form der Hüllkurve mit 4 Meßpunkten (4-Meßpunktmodell) genauer erfassen zu können als mit 2.

Wenige Tage vor spontanem Wehenbeginn ließ sich häufig ein als charakteristisch erscheinender Befund bei den Doppler-Untersuchungen der Aorta beobachten, der unter „Termineffekt" zusammengefaßt wurde. Er konnte in dieser systematischen Untersuchung des Gesamtmaterials in den meisten Punkten als existent gesichert werden. Gefunden wurden eine Zunahme des Gefäßdurchmessers, eine Reduktion der mittleren Strömungsgeschwindigkeit und eine Veränderung der Hüllkurve mit einem gegenüber den Vorwochen steileren Abfall der Maximalgeschwindigkeit bis zur Zyklusmitte. Lediglich die vermutete Zunahme des Gesamtresistance Index RIA:1/4 konnte nicht bestätigt werden.

Besonders die Veränderungen im Hüllkurvenverlauf lassen sich zeitlich lokalisieren. In der wochenweisen Zusammenstellung ist ein deutlicher Sprung des RIA:1/2 zwischen den Wochen 3 und 2 festzustellen. Damit beginnt die Veränderung der Hüllkurve der Aorta mit einer spätsystolischen Geschwindigkeitsreduktion etwa 2 Wochen vor Geburtsbeginn.

Zur gleichen Zeit findet sich in den intracraniellen Arterien eine Tendenz zu höheren diastolischen Blutströmungsgeschwindigkeiten, wie dies Kirkinen nachgewiesen hat (Kirkinen et al. 1987).

Die Resultate der Doppleruntersuchung vor spontanem Geburtsbeginn ähneln den Ergebnissen von untergewichtigen Feten, die keine besonderen geburtshilflichen Probleme bieten (Vetter et al. 1987). Bei ihnen können verminderte spätsystolische Strömungsgeschwindigkeiten in der fetalen Aorta bei gleichzeitiger Zunahme diastolischer Strömungsgeschwindigkeiten im Hirnkreislauf beobachtet werden.

Aus neueren Wachstumskurven geht hervor, daß Feten etwa 2 Wochen vor spontanem Geburtsbeginn nicht mehr zunehmen (Rossavik et al. 1988).

Die Koinzidenz dieser Befunde legt die Vermutung nahe, daß es sich bei dem hier beobachteten hämodynamischen „Termineffekt" um einen Teil einer Reihe physiologischer Veränderungen handelt. Sie dokumentiert mit der Veränderung der Blutströmungsverhältnisse eine Anpassung an sich verändernde Versorgungsbedingungen einige Tage vor einem spontanen Geburtsbeginn.

Literatur

Griffin D, Bilardo K, Masini L, Diaz-Recasens J, Pearce JM, Willson K, Campbell S (1984) Doppler blood flow waveforms in the descending thoracic aorta of the human fetus. Br J Obstet Gynaecol 91:997–1006

Kirkinen P, Müller R, Huch R, Huch A (1987) Blood flow velocity waveforms in human fetal intracranial arteries. Obstet Gynecol 70:617–621

Rossavik IK, Deter RL, Wasserstrum N (1988) Mathematical modeling of fetal growth: V. Fetal weight changes at term. J Clin Ultrasound 16:9–15

Vetter K, Baer S, Fallenstein F, Huch A, Huch R (1987) Doppler-Blutflußmessungen an der uteroplazentofetalen Einheit bei fetaler Wachstumsretardation. In: Hansmann M, Daischwitz D, Lutz H, Trier H-G (Hrsg) Ultraschalldiagnostik 86. Springer, Berlin Heidelberg S 435–436

Außergewöhnlicher Verlauf und diagnostische Probleme zweier fetaler Unterbauchzysten

I. Juhnke*, V. Duda

*Universitäts-Frauenklinik, Arbeitsbereich Ultraschall
Pilgrimstr. 3, D-3550 Marburg

Bei zystischen fetalen Unterbauchtumoren handelt es sich meistens um Veränderungen des Urogenitalsystems oder des Peritoneums [1,2].

Fall 1

Zur Abklärung eines fetalen zystischen Unterbauchtumors stellte sich eine 21jährige I.-Gravida, I.-Para in der 33. Schwangerschaftswoche zur präpartalen Diagnostik vor. Sonographisch zeigte sich ein zeitentsprechender *weiblicher* Fet ohne äußere Mißbildungen mit normal gefüllter Magen- und Harnblase und unauffälligen Nieren. Im rechten Unterbauch fand sich ein 5 × 4 × 3 cm großer, rein zystischer Tumor neben der Niere (Abb. 1). Bei V. a. Ovarialzyste wurde der Patientin eine Amniocentese und evtl. Zystenpunktion vorgeschlagen, was diese jedoch ablehnte.

Bei der Wiedervorstellung in der 40. Schwangerschaftswoche war der rechtsseitige Unterbauchtumor nicht mehr nachweisbar, jedoch kontralateral ein 3,7 × 3,6 × 2,3 cm großer, relativ homogener Tumor mit schmalem umkapseltem, zystischem Saum.

12 Tage nach dem errechneten Geburtstermin Partus eines Mädchens und sonographische Bestätigung des linksseitigen vorher beschriebenen Tumors post-

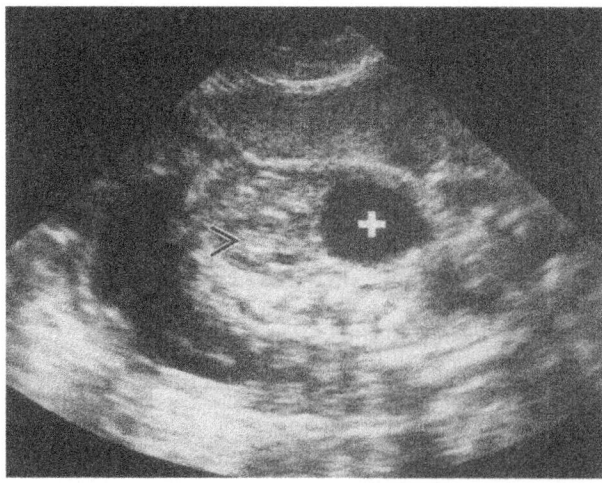

Abb. 1. Zystischer Tumor (+) im rechten Unterbauch neben der Niere (>)

partal. Wegen Subileussymptomatik Laparotomie am 2. postpartalen Tag und operative Entfernung eines nach links geschlagenen $5 \times 3 \times 3$ cm großen, stielgedrehten, völlig nekrotischen rechten Ovars.

Resümee

1. Das bedrohlichste Risiko präpartaler Ovarialzysten ist die Stieldrehung und Nekrotisierung des gesamten Ovars.
2. Seitenverlagerung und Konsistenzwechsel gelten als Hinweise auf eine Stieldrehung [1].
3. Eine prophylaktische Zystenpunktion in der 33. Schwangerschaftswoche hätte den Verlauf unseres Falles wesentlich beeinflussen können.

Differentialdiagnostisch sind bei fetalen Abdominalzysten Darmduplikaturen miteinzubeziehen:

Fall 2

In der 20. Schwangerschaftswoche Vorstellung einer 27jährigen II.-Gravida, I.-Para mit V. a. zystischen fetalen Unterbauchtumor. Sonographisch zeigte sich ein zeitgerecht entwickelter Fet mit normaler Magen- und Harnblase, normalen Nieren und einer intraabdominellen zystischen Struktur im rechten Mittel- bis Unterbauch (Abb. 2). Eine Ovarialzyste konnte nach sicherer Feststellung des männlichen Geschlechts ausgeschlossen werden. Es folgten eine Amniocentese und weitere engmaschige Ultraschallkontrollen mit der 1. Zystenpunktion bei beginnendem Nierenaufstau in der 25. Schwangerschaftswoche. Die Analyse des Punktates ergab keinen konkreten Hinweis auf die Genese der Zyste, es fand sich lediglich ein hohes *AFP* bei niedrigem Gesamteiweiß.

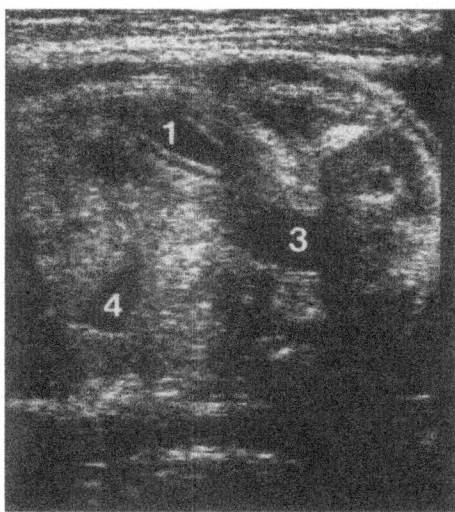

Abb. 2. Zystischer fetaler Unterbauchtumor (Dünndarmzyste). *1* Tumor, *3* Harnblase, *4* Magenblase

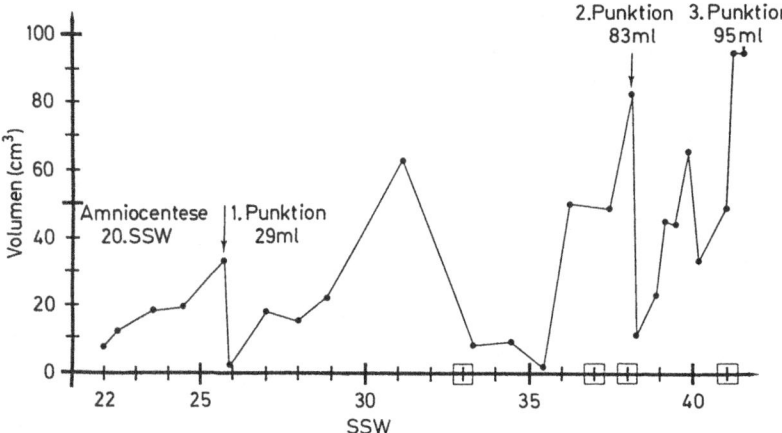

Abb. 3. Volumenverlaufskurve einer fetalen Dünndarmzyste

Im weiteren Verlauf kam es zu einer spontanen Füllungs- und Entleerungsdynamik der Zyste mit zwei weiteren Punktionen: in der 38. Schwangerschaftswoche – wiederum wegen einer Verdrängungssymptomatik – und in der 41. Schwangerschaftswoche, unmittelbar vor dem Partus (Abb. 3). Zytologisch in der 38. Schwangerschaftswoche ein erster Hinweis auf eine mögliche intestinale Herkunft!

Nach Spontanpartus in der 41. Schwangerschaftswoche Bestätigung des zystischen Unterbauchbefundes. Am 6. postpartalen Tag elektive Operation und Entfernung einer Jejunum-Duplikatur, größter Durchmesser 4,5 cm.

Resümee

1. In die Differentialdiagnose fetaler Unterbauch- bzw. Abdominalzysten sind Darmduplikaturen miteinzubeziehen neben Zysten im harnableitenden System, der Ovarien oder des Peritoneums.
2. Eine spontane Füllungs- und Entleerungsdynamik kann hier gekoppelt mit hohen AFP-Werten der Zystenflüssigkeit bei normalen Werten im Fruchtwasser und entsprechenden zytologischen Befunden den Verdacht erhärten.
3. Eine primäre Kontraindikation zur präpartalen Punktion fetaler Abdominalzysten entsprechender Größe und Zugänglichkeit besteht auch dann nicht, wenn es sich um Darmanteile bzw. -duplikaturen handeln könnte, da diagnostische und therapeutische Aspekte hier in den Vordergrund zu stellen sind.

Literatur

1. Greiner P, Müller H, Bode H, Pringsheim W (1988) Ovarialcysten beim Neugeborenen. Ultraschall in Klinik und Praxis Suppl. 1, S.49
2. Holzgreve W, Aydinli K, Miny P (1988) Pränatale Diagnostik und Therapie fetaler Ovarialcysten – Erfahrungen bei 9 Fällen. Berichte Gynäkologie Geburtshilfe, Bd, 125, Heft 7–8

Gynäkologische Sonographie – State of the Art

Th. Schramm

I. Univ.-Frauenklinik, Maistraße, D-8000 München

Bei der Beschreibung des derzeitigen Standorts der gynäkologischen Sonographie sind vier wesentliche Aspekte hervorzuheben:

Abgrenzung und Stellenwert von Vaginal- und Abdominalsonographie, Wertigkeit des Verfahrens in der Beschreibung von Tumoren, sonographische Führung bei invasiven Maßnahmen und Einsatz in der Tumornachsorge.

Vaginal- und Abdominalsonographie sind komplementär einzusetzen, da den Vorteilen der Vaginalsonographie wie höherer Auflösung und damit zusammenhängender besserer Darstellung von Binnenstrukturen Nachteile gegenüberstehen wie begrenzte Eindringtiefe und mangelhafte Darstellung der Topographie.

Wird eine Raumforderung im kleinen Becken getastet oder bei der Sonographie entdeckt, interessieren neben der Organzugehörigkeit Binnenstruktur und Außenbegrenzung. Die vaginale Sonographie ist der abdominalen hier deutlich überlegen, da keine Vorlaufstrecke benötigt wird und somit Überlagerungseffekte, vor allem bei Zysten, weitgehend entfallen. Bei der Interpretation sonographischer Befunde ist die Anamnese von Bedeutung: So wird man bei einer jungen Patientin mit Zyklusunregelmäßigkeiten eine Zyste mit geschichteten echodichten Anteilen als eingeblutete funktionelle Zyste interpretieren und damit nicht primär operieren, während ein ähnliches sonographisches Bild bei postmenopausalen Frauen als Neubildung angesehen und operativ abgeklärt würde.

Zur Frage, ob es ausreichend sicher gelingt, die Dignität von Tumoren sonographisch vorherzusagen, führten wir eine retrospektive Studie bei 270 Patientinnen mit operierten Adnextumoren durch. 71 Frauen (26,3%) hatten Ovarialkarzinome. Für die Unterscheidung maligner und benigner Tumoren ergab sich eine Sensitivität von 82%, eine Spezifität von 68%, sowie ein positiver prädiktiver Wert von lediglich 48%, aber ein negativer prädiktiver Wert von 91% in der Vorhersage der Malignität [1]. Daraus folgt, daß sonographisch die Vorhersage von Ovarialkarzinomen nur schlecht, die eines benignen Tumors gut möglich ist. Die Schwierigkeiten in der Vorhersage des Malignoms liegen vor allem in der Zuordnung unilateraler zystischer Tumoren mit kleinen soliden Anteilen.

Im gleichen Kollektiv wurde bei 58 Frauen, bei denen klinisch der Verdacht eines Ovarialkarzinoms geäußert war, ein Computertomogramm angefertigt. Die prädiktiven Werte in der Vorhersage bzw. dem Ausschluß der Malignität lagen bei 35 bzw. 83%. Bei der Einengung der Frage der richtigen Vorhersage von Benignität oder Malignität auf echoleere Zysten fanden wir in keinem Fall maligne oder Tumoren vom Borderline-Typ. Unsere Beobachtung, daß von 84 rein echoleeren einkammrigen Tumoren mit Größen über 5 cm 39 funktionelle Zysten, 45 Kystome, davon 15 muzinös, waren, zeigt, daß die Indikation zur abwartenden Haltung oder zur operativen Klärung sehr genau abgewogen werden muß.

Interessant ist die Überlegung eines sonographischen Screenings auf Ovarialtumoren und pathologische Veränderungen des Endometriums, da im Gegensatz zum Zervixkarzinom die Frühstadien des Endometrium- und des Ovarialkarzinoms in der Vorsorge nicht ausreichend erkannt werden. In einer Studie zur abdominalsonographischen Erkennung nicht palpabler Adnextumoren wurden von Bhan und Campbell bei 5540 klinisch symptomlosen Frauen über 45 Lebensjahren neben 260 anderen Adnexprozessen 7 Ovarialkarzinome in Frühstadien entdeckt [2]. Erste Studien zu einem vaginalsonographischen Screening auf Adnextumoren weisen auf eine hohe Validität der Methode hin: so fanden Higgins und Mitarb. [3] bei 506 asymptomatischen Frauen 12 operativ bestätigte pathologische Befunde im Adnexbereich. Osmers und Mitarb. wiesen bei 155 symptomlosen postmenopausalen Frauen mit der Vaginalsonographie in 22 Fällen Endometriumshöhen über 3 mm nach, wobei sich histologisch 13 gutartige Veränderungen und 8 Karzinome des Endometriums nachweisen ließen [4]. Der epidemiologisch gesicherte Nachweis der diagnostischen Validität des Screenings konnte bisher allerdings nicht geführt werden, da die genannten Studien nur die als krank bezeichneten Patientinnen nachverfolgt haben.

Eine ähnlich bedeutsame Rolle wie in der Erkennung und Beschreibung von Tumoren kommt der Sonographie im prätherapeutischen Staging zu. Die genaue Beschreibung der Tumorausdehung in der Peritonealhöhle ist für die Therapieplanung von Bedeutung: pathologische Veränderungen der Leber und der Milz, tumorbedingte Stauungen der ableitenden Harnwege sowie Aszites können sonographisch gut beschrieben werden. In der Diagnostik pathologisch vergrößerter Lymphknoten erreicht die Sonographie eine ähnliche diagnostische Wertigkeit wie die Computer- oder die Kernspintomographie.

Die Sensitivität aller drei Verfahren liegt bei etwa 70–80%, die Spezifität bei etwa 90%. Im Beckenbereich ist die Sonographie den anderen Methoden überlegen.

Die Tumorinfiltration der Mesenterialwurzel und von Darmabschnitten ist durch die radiologischen Methoden deutlich besser als durch die Sonographie zu diagnostizieren. Alle bildgebenden Verfahren versagen in der Erkennung einer kleinknotigen Peritonealkarzinose sowie auch in der Differenzierung der Tumorstadien I und II des Uterus. Der Vaginalsonographie kommt bei der Überwachung der onkologischen Therapie und Nachsorge als Ergänzung des oftmals schwer zu erhebenden Tastbefundes eine bedeutende Rolle in der Diagnostik lokaler Rezidive zu. Durch vaginalsonographisch geführte Punktionen ist die zytologische bzw. histologische Sicherung von Rezidiven im Beckenbereich möglich. Der Prozentsatz auswertbarer Proben liegt bei der Punktion unter Sicht bei 90%, während die nur unter palpatorischer Kontrolle vorgenommene Punktion eine Ausbeute von 70% hat. Eine neu aufgetretene Lymphknoten- oder Lebermetastasierung kann durch die abdominalsonographisch geführte Punktion gesichert werden.

Literatur

1. Schramm TH, Mikorey S (1989) Spezielle gynäkologische Ultraschalldiagnostik. In: Schramm TH, Gloning K-PH (Hrsg) Pränatale und gynäkologische Sonographie. Enke, Stuttgart S. 225–254
2. Bhan V, Campbell S (1986) Ultraschall als Screening-Verfahren zur Entdeckung von Ovarialtumoren. Gynäkologe 19:135–141
3. Higgins RV, van Nagell JR, Donaldson ES et al. (1989) Transvaginal Sonography as a screening method for ovarian cancer. Gynecologic Oncology 34:402–406
4. Osmers R, Völksen M, Rath W et al. (1989) Vaginosonographische Messungen des postmenopausalen Endometriums zur Früherkennung des Endometriumkarzinoms. Geburtsh Frauenheilk 49:262–265

Ultraschallvorsorgeuntersuchung

J. Wisser

Frauenklinik im Klinikum Großhadern, LMU München,
Marchioninistr. 15, D-8000 München 70

Im Jahre 1980 wurden in der Bundesrepublik Deutschland zwei Ultraschallvorsorgeuntersuchungen in den Richtlinienkatalog der Mutterschaftsvorsorge aufgenommen.

Die erste Ultraschallvorsorgeuntersuchung zwischen der 16. und 20. SSW p. m. soll neben der Beurteilung der Lokalisation die Vitalität der Gravidität sichern. Die Biometrie bietet die Möglichkeit, das Gestationsalter zu sichern und definitiv festzulegen. Daneben soll der Ausschluß bzw. Nachweis von Mehrlingsschwangerschaften geführt werden und auf Hinweiszeichen für das Vorliegen von Entwicklungsstörungen geachtet werden. In der zweiten Ultraschallvorsorgeuntersuchung zwischen der 32. und 36. SSW erfolgt die definitive Plazentalokalisation und die Beurteilung von Lage, Poleinstellung und Stellung. Die Biometrie des Feten in Referenzebenen erlaubt auf der Basis des fixierten Gestationsalters die Beurteilung des somatischen Entwicklungszustandes.

Auch in dieser Untersuchung sollen die Hinweiszeichen für das Vorliegen von Entwicklungsstörungen beachtet werden. Diese reichen von Auffälligkeiten der Fruchtwassermenge über dysproportionierte Körpermaße, frühzeitige Abflachung der Wachstumskurve, anormale Körpermaße, auffällige fetale Organstrukturen, fetale Herzrhythmusstörungen, Nabelschnuranomalien, auffällige Plazentastrukturen bis hin zu abnormem Bewegungsverhalten [3].

Neben den beiden Vorsorgeuntersuchungen sind Ultraschalluntersuchungen im Rahmen der Mutterschaftsvorsorge nur bei klinischen Indikationen, die den Mutterschaftsrichtlinien beigefügt sind, möglich.

Offene Fragen im Zusammenhang mit der Ultraschallvorsorgeuntersuchung betreffen ihre Auswirkungen auf das perinatologische Vorgehen und auf perinatologische Befunde, die Effektivität der Untersuchung in bezug auf Mißbildungsdiagnostik, Ablauf und Umfang der Untersuchung und juristische Aspekte.

Vier randomisierte, prospektive Untersuchungen zur Auswirkung der Ultraschallvorsorgeuntersuchung liegen vor und haben zum Teil unterschiedliche Resultate ergeben [1, 2, 4, 7].

In einem einstufigen Screening in der 15. SSW konnte eine signifikante Reduktion der Geburtseinleitung bei Verdacht auf Übertragung und eine Zunahme des Geburtsgewichtes, besonders in der Gruppe der Raucherinnen festgestellt werden [7]. Ferner wurde eine Abnahme der perinatalen Mortalität, ohne daß diese jedoch statistisch signifikant war, beobachtet [2].

Durch ein Pooling der Daten der bis 1984 publizierten Studien [1, 2, 4] kam Thacker zu dem Ergebnis, daß die beobachtete Verringerung der perinatalen Mortalität in der Gruppe der gescreenten Schwangerschaften statistisch nicht signifikant auf dem 5% Niveau zu beurteilen war. Um ein solches Faktum in 9 von 10 Studien mit einer Irrtumswahrscheinlichkeit von kleiner als 5% zu belegen, müßten in jeder Gruppe 6250 Patientinnen untersucht werden. Die bisher durchgeführten Studien sind also von der Patientenzahl zu klein dimensioniert gewesen, um eine Reduktion der perinatalen Mortalität statistisch sichern zu können [6].

Was aber leistet die Ultraschallvorsorgeuntersuchung in bezug auf die Diagnostik von Fehlbildungen? Dazu haben wir die an unserer Klinik diagnostizierten 410 fetalen Entwicklungsstörungen analysiert. Die Unterteilung erfolgte nach den Kriterien Diagnostik im Verlauf der ersten Ultraschallvorsorgeuntersuchung als Routinescreening bzw. Diagnostik durch eine Detailuntersuchung vor der 24. SSW. Zur Validierung dieser beiden Untersuchungen wurden nur solche fetalen Erkrankungen herangezogen, die in jedem Fall sofort bei der postpartalen Erstinspektion erkannt werden können.

Für die kranialen Neuralrohrverschlußstörungen gilt, daß sie im Verlauf eines routinemäßigen ersten Screenings, meist auswärts durchgeführt, in 18 von 21 Fällen entsprechend einer Sensitivität von 85,7% diagnostiziert werden konnten. Die Spezifität lag, da kein falsch positiver Befund erhoben wurde, bei 100% (Tabelle 1).

Im Rahmen einer Detailuntersuchung an unserer Klinik wurden alle 19 kranialen Neuralrohrverschlußstörungen diagnostiziert, ohne daß falsch positive oder falsch negative Befunde erhoben worden sind, so daß sich Sensitivität und

Tabelle 1. Validierung der ersten US-Vorsorgeuntersuchung am Beispiel kranialer Neuralrohrverschlußstörung (NTD)

	NTD	Keine NTD	
US NTD	18	0	18
US keine NTD	3	8488	8491
	21	8488	8509

Sensitivität	85,7%	Positiver Vorhersagewert	100,0%
Spezifität	100,0%	Negativer Vorhersagewert	99,9%
Genauigkeit	99,9%	Prävalenz	0,3%

Tabelle 2. Validierung der US-Detailuntersuchung vor der 24. SSW am Beispiel kranialer Neuralrohrverschlußstörung (NTD)

	NTD	Keine NTD	
US NTD	19	0	19
US keine NTD	0	1103	1103
	19	1103	1122

Sensitivität	100,0%	Positiver Vorhersagewert	100,0%
Spezifität	100,0%	Negativer Vorhersagewert	100,0%
Genauigkeit	100,0%	Prävalenz	1,7%

Spezifität zu 100% ergeben (Tabelle 2). Aus diesen Zahlen ist zu ersehen, daß durch die erste Ultraschallvorsorge schwere kraniale Neuralrohrverschlußstörungen erkannt werden können, bei korrekter Durchführung der Untersuchung sogar erkannt werden müssen.

Nun erhebt sich die Frage nach Ablauf und Umfang einer Untersuchung, welche die oben präsentierten Ergebnisse liefert.

Die Ultraschallvorsorgeuntersuchung, wie wir sie an unserer Klinik als Detailuntersuchung praktizieren, beginnt als orientierende Untersuchung, an die sich eine Gesamtbetrachtung des Feten anschließt. Danach erst erfolgt die schnittanatomische Untersuchung. Die Untersuchung wird mit der Befunddokumentation abgeschlossen. Die orientierende Untersuchung beginnt mit einem suprasymphysären Horizontalschnitt. Der Schallkopf wird anschließend langsam nach kranial geführt, so daß über eine Serie orientierender Horizontalschnitte die Frage nach Lage, Poleinstellung und Stellung ebenso beantwortet werden kann wie die Frage der Vitalität des Feten. Ein solches Vorgehen ermöglicht ferner den Ausschluß bzw. den Nachweis von Mehrlingsschwangerschaften. Die Beurteilung der Fruchtwassermenge ist trotz verrschiedener Versuche zur Quantifizierung immer noch subjektiv und damit wesentlich von der Erfahrung des Untersuchers abhängig. Ergebnis dieser orientierenden Untersuchung soll es sein, daß der Untersucher eine genaue Vorstellung von der intrauterinen Lagebeziehung des Feten gewinnt und so ein prospektives Untersuchen möglich wird.

An die orientierende Untersuchung schließt sich die Gesamtbetrachtung des Feten an, wobei durch mediane Sagittalschnitte, welche von dorsal geführt werden, die Integrität der Wirbelsäule in ihrem gesamten Verlauf beurteilt werden kann. Dabei ist vor allen Dingen auf Strukturdefekte der knöchernen Strukturen sowie der Haut zu achten. Ein von ventral her geführter medianer Sagittalschnitt läßt neben dem fetalen Profil auch die Intaktheit der vorderen Bauch- und Thoraxwand erkennen. Eine solche Darstellung ermöglicht ferner Dysproportionen von Kopf und Rumpf bzw. von Gehirn- und Gesichtsschädel aufzudecken.

Die Gesamtbetrachtung schließt ab mit der Lokalisation und Strukturbeurteilung der Plazenta. Bei dem Verdacht auf tiefsitzende Plazenta bzw. Plazenta praevia muß eine Untersuchung mit voller Blase erfolgen.

Erst nach dieser globalen Betrachtung erfolgt die schnittanatomische Untersuchung des Feten, wobei wir uns entsprechend einer Empfehlung von Staudach an die sechs von kranial nach kaudal geführten Horizontalschnitte halten [5].

Die Untersuchung wird abgeschlossen mit der schriftlichen Befunddokumentation, in der neben den biometrischen Daten auch die Befunde aufgeführt werden, die überprüft worden sind. Videoprints der Biometrie sowie ein sagittaler Medianschnitt zur Beurteilung der Wirbelsäule werden angeheftet.

In den letzten Jahren wird die Qualität von Ultraschallvorsorgeuntersuchungen zunehmend unter straf- und zivilrechtlichen Aspekten beleuchtet. Damit diese Auseinandersetzungen einer vertretbaren Lösung zugeführt werden können, müssen wir Ärzte durch Validierung der Ergebnisse sonographischer Vorsorge- und Detailuntersuchung Fakten schaffen, welche Möglichkeiten und auch Grenzen der Methode belegen.

Eine nicht erkannte Fehlbildung, z. B. eine Zwerchfellhernie ist meines Erachtens nicht grob fahrlässig, sondern mangelhafte Erfahrung in der systematischen

Untersuchung und im Erkennen extrem seltener Erkrankungen. Diese Erfahrung zu mehren, sollte dieses Seminar beitragen.

Literatur

1. Bakketeig LS et al. (1984) Randomised controlled trial of ultrasonographic screening in pregnancy. Lancet II:207–211
2. Eik-Nes SH et al. (1984) Ultrasound screening in pregnancy: a randomised controlled trial. Lancet I:1347
3. Hansmann M, Hackelöer B-J, Staudach A (1989) Ultraschalldiagnostik in Geburtshilfe und Gynäkologie. Springer, Berlin Heidelberg New York
4. Neilson JR, Munjanja SP, Whitfield CR (1984) Screening for small for dates fetuses: a controlled trial. Br Med J 289:1179
5. Staudach A (1986) Fetale Anatomie im Ultraschall. Springer, Berlin Heidelberg New York
6. Thacker SB (1985) Quality of controlled clinical trials. The case of imaging ultrasound in obstetrics: a review. Br J Obstet Gynecol 92:437
7. Waldenström U et al. (1988) Effects of routine one-stage ultrasound screening in pregnancy: a randomised controlled trial. Lancet II:585–588

3. Akutdiagnostik

Stellenwert der Sonographie beim chirurgischen Akutfall

M. Aufschnaiter

Krankenhaus der Barmherzigen Schwestern, Chirurgie, A-9900 Linz

Beim chirurgischen Akutfall sollte die Ultraschalldiagnostik unmittelbar nach Anamnese und klinischer Befunderhebung durchgeführt werden, da sie in dieser frühen Phase des diagnostischen Ablaufes sehr oft schon eine definitive Diagnosestellung erlaubt, in anderen Fällen aber zumindest eine gezielte Einschränkung der weiteren apparativen Untersuchungen ermöglicht. Immer mehr setzt sich in der deutschsprachigen Chirurgenschaft und ihren Standesvertretungen die Überzeugung durch, daß die Sonographie vom Chirurgen selbst durchgeführt werden sollte, vor allem deshalb, weil in die Erstellung eines therapierelevanten Befundes viel an fachlichem Wissen und nicht zuletzt klinischem Gespür miteinfließt.

Im wesentlichen umfaßt die chirurgische *Akutdiagnostik 3 Bereiche*, nämlich den allgemein chirurgischen Akutfall, sodann das stumpfe Bauchtrauma, insbesondere beim Polytraumatisierten und schließlich die postoperative Akutsituation. In Tabelle 1 wurde versucht darzustellen, welchen Stellenwert die Ultraschalluntersuchung bei den einzelnen Erkrankungen für die Therapieentschei-

Tabelle 1. Bedeutung der Sonographie und der weiteren apparativen Diagnostik für die Therapieentscheidung

Erkrankung	Stellenwert der Sonographie für Therapieentscheidung	Weitere apparative Diagnostik
Akute Cholecystitis	+++	–
Leberabszess, Meta-Bltg.	+++	–
Akute Pancreatitis	+++	(+)
Ulkus, Divertikulitis	(+)	++
Mesenterialinfarkt	(+)	+++
Magen-Darm-Perforation	+	+++
Ileus	++	++
Strangulation	+++	(+)
Appendicitis acuta	+	–
Abszeß	+++	–
St. Bauchtrauma	+++	–
P.O. Komplikationen		
Nachblutung	+++	–
Perforation	++	++
Abszeß	+++	+

dung einnimmt und welche Bedeutung der weiteren apparativen Diagnostik zukommt. Zwangsläufig enthält diese Stellungnahme sehr viel an subjektiver Einschätzung, die sich aber auf eine mittlerweile zehnjährige praktische Erfahrung mit diesem Thema stützt.

Allgemein-chirurgischer Akutfall

Die Frage, ob eine akute Cholecystitis, ein Leberabszeß oder eine Einblutung in eine Metastase oder Lebercyste die Ursache für die akute Oberbauch-Symptomatik sind, läßt sich im Ultraschall praktisch immer ausreichend klar beantworten. Für uns stellt in der Akutphase der akuten Pankreatitis das für die Operationsentscheidung relevante Kriterium die Exsudateinschwemmung ins Retroperitoneum dar. Diese Fragestellung ist im Ultraschall ausreichend zu beantworten. Daraus erklärt sich der niedrige Stellenwert, der der weiteren apparativen Diagnostik begemessen ist. Beim Magen-Duodenalulcus kann mitunter ein eindeutiger, richtungsweisender Befund erhoben werden, die definitive Klärung bleibt aber dann doch den endoskopischen und radiologischen Verfahren vorbehalten. Beim Mesenterialinfarkt hilft die Sonographie kaum weiter, außer gute Untersuchungsbedingungen erlauben eine eindeutige dopplersonographische Beurteilung der Mesenterialarterie. Bei Verdacht auf Magen-Darmperforation ist auch nur in wenigen und günstig gelagerten Fällen die Diagnose – etwa unter Einbeziehung der Feinnadelpunktion – sonographisch zu stellen, sodaß hier weiterhin die konventionelle Radiologie ihren hohen Stellenwert behalten hat. Beim Dünndarm-Ileus halte ich die Sonographie und Radiologie für sich ideal ergänzende Methoden. Die isolierte und durch Torsion strangulierte Darmschlinge allerdings ist im Ultraschall am besten nachzuweisen. Die Bedeutung der Sonographie für die Erkennung einer akuten Appendicitis und zur Erstellung der Operationsindikation halte ich beim „Routinefall" für keineswegs so hoch, daß man der Ultraschalluntersuchung als zwingende Maßnahme vor jeder Appendektomie das Wort reden könnte. Bei der komplizierten Appendicitis hingegen kommt ihr ein sehr hoher diagnostischer Stellenwert zu, der zusätzliche diagnostische Maßnahmen meist überflüssig macht.

Stumpfes Bauchtrauma

In der Beurteilung des stumpfen Bauchtraumas hat sich trotz anfänglicher Skepsis unter der Chirurgenschaft in den letzten Jahren die Sonographie als die diagnostische Maßnahme zum Nachweis oder Ausschluß einer intraabdominellen, retroperitonealen und thorakalen Blutung durchgesetzt, allerdings unter der Bedingung daß ein erfahrener Untersucher zur Verfügung steht. Ist dieses Kriterium erfüllt, so besteht meiner Erfahrung nach in der Akutsituation keine Indikation mehr für die Peritoneallavage. Zusätzliche radiologische Verfahren können aber bei urologischen oder gefäßchirurgischen Fragestellungen nötig werden.

Postoperative Akutsituation

Das Problem der Nachblutung in die freie Bauchhöhle – nicht jedoch in den Digestionstrakt – ist im Ultraschall ebenso klar und eindeutig zu beurteilen wie beim stumpfen Bauchtrauma. Dies ist deshalb so wichtig, weil die gängigen klinischen Parameter der Blutungshypovolämie durch Nachwirkung der Narkosemedikamente und infolge der infusionsbedingten Blutverdünnung nur sehr eingeschränkt zu verwerten sind. Die Perforation bzw. Anastomosendehiszenz im Digestionstrakt kann – wiederum in Verbindung mit der ultraschallgezielten Feinnadelpunktion – sehr gut im Ultraschall erkannt werden, die weitere topographische Zuordnung der Austrittsstelle sowie eine Reihe weiterer für die Therapieentscheidung wichtiger Fragen sind jedoch nur durch Radiologie in Verbindung mit Kontrastverfahren ausreichend zu klären. Nach unserer Erfahrung sind rund 90% der postoperativen pathologischen Flüssigkeitsansammlungen durch alleinige Ultraschalluntersuchung aufzuspüren, topographisch zuzuordnen und in den meisten Fällen auch durch perkutane Drainage zu entlasten, sodaß die Computertomographie in unserem Material eine nur untergeordnete Rolle spielt.

Stellenwert der Sonographie in der Akutdiagnostik aus der Sicht des Internisten

G. Rettenmaier

Kreiskrankenhaus, Med. Klinik, Bunsenstr. 120, D-7030 Böblingen

Unter Akutdiagnostik verstehen wir eine Diagnostik, die nicht aufgeschoben werden kann. Der Begriff umfaßt die klassische Notfalldiagnostik z. B. beim akuten Abdomen, ist aber nicht identisch, sondern weiter als dieses.

Einige der wichtigsten Ursachen des *akuten Abdomens* (Abb. 1) lassen sich heute sonographisch zuverlässig diagnostizieren:

Unangefochten ist mittlerweile die sonographische Erkennung der Gallensteinkrankheit mit oder ohne Verschluß und mit ihrer Stufenleiter an Komplikationen: Cholezystitis – Hydrops – Empyem – Perforation.

Wir können die *Pankreatitis* sehen, mitsamt ihren Komplikationen, den Nekrosestraßen, den Pseudocysten oder Abszedierungen, und somit diese ernste Krankheit besser gewichten.

Wir finden die *freie Luft in der Bauchhöhle* infolge Ulkusperforation zuverlässig, manchmal eher als mittels Röntgenaufnahme.

Wir können häufig etwas Wesentlichen beitragen zur Diagnose einer *Sigmadivertikulitis* und nun auch zunehmend zur *Appendizitis*.

Es geht in solchen Fällen meist um die Frage, Operation oder nicht? Der Internist ist dabei oft der Zuarbeiter des Chirurgen, der sicherlich zukünftig vermehrt diese Aufgabe selbst übernehmen wird.

Darüber hinaus gibt es andere Krankheitszustände, die, wenn schon nicht unbedingt eine Operation, so doch umgehend eine sonstige Therapie erfordern. Gewiß ist in solch einer Situation auch der sonographische *Ausschluß* von bestimmten denkbaren Krankheiten nützlich (und tatsächlich haken wir in dringlichen und undurchsichtigen Situationen sequentiell diesen und jenen Punkt ab). Aber viel wertvoller ist natürlich die *definitive Diagnose*, die heute von einem erfahre-

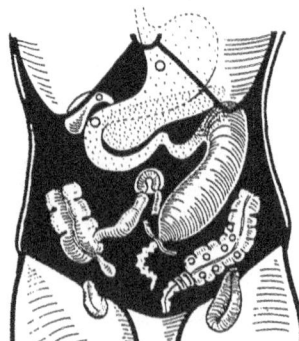

Gallensteineinklemmung
Akute Cholezystitis
Perforiertes Ulcus duodeni

Akute Appendizitis

Eingeklemmter
Schenkelbruch

Perforiertes Magengeschwür

Akute Pankreatitis

Eingeklemmter Nabelbruch

Briden-Ileus-Divertikulitis

Dickdarmkarzinom

Eingeklemmter Leistenbruch

Abb. 1. Die wichtigsten Ursachen des akuten Abdomens (nach Hegglin Diff. diagn. inn. Krh 13. Aufl. 1975)

nen Untersucher mit einem guten klinischen Hintergrund in manchen Fällen umgehend gestellt werden kann. Dazu gehören im Gebiet der Inneren Medizin beispielsweise:

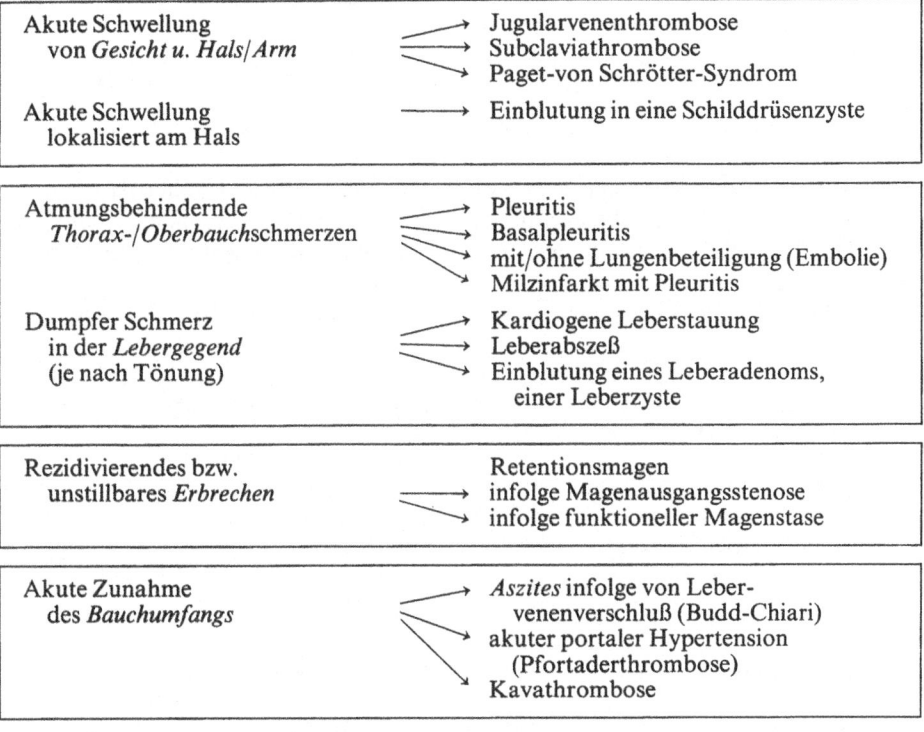

Akute Schwellung
 von *Gesicht u. Hals/Arm* ────────→ Jugularvenenthrombose
                        ────────→ Subclaviathrombose
                        ────────→ Paget-von Schrötter-Syndrom

Akute Schwellung
 lokalisiert am Hals ────────→ Einblutung in eine Schilddrüsenzyste

Atmungsbehindernde
 *Thorax-/Oberbauch*schmerzen ────────→ Pleuritis
                        ────────→ Basalpleuritis
                        ────────→ mit/ohne Lungenbeteiligung (Embolie)
                        ────────→ Milzinfarkt mit Pleuritis

Dumpfer Schmerz
 in der *Lebergegend*
 (je nach Tönung) ────────→ Kardiogene Leberstauung
                        ────────→ Leberabszeß
                        ────────→ Einblutung eines Leberadenoms,
                                    einer Leberzyste

Rezidivierendes bzw.
 unstillbares *Erbrechen* ────────→ Retentionsmagen
                        infolge Magenausgangsstenose
                        infolge funktioneller Magenstase

Akute Zunahme
 des *Bauchumfangs* ────────→ *Aszites* infolge von Leber-
                            venenverschluß (Budd-Chiari)
                        ────────→ akuter portaler Hypertension
                            (Pfortaderthrombose)
                        ────────→ Kavathrombose

Auch zur *Differenzierung von Fieberzuständen* ist die Sonographie geeignet,
entweder mit Lokalisationshinweisen durch den jeweiligen Schmerzcharakter:

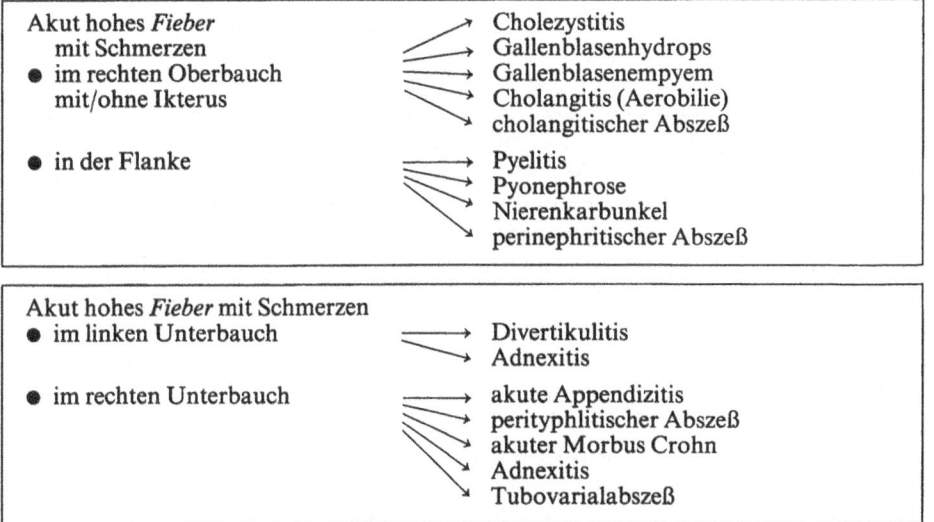

Akut hohes *Fieber*
 mit Schmerzen
 ● im rechten Oberbauch
 mit/ohne Ikterus ────────→ Cholezystitis
                        ────────→ Gallenblasenhydrops
                        ────────→ Gallenblasenempyem
                        ────────→ Cholangitis (Aerobilie)
                        ────────→ cholangitischer Abszeß

 ● in der Flanke ────────→ Pyelitis
                        ────────→ Pyonephrose
                        ────────→ Nierenkarbunkel
                        ────────→ perinephritischer Abszeß

Akut hohes *Fieber* mit Schmerzen
 ● im linken Unterbauch ────────→ Divertikulitis
                        ────────→ Adnexitis

 ● im rechten Unterbauch ────────→ akute Appendizitis
                        ────────→ perityphlitischer Abszeß
                        ────────→ akuter Morbus Crohn
                        ────────→ Adnexitis
                        ────────→ Tubovarialabszeß

oder auch *Fieberzustände ohne Lokalisationshinweise*, wenn es um eine System-
krankheit bzw. ein Pel-Ebstein-Fieber bei malignem Lymphom geht:

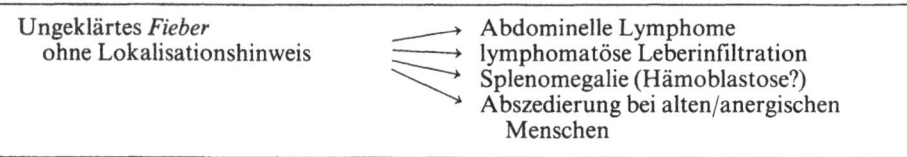

Ungeklärtes *Fieber* ————→ Abdominelle Lymphome
ohne Lokalisationshinweis ════⇒ lymphomatöse Leberinfiltration
—————↘ Splenomegalie (Hämoblastose?)
————↗ Abszedierung bei alten/anergischen
Menschen

Non-Hodgkin-Lymphome von hohem Malignitätsgrad können so evident
progressiv sein, daß nach Ausschluß einer septischen/abszedierenden Krankheit
schnellstens die definitive Diagnose gestellt werden muß, damit die cytostatische
Therapie noch eine Chance hat.

Einige *vaskuläre Krankheitszustände* beschäftigen mehr den Internisten als
den Angiologen:

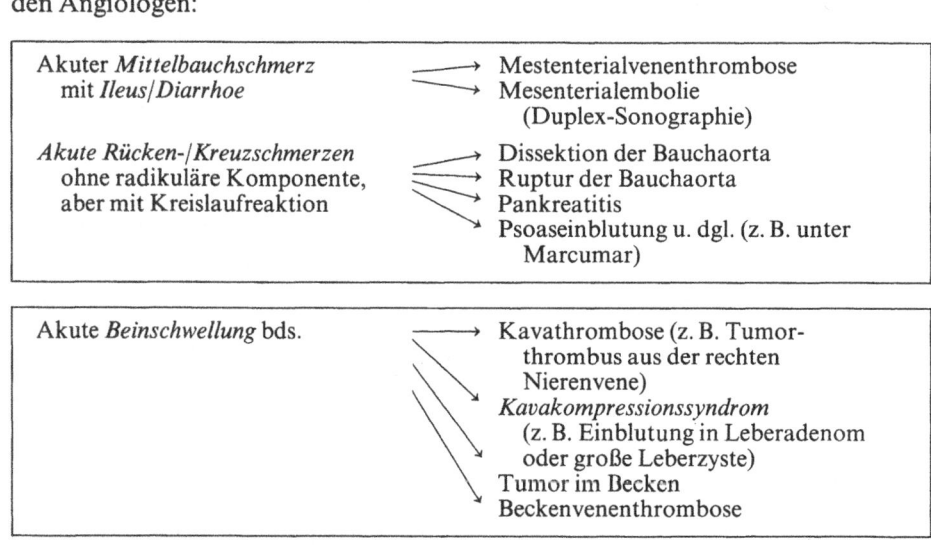

Akuter *Mittelbauchschmerz* ————→ Mestenterialvenenthrombose
mit *Ileus/Diarrhoe* ————→ Mesenterialembolie
(Duplex-Sonographie)

Akute Rücken-/Kreuzschmerzen ————→ Dissektion der Bauchaorta
ohne radikuläre Komponente, ════⇒ Ruptur der Bauchaorta
aber mit Kreislaufreaktion ————↘ Pankreatitis
————↗ Psoaseinblutung u. dgl. (z. B. unter
Marcumar)

Akute *Beinschwellung* bds. ————→ Kavathrombose (z. B. Tumor-
thrombus aus der rechten
Nierenvene)
Kavakompressionssyndrom
(z. B. Einblutung in Leberadenom
oder große Leberzyste)
Tumor im Becken
Beckenvenenthrombose

Was ich hier in der Kürze vorstellen konnte, ist eben eine Disposition; an dieses Skelett der Disposition gehörte nun eigentlich das Fleisch der Kasuistiken, für
die in dieser Übersicht keine Zeit ist. Sie soll zur Anregung dienen, die Möglichkeiten der Sonographie gerade im dringlichen Fall voll auszufahren. In Hegglins
Differentialdiagnostik von 1975 werden für viele akute Situationen noch fast ausschließlich klinische Differenzierungswege angegeben. Ich schätze die klinische
Wissenschaft außerordentlich und praktiziere sie nach Kräften, aber die Sonographie bietet uns heute doch darüber hinaus einen einzigartigen differentialdiagnostischen Weg, vor allem auch, weil sie nicht organselektiv ist, sondern „alles"
abbildet.

Freilich kann man mit der Akutdiagnostik nicht anfangen, wenn der erste
akute Fall da ist. Sie ist etwas für Erfahrene, in sonographischer wie in klinischer
Hinsicht. Das sonographisch Gefundene muß die klinische Konstellation vollständig erklären können. Die Gefahr der irreführenden, nur partiell richtigen

Diagnose ist nicht klein; ich denke da an manchen unschuldig geopferten Gallenstein, der bei Untersuchung wegen „ungeklärter Bauchbeschwerden", vermutlich funktioneller Genese, gefunden wurde. Das tatsächliche Problem ist damit nicht gelöst; der Gallenstein ist zwar die Wahrheit, aber nicht die ganze. Es ist also nicht viel gewonnen, wenn ein Unerfahrener in dringender Situation zwar etwas sieht, was ihm nicht in Ordnung zu sein dünkt, es aber nicht einzuordnen und nicht zu gewichten vermag. Aus diesem Dilemma hilft nur die immerwährende praktische Übung.

Stellenwert der Sonographie in der Akutdiagnostik der Urologie

H. Bartels

Ev. Krankenhaus, Urologie, An der Lutter 24, D-3400 Göttingen

Akute Erkrankungen der urologisch wichtigen Organe gehen fast immer mit einem oder mehreren der folgenden Symptome einher: **Blutung, Schmerz, hohes Fieber, Anurie, auffälliger Tastbefund.**

In den meisten Fällen dieser Symptomatik kann die Sonographie die urologische Organzugehörigkeit nachweisen, oder – was ebenso wichtig ist – ausschließen.

Der **schmerzlosen** Makrohämaturie liegt häufiger ein maligner Tumor der Niere, des NBKS oder der Blase zugrunde. Eine derartige Diagnose kann im positiven Fall oft schon während der sonographischen Untersuchung gestellt werden.

Als Ursache der **schmerzhaften** Makrohämaturie kommt viel seltener ein Tumor in Betracht. Häufiger dagegen sind Steine und hämorrhagische Entzündungen dafür verantwortlich, wobei der Schmerz dann ganz im Vordergrund steht. Bei klinischem Verdacht kann ein Stein durch die Sonographie fast immer bestätigt werden, sei es direkt durch seinen Nachweis, sei es indirekt durch die steinbedingte Abflußbehinderung. Das gilt besonders auch für den röntgennegativen Stein, der **nur sonographisch** vom Urothelprozeß zu unterscheiden ist. Besonders leicht gelingt der sonographische Steinnachweis, wenn ein Hydroureter den Weg weist. Ein Urogramm ist zum Zeitpunkt der Kolik nicht angezeigt wegen der Möglichkeit der Fornix-Ruptur.

Nicht so selten verbirgt sich hinter einer Koliksymptomatik eine andere sonographisch leicht nachweisbare Pathologie, etwa ein Aortenaneurysma, eine stielgedrehte Ovarialzyste, ein Hämatom (Abb. 1) in der Rektusscheide oder im Retroperitoneum.

Die akute fieberhafte Pyelonephritis kann ebenfalls mit starken Schmerzen einhergehen, doch steht dabei das Fieber als Symptom im Vordergrund, das gerade bei Kindern eine Nierenbeteiligung signalisiert.

Der zystorenale Reflux stellt bei Kindern die häufigste Ursache rezidivierender Zystopyelonephritiden dar. Die Refluxnephropathie ist sonographisch durch Restharn, der dem Pendelurin entspricht, und durch Seitendifferenzen der Nierengröße sowie der Formation des ZRB gekennzeichnet.

Septische Temperaturen mit einseitiger Schmerzsymptomatik können charakteristisch sein für die infizierte Hydronephrose, etwa bei der Harnleiterabgangsstenose. Das sonographische Bild dafür ist so typisch, daß unmittelbar nach Diagnosestellung die ultraschallgezielte Nephrostomie die Behandlung einleitet und das schwere Krankheitsbild sofort entdramatisiert.

Septische Fieberschübe bei querschnittsgelähmten Patienten müssen u. a. an ein Harnröhrendivertikel denken lassen, das im sonographischen Querbild der

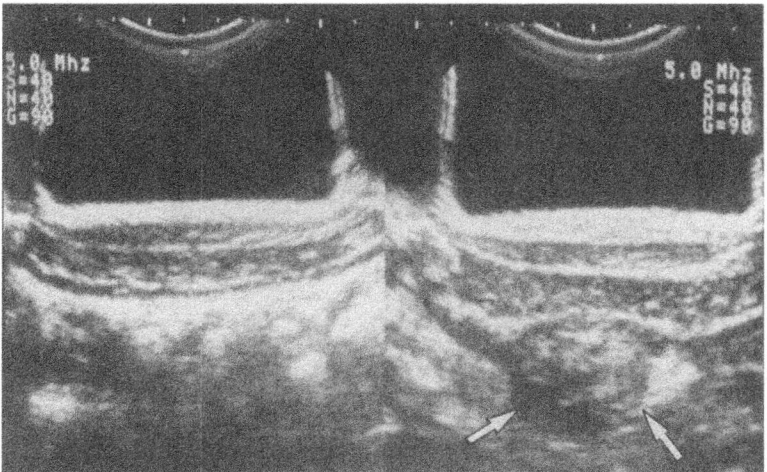

Abb. 1. Bauchdeckenhämatom als Ursache akuter li. Mittelbauchschmerzen. Vergl. den M.rectus-Verlauf li. vs re

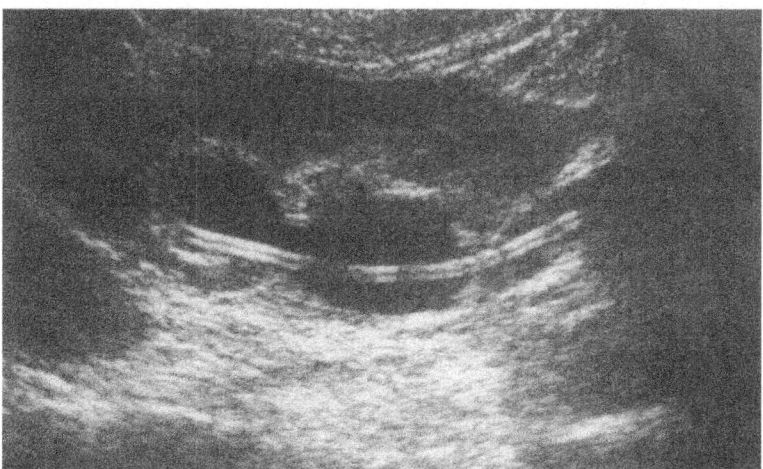

Abb. 2. Postrenale „Anurie": Durch tiefe Harnleiter-Kompression gestautes NBKS einer funktionellen Einzelniere. Ein liegendes double J ermöglicht passiven Abfluß

Harnröhre leicht erkennbar ist und nicht selten einen streuenden Bakterien-schlupfwinkel darstellt.

Ernst für Patient und Arzt ist das Symptom der Anurie. Die Frage einer post-renalen Ursache kann sonographisch unmittelbar beantwortet werden (Abb. 2). Gerade in der Notfalldiagnostik bewährt sich die Unabhängigkeit der Sonographie von der Organfunktion, etwa bei höhergradigen Niereninsuffizienzen, bei Hydro- und Pyonephrosen und vor allem bei der Beurteilung von Transplantat-nieren. Die unkomplizierte Anwendung und die sicheren sonographischen Kriterien können von entscheidender Bedeutung für das weitere Vorgehen sein.

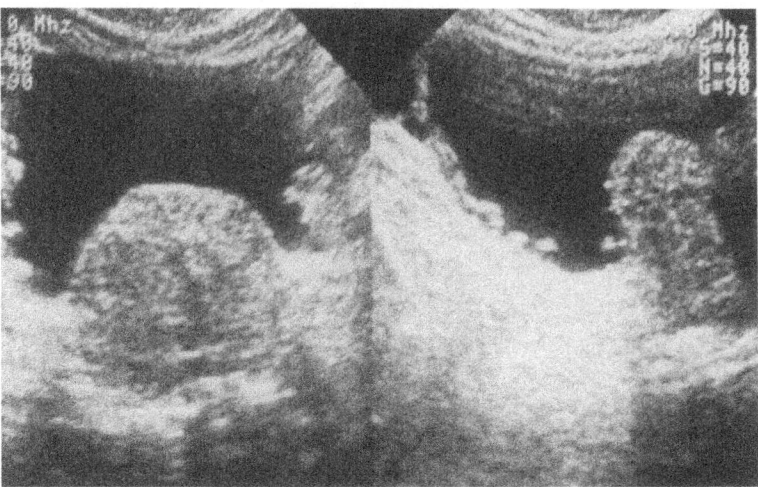

Abb. 3. Postrenale „Anurie": Harnverhaltung durch großes Prostata-Adenom (Scan quer u. längs). Akute Dekompensation eines hypertrophierten, trakulierenden Detrusors

Die Ursache eine postrenalen „Anurie" kann aber auch im Blasenauslaßbereich gelegen sein, z. B. bei Blasensteinen, Steinschutt nach ESWL-Behandlung und am häufigsten durch Dekompensation des Blasendetrusors bei obstruktiv wachsenden Prostataveränderungen (Abb. 3). Die sonographische Diagnose ist dafür ganz sicher. Auch die unmittelbar einzuleitende Behandlung, nämlich die suprapubische Kathetereinlage, erfolgt stets unter sonographischer Kontrolle.

Die Sonographie spielt für die Differentialdiagnose des letzten eingangs aufgeführten Symtoms, nämlich des auffälligen Tastbefundes, eine wichtige Rolle, z. B. bei der digitorektalen Palpation der Prostata. Die Induration kann einem Carcinom, einer Formation von Corpora amylacea und schließlich auch einer Abszeßkapsel entsprechen. Die transrektale, jetzt multiplanare Prostatasonographie erlaubt eine zuverlässige Differentialdiagnose mit einer klaren Indikation zur ultraschallgezielten Biopsie.

Der auffällige Tastbefund im Bereich des männlichen äußeren Genitales kann ebenfalls durch die scrotale Sonographie exakt differenziert werden, z. B., wenn der gesamte Skrotalinhalt einem inhomogenen Konglomerat entspricht. Hierunter kann sich eine subakute Epididymitis, ebenso wie eine Hydrocele mit stark verdickten Hodenhüllen, aber auch ein fortgeschrittener Hodentumor verbergen. Die Sonographie kann ganz sicher einen testikulären von einem extratestikulären Prozeß unterscheiden. Diese Möglichkeit kommt immer auch der getasteten Induration im Hoden selbst zugute, was entscheidend wichtig sein kann für den Nachweis eines Hodentumors. Die exploratorische Freilegung für diese Indikation ist ebenso selten geworden wie für den klassischen urologischen Notfall, nämlich die Hodentorsion. Diese ist dopplersonographisch immer eindeutig von der akuten Epididymitis und auch der Hydatidentorsion zu unterscheiden.

Eine Sonographie stellt für praktisch jeden urologischen Notfall eine wichtige Möglichkeit dar, sei es, daß sie die Diagnose unmittelbar stellen, ggf. die Therapie einleiten oder aber die weiteren diagnostischen Verfahren festlegen kann.

Stellenwert der Sonographie in der Akutdiagnostik: Angiologie

L. Marosi*, G. Payrich

* I. Med. Univ.-Klinik, Lazarettgasse 14, A-1090 Wien

Einleitung

Die häufigste Ursache der akuten Ischämie ist die arterielle Embolie. Unter einer Embolie verstehen wir die Verschleppung von körpereigenem oder körperfremdem Material, welche zu kompletter oder inkompletter Verlegung des Gefäßlumens führt. Die wesentlichsten Emboliequellen sind, erworbene Klappenfehler, Endokarditiden und wandständige Thromben, wie sie nach Myokardinfarkten zu finden sind. In der Regel finden sich die Embolien an Gefäßverzweigungen oder an physiologischen Engen. Weitaus seltener als Embolien finden sich akute Arterienverschlüsse durch arterielle Thrombosen, in Form von Abscheidungsthromben oder auch als Folge von Arteritiden, Aneurysmen, usw.

Zu spät erkannt und behandelt führt eine plötzliche Unterbrechung der arteriellen Strombahn durch oben genannte Prozesse fast immer zu irreversiblen Schäden an den betroffenen Organen. Besonders wichtig ist daher die frühzeitige Diagnosestellung um eine möglichst rasche und gezielte Behandlung zu gewährleisten. Gerade die Sonographie bietet sich hier als rasch durchführbare, nicht invasive Methode an. Die wichtigsten Lokalisationen von Embolien sind die cerebralen Arterien und die Extremitätenarterien [1, 4, 6, 8].

Methodik

Zunächst zur akuten cerebralen Ischämie (Verschluß der A. carotis): Ein Verschluß der Arteria carotis communis oder der Arteria carotis interna führt unweigerlich zu einem Schlaganfall. In den hochentwickelten Industrieländern kommen 140 Schlaganfälle/100 000 Einwohner/Jahr vor. Anders ausgedrückt sterben in der BRD jährlich ca. 90 000 Menschen an den Folgen eines Schlaganfalles. In der Literatur finden sich zwar unterschiedliche Angaben, es ist aber anzunehmen daß ca. 20–30% der Schlaganfälle durch extrakraniell gelegene Gefäßverschlüsse oder Stenosen ausgelöst werden. Theoretisch sollte es daher möglich sein, rund 1/3 der Patienten vor einer Halbseitenlähmung zu bewahren [2, 3, 5, 7]. Neben der internen Untersuchung ist gerade hier die Doppleruntersuchung der hirnversorgenden Arterien, in der Hand des geübten Untersuchers, eine rasch durchführbare, relativ leichte aber verläßliche Untersuchungsmethode.

Die sogenannte „CW"-Dopplersonographie kann zur Beurteilung der Durchblutungsverhältnisse in der Arteria carotis auf zweierlei Weise eingesetzt werden: 1. mit der indirekten Methode (= Carotis-Ophthalmica-Doppler); 2. mit der direkten Methode (= direkte Beschallung der Arteria carotis). Bekanntlich anastomosieren die Endäste der Arteria ophthalmica mit den Ästen des Arteria carotis externa Stromgebietes. Unter normalen Verhältnissen strömt das Blut vom Schädelinneren nach außen. Bei Druckabfall in der Arteria carotis interna kommt es zur Strömungsverlangsamung, ja sogar zur Strömungsumkehr.

Mittels Dopplerultraschall kann die Strömungsrichtung und deren Qualität beurteilt werden. Damit gewinnt man wertvolle Rückschlüsse über die Durchblutungssituation in der Arteria carotis interna. Im Bereich der Arteria carotis interna können bei Kombinationen beider Methoden Verschlüsse miterkannt werden. Allgemein läßt sich sagen, daß bei Verschlüssen falsch negative Ergebnisse bei genügend Erfahrung des Untersuchers praktisch ausgeschlossen sind, falsch positive Ergebnisse in weniger als 5% zu erwarten sind [8].

Durch Stenosen in den Arterien kommt es zu Strömungsveränderungen. Die zunächst laminare Strömung unter physiologischen Bedingungen geht in eine turbulente Strömung über, welche dopplersonographisch nachweisbar ist. Stenosen in der Arteria carotis interna und der Arteria carotis externa können daher dopplersonographisch diagnostiziert werden, wenn sie hämodynamisch wirksam sind. Hier ist zu erläutern, daß dabei eher die oben genannten Strömungsveränderungen und nicht die klinischen Auswirkungen auf die Hirndurchblutung im Vordergrund stehen. Ein Stenosierungsgrad 60–70% führt zu Turbulenzen die zu Beginn nur während der Systole auftreten (bedingt durch die höhere Flußgeschwindigkeit des Blutes in der Systole). Ab einem Stenosierungsgrad von 70–80% ist die Strömung auch in der Diastole turbulent. Ein weiteres diagnostisches Merkmal einer Stenosierung ist das fortschreitende Schwinden des pulsativen Anteiles der Strömungsgeräusche mit zunehmender Eingengung des Gefäßlumens. Die schließlich entstehende subtotale Stenose ist im Dopplersignal an einem hochfrequenten gleichmäßigen Zischen zu erkennen. Aufgrund der angeführten Tatsachen ist es verständlich, daß Stenosen unter 50% Lumeneinengung nur schwer dopplersonographisch erfaßbar sind [8].

Mittels „CW"-Doppler-Sonographie lassen sich aber nicht nur die Arteria carotis interna und die Arteria carotis externa beurteilen, sondern auch die Arteria carotis communis, die Arteria vertebralis sowie die Arteria subclavia können mit dieser Methode untersucht werden. Die Beurteilung von nur geringgradigen Stenosen der Arteria communis bereitet einige Schwierigkeiten, mittelgradige und höhergradige Stenosen lassen sich aber mit hoher Sicherheit erkennen.

Eine sinnvolle Kombination zwischen Doppler-Sonographie und B-Bildverfahren bildet die Duplex-Sonographie. Diese Methode hat in der frühzeitigen Diagnostik der akuten cerebralen Ischämie einen großen Fortschritt gebracht. Zunächst zum B-Bildverfahren: Dieses Verfahren ist die sogenannte Echtzeitsonographie. Mit ihrer Hilfe gelingt es seit ca. 10 Jahren Gefäße darzustellen. Es gibt zwei Formen der Echtzeitsonographie, die Linear- und die Sektorform (abhängig vom verwendeten Schallkopf). Beide Arten haben ihre Vorzüge, bei der Gefäßuntersuchung ist der Sektorscan jedoch leichter zu handhaben und die Gefäße lassen sich in ihrem Verlauf besser darstellen. Die Echtheitsonographie kann somit an den Gefäßen zu den verschiedensten Untersuchungen eingesetzt werden. Mit diesem Untersuchungsverfahren ist es möglich geworden, den Verlauf und die Wandbeschaffenheit von Gefäßen zu erfassen (Erkennung und

Verlaufsbeurteilung von präklinischer Arteriosklerose). Ebenso gelingt die Beurteilung von Stenosen, Plaques im Bereich der Arteria carotis, Arteria vertebralis, Arteria subclavia, Arteria axillaris, Arteria cubitalis, Verschlüsse des Hohlhandbogens, der Digitalarterien, der Aorta abdominalis, Arteria iliaca, Arteria femoralis und der Arteria poplitea, der Unterschenkelarterien und der Mesenterialarterien. Auch in der Diagnostik von Aneurysmen findet die Echtzeitsonographie Anwendung. Eine weitere Einsatzmöglichkeit ist die Analyse von Verschlußmaterial bei arteriellen Verschlüssen und venösen Thrombosen zur exakten Indikationsstellung vor lumeneröffnenden Maßnahmen, sowie die Vermessung von Gefäßkalibern im Liegen und im Stehen (z. B. bei der Kompressionsbehandlung chronisch venöser Erkrankungen). Schließlich läßt sich diese Untersuchungsmethode noch zur Verlaufskontrolle nach gefäßrekonstruierenden Eingriffen zur Erkennung von Restenosierungen oder Anastomosenaneurysmen leicht und unbelastend für den Patienten einsetzen. Der Vollständigkeit halber sei auch noch erwähnt, daß die Echtzeitsonographie auch zur Gefäßortung bei schwierigen Punktionen eingesetzt werden kann. Aus dem bisher gesagten geht wohl eindeutig hervor, wie vielseitig die Sonographie gerade in der Akutdiagnostik bei angiologischen Fragestellungen eingesetzt werden kann.

Die Sonographie kann aber nicht nur im Bereich der hirnversorgenden Arterien angewandt werden. Im folgenden werden einige andere Anwendungsbereiche behandelt.

Liegt ein Verschluß der Arteria brachialis vor, wird die Sonographie gemeinsam mit der Palpation und der Oszillographie eingesetzt. Dabei können die Armarterien problemlos bis zum Ellbogen verfolgt werden. Selbst bei akuten Verschlüssen der Arterien des Hohlhandbogens und der Digitalarterien ist neben der Klinik und anderen apparativen Methoden die Doppleruntersuchung für die frühzeitige Diagnose von besonderer Bedeutung.

Aber auch im Bereich der Bauchaorta, den Beckenarterien und den Beinarterien können sowohl stenosierende als auch dilatierende Prozesse beurteilt werden. Bei einem akuten Aortoiliakalen Verschluß (Bifurkationsembolie) ist sowohl die periphere systolische Dopplerdruckmessung, als auch die sonographische Duplexuntersuchung von Bedeutung. Dies gilt auch für einen akuten Iliakaverschluß und den femoropoplitealen Verschluß. Bei akut auftretenden peripheren Verschlüssen der unteren Extremität hilft die akrale Druckmessung mit Doppler wesentlich bei der Diagnosestellung weiter. Natürlich läßt sich hier auch die Duplexsonographie mit großer Genauigkeit einsetzen.

Gerade im Bereich der Mesenterialarterien ist eine Diagnose nicht immer leicht zu stellen; auch hier kann man aber mit der Duplexuntersuchung die Diagnose oft stellen und sie erst dann mit einer Katheterangiographie verifizieren. Gesagtes gilt auch für die Diagnose einer Nierenarterienstenose.

Selbstverständlich kann die Sonographie nicht nur im arteriellen Bereich eingesetzt werden, auch das venöse Stromgebiet ist damit einer umfassenden Untersuchung zugänglich. Eine Beinvenenthrombose läßt sich sowohl mit „CW"-Doppler-Sonographie, als auch mit Duplex-Sonographie verläßlich nachweisen. Dies gilt gleichermaßen für Unterschenkel und auch für höher gelegene Teile des venösen Systems. Zuletzt sei noch betont, daß die Sonographie zur Diagnose von Aneurysmen in fast allen Gefäßabschnitten angewandt werden kann. Es lassen sich dabei nicht nur die Aneurysmen selbst, sondern auch Thromben und Dissektionen selbiger nachweisen [8].

Zusammenfassung

Betrachtet man nun das umfangreiche Einsatzgebiet der Sonographie im Bereich der Angiologie, ist der hohe Wert dieser Untersuchungsmethode leicht ersichtlich. Durch die rasche Weiterentwicklung dieser Methode, wie z. B.: „farbcodierte Doppler-Sonographie" wird der Einsatz der Sonographie bei angiologischen Akutsituationen sicherlich in Zukunft noch breitere Anwendung finden.

Literatur

1. Dembowski U (1974) Akuter Arterienverschluß. In: Angiologie, Heberer G, Rau G, Schoop W (Hrsg) Angiologie, 2. Aufl. Stuttgart, S 387
2. Gottstein U (1980) Der akute cerebrale Insult. Internist 21:252
3. Hamann H, Vollmar JF (1985) Operative Therapie extrakranieller Aortenstenosen. In: Schettler G, Gross R (Hrsg) Arteriosklerose. Deutscher Ärzte-Verlag, Köln, S 71–82
4. Hild R, Nobbe F (1980) Krankheiten der Arterien In: Schettler G (Hrsg) Innere Medizin. Thieme, Stuttgart
5. Nobbe F (1979) Akuter Arterienverschluß. Diagnostik 12:266
6. Nobbe F (1979) Angiologische Notfälle. In: Ahnefeld FW, Burri C, Dick W, Halmagyi M (Hrsg) Klinische Anästhesiologie und Intensivtherapie, Bd 10. Springer, Heidelberg New York, S 157
7. Nobbe F (1981) Notfallsituationen: Der akute Gefäßverschluß. Notfallmedizin 7:525
8. Nobbe F, Rudofsky G, Widder B, Hamann H, Brock E (1988) Der akute Arterienverschluß. In: Rudofsky G (Hrsg) Angiologie. perimed, Fachbuch-Verlagsgesellschaft

Der Stellenwert der Sonographie in der Akutdiagnostik Pädiatrie

D. Weitzel

Fachbereich Pädiatrie, Deutsche Klinik für Diagnostik,
Aukammallee 33, D-6200 Wiesbaden

Ich verstehe unter Akutdiagnostik nicht nur die Notfalldiagnostik, sondern jede Form der dringlichen Diagnostik. Da zunächst die Diagnose nicht bekannt ist, muß die Dringlichkeit erkannt werden anhand

- der Schilderung der Eltern,
- des klinischen Befundes,
- von Laborbefunden,
- sonographischer Vorbefunde,
- von Röntgenbefunden.

Es mag überraschen, daß ich hier auch sonographische Vorbefunde als Indikation für eine sonographische Akutdiagnostik aufführe. Infolge unterschiedlicher apparativer Ausstattung und unterschiedlicher Untersucherausbildung kann man nicht von einer einheitlichen Wertigkeit der Ultraschall-Diagnostik ausgehen.

Welche einschneidenden Veränderungen der diagnostischen Strategie in den letzten beiden Jahrzehnten erreicht wurden, wird am leichtesten verständlich durch eine Fallschilderung aus dem Jahr 1974:

Ein fünfjähriges Mädchen wurde aufgrund von Laborwerten wegen des Verdachtes auf eine chronisch aggressive Hepatitis eingewiesen. Seit dem Säuglingsalter waren in Abständen von 4–10 Wochen krampfartige Bauchschmerzen, Durchfälle und Erbrechen aufgetreten. Klinisch hatte sie einen Sklerenikterus und einer derbe, 4 cm unter dem Rippenbogen tastbare Leber. Bei den Laborwerten war auffällig, daß sie eine normale alkalische Phosphatase hatte bei erhöhten Transaminasen sowie indirekten und direkten Bilirubin. Zum Ausschluß von Ösophagusvarizen erfolgte vor der geplanten Leberbiopsie eine obere MDP, bei der eine Ausweitung der Duodenalschlinge und eine Konturunschärfe dorsal und medial gesehen wurde. Wegen des Verdachtes auf eine Raumforderung erfolgte ein Urogramm, das keinen auffälligen Befund ergab. Eine Leberszintigraphie ließ eine halbkugelige Zone verminderter Aktivitätsspeicherung im Bereich des rechten unteren Leberlappens erkennen. Daran schloß sich eine Zöliakographie an, bei der ein ausgespannter Verlauf der A. gastroduodenalis nach rechts und ventral sowie eine Anhebung der A. hepatica dextra auf einen gefäßlosen Tumor schließen ließ. Der Ultraschall kam erst komplementär oder additiv nach Abschluß der Standard-Diagnostik zum Zuge. Hier sah man einen massiv erweiterten Choledochus, eine erweiterte Gallenblase und erweiterte intrahepatische Gallenwege und stellte aufgrund dieser Befunde die Diagnose einer peripheren Choledochusstenose. Trotz der Eindeutigkeit der Befunde war das Vertrauen in diese Methode nicht sehr groß, so daß man vor der Operation noch eine Laparoskopie durchführte, die letztlich ebenso wie die Operation den sonographischen Befund bestätigte.

Es bedurfte harter Auseinandersetzungen, um Änderungen des diagnostischen Vorgehens zu erreichen. Invasive Methoden wie Angiographie, Lymphangiographie etc. hatten gerade erst Eingang in die Pädiatrie gefunden. Forderungen, grundsätzlich die Sonographie als erste bildgebende Methode einzusetzen, erschienen damals revolutionär, heute ist dies im Abdominalbereich, in der Herzdiagnostik, in der Zerebraldiagnostik des jungen Säuglings und in der Hüftdysplasiediagnostik bereits Realität geworden. Daraus erklärt sich, daß die Sonographie sowohl in qualitativer als auch in quantitativer Hinsicht zur wichtigsten Methode in der Pädiatrie geworden ist. Nach der jüngsten Weiterbildungsordnung ist sie integraler Bestandteil der Weiterbildung zum Kinderarzt. Solch tiefgreifende Veränderungen mußten nicht nur erkämpft werden, sondern bergen auch Gefahren in sich.

Wie bei der großen Vielfalt der Anwendungsmöglichkeiten der Sonographie nicht anders zu erwarten ist, ist der Stellenwert der Methode abhängig von der Fragestellung und der Qualität der Untersuchungen. Die Qualität der Fragestellung ist direkt abhängig von der klinischen Untersuchung. Die Qualität der sonographischen Untersuchung ist einerseits abhängig von der Erfahrung des Untersuchers und andererseits von der Geräteausstattung, und letztere ist in der Pädiatrie – will man allen Anforderungen gerecht werden – leider sehr teuer. Abhängig vom Ultraschallbefund kann die bildgebende Diagnostik abgeschlossen werden oder können andere bildgebende Verfahren entsprechend den Erkenntnissen des Ultraschalls weitergeführt werden. War es früher die Regel, so wird heutzutage der Ultraschall nur noch selten komplementär oder additiv zur übrigen bildgebenden Akutdiagnostik eingesetzt.

Dies sei an einigen Beispielen erläutert. Typischer Anlaß für eine pädiatrische Akutdiagnostik ist ein abdomineller Tastbefund. Wird sonographisch eine zystische Raumforderung unabhängig von Leber, Pankreas, Milz und Nieren nachgewiesen, so wird heute ohne weitere operiert, weil die endgültige Diagnose – ob es sich um eine Mesenterialzyste, eine Ovarialzyste oder um eine Darmduplikatur handelt – für das operative Vorgehen nicht relevant ist und die Indikation zur Operation eindeutig ist. Eine weitere präoperative Klärung wird auch durch die Computertomographie und das NMR nicht erreicht.

Die wegen ihrer symptomarmen Intervalle gefürchtete Invagination hat durch die leichte Erkennbarkeit des Ultraschalls längst ihren Schrecken verloren. Wurden früher die Diagnosen verschleppt, weil man sich scheute, bei jedem vagen Verdacht einen Colon-Kontrasteinlauf zu machen, dann ist hier primär durch die großzügigere Indikation zur Sonographie bei gleicher Aussagekraft der entscheidende Fortschritt erzielt worden. Früh diagnostiziert kann die Invagination fast in 80% durch einen Einlauf reponiert werden. Von besonderer Bedeutung ist die Differenzierung einer Darmwandblutung beim Schönlein-Hennoch von einer Invagination. Die klinische Symptomatik kann identisch sein, die therapeutischen Konsequenzen jedoch grundlegend verschieden. Diese Differenzierung ist sonographisch möglich, weil die Darmwandblutung lediglich eine Darmwandverdickung verursacht, während die Invagination im Querschnitt typischerweise zum Zielscheibenbild führt. Auch die Pylorushypertrophie ist heutzutage

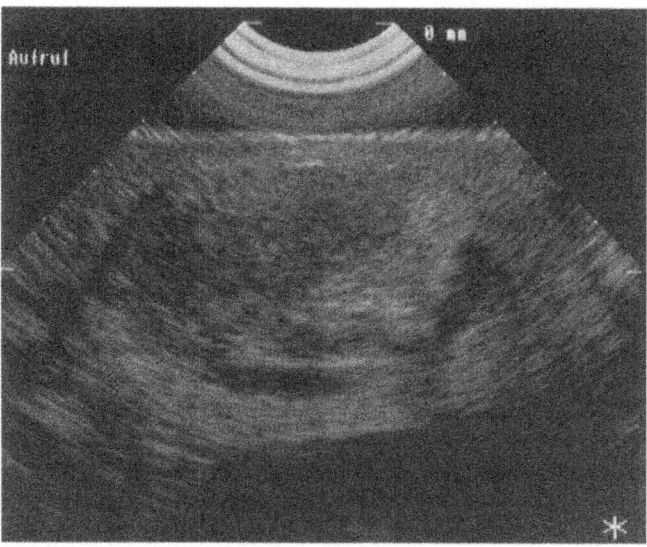

Abb. 1. Linke Skrotalhälfte eines zehnjährigen Jungen, Darstellung eines normal großen Hodens mit lockerer Echotextur, deutliche Vergrößerung des Nebenhodens mit dichter Echotextur und erhöhter Echogenität. Nachweis von verstärkten Doppler-Geräuschen auch auf dieser Seite. Das Fehlen von Fieber und entsprechenden Entzündungszeichen im Blut paßte nicht zur sonographisch vermuteten Epididymitis, operativ lag eine Hodentorsion vor

eine klassische Indikation für die sonographische Akutdiagnostik, da durch den Nachweis des verlängerten Pyloruskanals, der verdickten Pylorusmuskulatur und der frustranen Magenperistaltik die Diagnose zweifelsfrei gestellt werden kann.

Hochauflösende Schallköpfe haben auch den Hoden erobert und die akute Skrotalschwellung der Diagnostik zugänglich gemacht. Die Differenzierung der akuten Hodentorsien von der akuten Epididymitis ist hier von herausragender Bedeutung. Dies ist auch in der Regel unter Mitbenutzung der Doppler-Sonographie möglich, jedoch ist Vorsicht angebracht, da eine Verstärkung von Doppler-Geräuschen sowohl durch eine Entzündung als auch durch eine Stenose bedingt sein kann, wie Abb. 1 zeigt.

Mit diesem Beispiel, das einerseits die Grenzen der Methode zeigt, andererseits aber auch deutlich macht, welche Verantwortung heutzutage dem Ultraschalldiagnostiker in der Pädiatrie übertragen wird, möchte ich überleiten zur Funktion der Sonographie als Wegweiser für die weiterführende bildgebende Diagnostik.

Tiefgreifende Veränderungen hat die kinderurologische Diagnostik erfahren. Eine weiterführende Diagnostik wird hier in der Regel erst beim Vorliegen eines vorliegenden pathologischen sonographischen Befundes durchgeführt. Neben der konventionellen Diagnostik des Ausscheidungsurogramms und Miktionszysturethrogramms kommt hier der Funktionsszintigraphie überragende Bedeutung zu, seitdem wir gelernt haben, daß dilatierte harnableitende Wege nicht

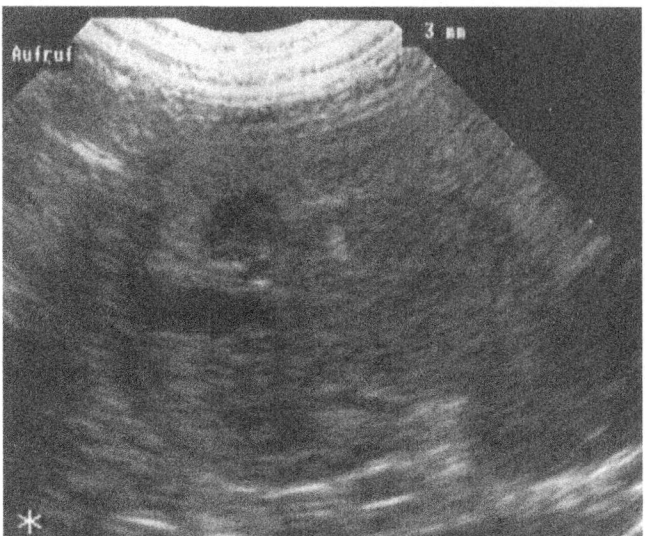

Abb. 2. Querschnittbild durch die linke Niere eines vier Monate alten Säuglings, bei dem im Rahmen des Neugeborenen-Screenings ein idiopathischer nichtobstruktiver Megaureter diagnostiziert wurde. Anlaß zur Untersuchung war eine Gedeihstörung. Man erkennt in dem dilatierten Nierenbeckenkelchsystem feine, gleichmäßig verteilte Reflexe, die durch den eitrigen Urin bedingt sind

gleichgesetzt werden dürfen mit einer mechanischen Obstruktion. Die Isotopennephrographie mit Lasixbelastung erlaubt eine sichere Differenzierung zwischen mechanisch bedingter Harnwegsdilatation und nichtmechanisch bedingter und damit nicht operationsbedürftiger Harnwegsdilatation. Liegt keine mechanische Obstruktion vor, so weisen diese Patienten dennoch ein hohes Risiko für asymptomatisch verlaufende Harnwegsinfekte auf. Das zeigen zumindest Patienten, bei denen die dilatative Uropathie im Rahmen des Neugeborenen-Screenings diagnostiziert wurden. Unterbleiben hier routinemäßige Harnuntersuchungen, so wird die Harnwegsinfektion, wie Abb. 2 zeigt, häufig erst im Stadium der Pyonephrose diagnostiziert.

Finden wir bei der Abklärung eines Tastbefundes sonographisch einen soliden Tumor, so wird die weitere Untersuchungsstrategie nicht mehr wie früher durch das Urogramm, sondern durch das Sonogramm festgelegt. Natürlich hat das Urogramm seinen festen Platz dort behalten, wo der Tumor im Bereich des Harntraktes liegt. Wenn dies jedoch nicht der Fall ist, dann kommt in der Regel bereits Kernspintomographie, respektive die Computertomographie zur Geltung.

Auch die Farbdoppler-Sonographie hat in der Pädiatrie Eingang in die Akutdiagnostik bekommen. Von herausragender Bedeutung ist sie derzeit bereits in der kardiologischen Diagnostik (Abb. 3). Die hier gegebenen Möglichkeiten sind so überragend, daß die Indikation zur Herzkatheteruntersuchung sehr stark eingegrenzt werden konnte. Von besonderer Bedeutung ist hier, daß neben der ana-

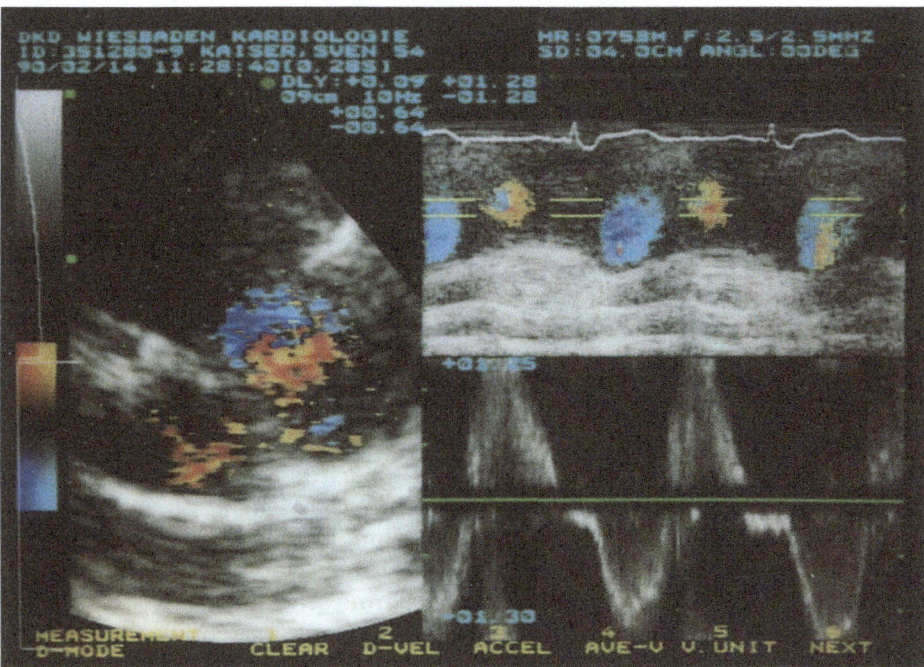

Abb. 3. Querschnitt durch die kurze Achse bei einem 9 Jahre alten Jungen mit geringer Pulmonalisinsuffizienz nach Korrektur einer Fallot'schen Tetralogie. Im Bereich der Klappe wird das M-Mode und der cw-Doppler abgeleitet. Man erkennt im M-Mode farblich einen Echokomplex im Bereich der Systole, der sich aufgrund der Farbe von den Echokomplexen der Diastole unterscheidet. Im cw-Doppler erkennt man in der Diastole eine andere Flußrichtung als in der Systole

tomischen Darstellung des Defektes eine Abschätzung der hämodynamischen Relevanz möglich ist.

Entscheidende Unterschiede zum früheren diagnostischen Vorgehen in der Akutdiagnostik sind

– die weitaus geringere Invasivität und
– die größere Untersuchungsökonomie,

die durch den primären Einsatz der Sonographie in der bildgebenden Diagnostik möglich wurde. Bedingt durch die Anwendungsvielfalt und die Seltenheit vieler diagnostizierbarer Erkrankungen, kann sie diesen Anforderungen nur gerecht werden durch ein hohes Ausbildungsniveau der Untersucher und sehr leistungsfähige Geräte. Bei der in den letzten Jahren erfolgten raschen Verbreitung der Methode in der Pädiatrie wäre es der Sache dienlich, wie in der pränatalen Diagnostik, so auch in der Pädiatrie, eine sonographische Stufendiagnostik einzuführen, weil sonst das derzeit Erreichte gefährdet ist.

Stellenwert der Sonographie in der Akutdiagnostik kinderchirurgischer Patienten

Ch. Deindl*, St. Kellnar, A. Trammer

* Kinderchirurgische Klinik im Dr.-von-Haunerschen-Kinderspital der Universität München, Lindwurmstr. 4, D-8000 München 2

Akute Krankheitsfälle und Notsituationen erfordern in jedem medizinischen Fachbereich schnelles und kausal richtiges Entscheiden und Handeln. Dies gilt insbesonders für den chirurgischen Bereich, so auch in der Kinderchirurgie. Hier dominieren vor allem das akute Abdomen, sei es idiopathischer Natur wie bei der Invagination oder traumatisch bedingt im Rahmen von stumpfen Bauchtraumen. Weitere Ursachen können entzündliche Prozesse sein, angefangen bei der Appendicitis acuta, oder auch postoperative Komplikationen wie Abszesse oder Darmstrangulationen (Abb. 1). Dazu gesellt sich noch eine Vielzahl von weiteren Krankheitsbildern, beginnend bei der eher harmlosen, aber bisweilen äußerst schmerzhaften (Gastro-)Enteritis bis zu Komplikationen bei präformierten Organfehlbildungen wie die (dekompensierte) Ureterabgangsstenose oder der Hydrometrocolpos. Schließlich zählen zu diesem Problemkreis große Ovarialcysten und Bauchtumoren verschiedenen Ursprungs. Neben der sorgfältigen klinischen Untersuchung und neben der Amamneseerhebung bedarf es in solchen Fällen immer der Hilfe bildgebender Verfahren, wobei die Sonographie hier unbestritten den ersten Platz einnimmt. Nur so können pathologische Veränderungen im Rahmen der oben aufgeführten Erkrankungen frühzeitig erkannt und entsprechend behandelt werden. Bezüglich des stumpfen Bauchtraumas ist dabei anzumerken, daß, abgesehen von wenigen Ausnahmen, bei Kindern mit stumpfen Bauchtraumen die Sonographie sich wenig zum Lokalisationsnachweis von Or-

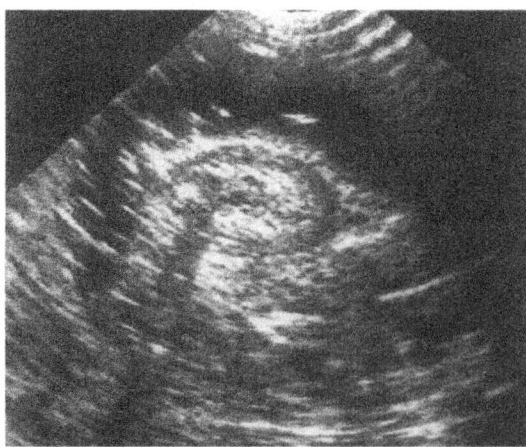

Abb. 1. Sonographischer Längsschnitt suprapubisch bei einem 8 Jahre alten Jungen nach vorausgegangener Appendektomie mit einer Dünndarmstrangulation

ganrupturen eignet. Dafür ist der Nachweis von freier Flüssigkeit im Morrison Pouch ein sicheres Indiz für die Milzruptur oder für die wesentlich selteneren Leberverletzungen. Letztere gehen oft mit intra- bzw. subkapsulären Hämatomen einher. Kleinere peri- oder retrovesikale Flüssigkeitsansammlungen sind oft reversibel und bei engmaschigen Sonographiekontrollen nicht mehr nachweisbar. Nach unseren Erfahrungen hat die Sonographie die früher übliche Peritoneallavage überflüssig gemacht.

Während Ileus oder Morbus Crohn beim erwachsenen Patienten die typischen Darmveränderungen im Rahmen des akuten Abdomens darstellen, finden sich im Kindesalter weitere typische sonographische Veränderungen wie die oben bereits erwähnte Invagination, deren sonographisches Erscheinungsbild von der einfachen Kokarde bis zum typischen Schießscheiben-Phänomen reichen kann (Abb. 2). Die nekrotisierende Enterocolitis kann im fortgeschrittenen Stadium ein ähnliches sonographisches Bild aufweisen mit freier Flüssigkeit als Zeichen einer hochgradigen Darmwandschädigung. Hinsichtlich der sonographischen Diagnostik „akute Appendicitis" können wir die derzeitige „Euphorie" bei erwachsenen Appendicitispatienten nicht teilen. Bei Patienten im Kindesalter mit Appendicitisverdacht soll die Sonographie weniger zur nur in wenigen Fällen erfolgrei-

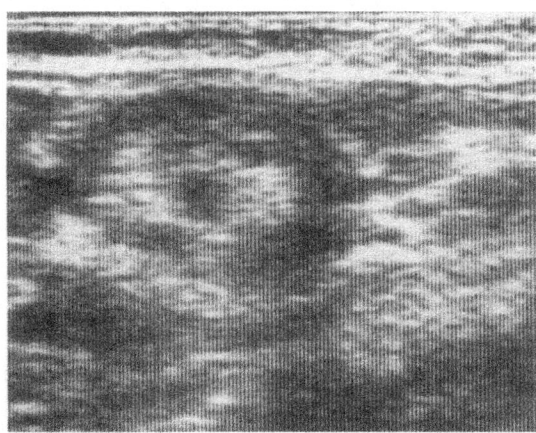

Abb. 2. Sonographischer Längsschnitt im rechten Oberbauch mit dem typischen Bild einer invaginationsbedingten Kokarde bei einem 4 Monate alten Mädchen

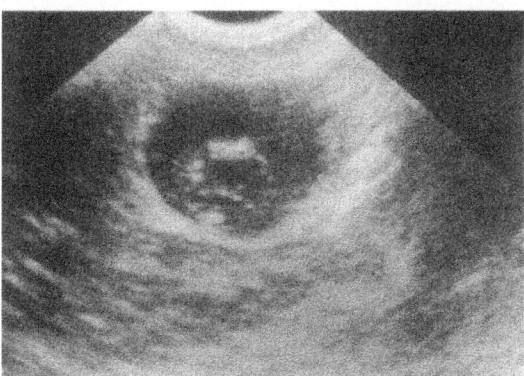

Abb. 3. Sonographischer Querschnitt mit rezidivierenden Bauchschmerzen und tastbarem „Tumor". Statt des erwarteten Invaginationsbefundes zeigt sich das Bild einer Darmduplikatur

chen Darstellung der verdickten Appendix führen als viel mehr den Ausschluß bzw. Nachweis anderer differentialdiagnostischer Grunderkrankungen, wie z. B. die rechtsseitige Ureterabgangsstenose gewährleisten. Daneben können spontane oder traumatisch bedingte Einblutungen in präformierte abdominelle Tumoren (z. B. Wilms-Tumor) ebenfalls zum Bild eines akuten Abdomens führen. Erwähnenswert ist ferner beim Säugling die (Dünn-)Darmduplikatur, wie in Abb. 3 zu sehen.

Bei der sonographischen Beurteilung des akut schmerzhaften Abdomen gehört immer, ähnlich wie beim Symptom der Dyspnoe die sonographische Beurteilung des angrenzenden Thoraxraumes dazu. Unsere Erfahrung zeigt, daß besonders bei Säuglingen und Kleinkindern der sonographische Nachweis eines Pleuraergusses oft auch dann gegeben ist, wenn radiologisch keine eindeutigen Ergußzeichen bestehen. Zusammenfassend kann festgehalten werden, daß die Sonographie in der Akutdiagnostik der meisten kinderchirurgischen Erkrankungen heutzutage nicht mehr wegzudenken ist.

Die Konsequenz aus dieser Erfahrung ist, daß an unserer Klinik seit Jahren ein 24-Stunden-Sonographiedienst etabliert ist und in der kinderchirurgischen Facharztausbildung eingehende Sonographiekenntnisse vorgeschrieben sind.

Stellenwert der Ultraschalldiagnostik beim stumpfen Bauchtrauma

B. Strittmatter*, H. Keller, E. J. Kohlberger, M. Lausen, E. H. Farthmann

* Chirurgische Universitätsklinik Freiburg, Abt. Allgemeine Chirurgie
mit Poliklinik, Hugstetter Str. 55, D-7800 Freiburg

Patienten mit stumpfem Bauchtrauma können ein Verletzungsspektrum haben, das von der einfachen Prellung bis zur lebensbedrohlichen intraabdominellen Blutung reicht. Deshalb muß die initiale Diagnostik unverzüglich erfolgen und sofort eine operationsbedürftige Blutung erkennen können. Die Diagnostik muß simultan zu den vital erforderlichen Notfallmaßnahmen durchgeführt werden, sie sollte für den Patienten sicher sein und in ihrer Wertigkeit eine hohe Sensitivität und Spezifität haben.

Diagnostische Strategie

Beim Polytraumatisierten muß zunächst die führende Verletzung erkannt werden. Hierzu sind klinische Untersuchung, neurologischer Status und Ultraschalluntersuchung ausreichend. Von der führenden Verletzung wird die weitere diagnostische Strategie bestimmt.

Die Ultraschalluntersuchung des Abdomens dauert ca. 5–10 min. Sie kann die Verletzung indirekt durch den Nachweis der freien Flüssigkeit oder direkt durch den Organbefund erkennen (Abb. 1). Liegt eine ausgeprägte intraabdominelle Blutung vor, erfolgt die sofortige Laparotomie. Bei Nachweis einer Organverletzung ohne intraabdominelle Blutung erfolgt je nach Organ die spezifische Diagnostik und die Überwachung auf der Intensivstation. Bei allen zweifelhaften Untersuchungsbefunden und allen Organverletzungen muß nach ein bis zwei Stunden eine Kontrolluntersuchung zur Verlaufsbeurteilung durchgeführt werden.

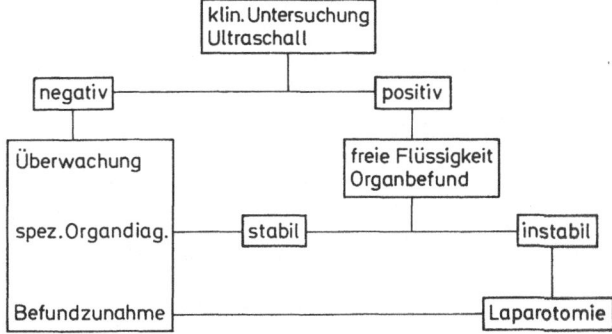

Abb. 1. Diagnostikschema beim stumpfen Bauchtrauma

Eigene Ergebnisse

In der Chirurgischen Universitätsklinik Freiburg wurden von 1986 bis Oktober 1989 410 Patienten mit Bauch- und Thoraxtrauma behandelt. Das Durchschnittsalter der Patienten lag bei 30 Jahren, die Männer überwogen im Verhältnis 1,8 : 1. Von den 410 Patienten hatten 155 im Ultraschall einen pathologischen Befund aufzuweisen. 98 Patienten wurden aufgrund der klinischen Untersuchung und des Ultraschallbefundes laparotomiert. 57 wurden bei nachgewiesener Organverletzung konservativ behandelt (Abb. 2). Von den 155 Patienten mit Abdominalverletzungen hatten 60% Kombinationsverletzungen (Schädel-Hirn-Trauma, Thoraxtrauma, Frakturen). 40% hatten ein isoliertes Schädel-Hirn-Trauma. In der Häufigkeit standen Milzverletzungen an der Spitze, gefolgt von Nieren-, Leber- und Magen-Darm-Verletzungen. Bei den parenchymatösen Organen gelang es in zwei Drittel der Fälle, die Verletzung direkt im Ultraschall nachzuweisen (Abb. 3).

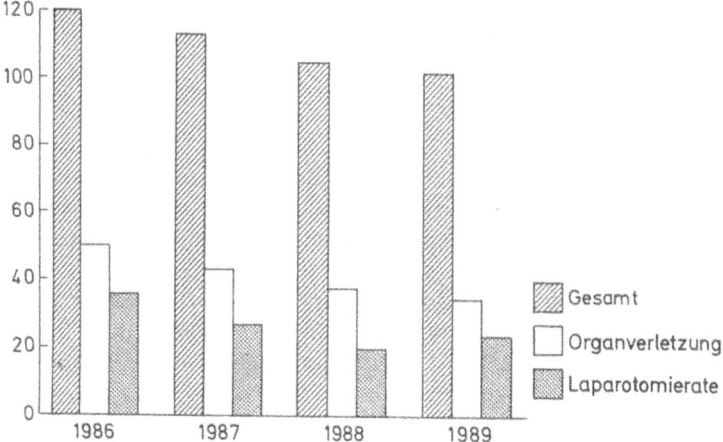

Abb. 2. Gesamtzahl der Patienten, Anteil der Patienten mit Organverletzungen und Anteil der laparotomierten Patienten von 1986–1989 beim stumpfen Bauchtrauma (Chir. Univ. Klinik Freiburg)

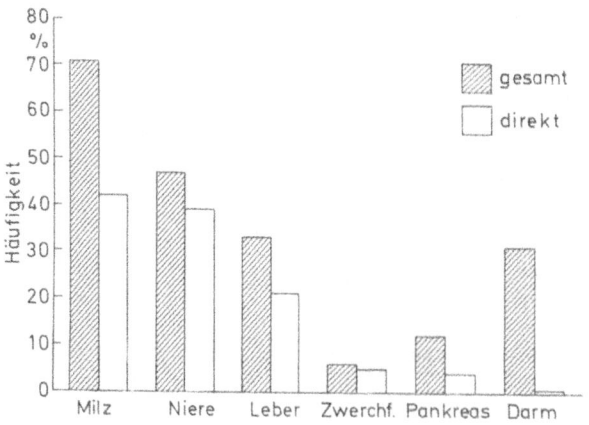

Abb. 3. Häufigkeit der intraabdominellen Organverletzungen und direkter Nachweis im Ultraschall

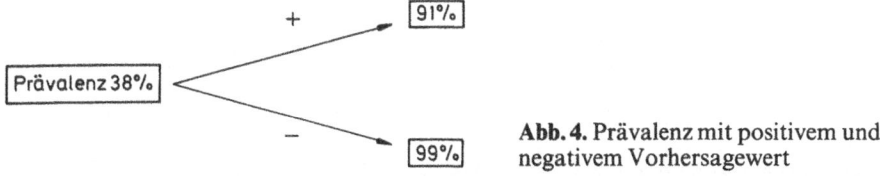

Abb. 4. Prävalenz mit positivem und negativem Vorhersagewert

Die Sensitivität betrug 96% und die Spezifität 98%. Bei einer Prävalenz von 38% war der positive Vorhersagewert 91% und der negative Vorhersagewert 99% (Abb. 4).

Diskussion

Die Ultraschalluntersuchung hat heute einen festen Platz in der Primärdiagnostik des stumpfen Bauch- und Thoraxtraumas eingenommen, bei uns hat sie die Peritoneallavage ersetzt. Die Peritoneallavage hat zwar eine ebenso gute Sensitivität und Spezifität, geht aber mit Komplikationen einher. Problematisch ist ihre hohe Empfindlichkeit, die gerade bei retroperitonealen Hämatomen zu falsch-positiven Befunden führt. Falsch-negative Befunde liefert sie häufig bei Nierenverletzungen.

Auch die Computertomographie ist geeignet, intraabdominale Blutungen und Organverletzungen zu erkennen. Im direkten Nachweis einer Organverletzung ist sie dem Ultraschall überlegen. Ein weiterer Vorteil ist ihre Vielseitigkeit. Nachteilig sind der größere Zeitaufwand und die eingeschränkten Überwachungs- und Notfallmaßnahmen beim Polytraumatisierten. Außerdem sind Personal- und Kostenaufwand deutlich höher.

In mehreren prospektiven Studien wurde die Wertigkeit der Ultraschalldiagnostik überprüft. Seit Einführung von hochauflösenden Real-Time-Geräten und fachspezifischem Einsatz in der Chirurgie sind die Ergebnisse besser geworden. Somit ist die Treffsicherheit des Ultraschalls ebenso hoch wie die der Peritoneallavage. Der Einsatz des Ultraschalls als initiale diagnostische Methode beim stumpfen Bauch- und Thoraxtrauma ist jedoch an bestimmte apparative und personelle Voraussetzungen gebunden:
– Verfügbarkeit eines geeigneten Ultraschallgerätes in der Notaufnahme,
– Einsatz eines ultraschallerfahrenen Chirurgen, der nach der klinischen Untersuchung die Ultraschalldiagnostik durchführt.

Unter diesen Bedingungen steht mit dem Ultraschall eine beliebig wiederholbare und komplikationslose Screeningmethode mit hoher Aussagekraft für die initiale Diagnostik des stumpfen Bauchtraumas zur Verfügung.

Literatur

Peiper HJ, Schmid A, Steffens H, Tiling T (1987) Ultraschalldiagnostik beim akuten Abdomen und stumpfen Bauchtrauma. Chirurg 58:189–198

Root HL, Hauser CW, Lafave JW, Mediola RP (1965) Diagnostic Peritoneal Lavage. Am J Surg 57:633–635

Strittmatter B, Lausen M, Salm R, Kohlberger E (1988) Die Wertigkeit der Ultraschalldiagnostik beim stumpfen Bauch- und Thoraxtrauma. Langenbecks Arch Chir 373:202–205

Akutdiagnostik beim stumpfen Nierentrauma – Aussagekraft und Wertigkeit bildgebender Verfahren

K. H. Hauenstein*, A. Beck, S. Klinger

* Radiologische Universitätsklinik, Abteilung Röntgendiagnostik,
Hugstetter Straße 55, D-7800 Freiburg/Breisgau

In den letzten Jahrzehnten konnte eine stete Zunahme der Nierenverletzungen beobachtet werden. Als Ursache dafür kommen die zunehmende Verkehrsdichte, die fortschreitende Technisierung der Arbeitswelt mit den damit verbundenen Unfallgefahren sowie die Zunahme des Breitensports mit dem erhöhten Zulauf zu verletzungsträchtigen Sportarten in Betracht. Nach Literaturangaben liegt der Anteil der Nierentraumen nach Unfällen zwischen 1 und 7%, wobei der stumpfe Verletzungsmechanismus mit 80 bis 99% weit den penetrierenden Verletzungstyp übertrifft. In einer retrospektiven Studie von 201 Patienten mit Nierentrauma, sie waren Anteil eines Gesamtkollektivs von 1963 Patienten mit stumpfem Bauchtrauma, die in den letzten 4 Jahren in unserer Klinik untersucht wurden, haben wir die Wertigkeit und Aussagekraft der Untersuchungsmethoden untersucht.

Da die klinischen Symptome und Laborwerte lediglich einen Hinweis auf eine Nierenschädigung geben können, jedoch hinsichtlich der Zuordnung zum Grad der Verletzung nicht eindeutig sind (bei den folgenschweren Nierenstielverletzungen kann eine Hämaturie sogar ganz fehlen), kommt der bildgebenden Diagnostik in der Erkennung und exakten Klassifizierung eine ganz entscheidende Rolle zu. Dies gilt besonders für die schweren Verletzungen wie Organzerreißung und Nierenstielabriß (Grad IIb und III, Tabelle 1), da in diesen Fällen oft ein operatives Vorgehen nicht zu umgehen ist. Die Entscheidung zur konservativen oder zur operativen Behandlung ist damit in hohem Maße davon abhängig, wie exakt das Ausmaß eines Traumas primär erfaßt und überwacht werden kann.

Tabelle 1. Klassifikation der Nierentraumen

Grad I:	Nierenkontusion
	(Capsula fibrosa erhalten)
Grad II:	Parenchymruptur
	(Capsula fibrosa durchbrochen)
IIa:	leichte Ruptur
	(perirenales Hämatom)
IIb:	schwere Ruptur
	(Zertrümmerung, Polabriß)
Grad III:	Nierenstielverletzungen

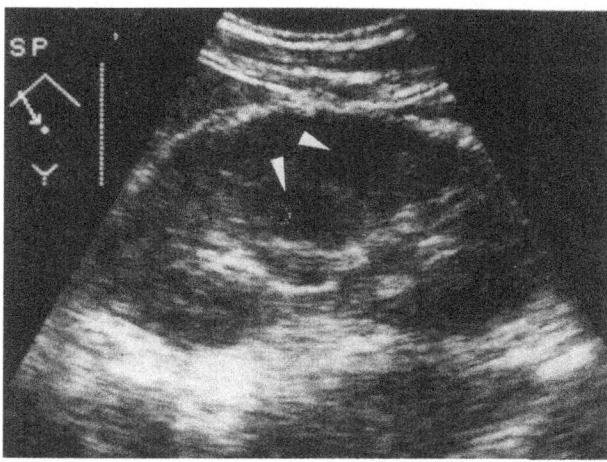

Abb. 1. Nierenverletzung
Grad I: Kontusionsherd
im mittleren
Nierendrittel rechts
im Sonogramm

Nierenverletzung Grad I

Gut, schnell und sicher zu erkennen und zuzuordnen sind Nierenkontusionen im Sonogramm. Eine echoarme Struktur im Parenchym weist auf einen Kontusionsherd hin; auch wenn zusätzlich noch ein subkapsuläres Hämatom ohne Verletzung der Nierenkapsel vorliegt, sind solche Befunde einer Nierenverletzung Grad I zuzuordnen (Abb. 1).

Das Ausscheidungsurogramm ist bei diesen Patienten oft unauffällig, lediglich in einigen Fällen können sich Kelchgruppen etwas verwaschen oder unvollständig und unregelmäßig darstellen. Daher ergibt sich eine Indikation zum Ausscheidungsurogramm bei diesem Verletzungsgrad selten.

Weitere Untersuchungen, insbesondere eine CT oder Angiographie sind zur näheren Abklärung dieses Verletzungsgrades nicht nötig, wenn auch die CT kleinere Kontusionsherde, erkennen läßt.

Nierenverletzung Grad II

Charakteristikum der Nierenverletzungen Grad II ist die Organruptur mit Zerreißung der Nierenkapsel. Im Sonogramm ist dies mit einem Flüssigkeitsnachweis bzw. Hämatom perirenal verbunden.

Verletzungsgrad IIa

Bei diesen leichten Rupturen ist die Kontinuität des Parenchyms erhalten.

Sonographisch zeigt sich die Einblutung in Parenchym und perirenales Fettgewebe als echoärmere Zone.

Da in den meisten Fällen zusätzlich noch ein größerer Kontusionsherd vorliegt, findet sich bei diesen Patienten im Ausscheidungsurogramm je nach Ausdehnung eine unvollständige Kontrastierung von Kelchgruppen, kleine Extravasationen und Kontrastmittelaussparungen bei Blutungen in den Kelch bzw. das Nierenbecken.

Auch hier kann die Computertomographie den Befund zwar besser dokumentieren, ein diagnostischer Gewinn gegenüber der Sonographie ergibt sich jedoch selten.

Verletzungsgrad IIb

Anders verhält sich dies bei den schwereren Rupturen Grad IIb. In diesen Fällen läßt sich sonographisch zwar bereits die Kontinuitätsdurchtrennung vermuten, eine Aussage über Größe, Funktion und Durchblutung der abgesprengten Parenchymanteile ist jedoch nicht möglich.

Selten ist im Ausscheidungsurogramm die genaue Zuordnung zu diesem Verletzungsgrad so eindeutig wie in Abb. 2, besonders dann nicht, wenn die Parenchymanfärbung keine Rupturlinie erkennen läßt und die Kelchgruppen sich lediglich verwaschen darstellen, wie es auch bei niedrigeren Verletzungsgraden beobachtet wird.

Unumgänglich für die Therapieplanung erscheint in diesen Fällen die Angiographie. Sie läßt die Durchblutungsverhältnisse am besten erkennen und entscheidet über die Notwendigkeit und das Ausmaß der Operation (Nephrektomie oder Teilresektion).

Zwingt die Klinik auch bei ausgeprägten Hämatomen nicht zur Operation, so kann unter sonographischen Konrolluntersuchungen bei sonographischer Besserung des Befundes eine Operation umgangen werden.

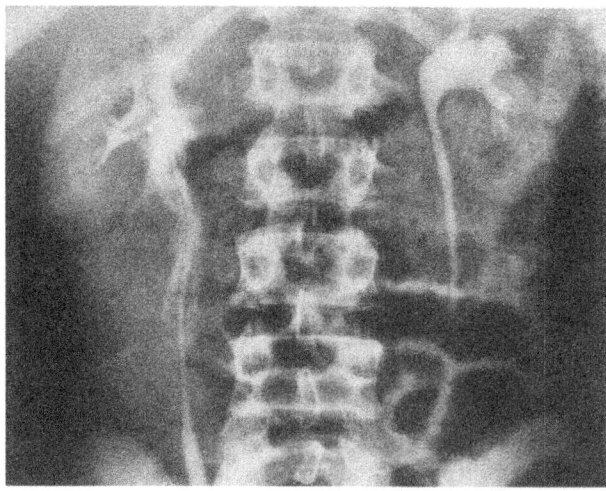

Abb. 2. Nierenverletzung Grad IIb: Schwere Ruptur mit Verletzung des Nierenhohlsystems und nach caudal sich ausbreitendem Hämatom. Gut zu erkennen die Rupturlinie zwischen oberem und mittlerem Drittel

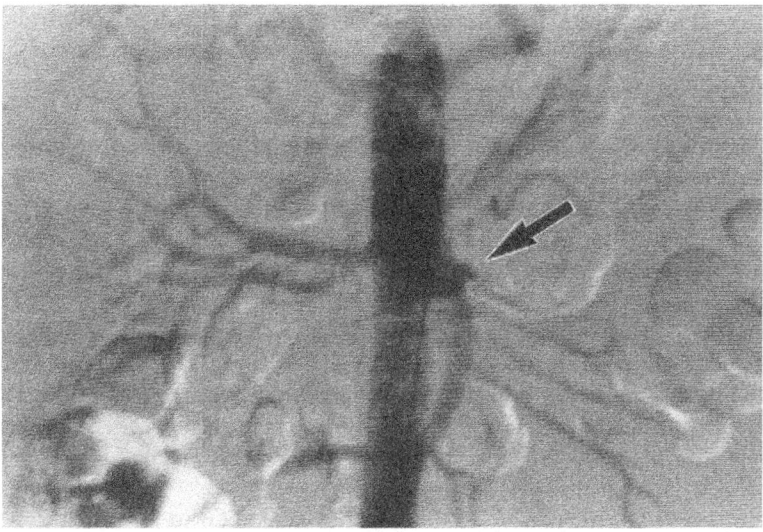

Abb. 3. Nierenverletzung Grad III: Nierenstielabriß mit Verschluß der Nierenarterie links im Subtraktionsangiogramm

Nierenverletzung Grad III

Nierenstielverletzungen, entsprechend einem Verletzungsgrad III, entziehen sich oft der Erkennung im Sonogramm, da sie in der Regel durch die Intimaeinrollung der Arterie nicht zu einer großen Blutung führen. Sonographisch zeigen diese Patienten das Bild einer „normalen" Niere. Ein erhöhtes Kreatinin im Serum ist auch bei fehlender Hämaturie verdächtig auf diesen Verletzungsgrad.

In diesen Fällen kann die Ausscheidungsurographie durch den Nachweis einer stummen Niere als Hinweis auf die fehlende Durchblutung einen wichtigen Hinweis geben.

Das gleiche Phänomen zeigt auch die Szintigraphie: Keine Aktivitätsanreicherung sowohl in der Früh- als auch in der Spätphase durch die fehlende Durchblutung des Organs.

Auch die Kontrastmittel-CT kann diesen Befund durch das Ausbleiben der Kontrastanhebung in der betroffenen Niere bestätigen. Dabei ist die CT jedoch zur Abklärung einer derartigen Verletzung nicht das Mittel der Wahl.

Besteht der Verdacht auf eine Nierenstielverletzung, so stellt unverändert die Angiographie durch direkten Nachweis des Gefäßabbruches (Abb. 3) das sicherste diagnostische Verfahren dar.

Zusammenfassung

Aufgrund unserer retrospektiven Studie haben sich für die einzelnen Untersuchungsverfahren folgende Wertigkeiten ergeben. Durch die hohe Treffsicherheit und leichte Anwendung kommt wohl der Sonographie die entscheidende Rolle in der Primär- und Verlaufsdiagnostik beim Nierentrauma Grad I und II zu. Durch die fehlenden morphologischen Veränderungen versagt sie jedoch bei Nierenstielverletzungen, wenn nicht größere Hämatome zur weiteren Abklärung drängen.

Beim Ausscheidungsurogramm kann nur ein pathologischer Befund auf eine Nierenverletzung hinweisen, ohne daß jedoch eine Zuordnung zum Schweregrad eindeutig zu treffen ist; ein unauffälliger Befund schließt jedoch eine Nierenverletzung, meist Grad I oder IIa, nicht aus.

Die Angiographie und Computertomographie stellen heute additive Untersuchungen dar.

Es ergibt sich beim Nierentrauma folgender diagnostischer Ablauf: Der primär erhobene sonographische Befund stellt die Weichen für das weitere Vorgehen. Ist er normal und liegen pathologische klinische oder laborchemische Befunde vor, so muß eine Nierenstielverletzung Grad III ausgeschlossen werden; dabei stellen AUG, CT und Szinti alternative Untersuchungsverfahren dar; letztendlich beweisend ist die Angiographie.

Die gleiche Vorgehensweise gilt auch für die Verletzungen Grad I mit deutlich erhöhten harnpflichtigen Substanzen, um hier sicher eine zusätzliche Nierenstielverletzung auszuschließen.

Beim Verletzungsgrad II entscheidet neben klinischen Parametern wie Kreislaufverhältnisse oder Hb-Werte der sonographische Kontrollbefund über die weiteren diagnostischen und therapeutischen Konsequenzen. Dabei ist auch hier die Angiographie für die Operationsplanung z. T. nicht zu umgehen.

Literatur

1. Hauenstein KH, Wimmer B, Billmann P, Nöldge G, Zavisic D (1982) Die Rolle der Sonographie beim stumpfen Bauchtrauma. Radiologie 22:106–111
2. Schönberger B, Braun E (1980) Moderner Stand der Behandlung von Nierenverletzungen. Zentralblatt Chirurgie 105:418–427
3. Wong L, Waman K, Smolin M, Rypins E, Murdock M (1988) The role of IVP in blunt trauma

Weitere Literatur beim Verfasser

Sonographisches Bild von Pankreasspeichelfisteln

J. Reuß*, K. Seitz

* Kreiskrankenhaus Böblingen, Medizinische Klinik, Bunsenstraße 120, D-7030 Böblingen

Eine Pankreasspeichelfistel ist eine schwere Komplikation, die meist im Verlauf einer nekrotisierenden Pankreatitis oder nach traumatischer Läsion des Pankreas auftritt. Gefürchtet sind Pankreasspeichelfisteln nach operativen Eingriffen am Pankreas. Über die Fistel kommt es zur Entleerung reinen Pankreassekretes in die freie Bauchhöhle, den Pleuraraum oder in andere Hohlräume mit der Ausbildung weiterer tryptischer Nekrosen.

Wir haben bei 7 Patienten 8 Pankreasspeichelfisteln sonographisch nachgewiesen, deren Ursachen in Tabelle 1 aufgelistet sind.

Sonomorphologisch haben wir zwei unterschiedliche Bilder beobachtet. Speichelfisteln, die im Verlauf einer akut nekrotisierenden Pankreatitis oder posttraumatisch auftraten, ließen sich sonographisch nicht von echoarmen Nekrosen oder inhomogen echoarmen Nekrosestraßen unterscheiden. Klinisch wiesen große Pleuraergüsse (2mal) oder das schlagartige Auftreten einer Nekrose (1mal) auf eine Speichelfistel hin. Bei 4 Patienten mit einer vorbestehenden Pankreaspseudozyste, einer operativ gesetzten Pankreasläsion oder einem ätiologisch unklaren Abszeß kranial des Pankreasschwanzes beobachteten wir eine gang- oder trichterförmige Verbindung zwischen einer peripankreatischen Flüssigkeitsansammlung und dem Ductus Wirsungianus. Diese sonographisch direkt darstellbare Gangverbindung war teilweise bereits bei der Erstuntersuchung erkennbar, teilweise trat sie erst im Verlauf auf. 7 Speichelfisteln wurden radiologisch mittels Kontrastmittelfüllung, eine nur operativ bestätigt. Die Kontrastmittelfüllung erfolgte entweder retrograd über eine ERCP oder über eine Punktion einer Pankreaspseudozyste, bzw. einer peripankreatischen Flüssigkeitsansammlung, einmal auch über eine noch liegende Abszeßdrainage. Zwei Fälle sollen exemplarisch vorgestellt werden.

Tabelle 1. Ursachen für das Auftreten von Speichelfisteln

	n
Akute nekrotisierende Pankreatitis	3
Pankreaspseudozyste, Rezidivpankreatitis	1
Operativ gesetzter Pankreasdefekt	2
Peripankreatischer Abszeß unklarer Genese	1
Pankreastrauma	1

Fall 1

Bei einer 33jährigen Patientin kommt es zu einer akuten nekrotisierenden Pankreatitis mit einer großen Nekrose in der Kauda, aus der sich eine Pseudozyste entwickelt. Nach einigen Wochen verschwindet die Pseudozyste über Nacht, hat also spontan Drainageanschluß gefunden. 2 Jahre später tritt ein Pankreatitisrezidiv auf mit einer erneuten Schwanznekrose und einem großen linksseitigen Pleuraerguß, der sich bei Punktion als hochamylasehaltig erweist. Der klinische Verdacht einer Pankreasspeichelfistel ins Mediastinum und in den linken Pleuraraum bestätigt sich bei der ERCP. Es erfolgte eine Pankreaslinksresektion unter Mitnahme der Fistel. Ein halbes Jahr später tritt wieder eine Nekrose im ehemaligen Kauda-Bereich auf (Abb. 1). Die ERCP bestätigt eine erneute Fistel aus dem Resektionsrand (Abb. 2) und führt zur Nachresektion. Die Patientin ist seither 4 Jahre beschwerdefrei.

Fall 2

Bei einem 62jährigen Patienten mit bekannter chronischer Pankreatitis war infolge eines neuerlichen Schubs eine große Pseudozyste im Pankreaskopf aufgetreten. Diese Pseudozyste führte zum biliären Aufstau und wurde deshalb operativ drainiert. Intraoperativ glaubte der Operateur, ein Pankreaskarzinom zu tasten

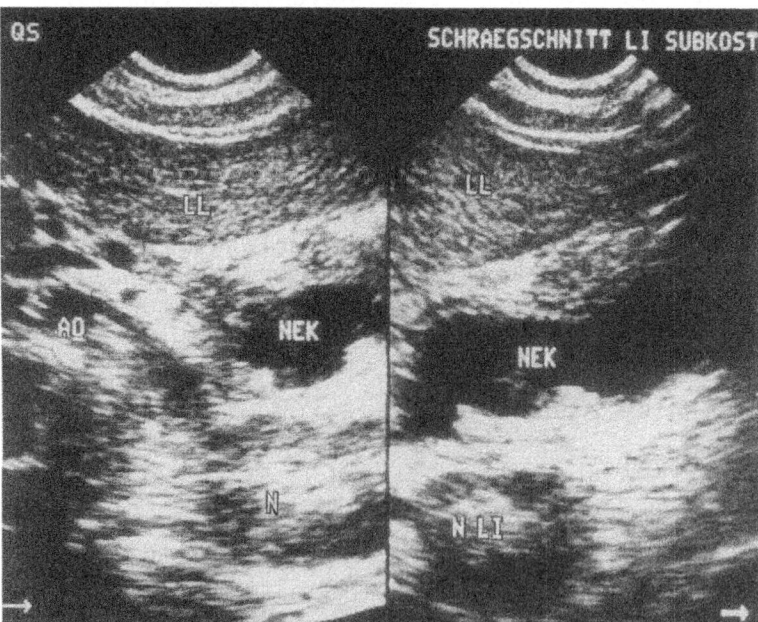

Abb. 1. Große Nekrose im Pankreasschwanzgebiet nach Pankreaslinksresektion. Die Nekrose entstand durch eine Fistel

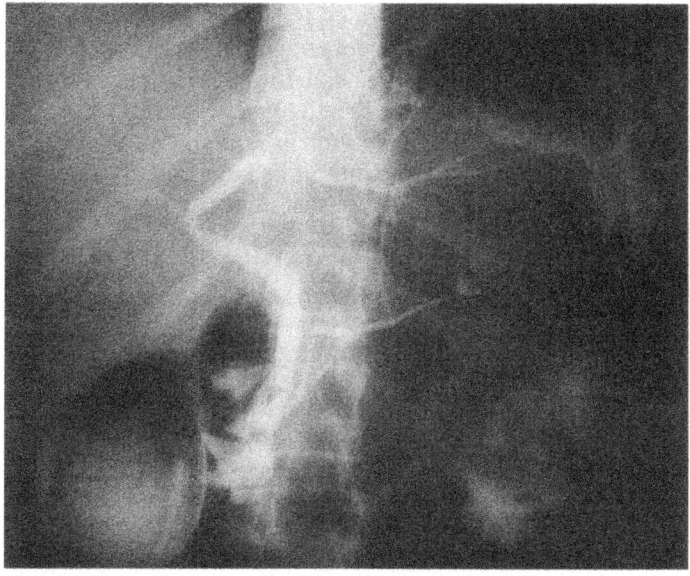

Abb. 2. Entleerung des Kontrastmittels bei der ERCP aus dem Ductus Wirsingianus über eine Fistel in eine Nekrosehöhle

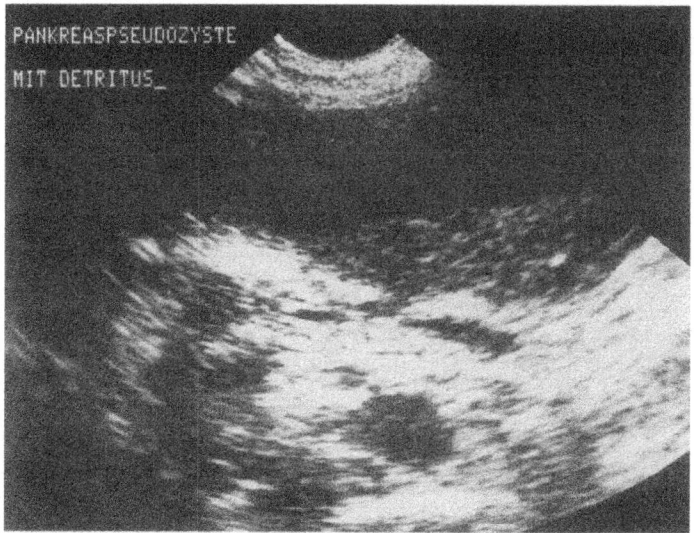

Abb. 3. Die große Pseudozyste ventral des chronisch-entzündlichen Pankreas kommuniziert mit dem Ductus Wirsungianus

und entnahm deshalb eine Biopsie aus dem ventralen Pankreaskorpus. Postoperativ klagte der Patient wieder über Oberbauchschmerzen. Sonographisch fand sich eine große zystenartige Flüssigkeitsansammlung ventral des Pankreaskorpus mit einer trichterförmigen Fortsetzung bis zum Ductus Wirsungianus (Abb. 3). Im Ductus Wirsungianus ließ sich noch ein Konkrement kopfwärts von der Fistel erkennen. Die Pseudozyste wurde über eine Punktionsnadel entleert und mit Kontrastmittel gefüllt. Das Kontrastmittel entleerte sich über den Pankreasgang in das Duodenum. Die Fistel heilte konservativ ab.

Pankreasspeichelfisteln sind also sonographisch darstellbar. Ein Teil der Fistel läßt sich allerdings sonomorphologisch von Nekrosen oder Nekrosestraßen nicht differenzieren. In diesen Fällen müssen weitere klinische oder sonographische Befunde zur Diagnose hinführen. Die definitive Diagnose sowie der Verlauf einer Pankreasspeichelfistel muß radiologisch durch Kontrastmittelfüllung gesichert werden, insbesondere zur Operationsplanung.

Das spontane Hämatom der Rectusscheide

A. Schröder*, G. von Klinggräff

* AK Harburg, Eißendorfer Pferdeweg 52, D-2000 Hamburg 90

Bereits im 5. Jahrhundert vor Christus wurde das Rectushämatom akkurat von Hippokrates beschrieben. Leonardo da Vinci und Galen war das Krankheitsbild wohl bekannt. In deutschen Lehrbüchern muß man jedoch lange suchen, bevor man eine Erwähnung dieses Syndroms findet. Erst in einer 1987 von Berger und Kern herausgegebenen Abhandlung über das akute Abdomen [1] wird in einem kurzen Kapitel darauf eingegangen. Der geringe Bekanntheitsgrad des Krankheitsbildes ist wohl auf seine Seltenheit zurückzuführen. Es ist zwar häufig als Kasuistik publiziert worden und zwar sowohl in Ost- und Westeuropa als auch in Nordamerika, Afrika, Asien und Australien – eine geographische Prävalenz liegt demnach nicht vor –, größere Serien sind jedoch nur als Literaturzusammenstellungen erschienen [2]. Wir haben in einem Zeitraum von 6 Jahren 5 Fälle diagnostiziert.

Zum Verständnis des Krankheitsbildes sollte die Anatomie der Bauchwand in Erinnerung gerufen werden. Der Musculus rectus ist in einer Scheide eingeschlossen, die durch mehrere Faszienschichten gebildet wird und unterschiedliche Verhältnisse ober- und unterhalb der Linea semicircularis Douglasi aufweist. Hämatome, die unterhalb dieser Linie auftreten, in einem Bereich, wo das hintere Blatt nur durch die dünne und lockere Fascia transversalis gebildet wird, haben eine größere Tendenz zur Aubreitung auch in das kleine Becken und führen rasch zu einer Irritation des Peritoneums.

Erhebliche Längenunterschiede des Rectusmuskels, die zwischen Kontraktions- und Dehnungszustand bis zu 17 cm betragen sollen, beziehen die Gefäße, insbesondere die längs innerhalb der Rectusscheide verlaufenden epigastrischen Gefäße, ein, so daß es zu einer Überdehnungsruptur der Gefäße kommen kann [3].

Als auslösende Ursache für das spontane Hämatom der Rectusscheide wird demnach eine indirekte Gewalteinwirkung angeschuldet, wie Husten, Pressen, Niesen oder körperliche Anstrengung, wobei als entscheidender Faktor die unzureichende Längselastizität der Gefäße vermutet wird.

Entsprechende Risikofaktoren sind in Tabelle 1 aufgelistet, wobei die Risikofaktoren 1, 2, 4, 5, 6 fast ausnahmslos in unseren eigenen 5 Fällen vertreten waren. Überwiegend ist das weibliche Geschlecht betroffen [2], außer in der Zusammenstellung von Wohlgemuth [4], in der vor allem Berichte von Militärärzten berücksichtigt wurden und entsprechend das männliche Geschlecht stärker vertreten war.

Die Symptomatik setzt meistens akut ein mit Schmerzen und einer druckschmerzhaften Resistenz. Diese ist je nach Lokalisation der Blutungsquelle im

Tabelle 1. Risikofaktoren bei der Entstehung des spontanen
Hämatoms der Rektusscheide (eigene Fälle n = 5)

1. Mittleres und spätes Lebensalter	(n = 5)
2. Weibliches Geschlecht	(n = 5)
3. Schwangerschaft und Wochenbett	(n = 0)
4. Arterieller Hypertonus	(n = 4)
5. Kardiovaskuläre Erkrankung	(n = 4)
6. Antikoagulantien, Gerinnungsstörungen	(n = 4)
7. Vorausgegangene abdominelle Operation	(n = 3)
8. Chronische konsumierende Erkrankungen, Kollagenosen, Kortisontherapie	(n = 0)

cranialen oder caudalen Anteil des Rectusmuskels entweder im Ober- oder Unterbauch zu tasten. Bei Kontraktion des Muskels nimmt die Schmerzintensität zu. Häufigste Fehldiagnosen in diesem Stadium sind intraabdominelle Organaffektionen wie Appendizitis, Sigmadivertikulitis, Colonperforation, Cholecystitis bzw. Gallenblasenhydrops, Ulcusperforation oder sogar Mesenterialinfarkt.

Aus dem Hämatom entsteht eine Raumforderung, deren Ausdehnung streng durch die Umrisse der Rectusscheide abgegrenzt wird. Weitere Fehldiagnosen in diesem Stadium sind perityphlitischer Abszeß, Ileus, Hernieninkarzeration, Ureterobstruktion, Ovarialtumor bzw. stielgedrehte Ovarialcyste oder Extrauteringravidität, Colontumor und sekundäre Milzruptur.

Bei starker Blutung können durch zu langes Zuwarten und inadäquate Diagnostik die notwendigen therapeutischen Maßnahmen so lange hinausgezögert werden, daß es zum letalen Ausgang kommt, wie vereinzelt in der Literatur berichtet wird [2]. Bei langsamer Progredienz kommt die Blutung zum Stillstand. Das Hämatom wird resorbiert oder eingekapselt mit evtl. später erkennbaren Kalkablagerungen [3].

Als diagnostische Methode der Wahl muß heute die Sonographie angesehen werden, da diese eine sichere Diagnose erlaubt, heute überall rasch zur Verfü-

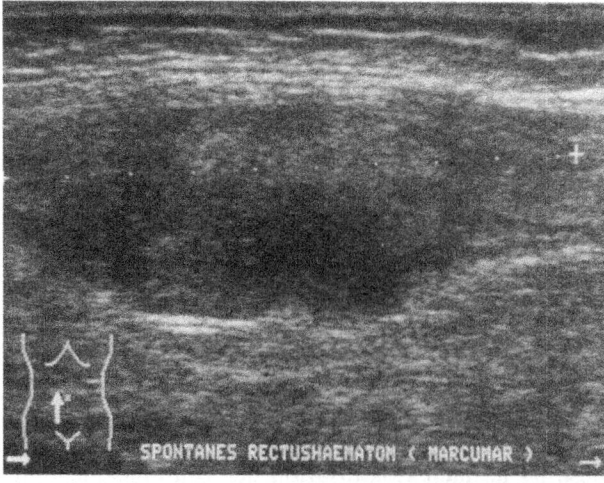

Abb. 1. Spindelförmige, echoarme, etwas inhomogene und unscharf begrenzte Raumforderung von knapp 10 cm Längsausdehnung in der vorderen Bauchwand

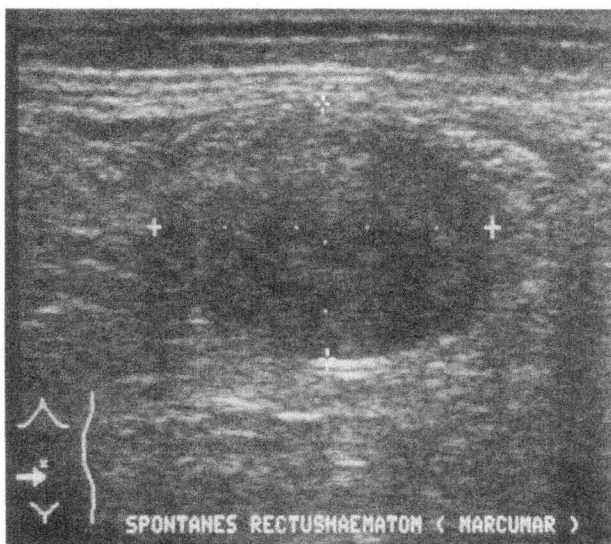

Abb. 2. Transversalschnitt zu Abb. 1

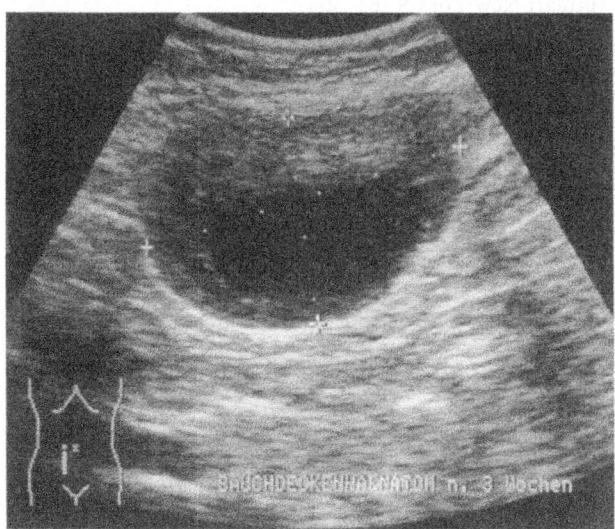

Abb. 3. Deutliche Verkleinerung und bessere Abgrenzbarkeit des Hämatoms nach 3 Wochen

gung steht und als nichtinvasive Untersuchung den akut Erkrankten nicht belastet. Im typischen Fall findet sich in der vorderen Bauchwand, begrenzt durch die Rectusscheide, eine erhebliche Verbreiterung und Vorwölbung der Rectusmuskulatur nach ventral und dorsal durch eine ovalär bis spindelförmige Raumforderung mit inhomogener Durchsetzung durch schmale bizarr und unregelmäßig geformte echoarme bis echofreie Areale (Abb. 1, 2 und 3). Im Gegensatz zu den intraperitonealen Organen ist dieser Befund respiratorisch nicht verschieblich. Eine Probepunktion kann Klarheit über die Natur der Raumforderung bringen.

Bei langsamer Progredienz ist eine symptomatische konservative Behandlung ausreichend, wobei der weitere Verlauf und die Resorption des Hämatoms sonographisch verfolgt werden können. Bei massiver Blutung mit rasch an Größe zunehmendem Hämatom der Rectusscheide, wie wir zweimal erlebt haben, sollte jedoch mit der operativen Revision der Rectusscheide nicht gezögert werden. Als operativer Zugang ist eine pararectale Inzision zu empfehlen, da diese zum Aufsuchen der Blutungsquelle beliebig nach cranial oder caudal verlängert werden kann. Nach Ausräumen von Koageln werden spritzende Gefäße ligiert und umstochen. Sickerblutungen kommen durch eine Tamponade zum Stehen.

Trotz der Seltenheit des spontanen Hämatoms der Rectusscheide sollte es in die differentialdiagnostischen Erwägungen des akuten Abdomens mit einbezogen werden. Nicht zu verfehlen ist die Diagnose durch die Sonographie. Deshalb die Forderung: Vor einer Probelaparotomie wegen eines akuten Abdomens ungeklärter Aetiologie immer eine Sonographie.

Literatur

1. Kern E, Galandik S (1987) Prozesse der Bauchwand. In: Beger HG, Kern E (Hrsg) Akutes Abdomen. Thieme, Stuttgart New York S 363–364
2. Schröder A, Preuss J, Imig H (1985) Das spontane Hämatom der Rektusscheide. Akt Chir 20:26–28
3. Nadeau N, Plante R, Parent M (1973) Abdominal wall hematomas. Can J Surg 16:321–327
4. Wohlgemuth K (1923) Über die subcutane Ruptur des M. rectus abdominis und der Art. epigastrica (Spontanes Bauchdeckenhämatom). Arch Klin Chir 122:649–654

4. Onkologische Diagnostik

Tumorstaging und Früherkennung urologischer Tumoren

B. Brüggeboes*, F. Glaser

* Ev. Krankenhaus, Urologie, An der Lutter, D-3400 Göttingen

Die malignen urologischen Tumoren machen 13% aller bösartigen Geschwulstbildungen aus.

Der häufigste Tumor ist das *Prostata-Carzinom* mit 50/100 000 Neuerkrankungen pro Jahr. In den letzten Jahren sind auf dem Gebiet der Endosonographie erhebliche Fortschritte erzielt worden, so daß bereits 5 mm kleine Tumoren erkannt werden können, wenn sie die Impedanz der Drüse verändert haben.

Diese Entwicklung hat noch mehr an Bedeutung gewonnen, da wir seit 1984 mit einem organspezifischen Tumormarker, dem prostataspezifischen Antigen, arbeiten können, einer Protease, die ausschließlich von der Prostataepithelzelle exprimiert wird.

Stamey et al. [1] haben anhand von 102 radikal prostatektomierten Patienten ermittelt, daß das PSA streng mit dem Tumorvolumen korreliert. Das PSA weist bei 1 cm^3 Tumormasse 3,5 ng/ml auf und ist damit gegenüber dem benignen Blasenhalsadenom um den Faktor 10 erhöht. Dies offenbart sogleich die Problematik, die diese Zahlen beinhalten.

Ein Incidental- oder Frühcarzinom weist nur wenig Tumormasse auf, so daß lediglich in 38% der Fälle das PSA grenzwertig oder gerade im pathologischen Bereich liegt. Allerdings ist im Stadium T_2 das PSA bereits in 95% der Fälle erhöht, in einem Stadium, welches noch eine kurative Behandlung durch die radikale Prostatovesiculektomie zuläßt. Viele Patienten, die uns mit einem erhöhten PSA-Wert zugewiesen werden, haben einen unauffälligen rectalen Palpationsbefund. Zwar entstehen in der peripheren Zone, die weitgehend dem palpierenden Finger zugänglich ist, 70 bis 85% der Carzinome, doch weist die Transitionalzellzone, in der die Seitenlappenadenome entstehen, und durch die Harnröhre verläuft, etwa 10 bis 20% der Carzinome auf.

Diese Verteilung zeigt, daß selbst fortgeschrittene Prozesse nicht immer dem palpierenden Finger zugänglich sind.

Sonographisch führt das Carzinom zu einer Verminderung der Echodichte, also einem echoarmen Bezirk, hier gut in der rechten peripheren Zone rectumnah zu beobachten (Abb. 1).

Zweifelhafte Befunde ab einer Größe von 5 bis 7 mm können mit der Technik der ultraschallgezielten Biopsie histologisch abgeklärt werden.

Zusammenfassend ist festzustellen, daß durch verbesserte transrectale Schallköpfe sowie durch ein ständig wachsendes Patientengut, das der Ultraschalluntersuchung vor allem wegen erhöhter PSA-Werte zugeführt wird, die Chance, ein Prostata-Carzinom im kurablen Frühstadium zu erkennen, verdoppelt wird. In der Früherkennung intracapsulär wachsender Carzinome ist die transrectale Pro-

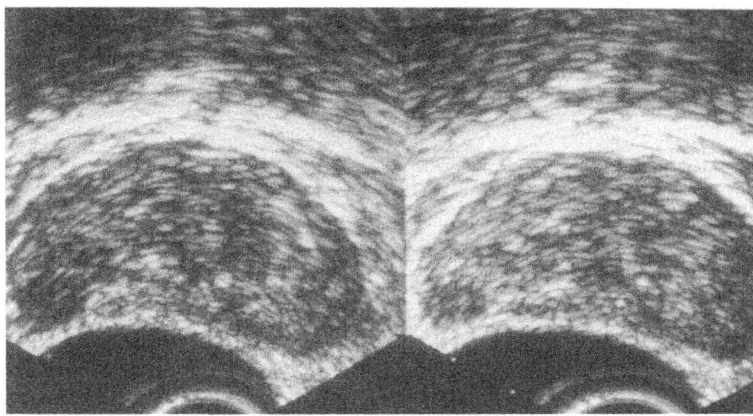

Abb. 1

statasonographie das einzig aussagefähige bildgebende Verfahren. Das Tumorstaging kann durch sie sicherer als mit jeder anderen nichtoperativen Methode
festgelegt werden.

Der zweithäufigste urologische Tumor ist das *Blasencarzinom* mit 19/100 000
Neuerkrankungen pro Jahr.

Die suprapubische Untersuchungstechnik, die nur bei ausreichender Füllung
der Blase möglich ist, bietet nicht den idealen Zugangsweg für die Ultraschall-
Diagnostik von Blasentumoren. Auch die endovesicale Schallapplikation ist für
die Früherkennung von Blasentumoren nicht gut geeignet, da diese Untersuchung einerseits das eventuell schmerzhafte, transurethrale Einführen eines kali-
berstarken Schaftes (24 Charriere) bedingt, zum anderen aus technischen Gründen eine vollständige Beurteilung der Blase nicht möglich ist (Luftblase am Bla-
sendom, mangelhafte Beurteilung der Blasenvorderwand). Die Tumoren zeigen
häufig ein ausgeprägtes exophytisches Wachstum. Hierdurch verlängert sich die
Eindringtiefe für den hochfrequenten intravesikalen Schallkopf, wodurch eine sichere Beurteilung der Infiltration des Tumors in die Muscularis gelegentlich nicht
mehr gewährleistet ist. Erschwerend kann hinzukommen, daß die Tumoren mit
Koageln, Steinen oder Kristallisationen belegt sind, so daß sich durch Auslösch-
phänomene u. a. keine sichere Aussage bezüglich der Eindringtiefe des Tumors
mehr treffen läßt.

Der klinische Wert der endovesicalen Sonographie liegt in ihrer hohen Sensitivität gegenüber einem infiltrativen Tumorwachstum (90%) sowie der Beurteilung von tumorösen Prozessen innerhalb von Divertikeln, die endoskopisch nicht
vollständig eingesehen werden können.

Der dritthäufigste Tumor ist das *Nierencarzinom* mit 9/100 000 Neuerkrankungen pro Jahr.

Die Bedeutung der Sonographie bei der Früherkennung von Nierentumoren
sowie bei der Differentialdiagnostik renaler Raumforderungen ist bekannt und
vielfach dokumentiert. So konnten Engelmann und Mitarbeiter [2] im Zeitraum
von 1976 bis 1986 anhand eines großen Patientengutes nachweisen, daß die
asymptomatischen Nierenzellcarzinome von 4% im Jahre 1976 auf immerhin
62% 1986 angestiegen waren. In gleichem Maß nahmen die Tumorgröße, das

pT-Stadium und das zytomorphologische grading ab. Hieraus resultierte die bessere Überlebenswahrscheinlichkeit dieser Kranken, die statistisch signifikant ist.

Während bis Ende der 70er Jahre die radikale en bloc Tumornephrektomie die Therapie der Wahl war, können die durch die sonographische Frühdiagnostik immer häufiger gefundenen kleinen, asymptomatischen Tumoren einer organerhaltenden Operation zugeführt werden, bei bilateralen Tumoren oder einem Tumor in einer Einzelniere, herrscht bezüglich einer organerhaltenden Nierenchirurgie weltweit Übereinstimmung. Kontrovers wird die Diskussion bei der Organerhaltung geführt, wenn eine gesunde kontralaterale Niere vorliegt. Bei der Tumorenukleation stellte erstmals Rosenthal et al. [3] die Bedeutung der Tumorkapsel für die organerhaltene Nierenchirurgie heraus. Kleine Tumoren bis 3 cm waren von einer kontinuierlichen Pseudokapsel umgeben, bis 7 cm Durchmesser war diese in 80% der Fälle intakt.

Ein Vergleich der Fünfjahresüberlebenskurve von Patienten nach radikaler Tumornephrektomie und organerhaltener Tumorexstirpation ergibt bei den Tumornephrektomierten 55%, bei organerhaltend operierten Patienten 41%. Ein weiterer Gesichtspunkt, der Anlaß gibt, die Indikation für die chirurgische Enukleation engzustellen, ist unsere Kenntnis davon, daß in 5% der Fälle weitere Neoplasien in der betroffenen Niere beobachtet werden, entweder durch multifokale Carzinomentwicklung, Satellitenknoten eines Primärtumors oder intrarenale Metastasen.

Wir sehen hier einen kleinen, asymptomatischen Nierentumor der rechten Niere, der enucleiert und organerhaltend operiert werden konnte, nachdem die intraoperative histologische Schnellschnittuntersuchung von Gewebeproben aus der Pseudokapsel keine Tumorinfiltrationen ergab. Es handelte sich um einen T_1, G_1-Tumor (Abb. 2).

40% der Patienten mit einem Nierenzellcarzinom weisen zum Zeitpunkt der Diagnosestellung Metastasen auf. Die Infiltration des perirenalen Fettgewebes, einem T_3-Stadium entsprechend, ist prognostisch ungünstig. Die 10 Jahresüber-

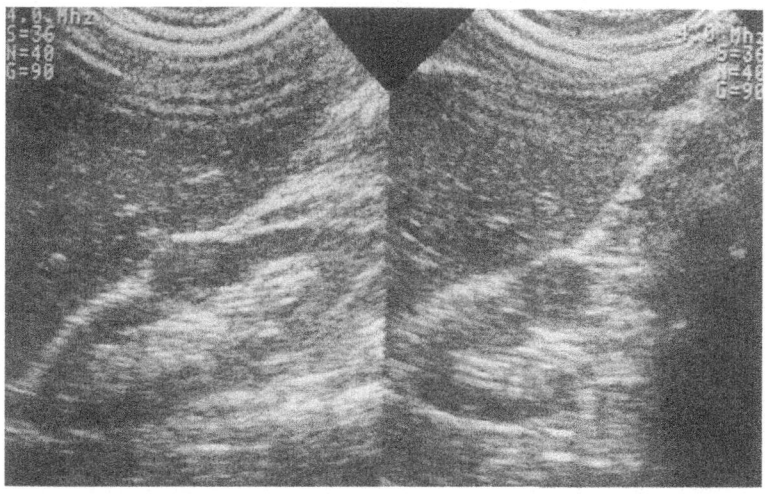

Abb. 2

lebensrate beträgt hier lediglich 14%. Therapieansätze mit Alpha-Interferonen oder die Gabe von Interleukin 2 sind z. Zt. noch aufwendig und nebenwirkungsreich und ihre Einsatzmöglichkeiten lassen sich noch nicht abschätzen. Es muß daher unser Bestreben sein, die sonographische Früherkennung voranzutreiben. Sie findet ihren Niederschlag in einer günstigeren Stadienverteilung, im geringeren Tumordurchmesser und im größeren Anteil von G_1-Tumoren bei asymptomatischen Patienten.

Der *Hodentumor* tritt vornehmlich bei jungen Männern auf und liegt mit einer Häufigkeit von 2,7/100000 Neuerkrankungen pro Jahr an letzter Stelle. Dank hochfrequenter Schallköpfe hat die Sonographie seit Jahren einen festen Stellenwert in der Differentialdiagnostik scrotaler Raumforderungen errungen. In nahezu allen Fällen kann eine Differenzierung von paratestikulären und testikulären Strukturen vorgenommen werden. Das homogene Echomuster des normalen Hodens liefert einen hervorragenden Hintergrund für den Nachweis einer pathologischen testiculären Veränderung. In der Frühdiagnostik, zum Nachweis eines occulten Hodentumors und bei Risikopatienten ist die Sonographie unverzichtbar. Hierzu zählen insbesondere Patienten mit einem Maldescensus und einem Hodentumor.

In der überwiegenden Mehrzahl der Fälle unterbrechen Tumoren die normale Architektur des Hodens. Die Tumoren präsentieren sich im Vergleich zum Parenchym überwiegend echoärmer, aber auch echoreicher oder inhomogen. Die sonographischen Befunde sind somit nicht spezifisch, eine präoperative Einschätzung der Dignität einer Raumforderung ist nur selten möglich.

Die Abbildung zeigt eine kleine, rundliche, echoarme Aussparung, die suspekt und nicht palpabel ist, intraoperativ fand sich ein kleiner, embolischer Infarkt (Abb. 3).

Die Bedeutung der scrotalen Sonographie läßt sich folgendermaßen zusammenfassen:

1. Differenzierung von paratesticulären und testiculären unklaren Palpationsbefunden.

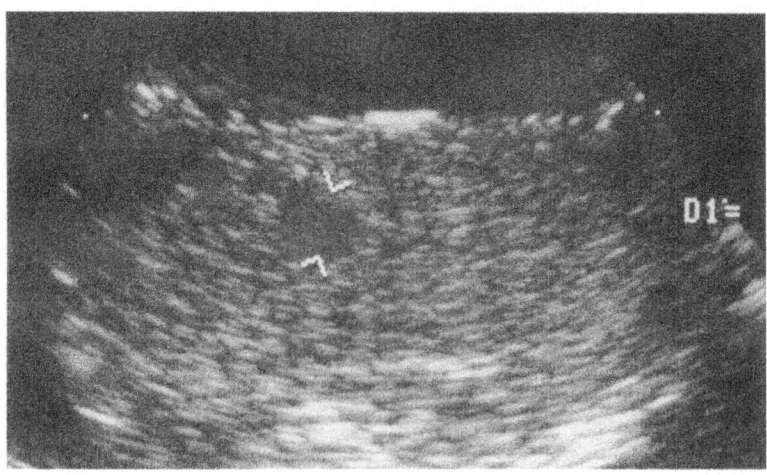

Abb. 3

2. Verbesserte Früherkennung eines Hodentumors bei Patienten mit erhöhtem Erkrankungsrisiko.
3. Differenzierung liquider und solider Raumforderungen.
4. Eine präoperative histologische Zuordnung ist nicht möglich.

Der Stellenwert der Sonographie bei der Früherkennung urologischer Tumoren ist hoch, wenn wir vom Blasencarcinom einmal absehen. Denn mit zunehmender Früherkennung wächst im gleichen Maße die Überlebenswahrscheinlichkeit des am Tumor erkrankten Menschen.

Literatur

1. Stamey et al. (1989) PSA in diagnosis and treatment of adenocarzinoma of prostata, untreated patients, radical prostatectomy treated patients. J Urol 141:1070–1084
2. Engelmann et al. (1988) Sonographische Früherkennung asymptomatischer Nierenzell-carzinome – Der Einfluß auf Überlebensrate und prognostische Faktoren. Urologe B 28:204–208
3. Rosenthal et al. (1984) Organ-preserving surgery in renal cell carcinoma: tumor enucle-ation versus partial kidney resection. Eur Urol 10:222–228

Diagnostik von oberflächlichen Lymphknoten: Neue sonomorphologische Befunde

P. Vassallo*, K. Wernecke, N. Roos, P. E. Peters

* Institut für Klinische Radiologie der Westfälischen Wilhelms-Universität, Albert-Schweitzer-Straße 33, D-4400 Münster

Die Literatur über Sonomorphologie von oberflächlichen Lymphknotenerkrankungen ist außerordentlich spärlich. Eine Hauptaussage – die in dieser Ausschließlichkeit inzwischen nicht mehr zutrifft – ist, daß normale oberflächliche Lymphknoten nicht abgegrenzt werden können und daß jeder sonographisch darstellbare Lymphknoten als pathologisch einzustufen ist.

Durch die Anwendung von Sonden mit verbesserter Kontrast- und Ortsauflösung können heute bereits normale oberflächliche Lymphknoten vom umgebenden Bindegewebe abgegrenzt werden. Auf dem mit einem 5,0-MHz-Schallkopf angefertigten Schnitt in Abb. 1a erkennt man einen normalen Leistenlymphknoten als ovaläre, überwiegend echoarme Struktur. Abb. 1 zeigt den gleichen Lymphknoten mit einer 7,5-MHz-Sonde; der Lymphknoten läßt sich besser von der Umgebung demarkieren, außerdem kann die echoarme Rinde vom echoreichem Mark des Lymphknotens differenziert werden.

Die verbesserte sonographische Darstellung oberflächlicher Lymphknoten wirft zunächst erhebliche diagnostische Probleme auf, da neue sonomorphologische Kriterien für die Differenzierung zwischen normalen und pathologischen Lymphknoten erarbeitet werden müssen.

1988 beschrieben Solbiati et al. [1] und Sutton et al. [2] folgende sonomorphologische Kriterien, die zur Differentialdiagnose zwischen benignen und malignen oberflächlichen Lymphknoten herangezogen werden können. Lymphknoten mit einer längsovalären Form – wobei der Quotient Längs-zu-Quer-Durchmesser mehr als 2 betragen sollte – und einem echoreichen Sinus sind als benigne einzustufen. Die Lymphknotengröße selbst ist kein zuverlässiges Unterscheidungskriterium. Diese Kriterien haben wir an einem kleinen Patientenkollektiv mit histologisch gesicherten Lymphknotenerkrankungen überprüft.

Bei der entzündlichen Lymphknotenerkrankung kommt es zu einer konzentrischen Verdickung der echoarmen Rinde; die längsovaläre Form und der echoreiche Hilus bleiben zunächst erhalten. Der entzündliche Lymphknoten in Abb. 2 hat eine längsovaläre Form und einen echoreichen Markreflex; die echoarme Rinde ist jedoch konzentrisch verdickt im Vergleich zum Lymphknoten in Abb. 1b.

Der Lymphknotenbefall bei Morbus Hodgkin kann im Frühstadium auch zu einer konzentrischen Auftreibung der Rinde führen, ohne daß der Lymphknotensinus alteriert wird. Im fortgeschrittenen Stadium des Hodgkinbefalls kommt es zu einer Verschmälerung und später zu einer kompletten Aufhebung des echoreichen Sinusreflexes.

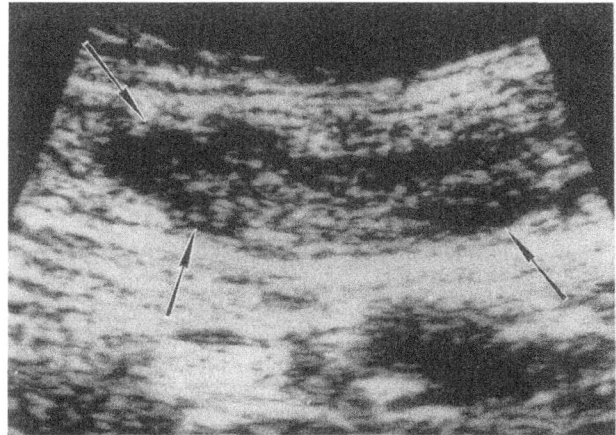

a

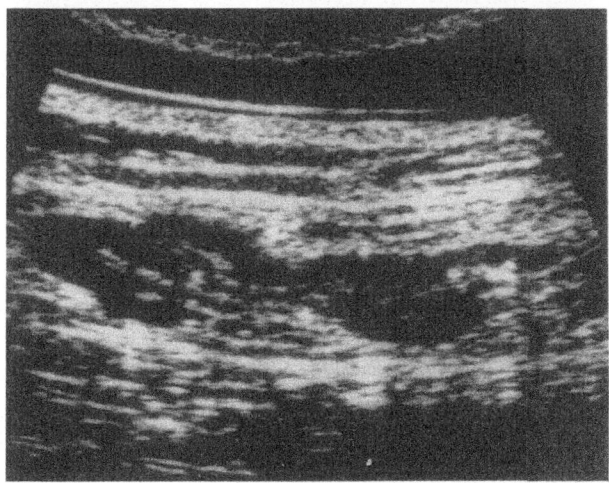

b

Abb. 1. a Dieser mit einem 5,0-MHz-Schallkopf angefertigte Schnitt zeigt einen normalen Leistenlymphknoten (Pfeile) als ovaläre, überwiegend echoarme Struktur. **b** Der gleiche Lymphknoten läßt sich mit einer 7,5-MHz-Sonde besser von der Umgebung demarkieren, außerdem kann die echoarme Rinde vom echoreichem Mark des Lymphknotens differenziert werden

Lymphknotenmetastasen führen im Frühstadium (Abb. 3) zu einer fokalen Auftreibung der Lymphknotenrinde durch die Metastase; der echoreiche Markreflex bleibt zunächst noch erhalten. Im fortgeschrittenen Staduim der Metastasierung kommt es zu einer globalären Auftreibung des gesamten Lymphknotens und zu einer Aufhebung des echoreichen Markreflexes.

Die hochauflösende Sonographie ist daher in der Lage, Metastasen in nicht vergrößerten Lymphknoten nachzuweisen. Eine exzentrische Auftreibung der echoarmen Rinde in einem normal großen Lymphknoten ist eine Indikation zur Biopsie oder Exzision des Knotens bei Patienten mit bekanntem Malignom.

Die zentrale Einschmelzung führt zu einer echoarmen bis echoleeren Hilusstruktur ohne wesentliche Formveränderung des gesamten Lymphknotens. Eine

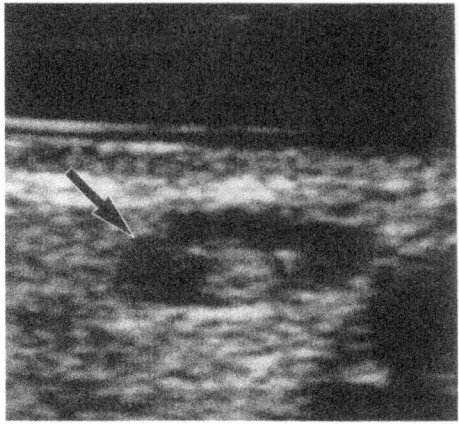

Abb. 2. Ein entzündlicher zervikaler Lymphknoten (Pfeil) bei einer Patientin mit Parotitis: Wie bei normalen Lymphknoten erkennt man die längsovaläre Form und einen echoreichen Markreflex; Die echoarme Rinde ist jedoch deutlich konzentrisch verdickt im Vergleich Abb. 1b

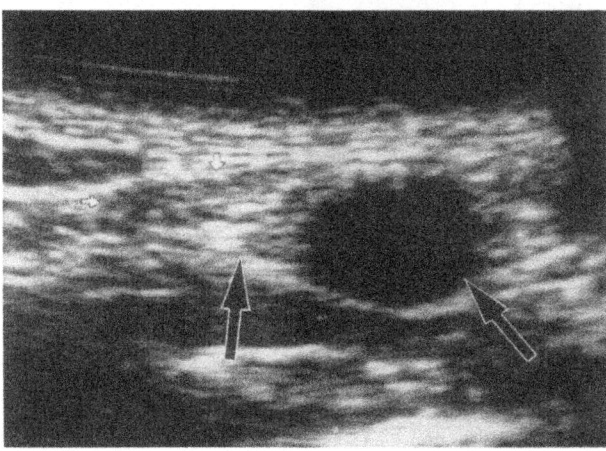

Abb. 3. Im Frühstadium der Lymphknotenmetastase (malignes Melanom) erkennt man eine fokale Auftreibung der Lymphknotenrinde (Pfeil) durch die Metastase. Der echoreiche Markreflex ist noch erhalten

Einschmelzung kann sowohl bei Metastasen als auch bei entzündlichen Lymphknotenerkrankungen auftreten. Solche Einschmelzungen von Lymphknoten treten bei Morbus Hodgkin und Non-Hodgkin nur extrem selten auf.

Eine häufig fehleingeschätzte Lymphknotenerkrankung ist die sogenannte unspezifische dermatopathische Lymphadenopathie, die unter anderen bei chronischen systemischen und dermatologischen Erkrankungen auftreten kann. Bei der dermopathischen Lymphadenopathie bleibt die Architektur des Lymphknotens und die Differenzierung der konzentrisch verdickten Rinde vom echoreichen Hilus erhalten. Lymphknoten, die trotz dieser enormen Vergrößerung ihre normale Architektur beibehalten, sind eher als benigne einzustufen.

Zusammenfassend können heute auf Grund der besseren Orts- und Kontrast-
auflösung sonographisch bereits normale Lymphknoten vom umgebenden Bindegewebe abgegrenzt werden. Außerdem können innerhalb des Lymphknotens
die echoarme Rinde vom echoreichen Hilus differenziert werden. Bei entzündlichen Lymphknotenveränderungen kommt es zu einer konzentrischen Verdik-
kung der Rinde; der echoreiche Markreflex und die längsovaläre Form des
Lymphknotens bleiben erhalten. Bei Hodgkin- und Non-Hodgkin-Lymphome
ist die Lymphknotenrinde im Frühstadium ebenfalls konzentrisch verdickt, sodaß sich diese Lymphome nicht von entzündlichen Lymphknoten unterscheiden
lassen. Im Frühstadium führt die Karzinommetastase zu einer exzentrischen
Auftreibung der Rinde, und im fortgeschrittenen Stadium zu einer globulären
Auftreibung des gesamten Lymphknotens und zu einer Aufhebung des echoreichen Markreflexes. Diese diagnostischen Kriterien werden z. Z. an einem größeren Patientenkollektiv mit histologisch gesicherten Lymphknotenerkrankungen
überprüft.

Literatur

1. Solbiati L, Rizzatto G, Bellotti E, Montali G, Cloffi V, Croce F (1988) High-resolution
   sonography of cervical lymph nodes in head and neck cancer: criteria for differentiation
   of reactive versus malignant nodes. RSNA Scientific Program, p 113, #320
2. Sutton RT, Reading CC, William Charboneau J, Meredith James E, Grant CS, Hay ID
   (1988) US-guided biopsy of neck masses – patients with carcinoma of the thyroid. Radiology 168:769–772

Sonographie, CT und MRT in der Diagnostik von Nebennierentumoren

R. Lorenz, G. P. Krestin

Institut für Radiologische Diagnostik der Universität zu Köln,
Joseph-Stelzmann-Str. 9, D-5000 Köln 41

Anhand von 55 histologisch gesicherten Fällen werden Aussagekraft und klinische Bedeutung von Sonographie, Computertomographie und Kernspintomographie für die Differenzierung pathologischer Nebennierenprozesse dargestellt.

Krankengut und Untersuchungstechnik

Untersucht wurden 55 Nebennierentumoren (Tabelle 1) bei 55 Patienten zwischen 19 und 73 Jahren (weibl. = 31, männl. = 24).

Von allen Pat. lag ein Sonogramm, eine CT und ein MR vor. Bei 37 Pat. wurden die Befunde durch Operation, bei 18 durch Feinnadelbiopsie gesichert.

Sämtliche Computertomogramme wurden nativ und nach i.v.-Applikation eines anionischen nierengängigen Kontrastmittels mit 4 mm-Schichtdicke bei kontinuierlicher Tischverschiebung angefertigt.

Die MR-Untersuchungen erfolgten an einem 1,5 Tesla-System mit schneller Bildgebung in Gradientenechotechnik (FFE = Fast Field Echo-Sequenz) [3]. Als Suchschichten wurden zehn 10 mm-dicke Schichten in transversaler Schnittführung mit einem TR von 30 ms, TE von 16 ms und einem Flipwinkel von 70° angefertigt (T1-Wichtung). Zum besseren Seitenvergleich der Nebennieren wurden bei 37 Pat. neben transversalen auch koronare Schichten angefertigt. Im Bereich der maximalen Tumorausdehnung wurden anschließend Protonendichte- und T2-gewichtete Einzelschnitte (TR/TE = 30/16 ms, Flipwinkel = 15° und TR/TE = 60/30 ms, Flipwinkel = 15°) erstellt. In derselben Schnittebene wurde nach i.v.-Applikation von 0,1 mmol Gadolinium-DTPA/Kg (Magnevist) eine dynamische Kontrastmittelstudie mit wiederholten Einzelschichten nach 1, 2, 3, 4, 5, 7, 9, 11 und 16 min durchgeführt.

Tabelle 1. NN-Tumoren (n = 55 Pat.)

Benigne		Maligne	
Adenome		Metastase	16
– inaktiv	18	Karzinom	5
– M. Cushing	5	Lymphom	2
– Aldosteronom	2		
Phäochromozytom	4		
Myelolipom	3		

Ergebnisse

Sonographie

Beurteilungskriterien waren: Form, Größe, Reflexverhalten (Abb. 1), Verlagerung, Pelottierung bzw. eine Infiltration von Nachbarschaftsstrukturen.

Unter Berücksichtigung dieser Kriterien war in 22 von 55 Fällen (40,5%) eine Differenzierung benigne/maligne möglich; das Ergebnis war unschlüssig bei 15 Pat. (26,6%), falsch-positiv („maligne") in 13 (22,8%) und falsch-negativ („benigne") bei 5 Pat. (10,1%).

Computertomographie

Beurteilungskriterien waren: Form, Größe, Dichte (Abb. 2), Anreicherungsverhalten sowie eine Verlagerung, Pelottierung bzw. Infiltration von Nachbarschaftsstrukturen.

Tabelle 2. NN-Tumoren-Differenzierung: maligne/benigne

(histologisch gesichert (n = 55)		
Sonographie	n = 22	(40,5%)
CT	n = 36	(64,6%)
MRT (nativ)	n = 41	(74,7%)
MRT (KM)	n = 49	(89,9%)

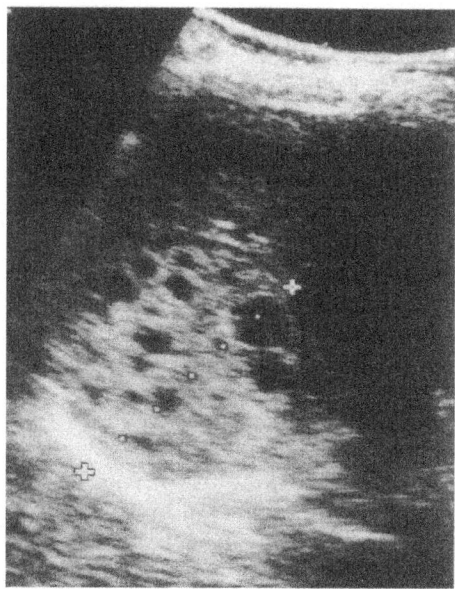

Abb. 1. Phäochromozytom. Sonogramm: Deutliche Organauftreibung mit Reflexvermehrung und multiplen rundlichen echoarmen Herden

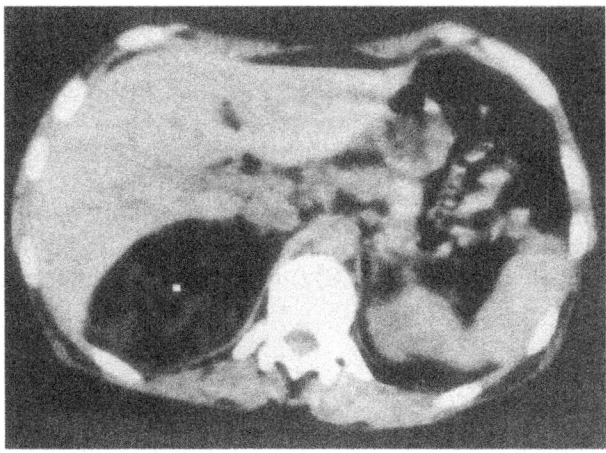

Abb. 2. Myelolipom. CT:
Deutliche
Organauftreibung mit
fettäquivalenten
Dichtewerten um −15 HE

In 36 von 55 Fällen (N = 64,6%) gelang eine zutreffende Unterscheidung
zwischen benignen und malignen Läsionen. Das Ergebnis war unschlüssig bei 6
Pat. (11,4%), falsch-positiv („maligne") in 8 (13,9%) und falsch-negativ („benigne") bei 5 Pat. (8,9%).

Kernspintomographie (MRT)

Beurteilungskriterien für tumoröse Veränderungen waren: Form, Größe, Signal-
verhalten (T1,T2), Anreicherungsverhalten nach Gadolinium-DTPA (T1)
(Abb. 3) sowie eine Verlagerung, Pelottierung bzw. Infiltration von Nachbar-
schaftsorganen.

In 41 von 55 Fällen (n = 74,7%) gelang nativ eine Unterscheidung zwischen
benignen und malignen Läsionen nach KM-Gabe in 49 (89,9%). Das Ergebnis
war bei einem Adenom falsch-positiv, in keinem Fall falsch-negativ. Nach KM-
Gabe war das Ergebnis unschlüssig (d.h. weder Kriterien für Malignität, noch
eindeutig für Benignität) bei 6 Pat. (10,1%).

Malignitätskriterien waren eine deutliche Signalanhebung im T2-gewichteten
Bild bei nativer Darstellung (n = 16) und eine deutliche, über einen Beobach-
tungszeitraum bis zu 16 min. anhaltende Signalintensitätsanhebung nach KM-
Gabe (n = 23).

Folgerungen

1. Sonographie und Computertomographie sind weiterhin Suchmethoden pathologischer Nebennierenprozesse, wobei die CT die Sonographie meist in ihrer Treffsicherheit übertrifft.
2. Nur wenige Tumoren (z. B. Myelolipome) sind computertomographisch bzw.
   sonographisch eindeutig anhand ihrer Dichte bzw. Reflexgebung zuzuordnen.

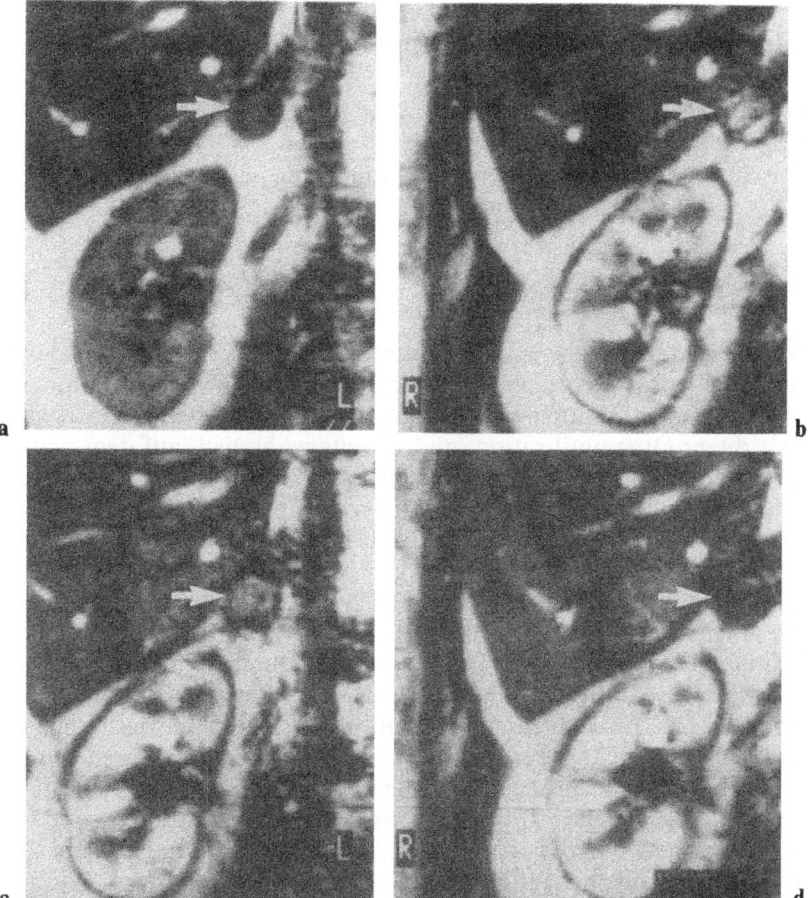

Abb. 3. Adenom. MRT: dynamische Kontrastmittelstudie (TR 30 ms/TE 16 ms/70°). **a** nativ, **b** 1 min nach KM, **c** 5 min nach KM, **d** 15 min nach KM: nur geringe Anfärbung mit Normalisierung der Signalintensität nach 15 min als Zeichen der Benignität

3. Die Kernspintomographie mit dynamischer Kontrastmittelstudie vermag in nahezu 90% der Fälle benigne von malignen Tumoren zu trennen und ist somit treffsicherstes bildgebendes Verfahren.
4. Die Indikation zu einer diagnostischen Nebennierenpunktion kann bei entsprechender therapeutischer Relevanz auf die im MR nach KM-Gabe unschlüssigen Fälle reduziert werden.

Literatur

1. Dunnick NR (1988) CT and MRI of adrenal lesions. Urol Radiol 10:12
2. Glazer GM, Francis IR, Quint LE (1988) Imaging of the adrenal glands. Semin US CT MR 7:219
3. Krestin GP, Steinbrich W, Friedmann G (1989) Adrenal masses: Evaluation with fast gradient-echo MR imaging and GD-DTPA-enhanced dynamic studies. Radiology 171:675

Niereninfiltrationen bei malignen Lymphomen

A. Weiss*, H. Weiss, A. Döring

* III. Medizinische Klinik, Klinikum der Stadt Mannheim,
Wiesbadener Str. 68, D-6800 Mannheim

Über den sonographischen Nachweis von Infiltration der Leber oder Milz durch maligne Lymphome wurde mehrfach berichtet [1–3]. Über Niereninfiltrationen gibt es bislang nur wenige, zumeist kasuistische Beiträge. Dies beruht einerseits auf der Rarität dieser Organinfiltration, andererseits wohl auch auf dem mangelnden Wissen um die sonographischen Erscheinungsformen dieser Organinfiltrationen. Bei einem Kollektiv von 649 Patienten mit malignen Lymphomen, die wir in den letzten 11 Jahren betreuten, fanden wir in 0,8% der 388 Patienen mit niedrig malignen Non-Hodgkin-Lymphomen, in 7% der 142 Patienten mit hoch malignen Non-Hodgkin-Lymphomen und in 3,4% der Patienten mit Lymphogranulomatose einen Nierenbefall (Tabelle 1).

Im sonographischen Bild kann sich ein Nierenbefall durch maligne Lymphome sowohl als eine diffuse Infiltration darstellen als auch als noduläre oder lamelläre Infiltration (Abb. 1,2). Die diffuse Niereninfiltration ist am schwierigsten zu erkennen: man sieht ein leicht vergrößertes Organ mit unscharfer Parenchym-Sinus renalis-Grenze, einem vergröbertem Binnenreflexmuster und einer auffällig guten Schalleitung. Die noduläre Infiltration ist gekennzeichnet durch solitäre oder multiple reflexarme Knoten in der Niere. Dabei sind diese Knoten, wenn sie vereinzelt vorkommen und nicht die äußere Nierenkontur überragen, häufig schwierig zu diskriminieren und können leicht mit Markkegeln verwechselt werden. Die regellose Manifestation dieser Knoten innerhalb der Niere und eine Deformierung der Außenkontur lassen die Diagnose stellen. Bei der lamellären oder schichtweisen Infiltration ist lediglich eine meist funktionell zusammenhängende

Tabelle 1. Organbefall bei Patienten mit malignen Lymphomen

Organbefall	NHL-L (n = 388)		NHL-H (n = 142)		LG (n = 119)	
	n	[%]	n	[%]	n	[%]
Schilddrüse	5	1,3	2	1,4	3	2,5
Pleura	13	3,4	13	9,15	15	12,6
Pericard	10	2,6	11	7,8	12	10,1
Niere	3	0,8	10	7,0	4	3,4
Leber	42	10,8	45	31,7	36	30,3
Milz	20	5,15	13	9,15	21	17,6
Gastrointest.	19	4,9	19	13,4	5	9,2

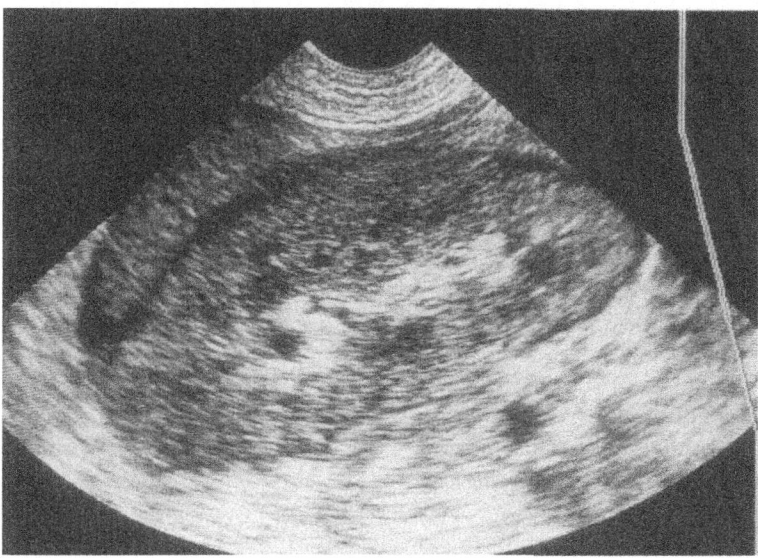

Abb. 1. Längsschnitt durch die linke Niere bei einer Patientin mit einem sekundär zentro-blastischen Non-Hodgkin-Lymphom nach 6-jährigem zentrozytisch-zentroblastischem Non-Hodgkin-Lymphom. Beispiel für lamellären Befall: Man sieht die Niere umgeben von einem 3 mm breiten reflexarmen Randsaum. Bei der Sektion fand sich eine Infiltration der Nierenkapsel und der Nierenrinde durch das zentroblastische Non-Hodgkin-Lymphom

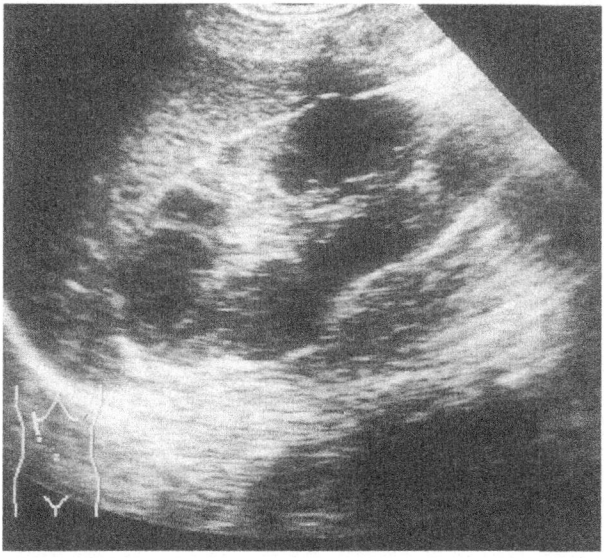

Abb. 2. Längsschnitt durch die rechte Niere bei einem Patienten mit einem T-lymphoblastischen Non-Hodgkin-Lymphom. Die multiplen kugeligen reflexarmen For-mationen im Nierenparenchym beidseits entsprechen dem Befall durch das Non-Hodgkin-Lymphom

Schicht der Niere betroffen, so zum Beispiel die Nierenrinde oder die Nierenkapsel. Unter den 17 von uns diagnostizierten Niereninfiltrationen fanden sich 3 Patienten mit niedrig malignem Non-Hodgkin-Lymphom, es überwog die noduläre Infiltration. Am häufigsten fanden wir eine Niereninfiltration bei Patienten mit hochmalignen Non-Hodgkin-Lymphomen, hier konnten wir in 10 Fällen eine vorwiegend noduläre Infiltration diagnostizieren. Dabei handelte es sich um 4 Patienten mit einem sekundären hochmalignen Lymphom und einem meist langjährigen Krankheitsverlauf. Bei 4 Patienten mit Lymphogranulomatose fanden wir ebenfalls eine Niereninfiltration, auch hierbei überwog die noduläre Infiltration. Unter den klinischen Parametern lagen Harnstoff und Kreatinin im Normbereich oder waren nur geringgradig erhöht, lediglich 2 Patienten zeigten deutlich erhöhte Retentionswerte, hierbei handelte es sich jedoch auch um Patienten, die im septischen Schock verstorben sind. Bei ausgedehntem Organbefall der Nieren bestand eine Korrelation zur Erhöhung der LDH im Serum. Differentialdiagnostisch muß an hypernephroide Carcinome, Nierenmetastasen oder Niereninfiltrationen durch andere Systemerkrankungen, z. B. bei einer Monozytenleukämie, gedacht werden.

Von den 17 von uns diagnostizierten Fällen konnten 7 durch Histologie, meist im Rahmen der Sektion gewonnen, bestätigt werden, bei 6 Patienten waren im Computer-Tomogramm umschriebene hypodense Formationen der Nieren zu erkennten. Bei 8 Patienten kann man die Korrektheit der sonographischen Diagnose aus dem Verlauf ablesen: Nach Einsetzen einer adäquäten Polychemotherapie verschwanden die zuvor dokumentierten Veränderungen der Nieren, 2 Fälle konnten nicht weiter gesichert werden.

Sicherlich tritt ein Organbefall der Nieren bei malignen Lymphomen häufig im Stadium der Generalisation auf und ist dann als ein signum malum zu werten. Dennoch hatten wir in 4 Fällen keinen zusätzlichen weiteren Organbefall, d. h. das Lymphom manifestierte sich außer in den Lymphknoten lediglich noch in den Nieren. Da das therapeutische Konzept und damit die Überlebenswahrscheinlichkeit des Patienten von einem möglichst exakten Erfassen aller betroffenen Organabschnitte abhängt, sollte auf einen Organbefall der Nieren bei malignen Lymphomen geachtet werden.

Literatur

1. Weiss A, Weiss H, Ranft K (1987) Der Wert der Sonographie für die Verlaufsbeobachtung maligner Lymphome. Therapiewoche 37:9–13
2. Weiss A, Weiss H (1985) The increasing significance of sonography in the recognition of the manifestation of malignant lymphomas in the organs. Blood, J. Exp Clin Hematol 3:145
3. Weiss A, Weiss H, Grühn K (1989) Organmanifestationen maligner Lymphome. Ultraschall 10:284–289

Die Sonographie von Knochenmetastasen
Möglichkeiten zur Verbesserung von Diagnostik,
Therapieplanung, Verlaufskontrolle und Nachsorge

U. Mende*, A. Braun, K. Rieden, V. Ewerbeck, J. Zöller

* Radiologische Universitätsklinik, Abt. Klinische Radiologie und Poliklinik,
Im Neuenheimer Feld 400, D-6900 Heidelberg

Wenn auch die Sonographie als nicht-invasive, preisgünstige und effektive Methode in weiten Bereichen der Tumordiagnostik ihren festen Platz hat, so sind ihre Vorzüge gerade bei den metastatischen Knochentumoren, von wenigen Mitteilungen abgesehen [1–4], bisher nahezu unbeachtet geblieben.

Daß Metastasen des Skelettsystems sehr wohl der sonographischen Analyse vorteilhaft zugänglich sind, ließ sich an 210 Patienten mit ossär metastasierten Tumoren zeigen, bei denen von Dezember 1984 bis März 1989 zu prätherapeutischer Abklärung, Therapiekontrolle sowie Nachsorge ergänzend zur konventionellen Röntgendiagnostik 370 tumortragende Regionen durch Ultraschall untersucht wurden (Picker LSC 7000; 3,5 bis 7,5 MHz).

Bei Läsionen der Spongiosa dem Röntgenbild zwar unterlegen, bei Kortikalisdefekten ebenbürtig, erweist sich die Sonographie weit überlegen bei der Erkennung der Veränderungen von Periost und umgebenden Weichteilen, wodurch

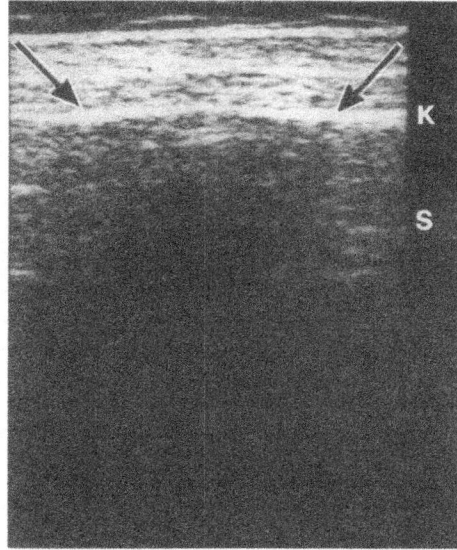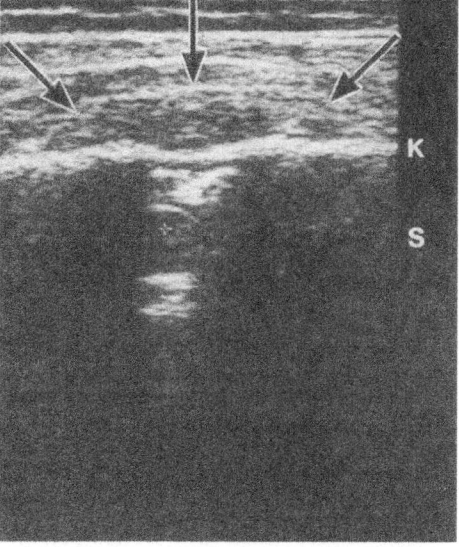

Abb. 1. Links: Osteolyse re. Femur (↘↙) bei Mammakarzinom. Echoarmer Spongiosadefekt. Kein Weichteiltumor. Keine Schmerzen. Rechts: Osteolyse li. Femur bei Bronchialkarzinom. Verdünnte Kortikalis. Gemischt echoarm-echoreicher Spongiosadefekt. Weichteiltumor (↘↓↙). Schmerzen. K = Kortikalis; S = Spongiosa; Sonographische Längsschnitte

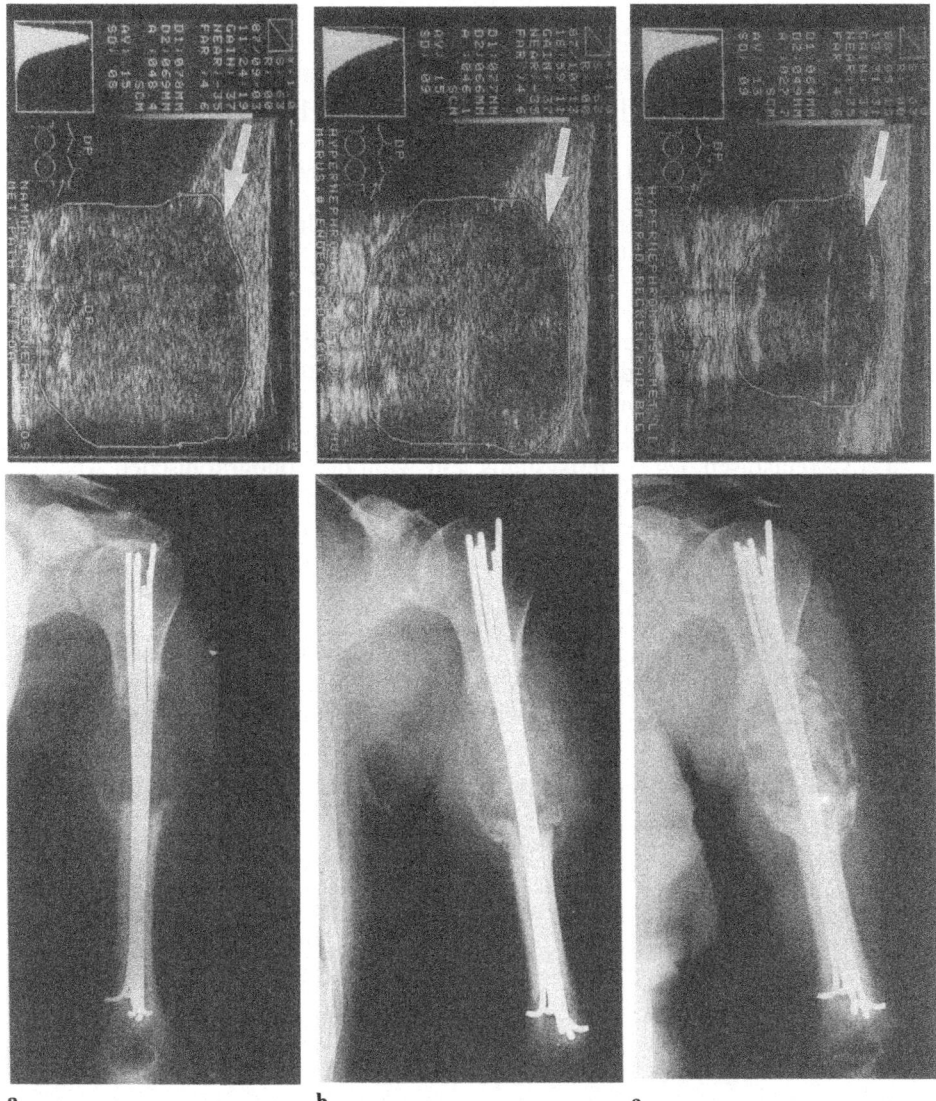

a   b   c

Abb. 2 a–c. Verlaufskontrolle bei Strahlentherapie Osteolyse li. Humerus (bei Hypernephrom), Z. n. pathologischer Fraktur, Endernagelung. Großer pulsierender Weichteiltumor ↘. Sonographie (um 90° gedreht) / Röntgenaufnahme. **a** Vor Radiatio, **b** nach 50 Gy.
Weichteiltumor rückläufig, beginnende Rekalzifizierung, **c** 7 Monate p.rad. Weichteiltumor weiter rückläufig, kräftige Rekalzifizierung

sich zwanglos auch die weitestgehende Übereinstimmung (>95%) zwischen
Schmerzsymptomatik einerseits und Prozessen von Periost und Weichteilen andererseits erkennen läßt (Abb. 1).

Typ des Primärtumors als auch Metastasenlokalisation bedingen darüber
hinaus gravierende Unterschiede im Erscheinungsbild, die den ergänzenden Ein-

satz der Sonographie zur Optimierung der Therapie auch rationell rechtfertigen. So zeigte sich ein größerer, die kortikalen Strukturen um mindestens 10 mm überschreitender Weichteilprozess relativ selten bei Metastasen des Mammakarzinoms (21%) und Prostatakarzinoms (33%), häufig jedoch bei Absiedlungen von Hypernephrom (68%), Plasmozytom (69%) und Bronchialkarzinom (81%). Bezüglich der Lokalisation war mit 86% eine deutliche Bevorzugung der Skelettanteile des Beckens zu erkennen, wo auch die ausgedehntesten Weichteiltumoren beobachtet wurden, gefolgt von den platten Knochen des Thoraxskeletts Rippen, Sternum, Skapula (69%), von Wirbelsäule (63%), Schädelkalotte (46%) sowie Tibia und Fibula (46%), wohingegen die proximalen Extremitäten Humerus mit 17% und Femur mit 16% größere parakortikale Tumoranteile seltener aufwiesen.

Für die Strahlentherapieplanung ist dies von besonderer Bedeutung, da unter Berücksichtigung eines entsprechenden Sicherheitsabstandes nicht nur die knöchernen Destruktionen selbst, sondern auch diese teilweise ausgeprägten Weichteilinfiltrate mit erfaßt werden müssen. Durch dreidimensionale Darstellung der tumorösen Veränderungen einschließlich der Weichteile sowie der benachbarten Risikoorgane stellt die Sonographie nicht nur **die** Ergänzung zur Simulatorröntgenaufnahme dar, sondern erspart zudem aufwendigere bildgebende Verfahren.

Aus der Bestimmung von Größe, Konsistenz und Begrenzung des Tumors, seiner Beziehung zu chirurgisch relevanten Strukturen (z. B. Gefäßen) sowie des Ausmaßes der intratumoralen Vaskularisation erhält der Operateur wichtige Hinweise.

Bei hervorragender Gewebsdifferenzierung läßt sich durch Volumenbestimmung und Analyse der Echostruktur (Grauwerthistogramm) anhand von Fibrosierungen, Nekrosen oder Verkalkungen der Erfolg einer Chemo-, Hormon- oder Strahlentherapie, auch bei eventuell noch negativem Röntgenbild, erkennen (Abb. 2). Die gleichen Kriterien gelten für Nachsorge und Rezidiverkennung.

Darüber hinaus bietet die lokale Skelettsonographie hervorragende diagnostische Möglichkeiten zur Abklärung von Beschwerden und negativem Röntgenbild insbesondere auch an den platten Knochen (Schädel, Thorax), bei Metallimplantaten (CT-Artefakte), bei pathologischen Frakturen (z. B. Hämatom) und Frakturheilung (Kallusbildung) sowie bei der Diagnostik des ossär metastasierten unbekannten Primärtumors.

Unter standardisierten Bedingungen und bei Beachtung der methodischen Grenzen leistet die Sonographie daher einen wertvollen, bisher kaum genutzten Beitrag zur therapieorientierten Diagnostik von Metastasen des Skelettsystems.

Literatur

1. Doringer E, Ferner R, Feurstein M, Kranzinger M, Schmoller HJ (1988) Sonographie bei Skelettmetastasen. Ultraschall Klin Prax Suppl 1:12
2. Mende U, Rieden K, Braun A, Weischedel U, zum Winkel K (1986) Die Realtime-Sonographie. Ein wichtiges bildgebendes Verfahren bei Diagnostik und Therapieplanung von Skelettmetastasen. Fortschr Röntgenstr 145:373–378
3. Mende U, Rieden K, Weischedel U, Braun A, Ewerbeck V, Zöller J (1989) Sonographische Diagnostik von Tumoren des Stütz- und Bindegewebes. Picker aktuell 13:3–13
4. Stellamor K, Braun U, Urban M, Hruby W (1989) Skelettmetastasen im Ultraschall. Röntgen-Bl 42:73–76

Der Beitrag der Lymphknoten-Sonographie zur Diagnostik und Nachsorge des malignen Melanoms – eine prospektive Studie

T. Feyerabend, Treutlein G., Mehringer A., Schindler G., Schmitt R., Warmuth-Metz M.

Universität Würzburg, Abt. f. chirurg. Röntgendiagnostik und Klinik für Dermatologie, Josef-Schneider-Str. 2, D-8700 Würzburg

Entscheidend für die Prognose eines Patienten mit malignem Melanom ist das Stadium der Erkrankung. Hierbei sind zu unterscheiden: die alleinige lokale Ausbreitung (Stadium I), das regionale Stadium mit Befall der regionären Lymphknoten (Stadium II) und das Stadium der Dissemination (Stadium III). Im Stadium I ist eine prophylaktische Lymphknotendissektion nicht indiziert. Bei diesen Patienten ist aber das Melanom nur in 65% tatsächlich auf den Primärtumorsitz beschränkt. 25% der Patienten haben Lymphknoten- und/oder Fernmetastasen. Nur bei 10% liegt ein alleiniger regionärer Lymphknotenbefall vor, und nur diese 10% können chirurgisch geheilt werden [3].

Im Stadium II müssen Primärtumor und regionäre Lymphknoten operativ entfernt werden. Wegen occulter Fernmetastasen können aber nur 20% durch diese Maßnahmen geheilt werden [3].

Vor diesem Hintergrund müssen alle diagnostischen Bemühungen zur frühzeitigen Erfassung von regionalen Lymphknotenmetastasen gesehen werden.

An diagnostischen Möglichkeiten stehen neben der Palpation zahlreiche bildgebende Verfahren zur Verfügung. Wir haben in einer prospektiven Studie versucht, den Stellenwert der Sonographie im Rahmen der Primärdiagnostik und der Nachsorge des malignen Melanoms zu definieren.

Material und Methode

Bei 100 Patienten (42 Männer, 58 Frauen) mit einem Durchschnittsalter von 51 Jahren wurden 141 Untersuchungen der Hals-, Axilla-, Leisten und/oder anderer regionärer Lymphknoten durchgeführt. Verwendet wurde ein Real-Time-Sonographiegerät mit 5 MHz-Linearschallkopf und Siliconvorlauf. Der sonographische Befund wurde in 39 Fällen histologisch bestätigt und in 88 Fällen durch den klinischen Verlauf verifiziert. 14 Patienten nahmen an der Nachsorge der Univ.-Hautklinik nicht teil.

Ergebnisse

Der typische sonographische Aspekt von Lymphknotenmetastasen des malignen Melanoms ist die rundliche, scharf begrenzte, echoarme bis echofreie Weichteilstruktur, die gelegentlich eine dorsale Schallverstärkung aufweist (1,2; Abb. 1). Dagegen sind entzündlich veränderte Lymphknoten echoarm, mäßig abgrenzbar

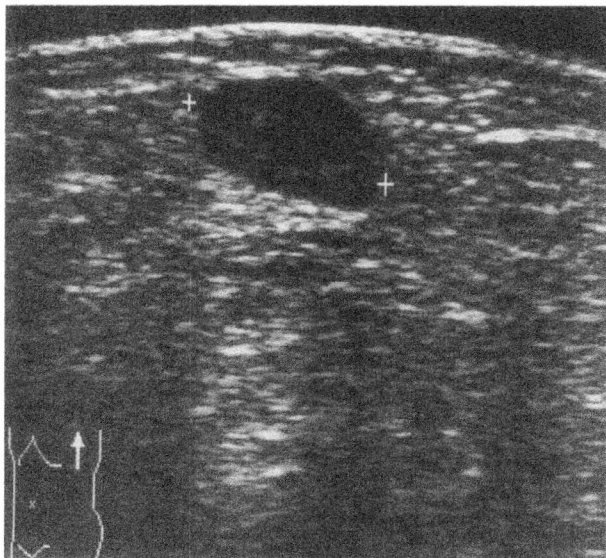

Abb. 1. Lymphknotenfilia eines malignen Melanoms in der linken Axilla: sonographisch typischer Aspekt mit ovalärer, nahezu echofreier Struktur, scharfer Begrenzung und dorsaler Schallverstärkung

Tabelle 1. Korrelation zwischen sonographischem und pathohistologischem Befund bzw. klinischem Verlauf bei 127 Lymphknoten-Untersuchungen von Patienten mit malignem Melanom

	Histologie/klin. Verlauf		Gesamtzahl
	Negativ	Positiv	
Sonographisch			
LK nicht befallen	78	2	80
LK befallen	11	36	47
Gesamtzahl	89	38	127

und von ovalärer Konfiguration. Meist echoreich imponieren postadenitisch veränderte Lymphknoten, sie sind daher im umgebenden Fettgewebe kaum abgrenzbar. Entscheidende Hinweise geben hier Anamnese und Palpationsbefund.

Der Methodenvergleich zwischen Palpation und Sonographie zeigt zum einen, daß die Sonographie trotz unauffälligem Tastbefund Lymphknotenfiliae entdecken kann. Zum anderen ist sie bei unsicherem Tastbefund in der Lage, gutartige Veränderungen wie entzündlich fibrosierte Lymphknoten, Schilddrüsenknoten oder Verkalkungen als morphologisches Korrelat zu identifizieren und Lymphknotenfiliae weitgehend auszuschließen (nur 2/80 falsch-negative Befunde; Tabelle 1). Die insgesamt 11 sonographisch falsch-positiven Befunde (Tabelle

Tabelle 2. Korrelation zwischen Palpations- und histopathologischem Befund bzw. klinischem Verlauf bei 127 Lymphknoten-Untersuchungen von Patienten mit malignem Melanom

	Histologie/klin. Verlauf		Gesamtzahl
	Negativ	Positiv	
Palpatorisch			
LK nicht befallen	86	8	94
LK befallen	4	29	33
Gesamtzahl	90	37	127

1) sind i. d. R. auf die Fehlinterpretation akut entzündlich veränderter Lymphknoten zurückzuführen.

Insgesamt ergibt sich für die Sonographie eine Sensitivität von 95% (35/37) und eine Spezifität von 88% (78/89). Für die Palpation errechnet sich bei 8 falsch-negativen und 4 falsch-positiven Befunden (Tabelle 2) eine Sensitivität von 78% (29/37) und eine Spezifität von 96% (86/90). Die Treffsicherheit liegt für beide Methoden bei 90%.

Diskussion

Die Palpation ist die erste Maßnahme in der Erkennung von peripheren Lymphknotenmetastasen, ihre Aussagekraft ist aber in folgenden Situationen deutlich eingeschränkt:

1. kleine Lymphknotenmetastasen werden nicht erfaßt,
2. bei ungünstiger Lokalisation, z. B. oberhalb des Leistenbandes oder unter dem M. sternocleidomastoideus,
3. bei narbigen Veränderungen nach Lymphadenektomie oder Bestrahlung.

In den genannten Fällen ist der Einsatz nicht-invasiver Schnittbildverfahren angezeigt. Wegen ihres hohen Auflösungsvermögens bietet sich die allgemein verfügbare und kostengünstige Sonographie besonders an. Unsere Studie zeigt, daß bei eingeschränkter Aussagekraft der Palpation die Diagnostik der peripheren Lymphknotenregionen beim malignen Melanom durch die Sonographie verbessert wird. Die Sensitivität der Sonographie ist mit 95% im Gegensatz zur Palpation mit 78% hoch. Dies beruht auf der Tatsache, daß der sonographische Nachweis einer scharf begrenzten, echoarmen bis echofreien Raumforderung fast immer mit dem histologischen Befund einer Lymphknotenfilia des malignen Melanoms übereinstimmt. Dagegen ist die im Vergleich zur Palpation niedrigere Spezifität (96% vs. 88%) im wesentlichen auf differentialdiagnostische Probleme bei der Abgrenzung akut entzündlich veränderter Lymphknoten zurückzuführen. Ihre aufgrund des entzündlichen Ödems mäßige bis fehlende Echogenität und ihre, durch das Kapselödem bedingte, unscharfe Begrenzung kann das sonographische Bild von Lymphknotenmetastasen imitieren. Eine Steigerung der Spezifität auf bis zu 99% kann durch den Einsatz hochauflösender Schallköpfe (10 MHz) erreicht werden [2].

Neben der Erkennung kleiner, nicht tastbarer Lymphknotenfiliae und der Abgrenzung gutartiger Veränderungen hat die Sonographie den Vorteil, bei bestehenden Lymphknotenmetastasen die Anzahl, Größe und Beziehung zu den Nachbarstrukturen, z. B. Gefäßen, genau zu bestimmen.

Nach unseren Erfahrungen besteht eine Indikation zur peripheren Lymphknoten-Sonographie beim malignen Melanom
1. prätherapeutisch ergänzend zur Palpation,
2. regelmäßig in der Nachsorge und
3. gezielt bei erschwerter Palpation oder unsicherem Tastbefund.

Literatur

1. Brockmann WP, Maas R, Voigt H, Thoma G, Schweer S (1985) Veränderungen peripherer Lymphknoten im Ultraschall. Ultraschall 6:164–169
2. Kraus W, Nake-Elias A, Schramm P (1986) Hochauflösende Real-Time-Sonographie in der Beurteilung lymphogener Metastasen von malignen Melanomen. Z Hautkr 61:9–14
3. Mastrangelo MJ, Baker AR, Katz HR (1985) Cutaneous melanoma. In: DeVita VT, Hellman S, Rosenberg SA (eds) Cancer, principles & practice of oncology, 2nd edn. Lippincott, Philadelphia, pp 1371–1422

Therapeutische Relevanz sonographischer Untersuchungsergebnisse in der ambulanten Tumortherapie

J. Menzel*, J. Öller, K. Seitz, G. Rettenmaier

* Kreiskrankenhaus Böblingen, Medizinische Klinik,
Bunsenstr. 120, D-7030 Böblingen

In einer retrospektiven Studie wurden die bildgebenden Methoden Sonographie; Röntgen; Computertomographie und Ganzkörperszintigraphie hinsichtlich Indikation und therapeutischer Relevanz bei 120 Patienten unserer onkologischen Ambulanz untersucht.

Die Patienten waren durchschnittlich 30,5 Monate (1–104 M.) in ambulanter Tumornachsorge.

Es handelte sich um:
41 Patienten mit lymphatisch-hämatologischen Erkrankungen
24 Patienten mit Tumoren des Gastrointestinaltraktes
23 Patienten mit Mamma-Carcinomen
32 Patienten mit verschiedenen soliden Tumoren.

Folgende Indikationsstellungen zum Einsatz der bildgebenden Verfahren wurden unterschieden:
– Untersuchungen im Rahmen eines Nachsorge-Schemas ohne klinische Parameter
– Nachsorge mit klinischen Parametern
– pathologische Laborwerte
– Kontrolle anderweitig gewonnener apparativer Befunde
– Restaging zur Therapiebeurteilung.

Der Einfluß der Untersuchungsergebnisse auf die Therapie wurde aus der Krankenakte hergeleitet. Die Therapieänderungen wurden danach unterschieden, ob sie aufgrund von apparativen Untersuchungsergebnissen oder aber aufgrund von subjektiv-klinischen Befunden der Patienten durchgeführt wurden.

Wir erfaßten 175 Therapieänderungen. 81 Therapieänderungen (47%) ergaben sich aus Befunden der bildgebenden Verfahren. 58 der Änderungen (33%) beruhten auf klinischen Befunden. Therapienebenwirkungen, Schmerzen, klinisch erfaßbare Tumorprogression oder der Wunsch des Patienten führten zu Änderungen oder zum Beenden der Therapie.

Sonographie

62% der Sonographien wurden in der Nachsorge ohne klare Indikation durchgeführt, d. h. 492 von 794 Untersuchungen. Nur zwei dieser 492 Untersuchungen ergaben einen Befund, der eine Therapieänderung nach sich zog. 302 von 794 Untersuchungen (38%) wurde mit gezielter Indikation durchgeführt. Hiervon

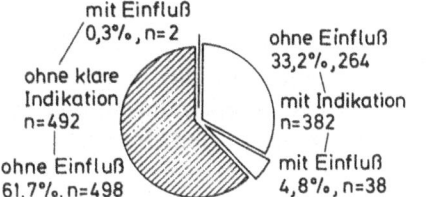

Abb. 1. Sonographie (n = 794)

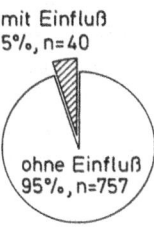

Abb. 2. Einfluß der Sonographie-Befunde auf die Tumortherapie

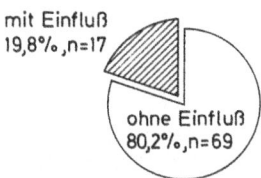

Abb. 3. Einfluß der Computertomographie auf die Tumortherapie

blieben 264 ohne Einfluß auf die Therapie. Bei 38 der 302 gezielt eingesetzten Sonographien ergaben sich therapeutisch relevante Befunde (Abb. 1).

Auf die Gesamtzahl der Untersuchungen kommen dann 5% therapierelevante Ergebnisse; bezieht man sich auf den gezielten Einsatz der Sonographie, steigt die Ausbeute therapierelevanter Resultate auf 12,6%. Von unseren 120 Patienten „profitierte" jeder fünfte Patient vom Ultraschall (Abb. 2).

Computertomographie

Bei 120 Patienten wurden 86 Computertomographien durchgeführt. Von 68 Untersuchungen (79%) mit bekannter Indikation ergaben 17 therapierelevante Befunde. Restrospektiv ließ sich bei 18 Untersuchungen keine Indikation erkennen; hierunter darunter fand sich kein therapeutisch relevanter Befund (Abb. 3).

Röntgenbefunde und Szintigraphie

Für die Röntgen-Untersuchungen gilt, ebenso wie für die Ganzkörperszintigraphie, daß lediglich gezielt eingesetzte Untersuchungen die Chance einer therapeutischen Relevanz haben.

Zusammenfassung

Von allen durchgeführten Untersuchungen führte die Sonographie in 5% zu einer Therapieänderung, das Röntgen in 3,7%, die Ganzkörperszintigraphie in 2,8% und die Computertomographie in 19,8% der durchgeführten Untersuchungen.

Daraus ergeben sich folgende Bewertungen:
1. Ungezieler Einsatz von bildgebenden Verfahren ist unergiebig.
2. Trotz des verständlichen Verlangens des Tumorpatienten nach bildgebender Diagnostik wären erhebliche Kosteneinsparungen – ohne Nachteile für den Patienten – durch Reduktion oder Verzicht auf Untersuchungen ohne klare Indikationsstellung möglich.
3. Die günstigeren Ergebnisse der Computertomographie sind Folge der strengeren Indikationsstellung zum Einsatz des Verfahrens.
4. In der Tumornachsorge werden erfahrene Ärzte gebraucht. Klinische Erfahrung läßt sich nicht mit bildgebender Diagnostik kompensieren.
5. Bildgebende Diagnostik wird effektiver, wenn ihr eine sorgfältige klinische Untersuchung vorangeht.

Literatur

1. Gallmeier WM, Bruntsch U (1985) Unnötige Diagnostik (Überdiagnostik) in der Onkologie. Münch Med Wochenschr 127:390–394
2. Streit A, Schmid L, Jungi WF, Senn HJ (1987) Welche Untersuchungen sind zur Diagnose von Rezidiven beim operablen Mammakarzinom geeignet? Schweiz Med. Wochenschr 117–1615

Die Lymphknotensonographie in Diagnostik und Verlaufskontrolle bei HIV-Patienten

U. Mende*, U. Pekar, W. Tilgen, M. Hartmann

* Radiologische Universitätsklinik, Abt. Klinische Radiologie und Poliklinik, Im Neuenheimer Feld 400, D-6900 Heidelberg

Nach der AIDS-Statistik 1989 weist dieser Erkrankungskomplex mit 1538 im vergangenen Jahr neu dem BGA gemeldeten AIDS-Fällen bei geschätzten 50 000 HIV-Infizierten in der Bundesrepublik Deutschland eine gegenüber den Vorjahren weiterhin steigende Tendenz auf [1].

Wie bei anderen Erkrankungen auch bedarf die exakte Diagnostik zur Planung des therapeutischen Vorgehens neben Anamnese, klinischer Untersuchung und Labormethoden sowie gegebenenfalls histologischer Sicherung gleichermaßen der bildgebenden radiologischen Verfahren [2].

Daß sich in dieser Palette die Sonographie bisher weitgehend auf die Abklärung eines abdominellen Befalls beschränkte [2,3], ist nicht einsichtig, weist diese **nicht-invasive**, aussagefähige Methode gerade in der Diagnostik auch der peripheren Lymphknoten sowie bei Symptomatik oder entsprechendem Verdacht, der Strukturen von Mundhöhle und Pharynx eine Reihe von Vorteilen auf [4]. Dies gilt insbesondere für die Objektivierung eines Lymphadenopathiesyndroms (CDC III), bei opportunistischen und allgemeinen Infektionen (CDC IV C) sowie bekanntermaßen für das Staging in der Malignomgruppe CDC IV D [5].

Zwischen November 1985 und September 1989 wurde bei 45 Patienten (31 männlich, 14 weiblich; mittleres Alter 31,7 $\pm$ 7,6 Jahre, in einer Spanne von 17 bis 49 Jahren) mit nachgewiesener HIV-Infektion der Gruppen CDC II bis IV ein sonographischer Lymphknotenstatus nach befallener Region, Größe, Multiplizität und Echostruktur erhoben (Picker LSC 7000; 5 MHz). Bei Symptomatik oder pathologischem zervikalem Lymphknotenbefund erfolgte zusätzlich eine Analyse der Strukturen von Mundhöhle und Pharynx [4]. Bei kutanen Manifestationen eines Kaposi-Sarkoms wurden zudem repräsentative Infiltrate von Haut und Weichteilen zu Therapiekontrolle und Verlauf nach Volumen und Struktur (Grauwerthistogramm) vermessen.

Der Vergleich der sonographischen Ergebnisse mit klinischen Befunden und Laborparametern zeigte pathologisch vergrößerte und ausgeprägt echoarme Lymphknoten lediglich in den höheren Stadien III und bevorzugt IV. So wiesen die drei Patienten mit Stadium II A/B lediglich mäßig vergrößerte Lymphknoten auf, dagegen nur 5 der 28 Patienten in den Stadien III A/B, 12 aber einen ausgeprägten und weitere 11 einen ganz massiven, teilweise ubiquitären Befall. Während der Befund nur bei einem der drei Patienten im Stadium IV A deutlich pathologisch war, war dies ganz ausgeprägt der Fall bei allen sieben Patienten der Stadien IV B und insbesondere IV C (Abb. 1).

Nahezu ubiquitärer Befall bestand bei zwei der vier Patienten mit Kaposi-Sarkom (CDC IV D).

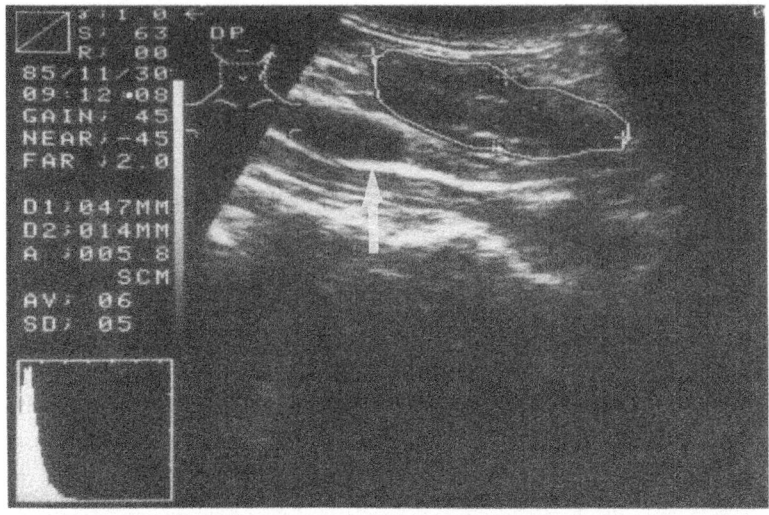

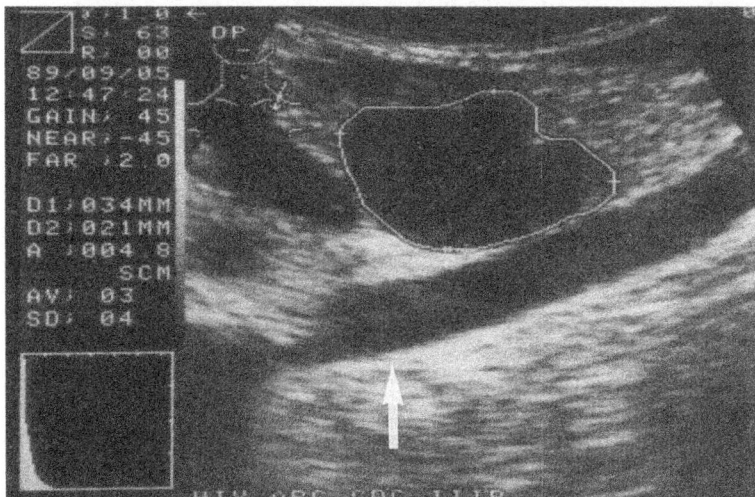

Abb. 1. Vergrößerte ausgeprägt echoarme Lymphknoten zervikal. ↑ Arteria carotis. Längsschnitte; links: bei Kryptosporidiose und Candidose (CDC IV C1), rechts: bei Tuberkulose (CDC IV C2)

Weisen daher vergrößerte Lymphknoten sonographisch eine ausgeprägte Echoarmut auf und zeigt sich zudem eine echoverminderte Strukturierung des Pharynx, sollte nicht nur bei Patienten der bekannten Risikogruppen differential-diagnostisch auch an eine HIV-Infektion gedacht werden (Abb. 2).

Die Objektivierung des Lymphknotenstatus auf dem sichereren C2-Level stellt die Basis für fundierte Verlaufskontrollen, auch unter dem Aspekt des gehäuften Auftretens von malignen Lymphomen dar [4, 5].

Das Monitoring eines systemischen medikamentösen Therapieregime wie auch im Falle von Malignomen wie dem Kaposi-Sarkom einer lokalen Strahlen-

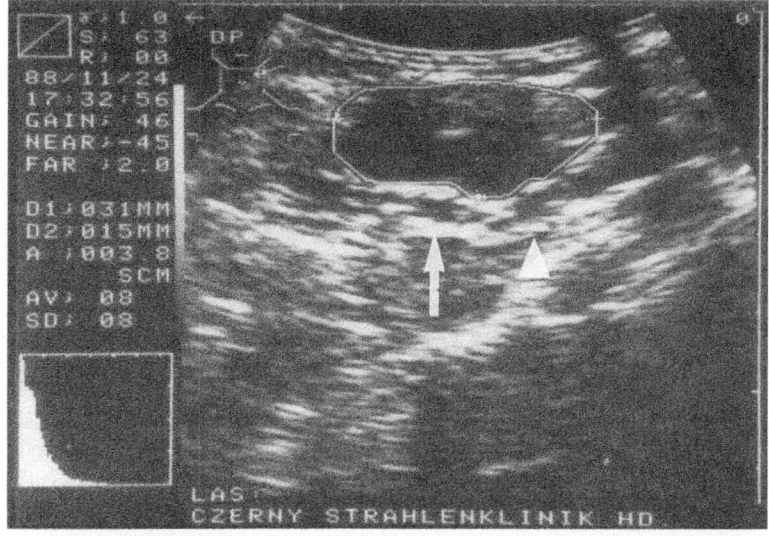

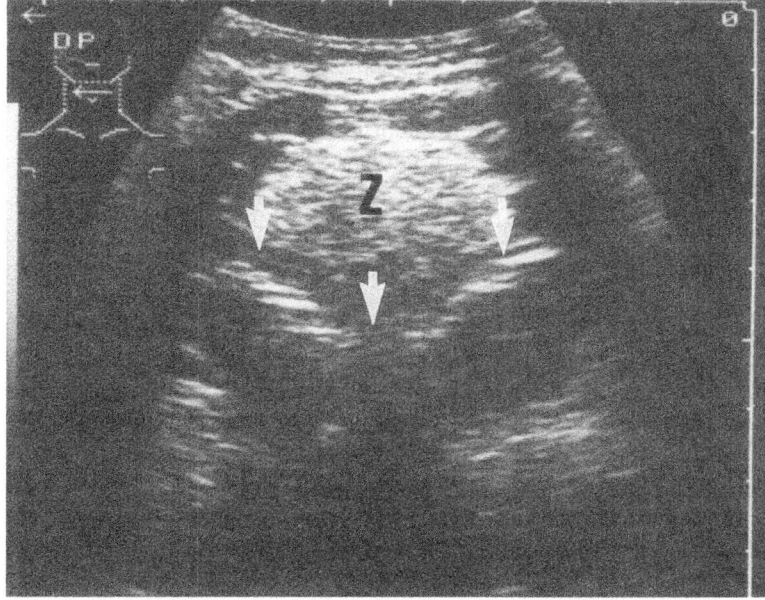

Abb. 2. Kein Risikopatient; CDC III, oben: pathologischer Lymphknoten zervikal A. carotis externa ↑ und interna △. Unten: Echoverminderung des lateralen und kranialen Oropharynx mit betonter echoreicher Oberfläche ↓↓↓, Z Zunge. Submentaler Transversalschnitt

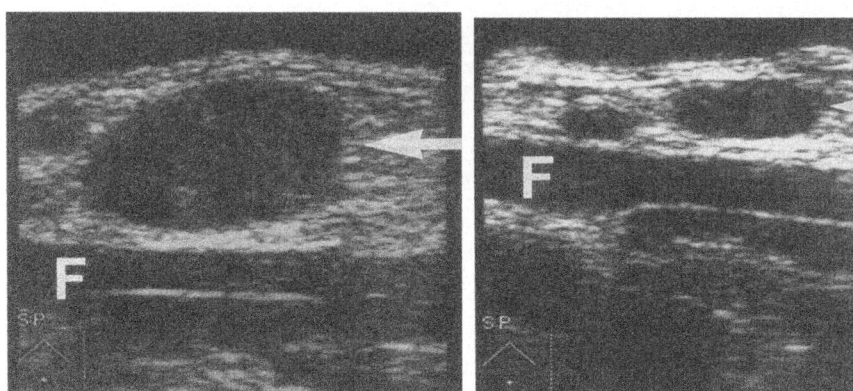

Abb. 3. Verlaufskontrolle unter Strahlentherapie. Inguinale Lymphknoten ← bei Kaposi-Sarkom, Längsschnitt, *F* A. femoralis. Links: Ausgangsbefund, rechts: nach 30 Gy; Restvolumen 18%

therapie mit Bestimmung von Remissionsraten hilft, das therapeutische Vorgehen zu optimieren (Abb. 3).

Die Sonographie als wenig belastendes, nicht-invasives, beliebig wiederholbares, effektives und kostengünstiges bildgebendes Verfahren sollte daher einen **integralen Bestandteil** von Diagnostik, Therapiemonitoring und Verlaufskontrolle bei HIV-Patienten, auch im Verdachtsfall, darstellen.

Literatur

1. AIDS-Zentrum im Bundesgesundheitsamt (1990) AIDS-Statistik 31. Dezmber 1989.-Dt Ärztebl 87:B-294–296
2. Langer M (1989) Bildgebende Diagnostik bei AIDS. Springer, Berlin Heidelberg New York
3. Langer R, Langer M, Schütze B, Zwicker C, Wakat JP, Felix R (1989) Abdominelle Sonographiebefunde bei Patienten mit AIDS. Röntgen-Bl 42:121–125
4. Mende U, Flentje M, Weischedel U, Zöller J, Lenarz T (1989) Sonographische Diagnostik von Kopf-Hals-Tumoren im therapeutischen Umfeld. Röntgen-Bl 42:19–23
5. Tirelli U, Vaccher E, Rezza G, Barbui T et al. (1989) Hodgkin's disease in association with acquired immunodeficiency syndrome (AIDS). Acta Oncologica 28:637–639

5. Leber – Gallenblase – Lithotripsie

Ultrasonography in Tropical Diseases of the Liver

A. Miguel*, S. Garassini

* Hospital Central, De las Fuerzas Armadas, Venezuela Caracas

Amebic Abscess of the Liver

Amebic liver abscess is caused by the trophozoyte of Entamoeba histolytica. This worldwide spread protozoon is a frequent host of the lumen of the colon of numerous persons in tropical areas. Occasionally it invades the mucosa and wall of this organ producing amebic colitis, and sometimes gains access to blood vessels and is transported to the liver where by action of its cytolytic enzymes causes tissue necrosis and thus the formation of liver abscesess.

Ultrasonography (US) is the current imaging method of choice for the diagnosis of this condition. The abscesses are usually single but two or three can be present. The right lobe is the most affected and they are frequently located very high, so that careful scanning must be performed in order not to miss a small abscess near the dome of the liver partially hidden by the acoustic shadow produced by the lung. The echotomographic aspect of the lesions is that of an irregularly rounded or oval area with reduced echogenicity to a level below that of the normal liver, usually with distal acoustic enhancement, and variations in size that range from a few centimeters to one that occuppies most of the right or left lobe of the liver. A diameter of between 5 to 8 cms is most frequent. The acoustic appearance of the lesion varies according to the time from the beginning of the process. When recently formed the limits are imprecise and only an alteration of the acoustic texture of a given area is found with thick and irregular echoes, hypoechoic in relation to the rest of the parenchyma. As the process advances and the content of the abscess is lysed, the borders of the lesion become well defined, not infrequently lobulated and occasionally with a double contour given by a fine hypoechoic outer line. At the same time the content is made more homogeneous, less echogenic than the normal liver but seldomly becoming anechoic due to the fact that the content is a thick material, characteristically described as anchovy-paste when extracted.

Amebic abscesses can be found in any location such as in the caudate or cuadrate lobe of the liver. They can produce displacement of blood vessels, this phenomen is frequently seen with the suprahepatic veins and contributes to liver congestion and enlargement. Very seldomly do they compress the biliary system in a demonstrable manner, and jaundice is infrequent even in large abcesses. Two or more adjacent lesions can communicate with one another. Not infrequently irregular hyperechoic bands can be seen in the periphery of the lesion, probably representing fibrous or vascular structures not lysed by the process. The echogenicity of the lesions can be variable in different moments of the evolution

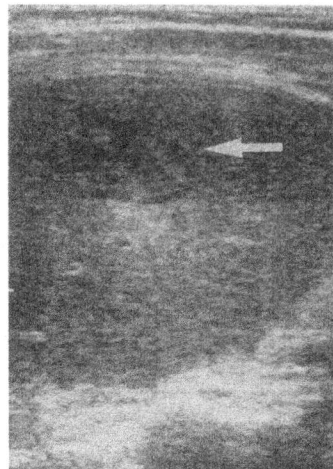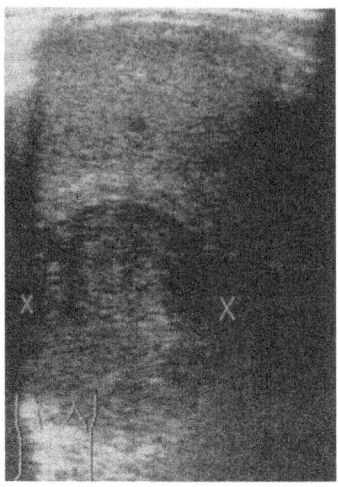

a   b

Abb. 1a, b. Amebic liver abscess. **a** Ultrasonography was performed 4 days after initiation of symptoms. Note recent lesion of undefined borders, characterized by change in the echopattern, with gross and irregular echoes in an hypoechoic iregularly rounded lesion with posterior enhancement. **b** Well developed, "mature" amebic abscess with precise limits. Fotograph was taken after 10 days of medical treatment

of the process and in different patients, occasionally the area mantains an aspect that suggests a solid mass and the possibility of a tumor is confronted.

Medical treatment is effective so that in most cases clinical improvement occurs in a matter of a few weeks. Regarding the US evolution of the lesions once treatment is started, different populations of patients are encountered. In some patients the lesion disappears rapidly so that in 2 or 3 months there is little evidence left of the presence of the abscess. In other patients the lesion can last for many years, with very slight change of appearance but with a tendency to become smaller, some after many years develop a calcified rim. In between these two extreme groups there is a great individual variability but by an large it is common for the lesion to remain present for many months after the patient has been clinically cured.

Secondary bacterial infection of the abscess is possible, when clinically suspected aspiration of its content can be made with US guidance and adequate microbiological studies performed. It is unusual to find trophozoyts of the parasyte in the aspirated material for they are only present in the very peryphery of the lesion. Medical treatment is very effective so that in a proper clinical setting in a country where this pathology is frequent, the US appeerence is sufficient for the diagnosis of this condition and leads to the administration of specific treatment (Fig. 1).

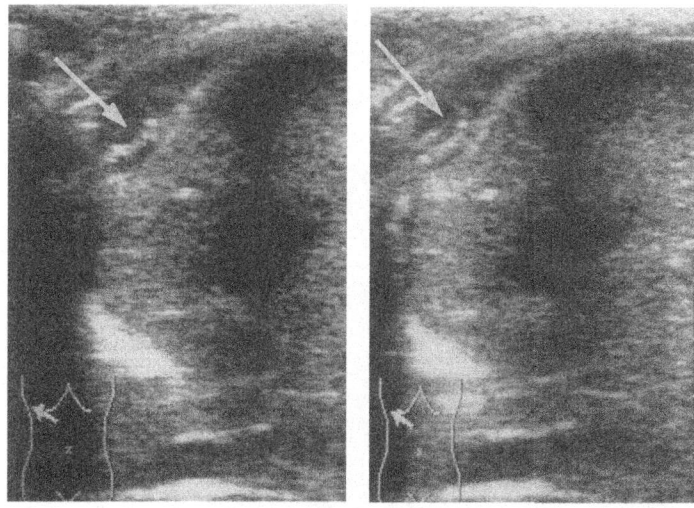

a   b

Abb. 2a, b. Abscess due to Ascaris lumbricoides. **a** and **b**. An irregular abscess is located in the upper part of the right lobe of the liver. Note elongated hyperechoic curved structures (arrow) corresponding to the helminth

Abscess due to Ascaris Lumbricoides

Ascariasis is a very common roundworm infection endemic in numerous tropical countries. Biliary ascariasis due to the migration of the adult worm into the choledocus, main intrahepatic ducts and gallbladder is a condition recognized with greater frequency since the advent of ultrasonographic imaging. The presence of a living worm, actively moving in the interior of the gallbladder ocasionally surprises the busy physician exploring his patient with real time US. When the worms invade the intrahepatic ducts they can cause obstruction and bacterial infection that leads to septic cholangitis and formation of pyogenic abscesses that contain the parasite. In this situation US can identify one or more well demarcated rounded anechoic lesions that contain elongated hyperechoic curved structures that represent the parasite. Usually at this stage the parasite is dead so no movement is present. If the patient is treated medically, US surveillance will show a gradual deterioration of the worm structure that eventually dissappears. If the patient cures the abscess will reduce its size and eventually disappear in a matter of weeks (Fig. 2).

The Liver in Schistosomiasis Mansoni

Adult worms of this helminth live in pairs of male and female in the mesenteric veins, the female flukes deposit aproximately 300 eggs per day into the terminal vessels. Most of the eggs pass through the intestinal wall into the lumen of the gut, but some are swept back to the portal vessels into the liver where they are

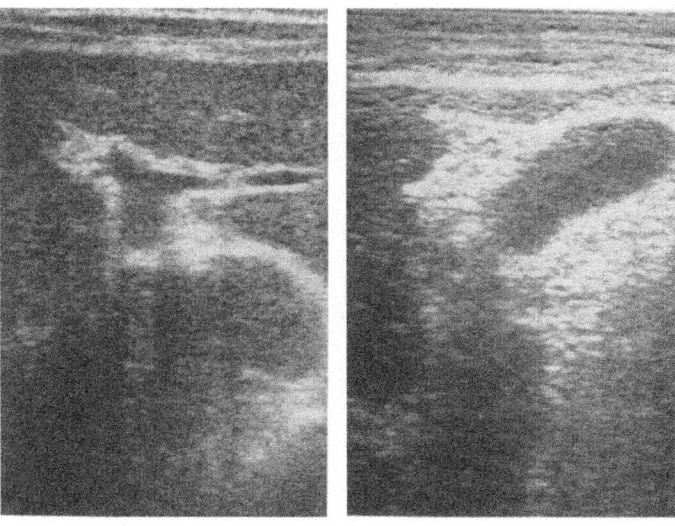

a   b

Abb. 3a, b. Advanced hepatosplenic schistosomiasis. **a** Periportal fibrosis. **b** Gross thickening of the gallbladder wall and surrounding tissues

stuck in the small synusoids with the production of granulomas and fibrosis, severe panphlebitis slowly develops with periportal fibrosis as the hallmark of this condition.

US examination of the liver in advanced schistosomiasis is characterized by a conspicuous thickening of the periphery of the portal veins apparent in the main, secondary and tertiary radicles, as gross hyperechoic periportal tissue, rounded in cross section and with a branching pattern when imaged in longitudinal section. There is also an important hyperechoic thickening of the gallbladder wall and surrounding tissue that translates the presence of fibrosis. This is frequently accompanied by left lobe hypertrophy with concomitant diminution of the size of the right lobe of the liver and splenomegaly. Also US signs of portal hypertension can be present such as increased diameter of the portal, splenic and mesenteric veins and the presence of collateral circulation (Fig. 3).

References

Sukov RJ Cohen LJ, Sample WF (1980) Sonography of hepatic amebic abscesses. Am J Roentgenol 134:911–915

Hadi S (1986) Ultrasonographic features of amoebic abscess: study in 59 patients. J Gastroenterol Hepatol 1:449–456

Thompson JE Jr, Glasser AJ (1986) Amebic abscess of the liver: diagnostic features. J Clin Gastroenterol 8:550–554

Cerri GC, Alves VAF, Maghalhaes A (1984) Hepatosplenic schistosomiasis mansoni: ultrasound manifestations. Radiology 153:777–780

Khuroo MS (1987) Sonographic appearance in biliary ascariasis. Gastroenterology 93:267–272

Sonographische Diagnostik diffuser Lebererkrankungen State of the Art

M. Gebel

MHH – Zentrum Innere Med., Gastroenerologie
Konstanty-Gutschow-Str. 8, D-3000 Hannover 61

Einleitung

Die sonographische Diagnose diffuser Lebererkrankungen gründet sich auf ein Mosaik von einzelnen Befunden unterschiedlicher Wertigkeit. Im folgenden werden die Kriterien der sonographischen Leberuntersuchung (Tabelle 1) und fakultative Zusatzbefunde (Tabelle 2) kommentiert. Die Befundkonstellationen der wichtigsten diffusen Lebererkrankungen werden kurz dargestellt und die „Treffsicherheit" (Tabelle 3) der sonographischen Diagnose kommentiert.

Zu den Kriterien der Lebersonographie (Tabelle 1)

Die Lebergröße ist wegen der großen Streubreite ein nur bedingt nützlicher Parameter. Sie hängt darüber hinaus von der metabolischen Aktivität des Organs ab und nimmt mit zunehmendem Lebensalter ab [4]. Eine Größenzunahme des rechten Lappens über 15 cm weist nach Schmidt, Böhlke et al. recht zuverlässig auf ein pathologisch erhöhtes Lebervolumen. Die wünschenswerte, hinreichend genaue Messung des Lebervolumens selbst ist zu aufwendig. Vergrößerungen des

Tabelle 1. Befundkriterien der Lebersonographie

Kriterien	Normal	Pathologisch
Größe re. (MCL)	6–19 cm	Unter 7 cm/Über 15 cm
Größe li.	6–16 cm	Über 14 cm
Größe lob. caud.	6– 9 cm	Über 9 cm
Rand	$38 \pm 10°$	Über 60°
Form	Keilform	Bikonkav/Tierkopf
Festigkeit	Weich	Erhöht/Hart
Oberfläche	Glatt	Wellig/Höckerig
Muster		
– Helligkeit	Dunkel	Hell/Weiß
– Anordnung	Homogen	Inhomogen
Schallschwächung	Gering	Hoch
Lebervenen	3–19 mm	?
– Verlauf	Gestreckt	Bogig/Verzogen
– Zweigungswinkel	$39 \pm 8°$	Über 55°
Vena Portae	6–14 mm	Über 14 mm
– Verlauf	Harmonisch	Kalibersprung
– Uferbefestigung	11–19 mm	20–28 mm

L.caudatus können bei der chronischen Hepatitis auftreten. Extreme Hypertro-
phien kommen bei 70% der Patienten mit Budd-Chiari-Syndrom vor. Ein Index
aus den drei Durchmessern des L.caudatus im Verhältnis zum Querdurchmesser
des rechten Leberlappens erwies sich in einer offenen Studie als sehr zuverlässig
für die Diagnose der Lebercirrhose [3]. Dieser Parameter wurde jedoch nicht bei
anderen Lebererkrankungen getestet. Formenänderungen des linken Leberlappens im Längsschnitt wie die Konvexität von dorsaler und ventraler Leberfläche
oder der erigierte linke Lappen zur Delphinkopfform (Lutz, Rettenmaier) weisen
immer auf eine fortgeschrittene Lebererkrankung mit Organschwellung, meist
toxischer Genese. Bei diesen Veränderungen liegt immer eine erhöhte Konsistenz
des Organes vor, die mit der Ein-Finger-Palpation unter Sicht (Verformbarkeit)
geprüft werden kann, oft jedoch nicht toleriert wird oder ausführbar ist. Die
Oberflächenveränderungen der Leber – am besten bei Ascites, sonst an der Dor-
salfläche der Leberlappen zu beobachten – im Sinne einer höckerigen oder welli-
gen Oberfläche gehören zu den sicheren, aber keineswegs obligaten Zeichen des
beginnenden oder kompletten cirrhostischen Umbaus. Die diffuse Helligkeitszunahme des Parenchymmusters wird schon bei einer Verfettung von 10% der Leberzellen beobachtet [6]. Der Befund der „weißen Leber" ist pathognomonisch
für eine ausgeprägte Fettleber. Inhomogenitäten des Lebermusters können auch
bei Gesunden vorkommen. Grobe, helle Reflexe im Bereich der kleinen subseg-
mentalen Gefäße (Rettenmaier'scher Sternenhimmel) kommen gehäuft bei chronischer Hepatitis und hämatologischen Systemerkrankungen vor [11]. Eine erhöhte Schallschwächung der Leber wird entgegen früheren Ansichten fast ausschließlich durch die Verfettung verursacht [6, 9]. Gebogene Verläufe der Lebervenenhauptstämme kommen bei jeder Art der Leberschwellung vor. „Korkenzie-
herartige" Verläufe der Lebervenen haben einen hohen positiven Vorhersagewert
für den Umbau der Leber [1, 2], werden jedoch nur bei 60–70% der Cirrhosen beobachtet. Der thrombotische Verschluß der Lebervenen beim sekundären Budd-

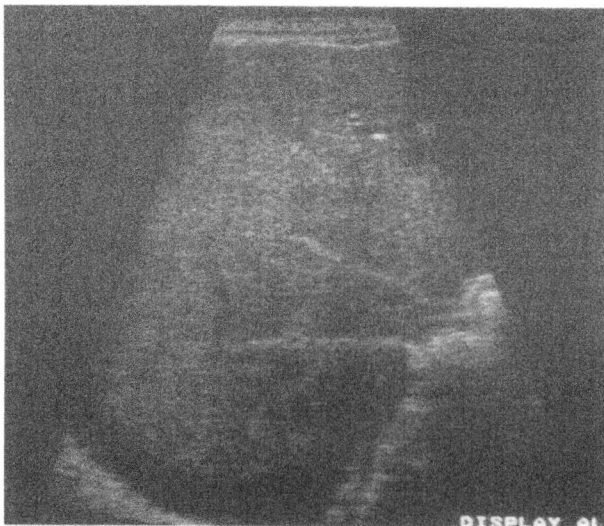

Abb. 1. Subcostaler Schnitt
des rechten Leberlappens.
Lebervenen nur noch als
weiße, fibröse Stränge
erkennbar (Älteres
sekundäres
Budd-Chiari-Syndrom).
Ascitessaum

Tabelle 2. Fakultative Zusatzbefunde bei
Lebererkrankungen

Hypertrophie der A. Hepatica
Regeneratknoten
Pfortaderthrombose
Hepatozelluläres Ca.
Wandverdickung der Gallenblase
Ascites
Kollateralen
Splenomegalie

Chiari-Syndrom ist eine diagnostische Domäne der Sonographie (Abb. 1). Die Messung der V.portae ist wegen der Streubreite wenig ergiebig. Der Kalibersprung intrahepatisch weist auf eine fortgeschrittene Cirrhose. Die Verbreiterung der Uferbefestigung der V.portae über 19 mm gemessen unter definierten Bedingungen wird bei Cirrhosen gefunden [10], gilt jedoch nach Döhring-Schwerdtfeger et al. in Endemiegebieten auch als hinweisend auf eine Schistosomiasis.

Fakultative Zusatzbefunde bei Lebererkrankungen (Tabelle 2)

Fakultative Zusatzbefunde können die Diagnose diffuser Lebererkrankungen, insbesondere die Stadieneinteilung, erleichtern, sind jedoch keineswegs immer durch diffuse Lebererkrankungen bedingt. Die Hypertrophie der A.hepatica bei der Lebercirrhose weist auf ein fortgeschrittenes Stadium. Regeneratknoten können nach nekrotisierender Hepatitis, toxischer Hepatitis und bei ruhender Cirrhose auftreten. Die Pfortaderthrombose bei Lebercirrhose zwingt zur Fahndung nach einem Hepatozellulären Karzinom. Wandverdickungen der Gallenblase werden sowohl bei der akuten Hepatitis – bevorzugt bei der Hepatitis B –, bei der portalen Hypertension, aber auch bei Hypoalbuminämien anderer Genese gefunden. Ascites, Kollateralen und Splenomegalie können durch die portale Hypertension bedingt, aber auch Begleitzeichen nicht-hepatischer Erkrankungen sein.

Kurze Charakterisierung der wichtigsten Erkrankungen

Akute Hepatitis

Leber normal groß oder leicht vergrößert, Oberfläche glatt, Rand leicht abgerundet, geringe diffuse Helligkeitszunahme des Musters [7, 10], Lebervenenhauptstämme gestreckt oder leicht gebogen [2], herdförmige Musterstörungen bei großen Nekrosen (Abb. 2). Häufig aber auch Normalbefunde.

Fakultative Zusatzbefunde: Splenomegalie, geringer Ascites, Gallenblasenwandverdickung ähnlich wie Cholecystitis.

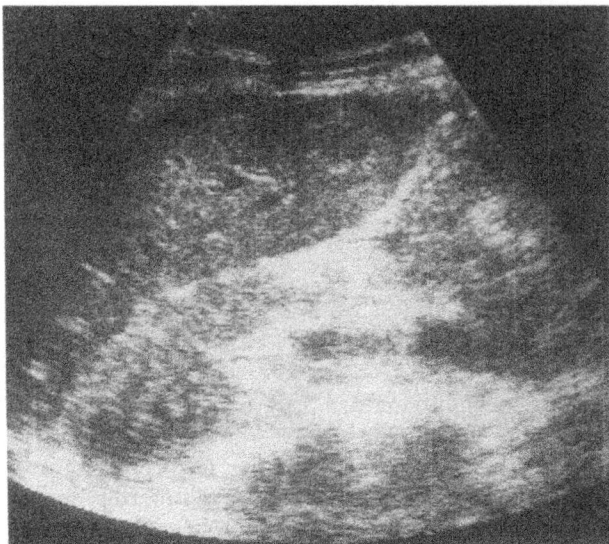

Abb. 2. Lateraler Längsschnitt des rechten Leberlappens bei akuter nekrotisierender Hepatitis C. Am caudalen Leberrand unscharfe Strukturauflockerung und herdförmige, rundliche Strukturstörung ähnlich wie „bull eye" (Nekrose). Lateral kleiner Ascitessaum

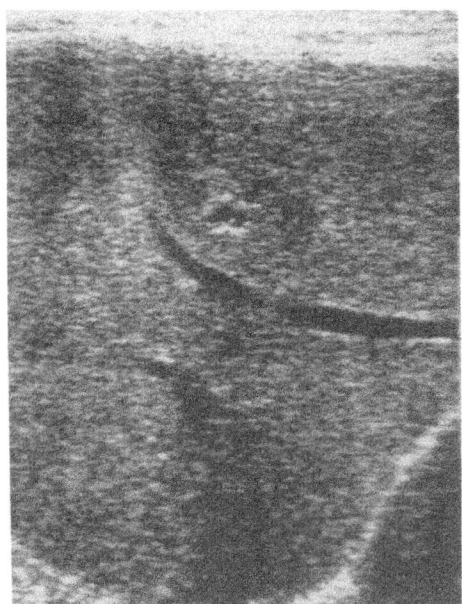

Abb. 3. Subcostaler Querschnitt. Muster dicht und hell mit unscharfen fleckigen Inhomogenitäten, rechte Lebervene bogig verlaufend. Rückläufige, toxische Fettleber (Verfettung 60%)

Fettleber

Leber normal groß oder vergrößert, Rand deutlich bis stark abgerundet, Muster dicht und hell („weiße Leber"), Oberfläche glatt, bei fortgeschrittenen Fettlebern auch Tierkopfform des linken Lappens, Schallschwächung erhöht, Lebervenenhauptstämme gebogen (Abb. 3), bei Fettleberhepatitis auch Zeichen der portalen

Hypertension. Als Besonderheit kann die Verfettung segmental unterschiedlich ausfallen – z. B. häufig im Segment IV und Gallenblasenbett – und damit Pseudotumor-Befunde verursachen.

Chronisch progrediente Hepatitis

Die sonographischen Befunde sind sehr heterogen, da diese klinische Diagnose Stadien minimale und ausgeprägte morphologische Organveränderungen einschließt. Frühe Stadien geringer Aktivität weisen Normbefunde, hoher Aktivität variable Lebergröße, beginnende Oberflächenunregelmäßigkeiten, Änderungen der Form bis zur Doppelkonkavform, Musterinhomogenitäten, Verbreiterung der Uferbefestigungen, Störungen des Lebervenenverlaufes bis hin zu Kaliberschwankungen und gewundenen Verläufen auf.

Cirrhose

Das Endstadium aller Cirrhosen gleich welcher Genese ist die kleine, höckerige Leber (Abb. 4). Vor Erreichen dieser Endstadien unterscheiden sich toxische Cirrhosen und die Primär biliäre Cirrhose von den Cirrhosen viraler Genese. Erstere haben eine deutlich bis stark vergrößerte Leber. Doppelkonvexer linker Lappen, wellige bis höckerige Oberfläche, Musterinhomogenitäten, Rarefizierung und Verziehung der Lebervenen, deutliche Verbreiterung sind typische, aber nicht obligate Befunde. Fakultative Zusatzbefunde sind die Zeichen der portalen Hypertension, bei fortgeschrittenen Cirrhosen die Hypertrophie der A.hepatica. Bei viralen Cirrhosen muß nach einem Hepatozellulären Karzinom gesucht werden.

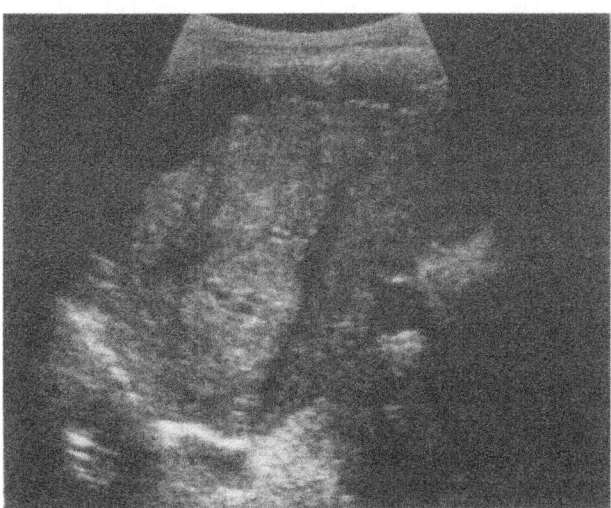

Abb. 4. Längsschnitt des rechten Leberlappens. Höckerige Oberfläche, inhomogenes Muster, Lebervene unregelmäßig begrenzt mit Kaliberschwankungen, vor der Einmündung zusätzlich imprimiert durch Hepatozelluläres Karzinom, Ascites. (fortgeschrittene virale Cirrhose mit multilokulärem HCC)

Tabelle 3. Sicherheit der sonographischen Diagnostik bei diffusen Leber-erkrankungen [Nach 6, 8, 9, 10]

	[%]
Normale Leber	60– 95
Akute Hepatitis	25– 30
Chronische Hepatitis	55– 76
Fettleber	60–100
Zirrhose	65– 95

Kommentar

Die Ergebnisse der Sonographie bei diffusen Lebererkrankungen (Tabelle 3) weisen große Schwankungen auf. Sehr zuverlässig mit einem hohen positiven prädiktiven Wert ist die Diagnose der Fettleber und der Lebercirrhose (6, 8, Literaturübersicht 10) zu stellen. Dabei ist jedoch zu berücksichtigen, daß beispielsweise Verfettungen der Leber charakteristischer Weise auch bei M. Wilson [5] und der Hepatitis C auftreten können und 20–30% der Lebercirrhosen uncharakteristische sonographische Befunde ergeben [10]. Die zusammengestellten Ergebnisse leiden auch darunter, daß sie den heute gestellten statistischen Anforderungen nicht mehr genügen, z. T. an selektiertem Krankengut erhoben wurden und im angelsächsischen Raum noch Compound-scan-Ergebnisse enthalten. Angesichts des enormen qualitativen Fortschritts der Sonographie ist eine Überprüfung der Ergebnisse mit den heutigen Kenntnissen sicher notwendig. Dabei muß man sich vor Augen halten, daß die Sonographie vielleicht mit Ausnahme der Fettleber das Stadium einer Lebererkrankung, aber nicht die zu Grunde liegende Erkrankung, die morphologisch, klinisch-chemisch und immunologisch abgeklärt wird, diagnostizieren kann.

Zusätzliche Information über die Leberdurchblutung durch die Dopplersonographie werden helfen, die Prognose und besondere Verläufe diffuser Lebererkrankungen einzuschätzen. Die Rechnergestützte Musteranalyse unter standardisierten Bedingungen wird in naher Zukunft als obligater Bestandteil der Sonographie objektive Daten zur Verlaufskontrolle, vielleicht auch Diagnose, diffuser Lebererkrankungen beitragen.

Literatur

1. Causemann M (1986) Die Sonographie der Lebervenen gesunder Lebern. Dissertation an der Medizinischen Hochschule Hannover, Hannover
2. Gebel M, Kubale R (1982) Neue Möglichkeiten zur Klassifikation diffuser Leberkrankheiten. In: Kratochwil A, Reinold E (Hrsg) Ultraschalldiagnostik. Thieme, Stuttgart, S 119–120
3. Hess CF, Schmiedl U, Koelbel G, Kurtz B (1988) Dreidimensionale Analyse des Lobus caudatus: Hohe Treffsicherheit bei der Diagnose der Lebercirrhose. Ultraschall Klin Prax (Suppl. 1) 59

4. Hogrefe B (1985) Sonographische Morphomertie der gesunden Leber. Dissertation an der Medizinischen Hochschule Hannover, Hannover
5. Kathrein H, Vogel W, Dietze O, Judmeier G (1988) Zur Sonographie der Leber bei Morbus Wilson. Ultraschall 9:270–273
6. Petrisch W, Pristautz H, Eber B (1987) Ist die Sonographie der Enzymdiagnostik bei der Erkennung der Steatosis hepatis überlegen? Wien Klin Wochenschr 99:153–156
7. Rettenmeier G (1977) Lebersonographie-quantitative Auswertung bei diffusen Leberkrankheiten. Thieme, Stuttgart
8. Sanford NL, Walsh P, Matis C, Baddeley H, Powell LW (1985) Is ultrasound useful in the assessment of diffuce parenchymal liver disease? Gastroenterology 89:186–191
9. Taylor KJ, Riely CA, Hammers L, Flax S, Weltin G, Garcia-Tao G, Conn HO, Kuc R, Barwick KW (1986) Quantitative US attenuation in normal liver and patients with diffuse liver disease: importance of fat. Radiology 160:65–71
10. Weiss H (1988) Möglichkeiten und Grenzen der sonographischen Diagnostik diffuser Lebererkrankungen. In: Gebel M, Majewski A, Brunkhorst R (Hrsg) Sonographie in der Gastroenterologie. Springer, Berlin Heidelberg 3–12
11. Vogel W, Kathrein H, Dietze O, Judmeier G (1987) Periportaler Leberparenchymzellschaden – ein signifikater sonographischer Befund? Ultraschall Klin Prax (Suppl 1) 33

Erkennung der Lebercirrhose durch sonographische Beurteilung der Leberoberfläche

H. Weiss*, A. Weiss, H. Seckinger

* Klinikum Mannheim, III. Med. Klinik, Wiesbadener Str. 68,
D-6800 Mannheim

Die sonographische Diagnose einer Lebercirrhose setzt sich mosaikartig aus der Bewertung von Größe, Form, Kontur, Reflexmuster, Schalleitung, Gefäßverhalten der Leber zusammen, sowie den indirekten Parametern Verformbarkeit, Gallenblasengröße, Gallenblasenwanddicke. Sie wird erleichtert duch das Vorhandensein der Zeichen der Dekompensation, also der Milzgrößenzunahme und des Ascites. Zur Bestätigung der Diagnose müssen zumindest 4 von 6 der ersten Parameter verrändert sein, die übrigen fakultativ. Auf diese Weise gelingt es die Diagnose einer Lebercirrhose in etwa 70% der Fälle richtig zu stellen [1–3].

Obwohl der morphologisch geschulte Diagnostiker bei der laparoskopischen Beurteilung der Leber der Oberflächenbeschaffenheit die größte Bedeutung zumißt, wird dieses Charakteristikum sonographisch nur wenig differentialdiagnostisch genutzt. Dabei gelingt es mit Schallköpfen von 5 und 7,5 MHz sehr gut, die Unregelmäßigkeiten der Oberfläche der Cirrhoseleber darzustellen, häufig gleichzeitig eine siebartige Unterbrechung des Eintrittsechos (Abb. 1). Dies ge-

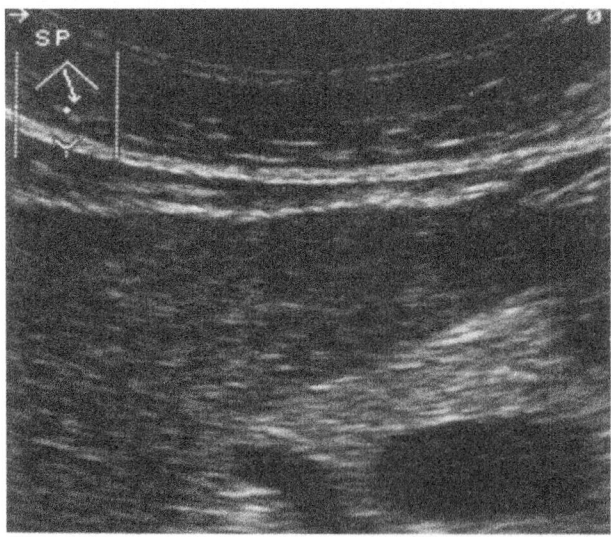

Abb. 1. Querschnitt durch den Oberbauch. Die Leber ist nicht vergrößert. Das Reflexmuster nur gering scheckig verändert, diagnostisch nicht ergiebig. Die Oberfläche ist fein granuliert, das Eintrittsecho unterschiedlich dick, stellenweise unterbrochen. Die sonographische Diagnose einer Lebercirrhose ist somit berechtigt, obwohl die übrigen Beurteilungskriterien fehlen

lingt sowohl ohne das Vorhandensein von Ascites als auch besonders gut, wenn Ascites die Beurteilung der Leberoberfläche erleichtert. Nachdem wir der Beurteilung der Leberoberfläche mit höher frequenten Schallköpfen in den letzten Jahren zunehmend Bedeutung zugemessen haben, haben wir die Ergebnisse von 194 Patienten, die in den letzten 3 Jahren einer Laparoskopie mit gleichzeitiger histologischer Untersuchung des Lebergewebes unterzogen worden sind, mit den zuvor erhobenen sonographischen Beurteilungen verglichen, um den Wert des Beurteilungskriteriums „Oberflächenveränderung" zu erfassen.

Ergebnisse

Wie aus der oben zitierten Arbeit bekannt ist (1,3), wird die Fettleber sonographisch am besten erkannt. Auch hier wurde sie in 81% der Fälle richtig diagnostiziert, in 11% der Fälle über-, in 7,5% der Fälle unterschätzt (Tabelle 1). Die normale Leber war in früheren Arbeiten häufig überschätzt worden, d. h. sie wurde als leicht-bis mittelgradig verfettet erkannt. Diese Neigung der früheren Diagnostik ist aufgrund der Vielzahl von Beurteilungskriterien besser geworden. Normale Lebern wurden in 97% der Fälle richtig erkannt. Nach wie vor schlecht ist die Diagnostizierbarkeit von Hepatitiden und Cholangitiden und auch Fibrosen wurden nur in 58,8% richtig erkannt.

Cirrhosen konnten in 37 von 55 Fällen (67,3%) unter Verwendung der üblichen Beurteilungskriterien richtig diagnostiziert werden. In 18 Fällen waren sie unterschätzt worden (32,71%), bei 49 der 55 Patienten (89,1%) hingegen konnte eine Unregelmäßigkeit der Leberoberfläche nachgewiesen werden. Bei 6 der Patienten (10,9%) mit Lebercirrhosen war diese Unregelmäßigkeit nicht vorhanden

Tabelle 1. Histologische Diagnosen und ihre sonographische Bewertung

Sonographisch						
Histolog. Diagnose[a]	Richtig		Überschätzt		Unterschätzt	
n = 200	n	[%]	n	[%]	n	[%]
Fettleber[a] (n = 54)	44	81,0	6	11	4	7,5
Normale Leber (n = 32)	31	97	1	3		
Hepatitis (n = 14)	2	14,3			12	85,7
Cholangitis (n = 3)			1		2	
Tumoren (n = 25)	25	100			bei Lap. 0 son. ges. 5	
Fibrose[a] (n = 17)	10	58,8	5	29,4	2	11,8
Cirrhosen (n = 55)	37 (Oberfl.)	67,3			18	32,7
	49	89,1			6	10,9

[a] Wurde Fettleber und Fibrose richtig bewertet, wurde der Befund in beiden Kolumnen gezählt.

bzw. sonographisch nicht nachweisbar. Dagegen wurde bei 10 Patienten eine Unregelmäßigkeit der Oberfläche gefunden, die morphologisch und makroskopisch-laparoskopisch nicht einer Lebercirrhose entsprach, sondern die Folge anderer Veränderungen war (Fibrosen, Narbenlebern, chronische Cholangitiden). In 129 Fällen stimmten die sonographische und die morphologische Diagnose bezüglich des Nichtvorhandenseins einer Lebercirrhose überein.

Es ergab sich somit bezüglich der Oberflächenbeurteilung eine Sensitivität von 89% und eine Spezifität von 92,8%, ein prädiktiver positiver Wert von 83% und ein prädiktiv negativer Wert von 95,6% bei einer Prävalenz von 28,4%. Im Vergleich zu der Beurteilung unter Berücksichtigung sämtlicher Parameter, die eine Sensitivität von 67,3% und eine Spezifität von 96,4% aufwies bei der selben Prävalenz und einem prädiktiven Wert von 88% im positiven Fall bzw. 88,2% im negativen Fall, liegt die Sensitivität der Erfassung von Unregelmäßigkeiten der Leberoberfläche deutlich höher, allerdings mit dem Nachteil einer niedrigen Spezifität und eines niedrigen positiv-prädiktiven Wertes. Vergleicht man die Ergebnisse der sonographischen Leberbeurteilung mit früheren Arbeiten unserer eigenen Arbeitsgruppe und der Literatur, so stellt man fest, daß der diagnostische Fortschritt im Bereich der Leberbeurteilung neben den normalen und den tumorös veränderten Lebern auf diese Weise auch die Lebercirrhosen betreffen kann, sofern man die Beurteilung der Leberoberfläche stärker in das diagnostische Spektrum miteinbezieht.

Zusammenfassung

Die sonographische Beurteilung der Leberoberfläche steht der makroskopisch-morphologischen kaum nach, sie sollte innerhalb des diagnostischen Vorgehens stärker berücksichtigt werden. Auch geringe Einziehungen der Leberoberfläche sind sonographisch erkennbar, auch wenn sie nicht durch eine Lebercirrhose verursacht sind. Das Kriterium muß also im Rahmen der sonographischen Gesamtbeurteilung der Leber gewertet werden.

Literatur

1. Becker HD, Weiss H, Keller W (1982) Zur Aussagefähigkeit der Ultraschall-Untersuchungen bei diffusen Strukturveränderungen der Leber. In: Kratochwil A, Reinhold E (Hrsg) Ultraschalldiagnostik 81:122–123
2. Weiss H (1979) Die Stellung der Sonographie im Rahmen der Leberdiagnostik. Med Klin 74:154–160
3. Weiss H (1989) Möglichkeiten und Grenzen der sonographischen Diagnostik von Lebercirrhosen. Krankenhausarzt 62:229–238

Leberhilus-Lymphome bei akuter Hepatitis B – Bedeutung für die Prognose?

W. Vogel*, H. Kathrein, B. Dietze, G. Judmaier

* Universitätsklinik für Innere Medizin, Anichstr. 35, A-6020 Innsbruck

Einleitung

Die Infektion mit dem Hepatitis-B Virus ist die häufigste Ursache für eine akute Virushepatitis in Westeuropa und den USA. Weltweit gesehen gehört diese Infektionskrankheit zu den häufigsten Infektionen überhaupt. Etwa 10% der akuten Infektionen verlaufen im Erwachsenenalter chronisch und können über die Entwicklung einer Zirrhose mit oder ohne hepatozellulärem Karzinom zum Tode durch Leberversagen führen. Die Pathomechanismen, die zum chronischen Verlauf führen, werden nur inkomplett verstanden. Gut belegt ist, daß zum Beispiel Infektionen im frühen Kindesalter oder bei immunkompromittierten Patienen zu chronischen Verläufen prädestinieren. Als prognostischer Parameter der akuten Hepatitis mit mäßig prädiktivem Wert, der negativ mit chronischem Verlauf korreliert ist, hat sich lediglich ein hoher Transaminasenwert als Ausdruck der effektiven Elimination virusbefallener Hepatozyten durch Lymphozyten bewährt. Auf der Basis der Erkenntnis eines relativen Interferondefektes als eine der Ursachen des chronischen Verlaufes ist im Rahmen kontrollierter Therapiestudien gezeigt worden, daß diese Substanz tatsächlich effektiv in der Therapie der chronischen Hepatitis B ist, wobei kürzere Verläufe offenbar besser auf die Therapie ansprechen. Ein prognostischer Parameter, der mit hohem prädiktiven Wert eine chronische Verlaufsform während der akuten Manifestation anzeigen kann, wäre die Basis für eine frühzeitige Interferontherapie zur Prävention der Chronizität der Erkrankung.

Der sonographische Nachweis vergrößerter Lymphknoten im Ligamentum hepatoduodenale im Rahmen nicht-maligner Lebererkrankungen gilt als diagnostischer Hinweis hoher Spezifität auf entzündliche Genese [1]. Dieser Befund könnte das morphologische Korrelat der kompetenten, immunologischen Reaktion zur Viruselimination sein und ist möglicherweise von prognostischer Relevanz. Um die mögliche prognostische Bedeutung eines sonographisch nachweisbaren Hilus-Lymphoms (HL) für den Verlauf einer akuten Hepatitis B zu belegen, haben wir 36 Patienten prospektiv untersucht.

Patienten und Methodik

Bei 36 konsekutiven Patienten (13 Frauen) wurden im Rahmen des stationären Aufenthaltes wegen akuter Hepatitis mehrfach sonographische Untersuchungen des Abdomens an einem Hitashi EUB 340 (3,5 MHz und 5 MHz curved array)

Tabelle 1. Lymphombefund bei 36 Patienten mit akuter Hepatitis B und Verlauf der Erkrankung

	Akute Hepatitis	Chronischer Verlauf
HL +	17*/36	0*
HL –	19/36	4

* $p > 0,05$ (x2-Test)

mit der Frage nach HL durchgeführt. Die Patienten waren von mindestens zwei erfahrenen Untersuchern evaluiert worden. Die Hepatitis-B Virusdiagnostik wurde mittels des Aus-Ria Testsystems der Firma Abbot durchgeführt. Das mittlere Alter lag bei 32 Jahren; alle Patienten waren HIV negativ. Bei keinem der Patienten lag eine Zweiterkrankung vor. Die klinische Nachbeobachtung der Patienten zur Definition des Verlaufes erstreckte sich über 6 Monate bis zu 2 Jahre. Die Transaminasen und die Hepatitis B Virusserologie waren in 2 bis 4 monatigen Abständen kontrolliert worden. Als chronischer Verlauf war die Persistenz des Hepatitis B Virus sowie eine Erhöhung der Transaminasen vom mindestens Dreifachen der Norm über mindestens 6 Monate definiert worden. Die Ergebnisse waren mittels des x^2-Test ausgewertet worden.

Ergebnisse

Bei 19/36 der Patienten waren in der Akutphase bei wiederholten Untersuchungen kein Lymphom im Leberhilus nachweisbar. HL-negative Patienten waren bei schlechten Untersuchungsbedingungen wiederholten Untersuchungen unterzogen worden, bis ein Lymphom mit Sicherheit als ausgeschlossen galt. Bei 4 dieser Patienten entwickelte sich eine chronische Hepatitis-B Erkrankung. Bei 17 Patienten konnten HL nachgewiesen werden, wobei die Größe der Lymphknoten zwischen 0,8 cm und 2 cm im Durchmesser lagen. Die meisten dieser Lymphome lagen ventral der Pfortader. Die Identifikation als vergrößerter Lymphknoten verlangte nur ausnahmsweise die wiederholte sonographische Kontrolle zur Abgrenzung vom Pankreaskopf. Bei all diesen HL-positiven sowie den restlichen negativen Patienten heilte die Infektion aus (Tabelle 1). Zwischen Heilung und HL-Positivität besteht ein statistisch signifikanter Zusammenhang ($p < 0,05$).

Diskussion

In der Pathogenese der Hepatitis B spielt die Elimination virusinfizierter Hepatozyten durch cytotoxische T-Lymphozyten eine entscheidende Rolle. Der Nachweis vergrößerter Hilus Lymphknoten als Ausdruck der lymphatischen Reaktion sollte unter der Annahme dieses pathophysiologischen Konzeptes bei allen Patienten mit effektiver Viruselimination nachweisbar sein. Tatsächlich wurde bei allen HL-positiven Patienten ein Ausheilen der Erkrankung beobachtet. Bei vier Patienten oder 10% nahm die Erkrankung einen chronischen Verlauf. All diese Patienten waren HL-negativ. Allerdings heilte die Erkrankung bei weiteren 15 HL-negativen Patienten ebenfalls aus. Dieser Befund ist sicherlich mehrdeutig und könnte zum einen im begrenzten Auflösungsvermögen der verwendeten Geräte, zum anderen aber in der vorwiegenden Beteiligung subphrenischer Lymphknotenstationen an der hepatischen Viruselimination liegen.

Die Tatsache des signifikant prädiktiven Wertes im Sinne der Ausheilung der akuten Hepatitis B bei HL-Positivität kontrastiert mit der möglicherweise hohen Zahl an falsch negativen Befunden. Die HL-Negativität erlaubt somit zum gegenwärtigen Stand noch keine sichere, prospektive Aussage bezüglich der möglichen Chronizität einer akuten Hepatitis B. Weitere Untersuchungen eventuell unter Einsatz computertomographischer Möglichkeiten sollten hier die für einen Therapieversuch notwendige prognostische Sicherheit liefern.

Literatur

1. Kathrein H, Vogel W, Dietze B, Judmaier G (1989) Differentialdiagnostische Bedeutung sonographisch nachweisbarer Lymphknotenvergrößerung im Ligamentum hepatoduodenale bei nicht-malignen Lebererkrankungen. Ultraschall in der Medizin 3:127–131

Klinisches Korrelat sonographisch beobachteter diffuser Leberveränderungen

J. Schölmerich*, R. Rottler, A. Ochs, W. Gerok

* Medizinische Universitätsklinik, Hugstetter Str. 55, D-7800 Freiburg

Bei bis zu 50% aller sonographisch untersuchter Patienten in der Klinik werden pathologische Befunde an der Leber erhoben. In der Mehrzahl der Fälle wird dabei ein parenchymatöser oder „diffuser" Leberparenchymschaden beschrieben, der anhand verschiedener Kriterien, wie Veränderungen der Kontur oder der Echogenität festgestellt wird [1]. Es ist unklar, welche klinische Bedeutung diese sonographischen Befunde haben, d. h. ob hier in jedem Falle eine weitere Abklärung erforderlich ist, und ob Patient und Hausarzt über diesen Befund informiert werden müssen. Die vorliegende Untersuchung wurder daher durchgeführt, um folgende Fragen zu beantworten:
1. Wie häufig findet sich ein klinisches, laborchemisches oder histologisches Korrelat einer „diffusen" Leberveränderung in der Sonographie?
2. Unterscheidet sich diese Häufigkeit bezüglich unterschiedlicher sonographischer Kriterien?
3. Bietet die routinemäßig durchgeführte Sonographie einen Informationsgewinn gegenüber aus Klinik und Labor bereits erfaßbaren Diagnosen?

Methoden

149 stationäre Patienten, die konsekutiv sonographisch untersucht wurden, und bei denen sonographisch auffällige Veränderungen beschrieben worden waren, wurden 54 Patienten aus der gleichen Periode, bei denen keine Veränderungen beobachtet worden waren, gegenübergestellt. Es wurden verschiedene Gruppen gebildet, wobei entweder nur das Echomuster (Gruppe I), nur die Kontur der Leber (Gruppe II), oder Echomuster und Kontur der Leber (= diffuser Leberparenchymschaden) (Gruppe III) verändert worden. Patienten bei denen sonographisch die Diagnose einer Fettleber gestellt wurde (Gruppe IV), bei denen eine Zirrhose (Gruppe V) oder eine Stauungsleber (Gruppe VI) diagnostiziert worden war, oder Patienten, bei denen die Befunde bei wiederholten Untersuchungen wechselten (Gruppe VII), wurden getrennt betrachtet.

Von diesen Patienten und von denjenigen, bei denen ein unauffälliger Ultraschallbefund erhoben worden war, wurden dann die gesamten Laborbefunde, die anamnestisch und klinisch festgestellten Risikofaktoren für Leberveränderungen, die Leberhistologie und CT-Befunde, soweit vorhanden, erfaßt. Diese Befunde wurden in 3 Kategorien eingeteilt: Pathologisch, grenzwertig und normal. Es wurde dann für jede Gruppe ermittelt, wie häufig sich die Laborbefunde bzw. sämtliche Referenzmethoden als normal, grenzwertig oder pathologisch erwiesen. Tabelle 1 gibt die Grunddaten der verschiedenen Gruppen wieder. Es ließen

Tabelle 1. Grunddaten der Gruppen

	Alter (Jahre)	Frauen [%]	Lebergröße (cm)
Normal (n = 54)	54 ± 20	59	12 ± 1
I (Echomuster verändert, n = 25)	55 ± 12	36	12 ± 1
II Leberkontur verändert, n = 13)	61 ± 18	31	12 ± 1
III (Echomuster und Kontur verändert, n = 51)	61 ± 15	41	13 ± 1
IV (Fettleber, n = 18)	50 ± 12	28	13 ± 1
V (Zirrhose, n = 12)	55 ± 10	8	13 ± 2
VI (Stauungsleber, n = 25)	63 ± 6	80	15 ± 2
VII (wechselnde Befunde, n = 25)	47 ± 20	28	13 ± 1

sich keine Unterschiede bezüglich des Alters der verschiedenen Gruppen feststellen, auch die Lebergröße war im wesentlichen immer gleich, lediglich bei Patienten mit Stauungsleber etwas erhöht.

Ergebnisse

Bei Patienten mit normaler Sonographie fanden sich relativ selten pathologische Leberfunktionsproben. Die Zahl war bei Patienten mit Echomusterveränderungen nicht wesentlich höher, bei Patienten mit Veränderungen der Kontur und bei solchen mit „diffusem Leberparenchymschaden" etwa doppelt so hoch. In diesen 3 Gruppen fand sich jeweils bei über der Hälfte der Patienten ein unauffälliges Labor. Bei Patienten mit der sonographischen Diagnose einer Fettleber dagegen waren bei über 60%, bei solchen mit der Diagnose einer Leberzirrhose bei über 70% und bei solchen mit der Diagnose einer Stauungsleber in 100% pathologische Laborbefunde zu erheben. In der Gruppe der Patienten mit wechselnden Befunden waren etwa gleich häufig normale und pathologische Laborbefunde festzustellen (Abb. 1).

Betrachtete man alle Referenzmethoden (Labor, Klinik, Histologie, Risikofaktoren), so fanden sich bei Patienten mit normalen Sonographiebefunden etwa 70% mit unauffälligen Referenzbefunden, das gleiche galt für Patienten mit isolierten Veränderungen der Echostruktur der Leber. Bei Patienten mit Konturveränderungen waren immerhin bereits fast 50% mit pathologischen Referenzbefunden behaftet, bei Patienten mit einem „diffusen Leberparenchymschaden" waren die Verhältnisse ähnlich. Bei Patienten mit der Diagnose einer Fettleber waren bei 70%, bei Patienten mit Zirrhose und Stauungsleber 100% der Patienten mit pathologischen Referenzbefunden behaftet. Insgesamt war bei allen Patienten mit jeder Form von sonographisch auffälligen Leberbefunden etwa die Hälfte auch bezüglich der Referenzmethoden als pathologisch einzustufen (Abb. 2).

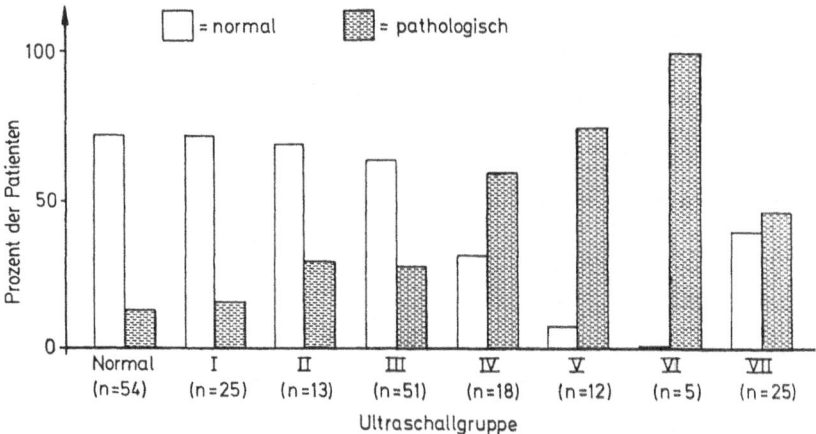

Abb. 1. Laborbefunde in den verschiedenen Ultraschallgruppen

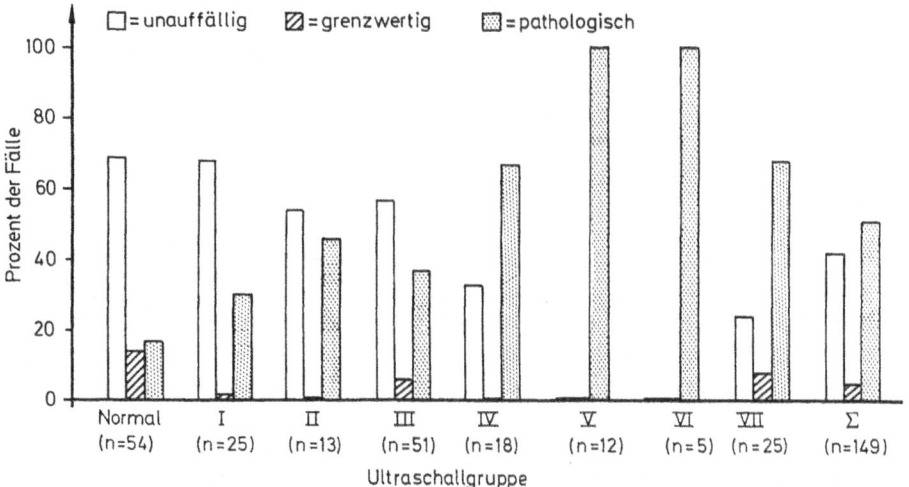

Abb. 2. Vergleich der Sonographie mit allen Referenzmethoden

Bezüglich des Vergleichs mit der Histologie wies die Sonographie eine Sensitivität von 84% für histologisch gesicherte Leberveränderungen auf, die Laborbefunde allein eine solche von 62% und die Computer-Tomographie eine von 33%. Dabei war die Sensitivität der Sonographie für eine histologisch gesicherte Leberzirrhose mit 71% etwas niedriger als die für alle pathologischen Leberveränderungen. Der Vergleich von Ultraschall und CT ergab, daß normale Ultraschallbefunde häufig mit normalen CT-Befunden korreliert waren. Patienten mit isolierten Veränderungen der Leberkontur waren im CT als normal beschrieben worden, solche mit der Diagnose eines „diffusen Leberparenchymschadens" oder einer Fettleber jeweils zur Hälfte als pathologisch.

Der positive Vorhersagewert eines auffälligen Ultraschallbefundes für das tatsächliche Vorliegen einer Leberveränderung anhand aller Referenzmethoden lag für die Patienten mit Veränderungen des Echomusters bei 32%, für solche mit Konturveränderungen bei 46%, für diejenigen mit der Diagnose eines „diffusen Leberparenchymschadens" bei 43%, für diejenigen mit der Diagnose einer Fettleber für 67% und für Patienten mit der Diagnose einer Zirrhose oder einer Stauungsleber bei 100% Bei Patienten mit wechselnden Befunden fand sich ein Vorhersagewert von 76%. Daraus ergibt sich, daß die Sonographie lediglich bei Patienten mit der Diagnose einer Fettleber (35%), einer Zirrhose (69%) und einer Stauungsleber (69%) einen wesentlichen zusätzlichen Informationsgewinn gegenüber den bereits anamnestisch, klinisch und laborchemisch gefundenen Veränderungen bedeutet.

Diskussion

Bei etwa der Hälfte der Patienten mit nicht näher charakterisiertem „diffusen Leberparenchymschaden" in der Sonographie besteht ein Korrelat anhand der oben genannten Referenzmethoden. Offensichtlich sind die Einzelkriterien für die Beurteilung der Leber bezüglich des Vorhersagewertes einer tatsächlich vorliegenden klinisch erfaßbaren Leberveränderung, schwach, die Summe von Einzelkriterien und insbesondere die sonographisch definierbare Diagnose einer bestimmten Leberparenchymerkrankung weist hingegen einen relativ hohen Vorhersagewert auf. Demzufolge ist nur der Informationsgewinn bei diesen vollständigen Diagnosen hoch, wobei diese sich relativ gut differenzieren lassen.

Diese Befunde stehen in weitgehender Übereinstimmung mit ähnlichen Untersuchungen an Patienten mit definierten Lebererkrankungen [2]. Sie weisen aber auch darauf hin, daß es sich bei der Sonographie um eine relativ subjektive Methode handelt, wobei insbesondere als auffällig beschriebene Einzelkriterien offenbar wenig Bedeutung haben. Die Sensitivität für bestimmte definierte Lebererkrankungen ist ebenfalls in Übereinstimmung mit der Literatur relativ hoch [3–5], so daß die histologische Überprüfung solcher definierter Ultraschalldiagnosen nur bei sich ergebenden speziellen klinischen Konsequenzen erforderlich ist.

Somit lassen sich die eingangs gestellten Fragen wie folgt beantworten:
1. Nur etwa die Hälfte der Patienten mit sonographisch gefundenen Leberveränderungen weist anhand von Anamnese, Klinik und Labor auch Zeichen einer Leberveränderung auf.
2. Sonographische Einzelkriterien sind von relativ geringer Wertigkeit, wobei die Konturveränderungen gegenüber den Strukturveränderungen von größerer Bedeutung zu sein scheinen. Wenn die Summe der Kriterien die sonographische Diagnose einer speziellen Leberveränderung erlaubt, ist dies mit einer relativ hohen Treffsicherheit behaftet.
3. Der Informationsgewinn gegenüber bereits klinisch feststellbarer Veränderungen ist nur bei Vorliegen hinreichender Kriterien für eindeutige sonographische Diagnosen klinisch relevant. Die Notwendigkeit einer weiteren dezidierten Klärung beispielsweise durch Histologie ergibt sich nur bei denkbaren klinischen Konsequenzen. Die Computertomographie ist offensichtlich nicht geeignet als Methode der weiteren Abklärung.

Literatur

1. Groß V, Schölmerich J (1989) Sonographisch abnormer Leberbefund. Internist 30:W105–W113
2. Celle G, Savarino V, Picciotto A, Magnolia MR, Scalabrini P, Dodero M (1988) Is hepatic ultrasonography a valid alternative tool to liver biopsy? Report on 507 cases studied with both techniques. Dig Dis Sci 33:467–471
3. Weiss H (1989) Möglichkeiten und Grenzen der sonographischen Diagnostik von Leberzirrhosen. Krankenhausarzt 62:229–238
4. Niederau C, Sonnenberg A, Fritsch W-P, Strohmeyer G (1983) Bestimmung der Lebergröße in der klinischen Routine. Dtsch Med Wochenschr 108:1599–1601
5. Igidbashian VN, Jibin L, Goldberg BB (1989) Hepatic ultrasound. Sem Liver Dis 9:16–31

Differenzierende sonographische Gallensteinmorphologie vor extracorporaler Stoßwellenlithotripsie (ESWL)

C. Jakobeit*, L. Greiner, S. Rebensburg, W. Heil

* Städtische Krankenanstalten, Gastroenterologische Klinik,
Arrenberger Str. 20, D-5600 Wuppertal

Einleitung

Die klassischen sonographischen Kriterien von Gallenblasensteinen – hartes Oberflächenecho und distaler Schallschatten – können außerordentlich variieren. Die Intensität des Oberflächenechos reicht von kaum erkennbar bis zur breiten Reflexbande. Wenn das Oberflächenecho weich ist, sind Echos variabler Helligkeit und Konfiguration aus dem Bereich zwischen Oberflächenreflexbande und dem Beginn des Schallschattens erkennbar. Ziel unserer in vitro-Studie war es, zwei Fragen zu beantworten:
1. Sind die Echos zwischen Steinoberfläche und dem Beginn des Schallschattens Reverberationsartefakte oder reale Information?
2. Wenn diese Echos realen akustischen Grenzflächen innerhalb des Steins zugeordnet werden können, kann dann der Ultraschall Information über die Steinzusammensetzung geben?

Methode

In das Innere von 20 Gallenblasensteinen – sämtlich frische Operationspräparate – wurden Bohrkanäle/Fäden gebracht, ohne den Stein zu zerstören (Abb. 1). Die Bohrkanäle variierten in Durchmesser und Zahl und in ihrem Abstand von der Steinoberfläche (3–17 mm). Die so präparierten Steine wurden unter konstanten Bedingungen im Wasserbad in unterschiedlichen Ebenen mit einem hochauflösenden Ultraschall-Transducer (5 MHz-Annular-Array) untersucht. Die Untersuchungen wurden „blind" durchgeführt, d. h. der Untersucher wußte nicht von den eingebrachten Kunstprodukten. Die so erzielten Ergebnisse wurden notiert und mit den bekannten Daten verglichen. Zusätzlich wurde das Steinbinnenechomuster (homogen/inhomogen/lamellär) bestimmt und mit dem Steinschnittpräparat bei der späteren Aufarbeitung verglichen. Der Calciumgehalt wurde radiologisch bestimmt.

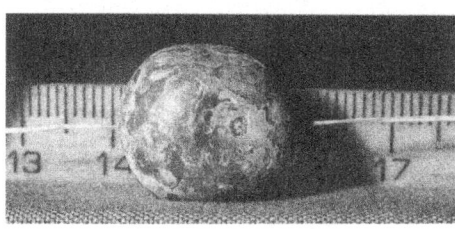

Abb. 1. Stein mit Bohrkanal und Bindfaden

Ergebnisse

Durchmesser und Lage der Bohrkanäle sowie die Fadendarstellung wurden bis auf einen Fall immer korrekt bestimmt (Abb. 2). In diesem einen Fall war der Bohrkanal 17 mm tief gelegt und konnte nicht identifiziert werden, da der Schallschatten bereits in 15 mm Tiefe begann. Pigmentsteine und Pigmentareale bei gemischten Steinen wiesen ein inhomogenes Binnenechomuster auf. Reine Cholesterinsteine oder Steinareale mit reinem Cholesterinanteil zeigten ein homogenes fein-granuläres Binnenechomuster. Ein sonographisches Korrelat zu radiologisch fein-dispersen Calciumeinlagerungen war nicht eindeutig zu finden.

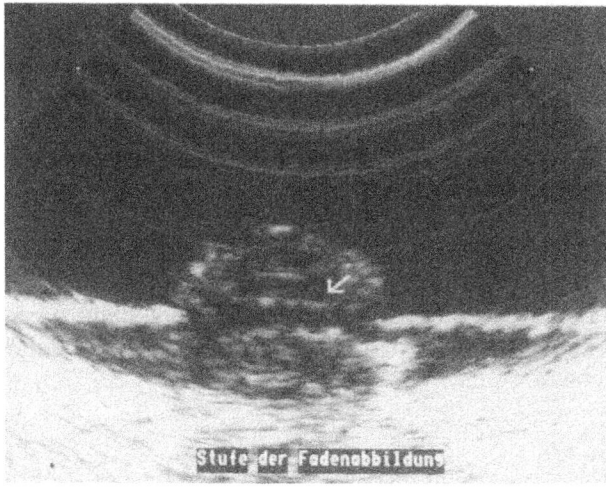

Abb. 2. Exakte Darstellung von Bohrkanal und durchgezogenem Bindfaden. Pfeil: Faden im Bohrkanal

Diskussion

Bei Anwendung einer subtilen Ultraschalltechnik ist es möglich, reale Informationen aus den Steininneren bis zu einer Tiefe von 15 mm zu erhalten. Dieses Binnenreflexmuster der Gallensteine gibt höchstwahrscheinlich eine Information über den kristallinen Steinaufbau. Für die Desintegrierbarkeit von Gallenblasensteinen durch extracorporale Stoßwellen könnten diese Informationen – nach ersten in vivo-Untersuchungen – eine erhebliche Bedeutung erlangen.

Literatur

1. Greiner L, Prohm P (1983) Differenzierende sonographische Diagnostik der Cholelithiasis – eine operativ kontrollierte Studie. Med Welt 34:769–772
2. Rettenmaier G (1984) Sonographie. In: Schriefers KH (Hrsg) Cholelithiasis, aktuelle Diagnostik und Therapie. 100 Jahre Cholezystektomie. Urban u. Schwarzenberg München Wien Baltimore

Probleme der sonographischen Verlaufskontrolle nach extracorporaler Stoßwellenlithotripsie (ESWL)

C. Jakobeit*, L. Greiner

* Städtische Krankenanstalten, Gastroenterologische Klinik,
Arrenberger Str. 20, D-5600 Wuppertal

Die Ergebnisse der Cholezysto-ESWL hängen außer vom Fragmentierungsgrad und der Gallenblasenspontanclearancerate von der Effizienz der litholytischen Therapie und – nicht zuletzt – von der Präzision der Ultraschall-Verlaufskontrollen ab. Erwartungsgemäß hat sich die sonographische Verlaufskontrolle nach der ESWL als überlegen erwiesen im Vergleich zum röntgenologischen Vorgehen. Nach der ESWL müssen zunächst der Grad der Fragmentierung und die Größe der entstandenen Fragmente bestimmt werden. Infolge initialer Differenzierungsprobleme direkt nach der ESWL durch große Fragmentmassen, Artefakte und Kavitationsphänomene (Abb. 1) ist die exakte Größenbestimmung und Zählung der Fragmente häufig erst nach dem spontanen Abfließen der kleinen und kleinsten Steinbruchstücke („Gallenblasenspontanclearance") möglich – in der Regel 1–2 Tage nach der ESWL. In den allermeisten Fällen führt die ESWL zu einem Gemisch von Fragmenten unterschiedlicher Größenordnung, wobei die Palette von staubförmiger Zerkleinerung bis zu großen Restfragmenten reicht. Bei der Größenbestimmung müssen die polygonalen Fragmentkonfigurationen berücksichtigt werden – es sollte stets der größte Durchmesser notiert werden – sowie methodisch bedingte Meßfehler durch sonographische Artefakte.

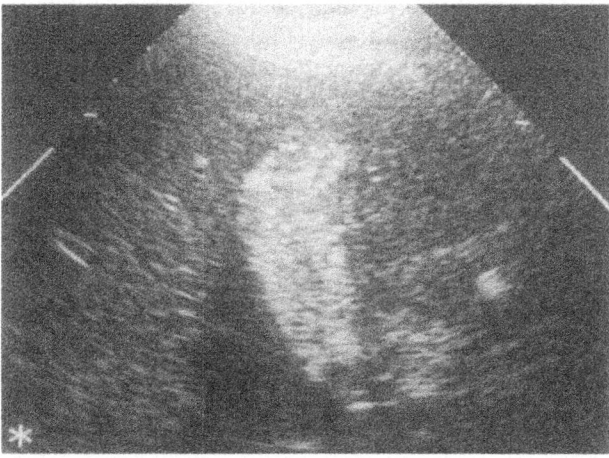

Abb. 1. Unmittelbar nach der ESWL mit Fragmenten angeschoppte Gallenblase (problematische Fragmentzählung/-vermessung bei Stoßwellen-induzierten Artefakten: Kavitationsphänomene etc.)

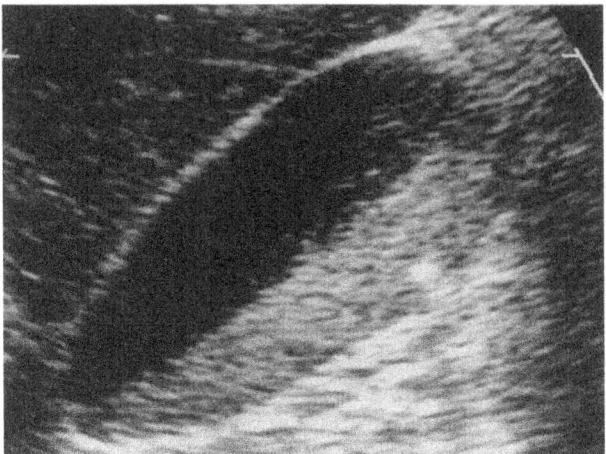

Abb. 2. Problematische Restfragmentzählung bei dicht gelagerten Fragmenten nach der ESWL – hier ist eine Abschätzung des Fragmentvolumens in Prozent des Gesamtgallenblasenvolumens sinnvoll (eine individuelle Fragmentzählung/-vermessung ist nicht möglich)

In den ersten 3 Tagen sollten tägliche Ultraschallkontrollen erfolgen, um die Spontanclearancerate abzuschätzen und im Fragmentstaub liegende größere Restfragmente zu erkennen. Bei vielen sehr kleinen Fragmenten ist alldderings nur eine ungefähre Abschätzung der Zahl möglich – hier empfiehlt sich die ungefähre Angabe des Fragmentvolumens in Prozent des Gesamtgallenblasenvolumens (Abb. 2). Bei effektiver Chemolitholysetherapie mit Urso/Chenodeoxycholsäure kommt es zu einer kontinuierlichen Fragmentvolumenreduktion, wobei die Kontrollzeiträume nicht zu kurz gewählt sein sollten (je nach Restvolumen zwischen 3–6 Monaten). Unverzichtbar ist die sonographische Untersuchung der Patienten in variablen Lagerungspositionen (Linksseitenlage, stehend, Rollmanöver). Erst hierduch können die Restfragmente ausreichend individuell dargestellt und vermessen werden. Beim Verzicht auf diese Untersuchungstechniken und der Sonographie nur in Rückenlage werden kleinste – mitunter sogar mittlere – Steinrestmengen der Untersuchung entgehen (Abb. 3). Die Fragmente können gelegentlich bestimmte Aggregatformationen bilden, die meist rasch wieder spontan zerfallen. Als – in der Regel passagere – sonomorphologisch faßbare Phänomene nach der ESWL haben wir flüchtige Gallenblasenwandverdickungen gesehen. Seltener sind – ebenfalls nur in den ersten Tagen nach der ESWL zu beobachtende – bandförmige lumenseitige Anlagerungen an die Gallenblasenwand (Schlickaggregate? Koagel?) sowie echoarme Läsionen des Gallenblasenlagers (Ödem?). Flüssigkeitsarme oder leere Gallenblasen – bei Fragmentwanderung – sind bei regelmäßigen Nachkontrollen in bis zu 5% der Fälle zu sehen. Unter Fortführung der Chemolitholysetherapie kommt es bei diesen – meist asymtomatischen – Patienten fast immer zu einem spontanen Wiedereröffnen der Gallenblase. Gelegentlich haben wir eine Fragmentwanderung durch den Choledochus mit vorübergehender Dilatation des Gallengangs nachweisen können. Beim Ver-

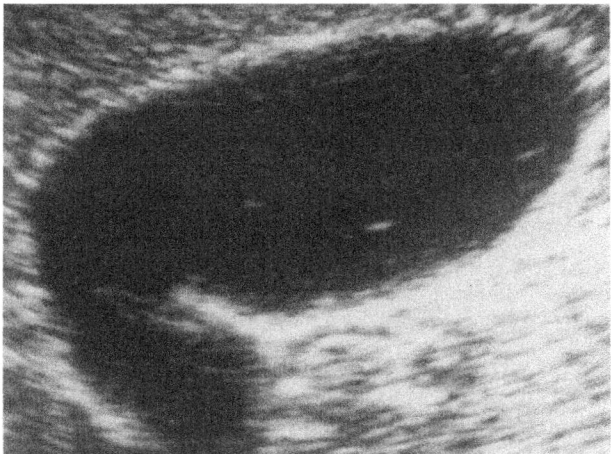

Abb. 3. Aufschwimmende Restfragmente nach ESWL u. Lysetherapie – nur nach Lagewechsel (Rollmanöver u. Linksseitenlage) und mit dem 5 MHz-Schallkopf erkennbar

zicht auf eine subtile sonographische Untersuchungstechnik mit hochauflösenden 5 MHz – Ultraschallköpfen nach der ESWL wird die Gallenblase fälschlicherweise zu früh als steinfrei angesehen. Die dann als steinfrei erklärte Gallenblase neigt nach Absetzen der Lysetherapie in der Regel zum Größenwachstum der Steinreste – mit dann wieder erleichterter Darstellbarkeit. Der Prozentsatz derartiger Pseudorezidive nach der ESWL ist unbekannt.

Literatur

1. Greiner L, Wenzel J, Jakobeit CH (1987) Stoßwellenlithotripsie von Gallenblasensteinen. Dtsch Med Wochenschr 112:238
2. Jakobeit CH, Greiner L, Wenzel H (1989) Beitrag der Sonographie zur Indikationsstellung und Überwachung der Stoßwellenlithotripsie von Gallenblasensteinen. Ergebnisse der Gastroenterologie 1988, Verh Bd 24:211–212
3. Sauerbruch T, Delius M, Paumgartner G et al. (1986) Fragmentation of gallstones by extracorporeal shock waves. New Engl J Med 314:818

Echocharakteristik fokaler Leberläsionen – typische Befunde, Differentialdiagnose, Pitfalls

L. Abet*, B. Wenig, M. Lüning, M. Koch, W. Natho

*Institut für Röntgendiagnostik, Abt. f. Ultraschalldiagnostik, Bereich Medizin (Charité) der Humboldt-Universität zu Berlin, Schumannstr. 20/21, DDR-1040 Berlin

Nachdem der Wert der Sonographie für die Auffindung von Leberraumforderungen als unbestritten gelten kann, richtet sich das Augenmerk zunehmend auf die Dignitätsbestimmung und die artdiagnostische Zuordnung dieser Tumoren. Die Grundlage dafür bildet das immer besser werdende Auflösungsvermögen der Ultraschallgeräte. Derzeit erfolgt die differentialdiagnostische Zuordnung fokaler Läsionen der Leber in der Regel auf der Grundlage grober sonomorphologischer Kriterien unter Verwendung mitunter sehr unterschiedlich gebrauchter und verstandener Begriffe. Von Bönhoff wurde 1987 im Rahmen der DEGUM ein Klassifikationsvorschlag für eine einheitliche Echocharakterisierung von Geweben erarbeitet, der möglicherweise eine noch ungenutzte Reserve bei der Zuordnung von Leberläsionen darstellt.

Kernstück dieser Definitionen bilden die Begriffe Echostärke, Echogröße, Echoabstand und Echoverteilung.

Im Rahmen eines insgesamt 17 Kriterien umfassenden Merkmalskataloges wurde die Anwendbarkeit dieser vier Begriffe bei bisher 120 Leberraumforderungen untersucht: Fokale noduläre Hyperplasien (FNH) n = 22, Hämangiome n = 22, hepatozelluläre Adenome n = 4, hepatozelluläre Karzinome (HCC) n = 42, Metastasen kolorektaler Adenokarzinome n = 30. Alle Raumforderungen wurden zusätzlich zur Sonographie einer komplexen Diagnostik (CT, MRT, Szintigraphie, Angiographie) unterzogen. Nur durch Histologie, Zytologie und/oder Verlaufskontrollen eindeutig gesicherte Befunde wurden in die Studie aufgenommen.

Zunächst zeigte sich, daß eine absolute Beurteilung der Echostruktur zu großem Subjektivismus unterliegt und die Analyse deshalb nur in Relation zum benachbarten gesunden Lebergewebe erfolgen kann. So wurde z. B. der Echoabstand nicht als dicht oder locker, sondern als dichter, gleich oder lockerer im Vergleich zum umgebenden Gewebe beurteilt. Ohne wegen der noch zu geringen Fallzahlen Prozentwerte angeben zu wollen, ergaben sich aber eindeutige Häufungen einzelner Merkmale bei bestimmten Tumorarten: 1. Ein dichterer Echoabstand als im übrigen Lebergewebe ergab sich bei der Mehrzahl der HCC, ein gleich großer Abstand bei den FNH und Hämangiomen und ein lockererer bei den Adenomen. 2. Die Echostärke erwies sich bei den Hämangiomen als stärker, bei den FNH als gleich und bei den HCC und Metastasen als gemischt im Vergleich zum angrenzenden Lebergewebe. 3. Die Echogröße zeigte nur in der Rubrik „inhomogen" beim HCC ein deutliches Überwiegen, und 4. grenzte sich eine gleichmäßige Echoverteilung bei den FNH von den anderen Raumforderungen ab. Diese Befunde scheinen zumindest die Chance zu eröffnen, durch die Anwendung der Definitionen nach Bönhoff Fortschritte bei der Dignitätsbestimmung und artdiagnostischen Zuordnung von fokalen Leberläsionen erzielen zu können. Beeinträchtigungen ergeben sich aus der Notwendigkeit des Vergleiches mit dem umgebenden Parenchym und der damit verbundenen Beeinflussung der Ergebnisse durch eine Steatosis hepatis oder zirrhotische Umbauprozesse.

Bei der Betrachtung aller 17 analysierten Merkmale hinsichtlich ihrer Häufung ergab sich, daß das HCC mit sechs Merkmalen am sichersten zu charakterisieren ist. Bei der FNH fanden sich fünf Merkmale gehäuft, bei den Metastasen kolorektaler Karzinome und den Hämangiomen nur noch drei charakterisierende Befunde, und die Adenome sind mit lediglich zwei Merkmalshäufungen differential-diagnostisch am schwierigsten einzuordnen. Aus diesen Ergebnissen läßt sich ableiten, daß mit Hilfe einer Diskriminanzanalyse zukünftig die Differentialdiagnose fokaler Leberläsionen mit großer Wahrscheinlichkeit verbessert werden kann.

Erschwerend auf solche Differenzierungsbestrebungen wirken sich 1. der Gestaltswandel der Lebertumoren mit zunehmender Größe aus (Hämangiome, Nekrosen, Einblutungen unterschiedlichen Alters) und 2. die sogenannten „Ausreißer", seltene atypische Befunde, die dann immer wieder eine Herausforderung an die Erfahrung des Untersuchers darstellen.

Literatur

1. Becker-Gaab CH, zur Nieden J, Sauer W, Zrenner M (1987) Sonographische Diagnostik von Lebertumoren. Ergebnisse vergleichender Untersuchungen von Ultraschall, Computertomographie, Laparoskopie, Biopsie und Szintigraphie bei 413 Patienten. Digit Bilddiagn 7:35–42
2. Bönhof JA (1987) Richtig benennen – besser erkennen. Ein Beitrag zur Terminologie der Sonogrammbeschreibung. Ultraschall Klin Prax 2:178–184
3. Curati WL, Halvery A, Gibson RN, Carr DH, Blumgart LK, Steiner RE (1988) Ultrasound, CT, and MR, Comparison in primary and secondary tumors of the liver Gastrointest Radiol 13:123–128
4. Görich J, von Kaick G (1988) Sonographische Differentialdiagnostik herdförmiger Leberläsionen. Radiologie 28:349–355
5. Pen JH, Pelckmans PA, van Maercke YM, Degryse HR, de Schepper AM (1986) Clinical significance of focal echogenic liver lesions. Gastrointest Radiol 11:61–66

Echomorphologie der Lebermetastasen bei endokrinen Tumoren

C. Goerg*, W. B. Schwerk

* Zentrum für Innere Medizin, Abt. Hämatologie/Onkologie der Philipps-Universität Marburg, Baldingerstraße, D-3550 Marburg/Lahn

Wir berichten über 20 Patienten mit endokrinen Tumoren und sonographisch nachgewiesenen Lebermetastasen. Ziel der Arbeit war es, die Echomorphologie und den Metastasierungstyp der Lebermetastasen bei diesen seltenen Erkrankungen zu beschreiben. Die Diagnosesicherung erfolgte in 11 Fällen durch ultraschallgesteuerte Feinnadelpunktionen, in einem Fall durch Operation, ansonsten durch den klinischen Verlauf. Die Patientendaten sind der Tabelle 1 zu entnehmen.

Aufgrund der Fähigkeit, aus Vorstufen biogene Amine herzustellen, werden diese Tumore als APUDome klassifiziert (amine precursor uptake decarboxylation = APUD-System). All diesen Tumoren ist in unterschiedlichem Ausmaß ein langsames Tumorwachstum (Dünndarm-Karzinoide) sowie eine frühe Lebermetastasierung (C-Zell-Karzinome, endokrine Pankreastumore) gemeinsam.

In 16 von 20 Fällen (80%) präsentierten sich die Lebermetastasen als multifokale endokrine Läsionen ohne einen malignitätscharakteristischen echoarmen Randsaum (Abb. 1, 2).

Tabelle 1. Befunde bei Patienten mit endokrinen Tumoren und Lebermetastasen (*w* weiblich, *m* männlich; *K* Verkalkung, *N* zentrale Nekrose, *H* „Halo"-Zeichen)

Fall	Diagnose	Alter	Geschlecht	Echomorphologie	Sonstiges
1	C-Zell-Ca.	63	m	echoreich	K
2	DD-Karzinoid	61	w	echoreich	N
3	C-Zell-Ca.	57	w	echoreich	K
4	Gastrinom	53	w	isoechogen	H
5	DD-Karzinoid	50	w	echoreich	–
6	endokriner Pankreastu.	49	w	echoarm	H
7	endokriner Pankreastu.	45	w	echoreich	–
8	DD-Karzinoid	62	w	echoreich	–
9	C-Zell-Ca.	50	m	echoreich	–
10	endokriner Pankreastu.	30	m	echoreich	N
11	Gastrinom	46	m	echoreich	N
12	DD-Karzinoid	68	w	echoreich	N
13	DD-Karzinoid	69	w	echoarm	–
14	DD-Karzinoid	50	w	echoreich	–
15	DD-Karzinoid	56	w	echoreich	N
16	C-Zell-Ca.	40	w	echoreich	K
17	endokriner Pankreastu.	36	m	echoarm	–
18	endokriner Pankreastu.	64	w	echoreich	–
19	DD-Karzinoid	70	m	echoreich	–
20	DD-Karzinoid	63	w	echoreich	–

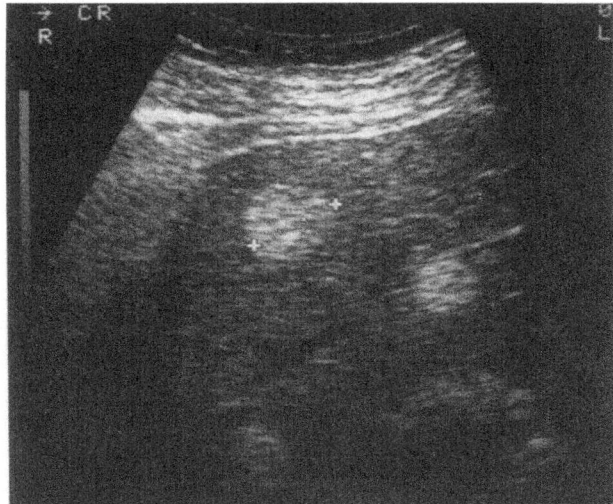

Abb. 1. Leberlängsschnitt mit echoreichen Metastasen ohne haoniertem Randsaum (Patient Nr. 14)

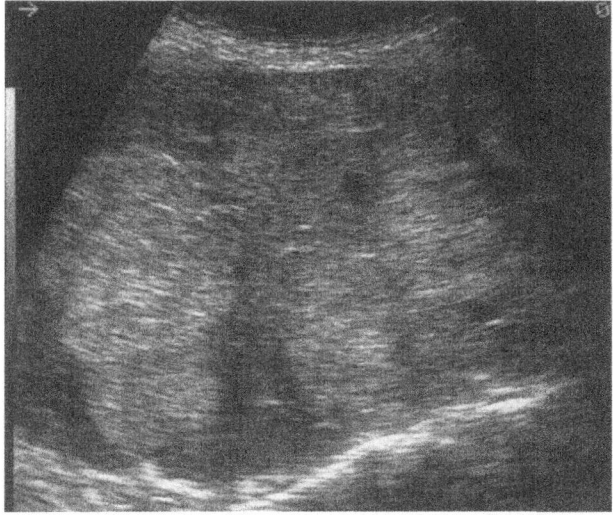

Abb. 2. Leberquerschnitt mit großen, echoreichen Metastasen (Patient Nr. 7)

Sie waren damit anhand sonomorphologischer Kriterien grundsätzlich nicht zu unterscheiden von den häufigsten benignen Lebertumoren, den kavernösen Hämangiomen, welche bei ca. 1–7% der Bevölkerung nachgewiesen werden können [3]. Schon Lindgren [2] beschrieb ein gehäuftes Auftreten des echoreichen Metastasentyps mit ventralen Nekrosen bei Dünndarmkarzinoiden.

Die Ursache und Bedeutung der unterschiedlichen echomorphologischen Erscheinungsformen der Lebermetastasen sind letztlich nicht geklärt. Echoreiche Läsionen scheinen durch langsames Tumorwachstum möglicherweise kombiniert mit reaktiven Veränderungen im Sinne von Fibrosebildung gekennzeichnet zu sein. Dies wird, wie auch die hier vorliegende Studie zeigt, relativ häufig bei

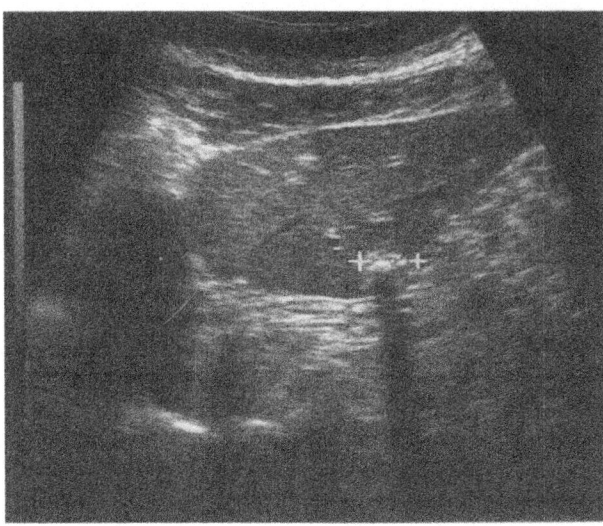

Abb. 3. Leberlängsschnitt
mit echogener, verkalkter
Metastase bei einem
Patienten mit
C-Zell-Karzinom
(Patient Nr. 1)

endokrinen Tumoren beobachtet. Bei Lebermetastasen kolorektaler Tumoren, die ebenfalls duch ein relativ langsames Wachstum charakterisiert sind, werden echoreiche Metastasen, allerdings zumeist mit echoarmem Randsaum, in ca. 70% beobachtet. Auch wird unter Chemotherapie gehäuft ein akustischer Strukturwandel zur zunehmenden Echogenität beschrieben, möglicherweise als Ausdruck zunehmender Degeneration [1].

Echoarme Lebermetastasen sind für die langsam wachsenden neuroendokrinen Tumore eher uncharakteristisch und wurden unter unseren Patienten in lediglich drei Fällen registriert. Der echoarme Typ der Lebermetastasen wird dagegen gehäuft bei schnell proliferierenden Erkrankungen (kleinzelliges Bronchialkarzinom, hochmaligne Lymphome) gesehen [1].

Verkalkungen von Lebermetastasen sind in weniger als 2% der Fälle nachzuweisen, werden aber gehäuft bei echoreichen Läsionen gesehen. Drei der vier Patienten mit C-Zell-Karzinomen zeigten Verkalkungen der Lebermetastasen (Abb. 3). Dies scheint in Übereinstimmung mit Beobachtungen anderer Autoren ein für diese Erkrankung charakteristischer Befund zu sein [4, 5].

Zusammenfassend sind echoreiche Lebermetastasen ohne malignitätscharakteristischen echoarmen Randsaum für endokrine Tumore charakteristisch. Die Kenntnis dieses gehäuften Auftretens ist aus differentialdiagnostischen Überlegungen, insbesondere zur Abgrenzung von kavernösen Hämangiomen, wichtig.

Literatur

1. Görg C, Schwerk WB, Wolf M, Görg K, Havemann K (1989) Echographische Erscheinungsformen von Lebermetastasen beim kleinzelligen Bronchialkarzinom bei Diagnose und Therapie. Tumor Diagn Ther 5:212–217
2. Lindgren PG (1983) Ultrasound investigation of endocrine gastrointestinal tumour. In: Öberg K, Boström H (eds) Endocrine gastrointestinal tumours. Ups J Med Sci (Suppl) 39:139–143
3. Schmidt HG, Lutz H, Heyder N, Lux G, Roedl W (1986) Sonographische Darstellung von Leberhämangiomen. Leber Magen Darm 5:299–304
4. Schwerk WB, Grün R, Wahl R (1985) Ultrasound diagnosis of C-cell carcinoma of the thyreoid. Cancer 55:624–630
5. Waller DE, Otte M (1983) Verkalkende Lebermetastasen beim C-Zell-Karzinom der Schilddrüse. Dtsch Med Wochenschr 108:38–39

Adenomyomatose der Gallenblase

H.-J. Brambs

Radiologische Universitätsklinik, Abt. Radiodiagnostik,
Im Neuenheimer Feld 110, D-6900 Heidelberg

Die Adenomyomatose der Gallenblase wird nach Jutras zu den hyperplastischen Cholezystosen gezählt [3]. Während bei Röntgenuntersuchungen der Gallenblase diese gutartige nichtentzündliche und nicht-tumoröse Form der Gallenblasenerkrankung in 3–5% gefunden wurde [3], ist die sonographische Diagnose einer Adenomyomatose eine Seltenheit.

Eigene Beobachtungen

Bei 13 nicht gallensteinkranken Patienten (6 Männer und 7 Frauen) wurden sonographisch Wandveränderungen im Sinne einer Adenomyomatose gesehen.

In 9 Fällen war die Sonographie die primäre Untersuchung. Achtmal wurden weitere Untersuchungen wie orale Cholezystographie, intravenöse Cholangiographie und ERCP angeschlossen. Bei 4 symptomatischen Patienten wurde eine Cholezystektomie durchgeführt.

In 4 Fällen war die Adenomyomatose ein Nebenbefund bei der ERCP, die zur Pankreasdiagnostik durchgeführt wurde. Bei diesen Patienten konnte der Befund sonographisch nachvollzogen werden.

In einem Fall wurde eine generalisierte, in 8 Fällen eine segmentäre und in 4 Fällen eine auf den Fundus lokalisierte Wandverdickung gefunden. Acht Gallenblasen zeigten kleinzystische echoarme Wandstrukturen, zwei Gallenblasen zeigten echodichte Wandeinschlüsse. In einem Fall fand sich ein schwacher Wiederholungsartefakt im adenomyomatös verdickten Wandabschnitt. Bei 8 Patienten wurde die Kontraktionsfähigkeit der Gallenblase nach oraler Reizmahlzeit oder intramuskulärer Injektion von Ceruletid geprüft: in allen Fällen zeigte sich eine kräftige Reaktion mit Verkleinerung des Gallenblasenvolumens um mehr als 40%.

Diskussion

Die Adenomyomatose der Gallenblase ist durch eine Hyperplasie der Schleimhaut, eine Verdickung der Muskelschicht und intramurale Divertikel (erweiterte Rokitansky-Aschoff-Sinus) charakterisiert. Als Ursache wird ein erhöhter intramuraler Druck analog der Divertikulose des Colon diskutiert (5). Die Adenomyomatose kommt nur im Erwachsenenalter mit einem Gipfel von 40–50 Jahren

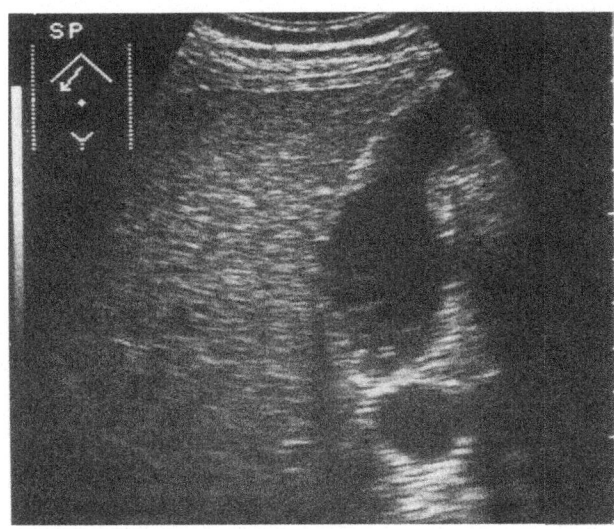

Abb. 1. Sanduhrförmige Einschnürung des Gallenblasenlumens bei segmentärer Adenomyomatose

Tabelle 1. Sonographische Zeichen einer Adenomyomatose

1. Umschriebene oder generalisierte Wandverdickung (13/13)
2. Kleinzystische Areale in der verdickten Wand (8/13)
3. Echodichte Einschlüsse in der verdickten Wand (2/13)
4. Wiederholungsartefakte (1/13)
5. Erhaltene, z. T. gesteigerte Kontraktionsfähigkeit (8/8)

ohne eindeutige Geschlechtsbevorzugung vor. Die Erkrankung ist meist symptomlos, kann aber gelegentlich durch Gallenkoliken auffällig werden.

Die Adenomyomatose kann generalisiert, segmental oder lokalisiert ausgeprägt sein. Die segmentale Form fällt durch eine ringförmige Einschnürung des Gallenblasenlumens auf (Abb. 1). Bei der lokalisierten Form ist in der Regel der Fundus der Gallenblase betroffen. Hier zeigt die umschriebene Wandverdickung eine auffallende Wandelbarkeit der Form und Ausdehnung. Das charakteristische röntgenologische Zeichen sind die erweiterten Rokitansky-Aschoff-Sinus, die sich als rosettenartiger Kranz rundlicher Kontrastmittelansammlungen um die Gallenblase bzw. in Höhe der Taillierung finden.

Das hervorstehendste sonographische Zeichen (Tabelle 1) ist die generalisierte oder umschriebene, meist echoreiche Verdickung der Wand (Abb. 2) [4]. Die Außenkonturen sind glatt begrenzt, die Innenkontur kann irregulär imponieren. In etwa der Hälfte der Fälle werden kleinzystische Wandstrukturen gefunden, die mit Galle gefüllten, erweiterten Rokitansky-Aschoff-Sinus entsprechen. Galleschlick oder kleine Konkremente in den divertikelartigen Aussackungen können als echodichte Wandeinschlüsse imponieren (Abb. 3) [2]. Vergleichbare dichte Wandreflexe finden sich bei kleinen Wandabszessen oder Gaseinschlüssen bei akuter Cholezystitis [2]. Wiederholungsartefakte im Bereich der adenomyomatös veränderten Gallenblasenwand sind selten.

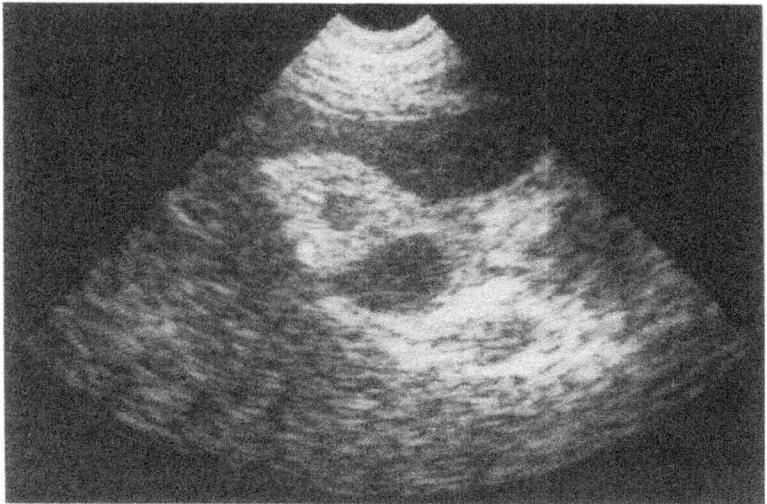

Abb. 2. Subcostalschnitt. Die distale Hälfte der Gallenblase zeigt eine glattrandige echoreiche Wandverdickung

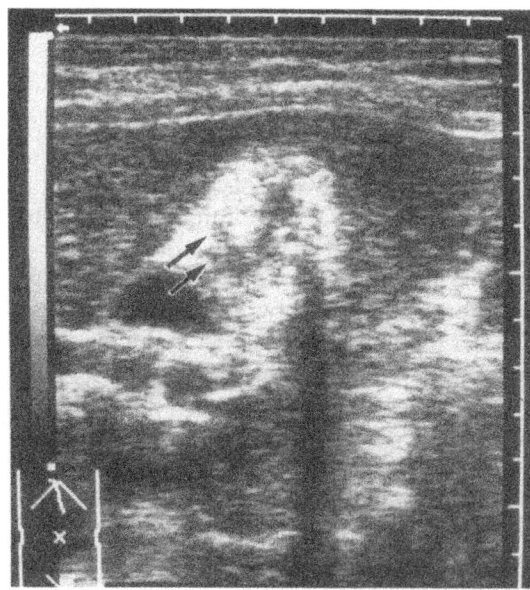

Abb. 3. Abrupte Wandverdickung des Korpus und Fundus der Gallenblase mit divertikelartigen Aussackungen (→) und echoreichen Wandeinschlüssen mit Schallschatten

   Die Wandverdickung der Gallenblase ist ein unspezifischer Befund, der bei akuter und chronischer Cholezystitis zu finden ist, aber auch als Nebenbefund bei akuter Hepatitis, Hypalbuminämie, Aszites und beim Plasmozytom zu sehen ist. Zur Abgrenzung gegenüber diesen Erkrankungen hilft im Einzelfall der klinische und laborchemische Befund und der sonographische Nachweis der unterschiedlichen Konditionen, die zu einer Verdickung der Gallenblasenwand führen können (Steine, Aszites).

Die Abgrenzung einer Adenomyomatose von einem Gallenblasenkarzinom kann allein aufgrund sonographischer Kriterien problematisch sein. Bei einem unsicheren Befund empfiehlt sich die Prüfung der Kontraktibilität und die Durchführung der oralen Cholezystographie. Neben der morphologischen Diagnostik ist die funktionelle Komponente mit der raschen und starken Kontraktion der Gallenblase für eine Adenomyomatose typisch [1].

Die Ursachen der seltenen sonographischen Diagnose einer Adenomyomatose sind vielgestaltig:

- Diese Form der Gallenblasenwandveränderung ist häufig symptomfrei, sodaß eine besonders differenzierte sonographische Gallenblasenuntersuchung nicht durchgeführt wird.
- Die Adenomyomatose kann sehr diskret ausgeprägt sein und dem sonographischen Nachweis entgehen. Die pathognomonischen Erweiterungen der intramuralen Sinus scheinen erst in einem fortgeschrittenen Entwicklungsstadium vorzukommen.
- Die Adenomyomatose ist häufig mit Gallensteinen vergesellschaftet, sodaß die Wandveränderungen schwer von einer entzündlichen Wandverdickung zu unterscheiden sind.

Die Adenomyomatose ist keine Präkanzerose. Eine Cholezystektomie ist nur bei Beschwerden indiziert.

Literatur

1. Colosimo C, Vecchioli A, Colagrande C (1983) Hyperplastic cholecystosis: study by ceruletid-assisted cholecystography. Gastrointest Radiol 8:255–259
2. Graif M, Horovitz A, Itzchak Y, Strauss S (1984) Hyperechoic foci in the gallbladder wall as a sign of microabscess formation or diverticula. Radiology 152:781–784
3. Jutras JA, Longtin M, Levesque HP (1960) Hyperplastic cholecystoses. Am J Roentgenol 83:795–827
4. Rice J, Sauerbrei EE, Semogas P, Cooperberg PL, Burhenne HJ (1981) Sonographic appearance of adenomyomatosis of the gallbladder. J Clin Ultrasound 9:336–337
5. Williams I, Slavin G, Cox A, Simmpson P, De Lacey G (1986) Diverticular disease (adenomyomatosis) of the gallbladder: a radiological-pathological survey. Brit J Radiol 59:29–34

Gallenblasenkontraktion nach Reizmahlzeit bei Patienten mit Morbus Crohn

P. Maurer*, C. Kuder, W. Gerok, J. Schölmerich

* Medizinische Universitätsklinik, Hugstetter Str. 55, D-7800 Freiburg

Patienten mit Morbus Crohn (MC) haben mit Prävalenzangaben bis zu 30% ein überdurchschnittliches Gallensteinrisiko. Als Ursache wird der absorptive Kapazitätsverlust des geschädigten terminalen Ileums angesehen, der zu einer Senkung des zirkulierenden Gallensäurenpools und relativer Cholesterinübersättigung der Galle führt. Dank vermehrter Neusynthese weisen aber viele Patienten mit MC durchaus kompensierte Gesamtgallensäurengehalte in Körper und Galle auf. Zudem scheinen Pigmentsteine zu überwiegen. Offenbar begünstigen außer der reduzierten Gallensäurenreabsorption noch andere, eventuell mechanische Faktoren die Gallensteinentwicklung. In dieser Arbeit wurde daher untersucht, ob eine verzögerte oder unvollständige Gallenblasenentleerung von Relevanz ist.

Methoden

17 gallensteinfreie Patienten mit MC (7 m; 31 ± 13J und 10 W; 30 ± 9J) wurden einer Gruppe von 20 Gesunden (10 m; 26 ± 12J und 10 w; 26 ± 9) gegenübergestellt. Nach 14stündiger Nahrungs- und Nikotinkarenz wurde das Gallenblasenvolumen nüchtern und in regelmäßigen Abständen nach einer Reizmahlzeit (20 g Biloptin) gemessen. Die sonographische Volumenbestimmung erfolgte bei 3,5 MHz über ein Picker CS 9000 mit direkter elektronischer Distanzmessung und Planimetriemöglichkeit. Entsprechend der Gerätevorgaben wurde dabei das Gallenblasenvolumen durch ein Rotationsellipsoid mit V = 4AD/6 angenähert, wobei A dem flächengrößten Längsschnitt der Gallenblase und D dem Abstand zwischen den Kalipern „ + " an beiden Enden der longitudinalen Rotationsachse entspricht. Als funktionelle Indizes der Gallenblase wurden das Nüchternvolumen (NV), das Residualvolumen (RV), die prozentuale Entleerung (%E) sowie die Zeit für halbmaximale und maximale Kontraktion (T50 und T100) gewertet. Die Ergebnisse sind Mittelwerte $\pm$ Standardabweichung. Gruppendifferenzen wurden mit dem t-Test für unverbundene Stichproben untersucht.

Ergebnisse

Abbildung 1 faßt die gruppen- und geschlechtsspezifischen Nüchtern- und Residualvolumina zusammen. NV wie auch RV lagen bei Crohn-Patienten insignifikant niederer als bei Kontrollen (NV: 22 ± 9 ml vs 25 ± 15 ml; RV: 3 ± 2 ml vs 6 ± 6 ml). Männer hatten leicht höhere NV und RV als Frauen. Auch die maxi-

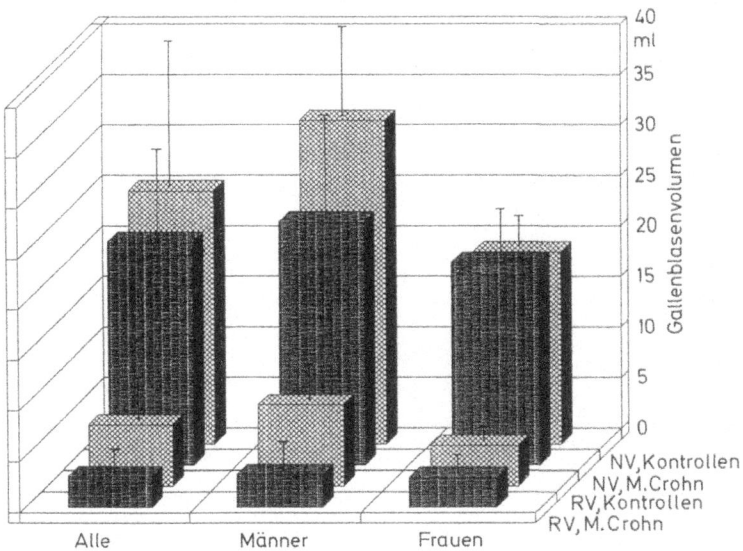

Abb. 1. Mittlere Nüchternvolumen (NV) und Residualvolumen (RV) der Gallenblase bei Morbus Crohn und Kontrollen

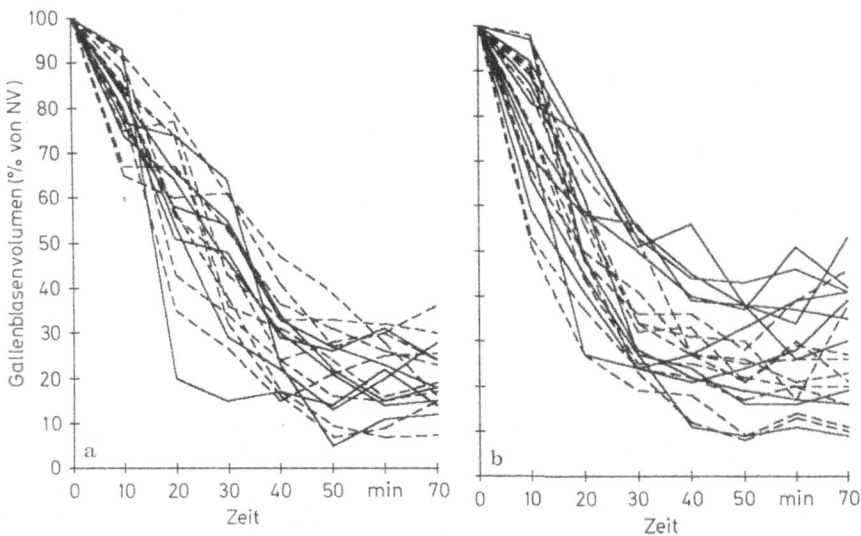

Abb. 2a, b Individuelle Zeitabhängigkeit der Gallenblasenkontraktion nach Reizmahlzeit bei (**a**) Crohn-Patienten und Kontrollen (**b**) (⸺ Männer; - - - Frauen)

male Kontraktilität lag bei Crohn-Patienten (%E = 83 ± 5) und Gesunden (%E = 78 ± 9) im selben Rahmen. Abbildung 2 veranschaulicht die individuelle Zeitabhängigkeit der Gallenblasenkontraktion beider Kollektive. Übersichtlicher läßt sich die dynamische Kontraktilität anhand der benötigten Zeiten für die halbe und volle Volumenabnahme vergleichen. Abbildung 3 zeigt identische

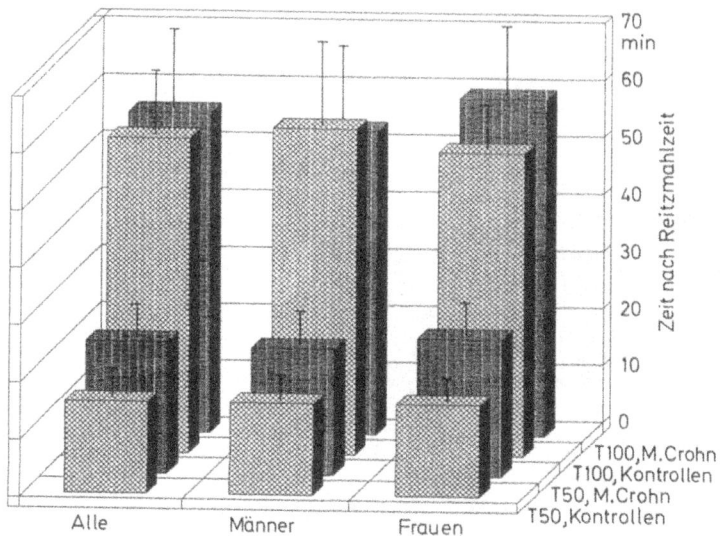

Abb. 3. Zeit für halbmaximale (T50) und maximale Gallenblasenentleerung (T100) nach Reizmahlzeit bei Crohn-Patienten und Kontrollen

T100 ohne Gruppenunterschiede. Gemessen an T50 scheint dagegen die Kontraktion bei Crohn-Patienten anfänglich langsamer als bei Kontrollen (23 ± 5 min vs 16 ± 5 min; $p = 0{,}01$). Dieser Unterschied ergibt sich allerdings vorwiegend durch Bezug auf einen niedereren RV-Wert in der Crohn-Gruppe. Kontraktionsgeschwindigkeitskonstanten 1. Ordnung aus Auftragungen von lnV gegen die Zeit (nicht gezeigt) sind bei Crohn-Patienten und Kontrollen exakt gleich.

Diskussion

Obwohl gerade bei MC eine erhöhte Gallensteinprävalenz mit dem Konzept einer cholesterinübersättigten Galle gut (1) erklärbar wäre, sind bei diesen Patienten weder uniform erniedrigte Gallensäurespiegel gefunden worden, noch führt jede übersättigte Galle zur Steinbildung. Andererseits würde eine partielle Stase der Galle durch mangelhafte Kontraktion Steine begünstigen. Eine verzögerte Gallenblasenentleerung bedeutet verlängerte Kontaktzeit mit Nukleationsfaktoren und bessere Adhärenz oder mechanische Retention von Kristallen. Schwangerschaft, Einnahme kontrazeptiver Steroide und das irritable Colon gehen mit einem erhöhten Gallensteinrisiko bei nachweislich gestörter Gallenblasenmotorik einher. In der vorliegenden Studie unterschieden sich alle statischen und dynamischen Funtionsindizes der Gallenblase bei Crohn-Patienten nicht von Kontrollen. NV, RV, %E und Entleerungsgeschwindigkeit entsprachen auch Kontrollkollektiven anderer Untersucher. Da die Wiederfüllung der Gallenblase den enterohepatischen Kreislauf unterbricht und die Leber in dieser Phase eine zunehmend lithogenere Galle produziert, gelangt um so mehr Galle mit höherer

Cholesterinsättigung in die Gallenblase, je träger die Wiederfüllung abläuft. Wenn das erhöhte Steinrisiko von Crohn-Patienten Ausdruck gestörter Gallenblasenmotorik sein sollte, muß eher die Füllungsphase der Gallenblase angeschuldigt werden. Für eine ineffektive Kontraktion als steinbegünstigenden Faktor gibt es zusammenfassend keine Hinweise.

Literatur

1. Admirand WH, Small DM (1968) The physiochemical basis of cholesterol gallstone formation in man. J Clin Invest 47:1043–1052

In vivo HF-Signalanalyse von Gallensteinen zur Differenzierung von Cholesterin- und Pigmentkonkrementen

W. Swobodnik*, K. Kuhn, P. Janowitz, K. H. Schauland, U. Wimmert, S. Hagel,
A. Heer, P. Hamdorf, A. Zöller, K. Schuhmacher, K. Beuter, H. Ditschuneit

* Medizinische Klinik u. Poliklinik d. Univ. Ulm, Abt. Innere Medizin II,
Gastroenterologie u. Ernährungswissenschaften, Robert Koch Str. 8,
D-7900 Ulm

Einleitung

Seit der Einführung konservativer Behandlungsmöglichkeiten von Gallenblasensteinen durch Gallensäurelyse, extrakorporale Stoßwellenlithotripsie oder lokale Litholyse rückt die nicht invasive, praetherapeutische Steindifferenzierung in den Mittelpunkt des diagnostischen Interesses, da die meisten nicht operativen Behandlungsverfahren nur bei Cholesterinsteinen angewandt werden können. Die konventionelle B-Bild-Ultraschalldiagnostik ist, trotz spezifischer Darstellungsmöglichkeiten, nicht mit ausreichender Sicherheit in der Lage, Cholesterin- von Pigmentsteinen zu trennen [1]. Bisher wurden zur Bestimmung des Kalkgehaltes von Konkrementen deshalb computertomographische Messungen der Steindichte in Hounsfield Einheiten (HU) durchgeführt [2]. Da dieses Verfahren relativ aufwendig und teuer ist, versuchten wir durch spezielle Signalaufbereitungstechniken des konventionellen Ultraschallsignals weitere Aufschlüsse über die Steinzusammensetzung zu erhalten. Nachdem die ersten in vitro Ergebnisse dieser Hochfrequenzsignalanalyse (HF) vielversprechend schienen [3], verwendeten wir einen Prototyp dieses Gerätes im klinischen Routineeinsatz. Als Referenzmethode diente die Computertomographie (CT), wobei wir Steine mit über 100 HU als kalzifizierte Pigmentsteine und Konkremente mit Dichtewerten unter 100 HU als Cholesterinsteine definierten.

Patienten und Methodik

Bei 43 Patienten, 33 Frauen und 10 Männern, im Alter von $51,6 \pm 22,2$ Jahren ($\bar{x} \pm$ SD/Median 45 Jahre/24–101 Jahre) konnten gleichzeitig eine HF-Signalanalyse und ein CT der Gallensteine in vivo durchgeführt werden. Bei 32 Patienten lagen solitäre Steine vor, bei den restlichen mehrere Steine; bei dieser Patientengruppe konnte die HF-Signalanalyse aber in jedem Fall von einem auch im CT abgrenzbaren Markerstein abgeleitet werden.

5 Patienten aus dem Gesamtkollektiv wurden operiert und die Steine chemisch und elektronenmikroskopisch analysiert. Die Ergebnisse wurden mit der HF-Analyse und der CT-Klassifikation verglichen. Cholesterinsteine mußten einen Cholesteringehalt von über 75% des Trockengewichts aufweisen; Pigmentsteine wurden bei einem Cholesteringehalt von weniger als 50% und einen Biliru-

binanteil von mehr als 25% und/oder einem Kalkgehalt von mehr als 10% angenommen.

Für die HF-Signalanalyse wurde ein Ultraschall-Prototypgerät der Fa. ATL (Solingen, FRG) UM 4 – DBF verwendet. Die Untersuchungen wurden ausnahmslos mit mechanischen 5 MHz „annular array" Sektor-Schallköpfen durchgeführt. Die elektronische Datenerfassung und Verarbeitung des Signals erfolgte über ein „Raw Data Inerface" auf einem IBM-AT kompatiblen Rechner.

Die CT-Untersuchungen wurden mit einem Gerät der 3. Generation (CT-Pace, General Electrics, Milwaukee, USA) bei 120 KV und 130 mA angefertigt. Schichtdicke und Abstand betrugen 5 mm, wodurch eine lückenlose Erfassung der Gallenblasenregion in Ausschnittsvergrößerungen gewährleistet war. Konkremente, die homogen verteilt mehr als 100 HU aufwiesen wurden radiologisch als kalzifizierte Pigmentkonkremente definiert.

Ergebnisse

An Hand der CT-Dichtemessungen wurden 16 Konkremente als Kalksteine (Gruppe I), 11 Konkremente als Cholesterinsteine(Gruppe II) und 16 als schalenförmig aufgebaute Mischsteine (Gruppe III/schalenförmige Verkalkungen oder inhomogen eingestreute Areale erhöhter Dichte) klassifiziert. 10 Steine der Gruppe I, 10 der Gruppe II und 13 der Gruppe III waren solitär, die übrigen multipel (3–25).

Als HF-Differenzierungsmerkmale wurden die von uns in vitro erarbeiteten Kriterien verwendet [3].

Kalksteine (Gruppe I)

11 von 16 Kalksteinen konnten an Hand des HF-Signalmusters korrekt als solche identifiziert werden. Dies war bei 9 Frauen und 2 Männern im Alter von 55,4 Jahren (51–69) der Fall. Ein Patient dieser Gruppe wurde operiert die chemische Steinanalyse ergab einen Calciumgehalt von 15,9%, einen Cholesterinanteil von 41,3% und einen Bilirubingehalt von 0,1%. Elektronenmikroskopisch waren Kalzitwürfel inhomogen über die Steinbruchfläche verteilt.

Die 5 fehlklassifizierten Steine waren alle multipel. Offenbar beeinträchtigt das Vorliegen mehrerer Kalksteine die HF-Signalinterpretation.

Cholesterinsteine (Gruppe II)

Nur 6 der 11 CT-klassifizierten Cholesterinsteine der Gruppe II konnten an Hand ihrer HF-Signalmuster korrekt identifiziert werden. Es handelte sich um 6 Frauen im Alter von 51,8 Jahren (34–69 J.). Die chemische Analyse eines später operativ gewonnenen, richtig HF-klassifizierten Steins zeigte einen Gehalt von 94,8% Cholesterin, 0,4% Calcium und 0% Bilirubin. Elektronenmikroskopisch waren Cholesterin-Monohydratkristalle homogen angeordnet.

3 der 5 fehlklassifizierten Steinträger wurden operiert (3 Frauen, 27–55 Jahre). Die chemische Analyse der Konkremente erbrachte, daß es sich nicht wie bei der CT-Unersuchung angenommen um Cholesterin-, sondern um Bilisrubinsteine handelte, wobei der mittlere Bilirubinanteil bei 83%, der Cholesteringehalt um 10% und der Calciumgehalt um 2% lag. Offenbar ermöglicht die HF-Signalanalyse die Indentifikation CT-negativer Bilirubinkonkremente.

Mischsteine (Gruppe III)

14 der schalenförmig aufgebauten Mischsteine wurden an Hand ihrer HF-Muster richtig klassifiziert. Es handelt sich um 12 Frauen und 2 Männer im mittleren Alter von 46,4 Jahren (26–95). Bei 2 dieser Steinträger wurde eine extrakorporale Stoßwellenfragmentation durchgeführt. Die Fragmentation war effektiv (Fragmentgröße unter 5 mm), die Gallenblasen in beiden Fällen nach 6 Monaten steinfrei. Inwieweit auch sogenannte Mischsteine an Hand ihres HF-Musters als ESWL geeignet erkannt werden können, müssen weitere Untersuchungen zeigen.

Schlußfolgerung

Die HF-Signalanalyse von Gallenblasensteinen ist offenbar auch praetherapeutisch in vivo technisch durchführbar und erlaubt eine Konkrementdifferenzierung. Multiple Kalksteine erschweren die Interpretation des HF-Signalmusters, solitäre Cholesterinsteine können besser als mit CT erkannt werden. CT-negative Bilirubinsteine können offenbar besser mittels HF-Signalanalyse erfaßt werden.

Literatur

1. Swobodnik W, Ortmann H, Wechsler JG, Teckentrupp K, Klüppelberg U, Wenzel H, Ditschuneit H (1986) Sonographie von Gallenblasensteinen: Möglichkeiten und Grenzen der Auswahl konservativ lysierbarer Steinträger.
2. Janowitz P, Zöller A, Swobodnik W, Wechsler JG, Schumacher KA, Ditschuneit H (1990) Computed Tomography Evaluation of Radiolucent Gallstones in vivo. Gastrointest Radiol 15:58–60
3. Swobodnik W, Wechsler JG, Beuter K, Wöhrle U, Klüppelberg U, Ditschuneit H (1986) HF-Signalanalyse von Gallensteinen zur Bestimmung ihrer Zusammensetzung. In: Otto R, Schnaars P (Hrsg) Ultraschalldiagnostik 85. Thieme, Stuttgart

Erfahrungen mit der Gallenlithotripsie durch Schockwellen: Zielortung und Erfolgskontrolle durch Ultraschall

K. Dahm*, R. Barck

* Chirurgische Abteilung des Krankenhauses Tabea, Kösterbergstr. 32, D-2000 Hamburg 55

Als C. Langenbuch 1882 die Cholezystektomie als Therapie der Wahl beim Gallensteinleiden einführte, wurde damit ein Behandlungskonzept vorgestellt, dem auch heute noch Millionen von Patienten in aller Welt die bleibende Heilung ihrer Beschwerden verdanken. Lange Zeit wurde darüber aber eine große Zahl von Kranken vergessen, die aus Furcht vor Narkose, Schnitt und Komplikationen die Operation ablehnten. Die Entwicklung der unblutigen, narkosefreien Gallenlithotripsie durch Schockwellen (ESWL) wurde daher als Erfolg und Beginn einer neuen Ära begrüßt. – Wir prüfen aufgrund einer fast zweijährigen Erfahrung an 142 Patienten, die wegen Cholezystolithiasis mit ESWL behandelt wurden, die Effizienz des neuen Therapieverfahrens. Es zeigt sich, daß der Sonographie als Zielortungsmethode sowie zur Kontrolle der angestrebten Steinfreiheit eine besondere Bedeutung zukommt.

Methodik und Ergebnisse

Von 1988 bis 1990 wurden 142 Patienten wegen Beschwerden verursachender Gallenblasensteine mit dem Lithotripter Sonolith 3000 behandelt. Dieses Gerät arbeitet nach dem elektrohydraulischen Prinzip. In 70 Fällen lagen Solitärsteine der Gallenblase (Durchmesser: 8–28 mm) vor. Allen Patienten gemeinsam war die strikte Ablehnung einer operativen Behandlung. Zur Definition von Indikation und Kontraindikation der ESWL wurden die Kriterien der Münchner Arbeitsgruppe [1] herangezogen. Um die Schmerzen der Behandlung auszuschalten, hat sich als Prämedikation die i.m. Gabe von 0,5 mg Atropin und 5 mg Dormicum sowie während der ESWL die Applikation von Propofol (ICI Pharma; 1 mg/kg Körpergewicht × Stunde) mittels Perfusor bewährt, wobei zu Beginn und intervallweise Fentanyl im Bolus verabreicht wurde. Die Behandlung dauerte durchschnittlich eine Stunde, wobei im Mittel 2200 Schockwellen bei 16 KV angewendet wurden.

Sonographische Kontrolle

Die Zielortung des Gallensteines erfolgte mit einem Ultraschallgerät der Fa. Acuson, wobei die Raumkoordinaten des Steines nach Auswertung in einem Computer die exakte Steuerung des Schockwellengenerators bewirken. – 14 von 70 Solitärsteinen der Gallenblase (20%) ließen sich sonographisch nur unzureichend erfassen; die Gründe hierfür wurden in Luftüberlagerung, zu starker Atemexkursion, versteckter Lage der Gallenblase hinter dem Rippenbogen sowie in Adipositas magna (über 100 kg) gesehen.

Fragmentierung

Die Zertrümmerung der Solitärsteine gelang bei 59 von 70 Patienten; dabei wurden in der Gruppe bis 20 mm Größe die besten Fragmentierungsergebnisse erzielt (90,4%). Einzelheiten über den Zertrümmerungsgrad sind in Tabelle 1 zusammengestellt. Bei guten Sichtverhältnissen und unter Zuhilfenahme des Lagewechsels von Bauch- in Rückenlage liefert die sonographische Untersuchung im allgemeinen zuverlässige Angaben über den erzielten Fragmentierungsgrad (Abb. 1, 2); ist das Steinvolumen jedoch groß, kann ein größeres Restfragment im Schutt kleiner Bruchstücke verborgen sein und der Erfassung durch Ultraschall entgehen (Abb. 3). Kein Patient erlitt eine Komplikation. Ein Anstieg der Amylase und Lipase im Serum wurde zweimal festgestellt, ohne daß klinische Symptome bestanden. Bei jedem 5. Patienten traten zwischen dem 4. und 20. Tag nach der ESWL Koliken als Zeichen einer Steinpassage auf. In der Gruppe der Patienen mit Solitärsteinen resultierte unter begleitender Chemolitholyse mit

Tabelle 1. Ergebnisse einer einmaligen Lithotripsie bei 70 Patienten mit Gallenblasensolitärsteinen

	Patienten	Fragmentierung		Vollständig	Steinfrei nach
	n	n	[%]	(kleiner als 4 mm)	6 Monaten
Bis 20 mm	52	47	90,4	20	12
Bis 30 mm	18	12	66,6	4	2

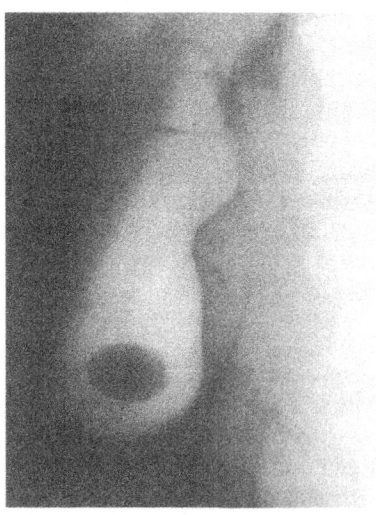

Abb. 1. Orale Cholezystographie eines 24 mm großen, mutmaßlich cholesterinhaltigen Solitärsteines vor ESWL

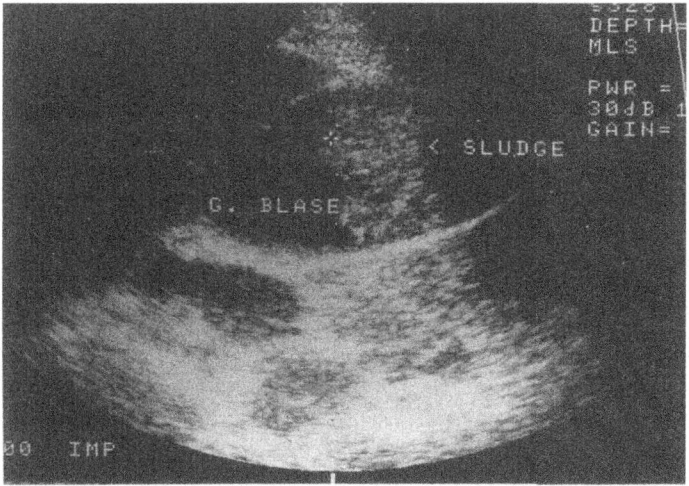

Abb. 2. Ultraschallbild des in Abb. 1 gezeigten Gallensteines direkt nach ESWL: Vollständige Desintegration zu Sludge und „Sand" nach 1900 Schockwellen

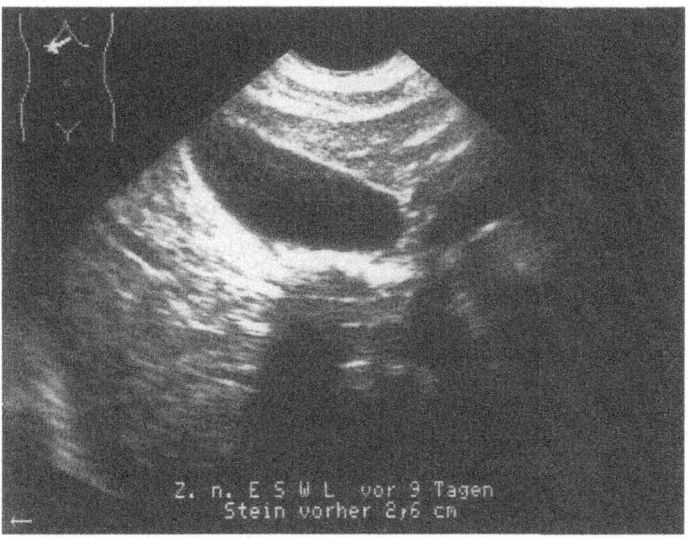

Abb. 3. Ultraschallbild mit Schallschatten von sedimentierten Trümmern am Boden der Gallenblase nach ESWL eines Solitärsteines von 2,6 cm Durchmesser. Spätere Kontrollen zeigen Fragmente bis 5 mm Größe

Cheno- sowie Ursodesoxycholsäure (je 7,5 mg/kg Körpergewicht täglich) Steinfreiheit bei 12 von 59 erfolgreich behandelten Patienten (vergl. Tab. 1). Die Verifizierung der Steinfreiheit stellt an den Ultraschall anwendenden Untersucher hohe Anforderungen; bewährt hat sich hier der 5-Megahertz-Transducer in Verbindung mit schnellen Lageveränderungen des Patienten (Aufwirbelungseffekt).

Diskussion

Die Ergebnisse beweisen, daß cholesterinhaltige Solitärsteine bis 20 mm Größe sich durch ESWL schnell und wirksam fragmentieren lassen; die Bruchstücke sind häufig so beschaffen (in 42% der Fälle), daß sie spontan abgangsfähig sind. Die limitierende Größe für die zu erwartende Steinfreiheit ist die Clearancefähigkeit des D. cysticus; sie setzt sich aus der Kontraktionskraft der Gallenblase und der peristaltischen Erweiterung des Ausführungsganges zusammen. Eine pharmakologische Beeinflussung dieser Komponenten ist in Zukunft zu erwarten. In vitro Untersuchungen [2] haben gezeigt, daß nach ESWL die Oberfläche der Fragmente um das Neunfache zunimmt; durch diese Änderung des Volumen/Oberflächenverhältnisses werden die Bedingungen für eine erfolgreiche Chemolitholyse entscheidend verbessert. In der Literatur werden unterschiedliche Prozentsätze für die Steinfreiheit nach ESWL und kontinuierlicher Chemolitholyse genannt; für den 2 cm großen Solitärstein liegen sie günstigenfalls zwischen 60 und 80% nach 1 Jahr [1, 3]. Der Anteil der Steinfreiheit, den wir in der Gruppe der Patienten mit fragmentierten Solitärsteinen bis 20 mm Größe erreichen konnten, liegt nach 6 Monaten bei 25%.

Die beachtlichen Therapieergebnisse des neuen Behandlungsverfahrens lassen sich in Zukunft sicher noch verbessern, wobei besonders auf dem Gebiet der angeschlossenen Ultraschalltechnik Fortschritte zu erwarten sind. Dennoch sind kritische Anmerkungen zum derzeitigen Stand angebracht: 1. Die Indikation stellt sich nur für einen kleinen Patientenkreis, der auf 10% aller Gallensteinkranken geschätzt wird. 2. Auch für diesen Patientenkreis kann eine 100%ige Erfolgsquote nicht garantiert werden. 3. Die Dauer der Nachbehandlung stellt an Arzt und Patient hohe Geduldsanforderungen. 4. Die Rezidivhäufigkeit ist bereits in den ersten 2–3 Jahren sehr hoch, sodaß kostspielige Wiederholungsbehandlungen oder ein Wechsel zur chirurgischen Therapie die Folge sein werden.

Literatur

1. Sackmann M, Delius M, Sauerbruch T et al. (1988) Schock-wave lithotripsy of gallbladder stones. The first 175 patients. New Engl J Med 318:393
2. Newman RC, Bland KI, Gravenstein N et al. (1988) Extracorporeal shock-wave lithotripsy (ESWL). II. In vivo canine results of blast path treatment of human gallstones. J Surg Res 44:578
3. Ponchon T, Barkun AN, Pujol B et al. (1989) Gallstone disappearance after extracorporeal lithotripsy and oral bile acid dissolution. Gastroenterology 97:457

6. Magen-Darmtrakt

Die pathologische Verdickung der Darmwand – Möglichkeiten einer Differentialdiagnose?

H. Worlicek*, K. Engelhard

* Gastroenterologische Praxis, Alter Kornmarkt 1, D-8400 Regensburg

Der Nachweis pathologischer Darmwandveränderungen ist durch Ultraschall in einem hohen Prozentsatz möglich. Kontrovers diskutiert wird die Frage, inwieweit Rückschlüsse auf die Differentialdiagnose aus dem sonomorphologischen Erscheinungsbild möglich sind und welche Kriterien dabei ausschlaggebend sind.

In der vorliegenden Studie wurden die Befunde von 472 Patienten mit einer Erkrankung von Dünn- bzw. Dickdarm (Tab. 1) und von 580 Patienten ohne Erkrankung des Intestinaltraktes ausgewertet. Die Untersuchungen erfolgten vorwiegend mit einem Curved-array-Scanner der Frequenz 5,0 MHz. Referenzme-

Tabelle 1. Sonographie von Dünn- bzw. Dickdarmerkrankungen

Diagnose	n	Richtiger Befund	Verdacht	Nicht erkannt
Karzinom	67	55	5	7
Karzinoid	2	2		
Lymphominfiltration	6	6		
Leiomyosarkom	1	1		
Peritonealkarzinomatose	18	16	1	1
Metastatische Infiltration	6	5	1	
Lipom	4	2		2
Abgekapselte Fettgewebsnekrose	1	1		
Morbus Crohn	192	153		39
Colitis ulcerosa	69	41		28
Peridivertikulitis	22	21	1	
Akute Appendizitis	12	10		2
Ischämische Enteritis	3	3		
Antibiotikainduzierte Colitis	2	2		
Unspezifische Colitis	4	4		
Entzündliche Infiltration bei Pankreatitis	5	5		
Penetrierendes Ulcus duodeni, Narbenbulbus	16	12	2	2
Amöbenenteritis	1	1		
Invagination	5	5		
Intramurales Hämatom	2	2		
Amyloidose	1	1		
Lupus erythematodes	2	2		
Dekompensierte Rechtsinsuffizienz	24	19	1	4
Spastische Kontraktionen	7	7		
Gesamt	472	376	11	85

thoden waren Ileocoloskopie, Duodenoskopie, Operationsbefund, Histologie, Dünndarmdoppelkontrasteinlauf nach Sellink und Colondoppelkontrasteinlauf.

Die anatomische Orientierung erfolgte durch kontinuierliche Darstellung der an den pathologischen Befund angrenzenden Darmabschitte unter Berücksichtigung des typischen Verlaufs des Colons, bei vermehrtem Flüssigkeitsgehalt auch durch Differenzierung der Kerckring-Falten des Dünndarms von den Haustren des Dickdarms. Zur Schaffung von Unterscheidungskriterien für pathologische Befunde wurde die Ausdehnung der Wandveränderung in langstreckig (> 15 cm), mittelstreckig (5–15 cm) und kurzstreckig (< 5 cm) unterteilt. Bei der Form der Wandverdickung wurde unterschieden in gleichmäßig konturiert, unregelmäßig konturiert und wulstig tumorös. Weitere Kriterien, die erfaßt wurden, waren erhebliche Echoarmut mit fehlender Wandschichtung, verdickte Wand mit Schichtung, gestreckter Verlauf, Haustrenverlust, fehlende Peristaltik, Wandstarre und Lumeneinengung.

Tabelle 2. Sonographischer Nachweis einer gleichmäßigen Darmwandverdickung

Gleichmäßige Wandverdickung	Lang	Mittel	Kurz
Morbus Crohn	+	+	+
Colitis ulcerosa	+	+	+
Ischämische Enteritis	+	+	
Antibiotikainduzierte Colitis	+	+	
Unspezifische Colitis	+	+?	
Entzündliche Infiltration bei Pankreatitis	+	+	+
Dekompensierte Rechtsinsuffizienz	+	+	
Amyloidose	+	+	+
Lupus erythematodes		+	+
Intramurales Hämatom		+	+
Akute Appendizitis		+	+
Metastatische Infiltration per Continuitatem			+
Karzinom			+
Lymphominfiltration			+
Spastische Kontraktionen			+

Tabelle 3. Sonographischer Nachweis einer unregelmäßigen Darmwandverdickung

Unregelmäßige Wandverdickung	Lang	Mittel	Kurz
Morbus Crohn mit Pseudopolypen	+	+	
Colitis Ulcerosa mit Pseudopolypen	+	+	
Peridivertikulitis		+	+
Lymphominfiltration		+	+
Peritonealkarzinose		+	+
Metastatische Infiltration		+	+
Amöbenenteritis		(+)	
Karzinom			+
Karzinoid			+

In 81% der Fälle konnte der pathologische Befund bei der Sonographie
morphologisch richtig beschrieben bzw. in seiner Dignität richtig beurteilt werden. Die Differentialdiagnosen bei Nachweis einer gleichmäßigen Wandverdik-
kung und bei Nachweis einer unregelmäßigen Wandverdickung sind unter Berücksichtigung der Ausdehnung in den Tabellen 2 und 3 dargestellt. Für die einzelnen Krankheitsbilder liegen zum Teil sehr hohe Fallzahlen, zum Teil aber nur
die Beobachtung einiger weniger Fälle zugrunde (vgl. Tabelle 1). Den Tabellen 2
und 3 läßt sich beispielsweise entnehmen, daß einer gleichmäßigen langstreckigen
Wandverdickung unter anderem ein M. Crohn oder eine Colitis ulcerosa zugrunde liegen kann, nicht aber ein Karzinom oder eine Lymphominfiltration. Das
Vorhandensein oder Fehlen der Wandschichtung ist dabei kein Kriterium für die
Unterscheidung von M. Crohn und Colitis ulcerosa. Einer unregelmäßigen kurz-
streckigen Wandverdickung kann ein Karzinom oder Karzinoid zugrunde liegen,
nicht aber eine Colitis ulcerosa.

Kurzstreckige, wulstige, tumoröse Wandverdickungen fanden sich beim Karzinom (Abb. 1), Karzinoid, Lymphom, Leiomyosarkom, metastatischer Infiltration und Narbenbulbus. Abgesehen vom Narbenbulbus stellen sich diese Krankheitsbilder bei Fortschreiten der Erkrankung als raumfordernder Prozess im Abdomen dar. Ein zentrales oder exzentrisch verlaufendes Reflexband, welches dem
stenosierten Lumen entspricht, weist hier auf den intestinalen Ursprung des Tumors hin (Abb. 1). Zirkuläre und ovaläre glatt begrenzte Raumforderungen finden sich beim Leiomyom, Leiomyosarkom (Abb. 2), Neurinom, abgekapselter
Fettgewebsnekrose und, soweit darstellbar, beim Lipom. Kleine perlschnurartig
aufgereihte Luftbläschen in Divertikeln sind typisch für die Peridivertikulitis. Sie
wurden aber auch bei der Pneumatosis zystoides intestinalis beschrieben. Umschriebene Konglomerate von inhomogener, vorwiegend echoarmer Struktur,
vorzugsweise im rechten Unterbauch lokalisiert finden sich beim M. Crohn. Maligne Konglomerate als Spätstadium der Peritonealkarzinose sind in der Regel
über weite Abschnitte des Abdomens ausgedehnt, zeigen bizarre Strukturen bei

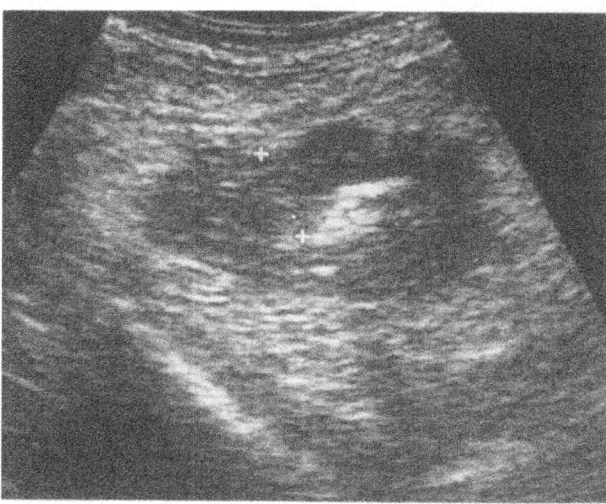

Abb. 1. Colonkarzinom
mit unregelmäßiger
Wandverdickung, der
zentrale aufgesplitterte
Reflex entspricht dem
stenosierten Lumen

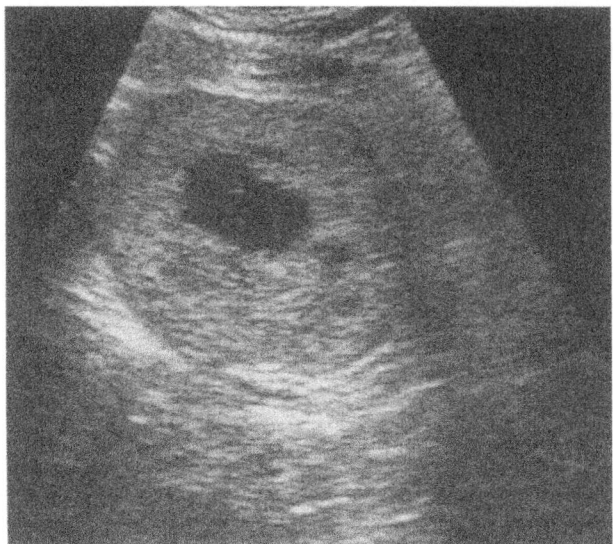

Abb. 2. Leiomyosarkom
mit zentraler Nekrose

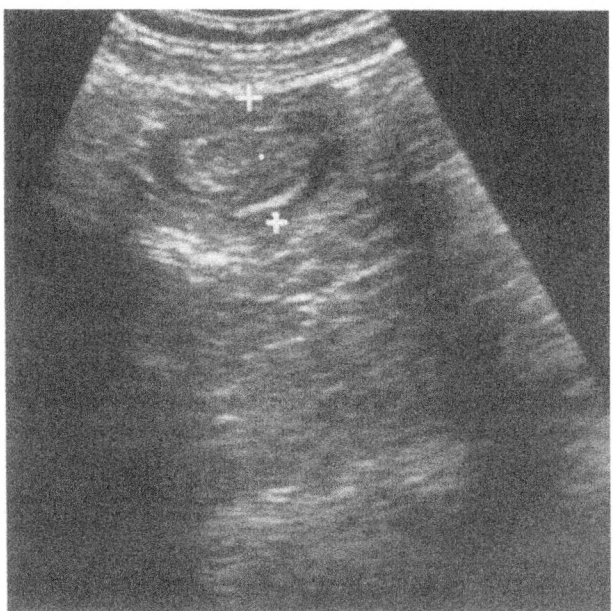

Abb. 3. Invagination des
Ileums in das Colon
aszendens, dargestellt
ist die Spitze des
Invaginates

meist fehlender Echoarmut und sind häufig mit Aszites vergesellschaftet. Das
Bild der „Kokarde in der Kokarde" mit konzentrischen, ringförmigen Wandstrukturen ist beweisend für die Invagination (Abb. 3). Echoarme Ausläufer bei
pathologisch verdickter Darmwand finden sich als Folge entzündlicher Infiltration in das umgebende Gewebe bei der Peridivertikulitis, dem penetrierenden Ulkus duodeni, dem M. Crohn und der Aktinomykose. Beim M. Crohn und bei der

Aktinomykose finden sich solche Ausläufer auch als Folge einer Fistelbildung. Beim intramuralen Hämatom führt die Einblutung ins Mesenterium ebenfalls zu einem echoarmen Ausläufer.

Schlußfolgerungen

Das sonomorphologische Erscheinungsbild der verschiedenen intestinalen Erkrankungen ist häufig ähnlich oder identisch. Dennoch ermöglicht der Nachweis eines pathologischen Befundes in jedem Fall eine Eingrenzung der Differentialdiagnose. In einem Teil der Fälle ist die Befundkonstellation unverwechselbar und nahezu beweisend für die endgültige Diagnose. In anderen Fällen kommt das ganze Spektrum benigner und maligner Erkrankungen in Frage. Der erfahrene Untersucher muß im Einzelfall entscheiden, welches Gewicht er der sonographischen Diagnose beimißt. Es gelten die gleichen Prinzipien, wie für die Ultraschalluntersuchung anderer Organe sowie für alle bildgebenden Verfahren, nämlich daß eine histologische Sicherung der Diagnose nicht zu umgehen ist, wenn sich daraus therapeutische Konsequenzen ergeben.

Literatur

1. Kremer H, Kellner E, Schierl W, Zöllner N (1978) Sonographische Diagnostik bei infiltrativen Magen-Darm-Erkrankungen. Dt Med Wochenschr 103:965
2. Schwerk W, Braun B, Dombrowski H (1979) Real-time-ultrasound examination in the diagnosis of gastrointestinal tumors. J Clin Ultrasound 7:425
3. Seitz K (1980) Sonographische Diagnostik beim Morbus Crohn. Ultraschall 1:35
4. Worlicek H (1988) Sonographie von Dünn- und Dickdarm – Differentialdiagnose der Wandverdickung. Bildgebung/Imaging 56:25

M. Crohn: Sonografisch erkennbare Veränderungen an Serosa, Mesenterium, Peritoneum

U. Meckler*, G. Nippel

* Intern. Gemeinschaftspraxis, Waldstr. 44, D-6050 Offenbach

Der M. Crohn als transmurale Entzündung kann sich in die Umgebung des Darmes ausbreiten und auf Serosa und Mesenterium übergreifen. Die Endoskopie kann diese Veränderungen nicht erfassen, die konventionelle Radiologie vermag nur indirekte Hinweise aufzuzeigen.

Pathomorphologie

Pathomorphologisch findet sich ein fibrös verdicktes, fettreiches, teils ödematös und entzündlich infiltriertes Mesenterium, welches mit dicken fingerförmigen Ausläufern um den Darm zieht. Crohntypisch sind besonders auch Fistelgänge, die sich in die Umgebung des Darmes graben, blind enden können, aber auch Verbindungen zu anderen Darmabschnitten, nach außen oder anderen abdominalen und sogar extraabdominalen Organen schaffen können.

Echoreiche Mesenteritis

Echoreiche pannusartige Verdickungen umgeben den Darm. Hierbei scheint es sich eher um chronische, narbige Veränderungen des Mesenterium und der Serosa zu handeln, möglicherweise der mesenterialen Proliferation von Fettmassen entsprechend.

Echoarme Mesenteritis

Von Darmschlingen ausgehend lassen sich teilweise weit in das Mesenterium ziehende echoarme, flächige oder streifig auffasernde Infiltrate darstellen. Im Gegensatz zu den echoreichen Infiltraten verändern die echoarmen sich in Abhängigkeit vom Krankheitsverlauf, so daß es sich hierbei im wesentlichen um die akut entzündlichen Veränderungen, ein ödematöses Mesenterium mit entzündlicher Infiltration, handeln dürfte (Abb. 1, 2).

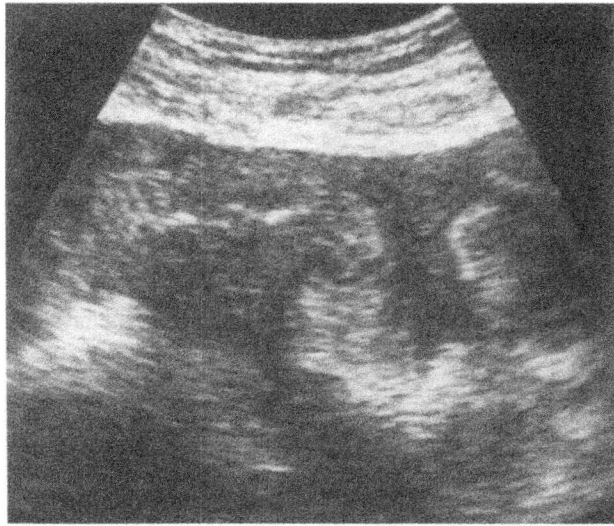

Abb. 1. Erheblich verbreiterte Darmwände mit breiter echoreicher Submucosa. Die echoarme Schicht der Muscularis propria geht kontinuierlich über in ein periintestinales, flächiges, echoarmes Infiltrat: echoarme Mesenteritis

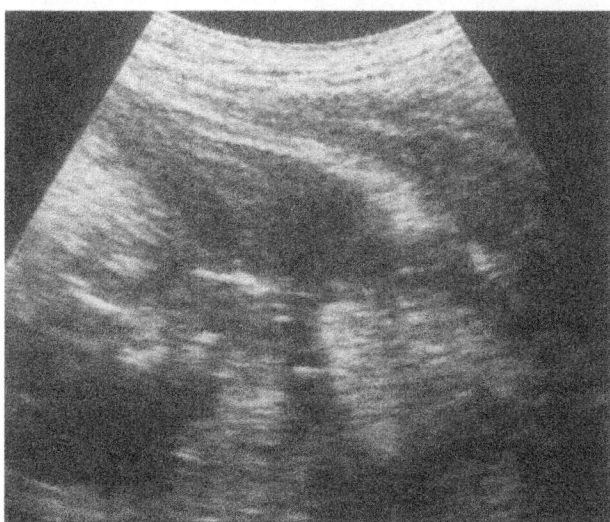

Abb. 2. Eine Darmschlinge ist umgeben von einem echoarmen Areal, welches fingerförmig in echoreiche flächige Bezirke einstrahlt, eingelagerte helle Reflexe weisen auf eine Abszedierung hin: echoarme und echoreiche Mesenteritis mit Abszedierung

Fistelstraßen

In diesen Entzündungsstraßen können sich Fisteln entwickeln. Die Fisteln werden schon vor der Eröffnung eines Lumens als echoarme bandartige Strukturen sichtbar, lange vor der radiologischen Darstellbarkeit, die nur das Lumen des Fistelganges zeigen kann. Mit Eröffnung eines Ganges finden sich sonografisch helle Luftreflexe im Fistellumen. Vom Darm ausgehende blind endende echoarme Fistelgänge sehen wir häufig. Besonders prädestiniert ist die Ileocoecalregion (Abb. 3).

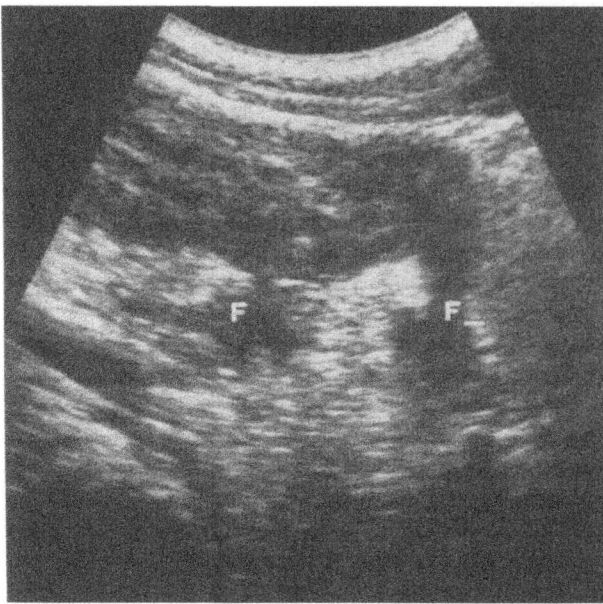

Abb. 3. Ausgehend von dem crohntypisch veränderten terminalen Ileum ziehen zwei echoarme, blind endende Straßen nach dorsal in einen breitflächigen echoreichen Bezirk hinein: nur echoarme Mesenteritis oder schon beginnende Fistelbildung vor Gangeröffnung? Die Diagnose ist im Verlauf zu stellen

Organfisteln und Hautfisteln sind deutlich darstellbar. Insbesondere Harnblasenfisteln lassen sich mit benachbarter Darmschlinge und einer echoarmen Verdickung der Blasenwand gut einsehen.

Konglomerate

Die Sonografie stellt Konglomerattumoren aus entzündlich verbackenen Darmschlingen dar. Die einzelnen Darmschlingen lassen sich kaum noch voneinander abgrenzen. Die echoarmen Darmwände, die kaum noch eine Schichtung erkennen lassen, gehen kontinuierlich über in die periintestinalen entzündlichen Veränderungen.

Abszesse

Häufig finden sich dabei inhomogene, irregulär begrenzte periintestinale Raumforderungen von echoarmer bis echofreier Struktur. Sehr helle Reflexe zeigen eine Gasansammlung infolge Fistelung oder durch Infektion mit gasbildenden Bakterien an (Abb. 2).

Begleitphänomene: Lymphknoten, Aszites

Im Mesenterium werden vergrößerte mesenteriale Lymphknoten als echoarme gut abgrenzbare Herde sichtbar. Echofreier bis echoarmer Aszites stellt sich häufiger abgekapselt zwischen Darmschlingen als frei umlagerbar dar. Die Differenzierung zu einem Abszeß kann hier schwierig und nur in der Verlaufsbeobachtung zu entscheiden sein.

Wertung

Die periintestinalen, mesenterialen Veränderungen, die Mesenteritis, Fistelbildung, Abszedierung und Aszites sind nur sonographisch oder computertomographisch darstellbar. Dabei bildet die Sonografie mit höherer Detailgenauigkeit als die Computertomografie diese für den M. Crohn typischen Veränderungen ab. Die Sonografie ist somit die Methode, die den transmuralen und den periintestinalen Anteil der Crohnschen Erkrankung erfaßt. Das Fortschreiten oder die Rückbildung der Entzündung lassen sich im Krankheitsverlauf sonografisch problemlos, ohne Patientenbelästigung verfolgen.

Literatur

Gore RM (1987) Cross-sectional Imaging of Inflammatory Bowel Disease. Radiologic Clinics of North America 1:115–131
Meckler U, Herzog P (1989) Sonographischer Darmwandaufbau – Bedeutung für die Diagnose entzündlicher Darmerkrankungen. Ultraschall 10:152–157
Morgan CL, Trought WS, Oddson TA, Clark WM, Rice RP (1980) Ultrasound Patterns of Disorders Affecting the Gastrointestinal Tract. Radiology 135:129–135
Seitz K, Reuß J (1986) Sonographische Fisteldarstellung bei Morbus Crohn. Ultraschall 7:281–283

Ultraschall-Untersuchung der Appendizitis

J. B. C. M. Puylaert

Abt. Radiodiagnostik, Westeinde Ziekenhuis, Lijnbaan 32,
2512 VA Den Haag, The Netherlands

Einleitung

Appendizitis ist eine der häufigsten abdominalen Erkrankungen, die einen akuten chirurgischen Eingriff erfordern.

Die Diagnose der Appendizitis ist in manchen Fällen einfach, kann aber auch
sehr schwierig sein, die Diagnose wird öfter zu unrecht gestellt und ebenfalls häufig verkannt. Im ersten Fall führt das zu einer überflüssigen Operation und im
zweiten Fall zu einem unnötigen Aufschub einer Operation.

Seit der ersten Erkennung dieses Krankheitsbildes 1886 durch Reginald Fitz,
ist zwar eine starke Abnahme der Morbidität und Mortalität erreicht worden,
aber keine wesentlichen Verbesserungen in der diagnostischen Genauigkeit.
Jetzt, mehr als hundert Jahre später, wird die Entscheidung für oder wider eine
Operation tatsächlich noch immer auf Grund der Anamnese und der klinischen
Untersuchungsbefunde getroffen, ergänzt durch einige einfache Laboratoriums-
Untersuchungen von Blut und Urin. Radiodiagnostische Untersuchungen haben
niemals einen festen Platz erwerben können.

Ein sonographischer Zufallsbefund bei einem Patient in unserem Krankenhaus gab den Anstoß, um die Rolle der Sonographie als ein diagnostisches Mittel
bei Appendizitis zu erforschen.

Es folgt eine Übersicht von Möglichkeiten und Grenzen des Ultraschalls bei
Patienten mit akuten rechten Unterbauchschmerzen welche auf einer vierjähri-
gen Erfahrung beruht [1–3].

Untersuchungstechnik

Wegen der geringen Abmessung der entzündeten Appendix, ist es notwendig bei
der Ultraschall-Untersuchung, Schallköpfe mit einer hohen Bildqualität (5 oder
7,5 MHz) zu benutzen. Die damit zusammenhängende geringe Fokustiefe macht
es notwendig, daß der Schallkopf auf der Bauchwand kompromiert wird, um näher zu der entzündeten Appendix kommen zu können. Diese Kompression muß
palpierend angewendet werden, um Schmerzen möglichst zu vermeiden.

Außerdem ermöglicht dieses Untersuchungsverfahren, Fett und Darm zu
verschieben und zu komprimieren, wodurch auch die störenden Effekte durch
den Darminhalt geringer werden.

Ultraschall-Befunde bei Appendizitis

Ein normaler Appendix kann nahezu niemals sonographisch abgebildet werden. Sollte das in seltenen Fällen einmal gelingen, ist der Appendix sehr klein ($\leq$ 5 mm Durchmesser), komprimierbar, mobil und selbstverständlich nicht druckempfindlich. Im allgemeinen gilt die Faustregel, daß wenn man den Appendix sonographisch deutlich sehen kann, dieser dann auch entzündet ist.

Bei Patienten mit Appendizitis gelingt es in ca. 85% der Fälle den entzündeten Appendix direkt darzustellen. Bei nicht perforierter Appendizitis ist die Prozentzahl (90%) höher als bei Fällen mit freier Perforation (55%). Diese niedrigen Zahlen stehen im Zusammenhang mit der heftigen Peritonitis, die eine adäquate

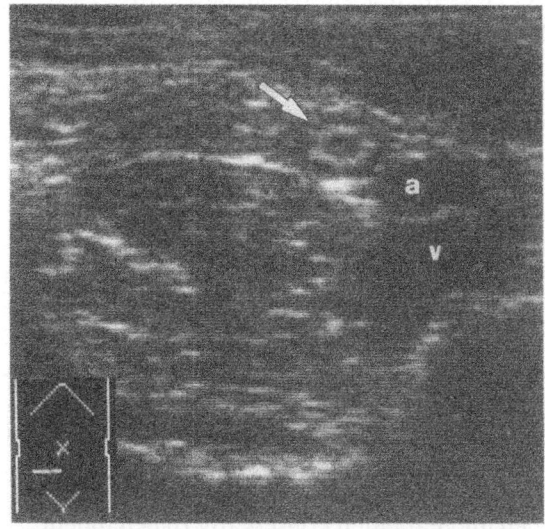

a

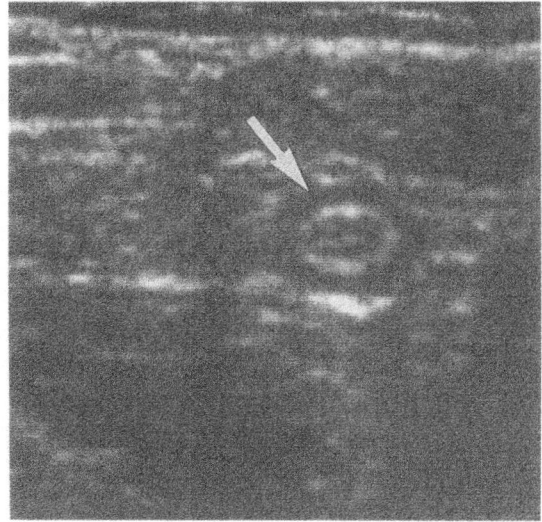

b

Abb. 1a, b Sonographisches Bild bei akutem Appendizitis. **a** Der entzündete Appendix (Pfeile) ist im Querschnitt abgebildet. (a und v = rechte Arteria und Vena iliaca). **b** Mit einem 7,5 MHz-Schallkopf kann ein detailreicheres Bild erhalten werden

Kompression des Abdomens verhindert und zu einer Dilatation des Dünndarms führt, die wiederum die Sicht auf den Appendix nimmt. Bei einer gedeckten Perforation (Appendikulär-Infiltrat bzw. Abszeß) kann der Appendix in 85% der Fälle abgebildet werden.

Ein entzündeter Appendix ist sonographisch als eine kleine wurstförmige, konzentrisch geschichtete Struktur erkennbar, welche gering oder sogar gar nicht komprimierbar ist und keine peristaltische Aktivität zeigt (Abb. 1). Sie endigt an ihrem distalen Ende blind und sitzt mit ihrem proximalen Ende am Cäcum fest. Die reaktive Verdickung des Appendix auf Grund anderer Pathologien in unmittelbarer Nähe des Appendix kann einen falsch positiven Befund, eine Appendizitis vortäuschen. Als Beispiele sind zu nennen M. Crohn, perforierte Ulcera oder Sigmoid-Divertikulitis. In solchen Fällen ist die Erkennung der Grundkrankheit von wesentlicher Bedeutung. Weiter ist es wichtig zu wissen, daß bei 10–15% der Patienten die Appendizitis abortiv und unvollständig verläuft. Daran muß man denken, wenn der Patient nach einer kurzen Periode (weniger als 24 h) mit typischen Symptomen einer Appendizitis plötzlich wieder beschwerdefrei wird. Der Appendix bleibt häufig noch für einige Tage verdickt und deshalb auch noch sonographisch sichtbar, in diesen Fällen ist dieser aber nicht oder kaum druckschmerzhaft.

Handelt es sich um den ersten Anfall bei einem solchen Patienten, dann ist ein koservatives Vorgehen berechtigt. Sind solche Schmerzanfälle dagegen rezidivierend oder besteht einige Zweifel über die Beschwerdefreiheit des Patienten, dann ist unmittelbar eine Appendektomie indiziert. Der pathologisch-anatomische Befund zeigt in solchen Fällen immer eine unverkennbare akute Entzündung.

Von der Entwicklung eines Infiltrates wird gesprochen, wenn der Appendix eine irreguläre echolucente Kontur aufweist und die umgebenden Darmschlingen eine Wandverdickung zeigen. In derartigen Fällen bestehen die Beschwerden der Patienten meistens länger als 48 bis 72 Stunden, es besteht eine erhöhte BSG und eventuell ein palpabeler Wiederstand. Diese Befunde veranlassen den Chirurg eine abwartende Haltung einzunehmen und Patienten konservativ zu behandeln.

Häufig wird sonographisch im „Appendikulär-Infiltrat" eine Eiteransammlung gesehen. Nur in den Fällen mit deutlichen Abszeßsymptomen ist eine Drainage indiziert. Diese Drainagen können in den meisten Fällen unter echoskopischer Sicht perkutan unter lokaler Anästhesie durchgeführt werden.

Sonographie zeigt keine Abweichung

Aus der Sensivität für Appendizitis von 85% wird deutlich, daß bei einem Patienten mit akuten Schmerzen im rechten Unterbauch, bei dem sonographisch kein entzündeter Appendix gefunden wird, eine Appendizitis zwar weniger wahrscheinlich ist, aber auch nicht ausgeschlossen ist. Der Ausschluß ist dann möglich, wenn sonographisch eine alternative Diagnose gestellt wird, welche die Symptomatik des Patienten erklärt. Dafür kommen eine Anzahl Diagnosen in Frage (siehe unten).

Sonographische Befunde bei alternativen Diagnosen

– Die bakterielle Ileocäcitis [4]. Dies ist eine bakterielle Enteritis, die sich auf das Ileocäcalgebiet beschränkt und, die verursacht wird durch Yersinia enterocolitica, Campylobacter jejuni oder Salmonella enteritidis. Die bakterielle Ileocäcitis kann klinisch alle Symptome der Appendizitis nachahmen und ist wahrscheinlich die meist vorkommende Ursache von einer zu unrecht durchgeführten Appendektomie. Diese grundsätzlich unschuldige, selbst heilende Erkrankung wird in den meisten Krankenhäusern nicht oft diagnostiziert, weil die Patienten lediglich über Schmerzen klagen und keine Diarrhoe haben. Deshalb wird auch keine Stuhlkultur angesetzt. Auch operative Befunde der bakteriellen Ileocäcitis sind meistens nicht auffällig. Der Appendix ist nicht entzündlich verändert, in einigen Fällen sind etwas vergrößerte mesenteriale Lymphknoten vorhanden. Ab und zu wird auch ein leicht entzündlich verändertes Ileum gesehen, aber bei der überwiegenden Anzahl der Patienten ist peroperativ keine Abweichung zu finden.
Sonographisch wird jedoch ein charakteristisches Bild gesehen mit Wandverdickung des terminalen Ileums und des Cäcums, sowie vergrößerte mesenteriale Lymphknoten.
– Die gynäkologischen Erkrankungen sind bei Frauen in gebärfähigem Alter die wichtigste Ursache für eine fehlerhafte Appendektomie. Mit Ausnahme von der akuten Salpingitis, gibt die Sonographie bedeutungsvolle Informationen bei den meisten gynäkologischen Erkrankungen. Der Schmerz im rechten Unterbauch kann hervorgerufen werden durch: persistierende bzw. hemorrhagische Follikelzysten, Torsion einer vergrößerten Adnexes, extrauterine Gravidität, eine geplatzte oder tordierte Dermoidzyste, eine Endometriose-Zyste usw. Obwohl es nicht immer möglich ist, eine genaue Diagnose zu stellen, kann doch in den meisten Fällen die gynäkologische Art der Beschwerden festgestellt werden, und geben damit Hinweise auf weitere diagnostische und therapeutische Maßnahmen.
– Seltener vorkommende Erkrankungen, die sonographisch zuverläßlich diagnostiziert werden können, sind: Cholezystitis, Urolithiasis, Cäcumdivertikulitis, Cäcumkarzinom, Dünndarm-Obstruktion und Invagination. Der M. Crohn, perforiertes Ulkus pepticum und Sigmoid-Divertikulitis haben alle sonographisch charakteristische Merkmale, aber können ein Anlaß sein für eine falsch-positive Diagnose, weil wie oben erwähnt bei diesen Erkrankungen manchmal der Appendix reaktiv verdickt ist.

Schlußfolgerung

Die klinische Diagnose einer Appendizitis ist niemals mit Sicherheit zu stellen und auch niemals mit Sicherheit auszuschließen. Aus medizinischen Gründen ist die nicht belastende sonographische Untersuchung bei jedem Patient mit akuten Schmerzen im rechten Unterbauch indiziert.

Aus ökonomischen Gründen kann man bei männlichen Patienten zwischen 15 und 30 Jahren mit *klassischen* Symptomen einer Appendizitis auf eine Sonographie ausnahmsweise verzichten. Bei dieser Gruppe von Patienten ist nämlich die Häufigkeit einer Appendizitis sehr groß (> 95%).

Bei allen anderen Patienten, besonders bei Kindern, älteren Patienten und Frauen und besonders Schwangeren, ist die Sonographie zu bedeutungsvoll um sie nicht durchzuführen. Neben einer guten apparativen Ausstattung ist es absolut erforderlich, daß der Radiologe, der diese Untersuchung ausführt, über eine große sonographische Erfahrung verfügt. Außerdem ist auch eine gewisse Übungsphase notwendig, um zuverlässige Ergebnisse zu erlangen.

Zum Schluß: Sonographie ist eine Ergänzung der klinischen Untersuchung und darf diese nicht ersetzen. In den Fällen, wo die Sonographie kein eindeutiges Resultat ergibt, besonders bei Unerfahrenen aber auch bei Geübten, was auch vorkommen kann, bleibt der klinische Untersuchungs-Befund ein Eckstein der therapeutischen Entschlüsse.

Literatur

1. Puylaert JBCM (1986) Acute appendicitis: US evaluation using graded compression. Radiology 158:355–360
2. Puylaert JBCM, Rutgers PH, Lalisang RI, de Vries BC, van der Werf SDJ, Dörr PJ, Blok APR (1987) A prospective study of ultrasonography in the diagnosis of appendicitis. N Engl J Med 317:666–669
3. Puylaert JBCM. The use of ultrasound in patients with clinical signs of appendicitis. Proefschrift. Rijksuniversiteit te Leiden, 30 juni 1988
4. Puylaert JBCM, Vermeijden RJ, van der Werf SDJ, Doornbos L, Koumans RKJ (1989) Incidence and sonographic diagnosis of bacterial ileocaecitis masquerading as appendicitis. Lancet II:84–6

Richtungsweisende sonographische „Nebenbefunde" im rechten Unterbauch bei der Suche nach akuter Appendizitis

D. Beyer*, C. Kaiser, O. H. Rieker, I. Stamm

* Radiologische Abteilung des Krankenhauses Porz am Rhein, Urbacher Weg 19, D-5000 Köln 90

Die hochauflösende Sonographie des rechten Unterbauches bei Verdacht auf akute Appendizitis (a A.) hat vielerorts die Diagnostik der a. A verbessert und hat dazu beigetragen, Appendektomien einzusparen [1–4].

Alle aktuellen Studien zeigen, daß nur eine Minderheit der Patienten mit klinischem Verdacht auf eine a. A. wirklich an einer a. A. leidet. Damit wächst das Bedürfnis, für die vielen Patienten, die nicht an einer a. A. erkrankt sind, Diagnose und adäquate Behandlung festzulegen.

Seit 1987 untersuchen wir in einer prospektiven Studie das Krankheitsspektrum der Patienten mit Verdacht auf Appendizitis und die Möglichkeiten der sonographischen Diagnostik.

Patienten und Methodik

Vom 1.10.1987 bis zum 28.2.1990 wurden 757 Patienten mit der Verdachtsdiagnose „Appendizitis" in die Studie aufgenommen. Es handelte sich um 471 weibliche und 286 männliche Patienten im Alter von 1–91 Jahren ($\female/\male = 1,65$).

Die Datensammlung war durch einen Erhebungsbogen standardisiert, auf dem klinische Symptome, sonographische Befunde, sonographische Diagnose und die endgültige Entlassungsdiagnose festgehalten wurden. In den Fällen, die operiert wurden, stützte sich die Enddiagnose auf den histologischen Befund. In den konservativ behandelten Fällen ergab sie sich aus dem klinischen Verlauf und den Ergebnissen von serologischen, mikrobiologischen, endoskopischen und radiologischen Untersuchungen. Die Diagnosen der ersten sonographischen Untersuchung wurden schließlich den Entlassungsdiagnosen gegenübergestellt, um die Treffsicherheit der Sonographie zu bestimmen.

Für die sonographischen Untersuchungen verwendeten wir einen elektronischen Real-time-Scanner (Picker CS 9500). Nach sorgfältiger Beurteilung der Oberbauch-, Retroperitoneal- und Unterbauchorgane mit einem 3,5-MHz-Schallkopf untersuchten wir gezielt den rechten Unterbauch mit einer 5-MHz-Sonde und der Technik der „abgestuften Kompression" [1–3].

Ergebnisse

112 der 757 Patienten litten an einer a. A.. Dies entspricht einer Prävalenz von
14,8%. Die a. A. wurde mit 84-prozentiger Sensitivität und 97-prozentiger Spezifität sonographisch diagnostiziert. Bei 108 (= 14,3%) der 757 Patienten mit Verdacht auf Appendizitis wurden andere Erkrankungen gesichert, die das klinische
Bild der a. A. imitierten. Sie sind in Tabelle 1 aufgelistet. In den restlichen 537
Fällen waren leichte Gastroenteritiden und funktionelle Störungen Ursache der
Beschwerden. Erstaunlicherweise wurde nur in einem Fall eine therapiebedürfti-
ge Erkrankung gesichert, die einer sonographischen Diagnostik nicht zugänglich
war: rechtsbasale Mycoplasmenpneumonie.

Die häufigsten sonographischen Funde waren eine echoarme Schwellung ile-
ozökaler Lymphknoten und eine deutliche Wandverdickung des terminalen
Ileums: Bei insgesamt 77 Patienten fand sich eine Lymphadenitis mesenterialis
oder eine Ileitis terminalis. Oft gab die klinische Symptomatik Hinweise, daß es
sich um eine virale Infektion handelte: Fieber, niedrige Leukozytenzahlen und
begleitende Pharyngitis. Nur in wenigen Fällen konnten bakterielle Erreger nachgewiesen werden (Yersiniose: 3, Salmonellose: 3).

Ein Fall mit massiver Lymphadenitis war durch eine Infektion mit Toxoplas-
ma gondii bedingt.

Tabelle 1. Enddiagnosen von 108 Fällen, bei denen eine akute Appendizitis vermutet
wurde. Anzahl der sonographisch erfaßten Fälle, Anzahl der sonographisch richtig
interpretierten Fälle und Anzahl von falschpositiven sonographischen Diagnosen

	n	Sonogr. dargestellt	Sonogr. richtig interpr.	Falsch-positive Diagnose
Darmerkrankungen	88			
Lymphadenitis mesenterialis	44	44	42	
Ileitis terminalis	33	33	31	
Sigmadivertikulitis	5	5	5	1
Zökumkarzinom	3	3	2	
Intramurale Blutung	2	2	2	
Invagination	1	1	1	
Gynäkologische Erkrankungen	12			
Adnexitis	6	6	5	2
Ruptur Ovarialzyste mit Blutung	3	3	1	1
Torsion Ovarialtumor	2	2	2	
Hämatokolpos bei Hymenalatresie	1	1	1	
Urologische Erkrankungen	5			
Ureterstein rechts	4	4	4	
Überlaufblase	1	1	1	
Sonstige Erkrankungen	3			
Akute Pankreatitis	1	1	1	
Rechtsbasale Pneumonie	1			
Eingeblutete Peritonealzysten	1	1	1	
	108			

Nur in 5 Fällen konnte ein M. Crohn als Ursache der Ileitis terminalis wahrscheinlich gemacht werden. Diese Fälle waren schon bei der sonographischen Untersuchung wegen der ausgeprägten Darmwandverdickung des terminalen Ileums als solche erkannt worden. In 5 Fällen fanden sich statt der erwarteten Appendizitis die sonographischen Zeichen einer Divertikulitis des Sigma: Wandverdickung, gedeckte Perforation. Eine Divertikulitis des Zökums wurde in unserem Kollektiv nicht gefunden. 3 Patienten mit der Verdachtsdiagnose „Appendizitis" mußten wegen eines Zökumkarzinomes hemikolektomiert werden. In allen 3 Fällen war die echoarme Wandverdickung vorher sonographisch erfaßt worden. Nicht zuletzt wegen des jugendlichen Alters des Patienten wurde sie allerdings in einem Fall als fortgeschrittene Appendizitis interpretiert. In 12 Fällen wurden gynäkologische Erkrankungen als Ursache der rechtsseitigen Unterbauchschmerzen gesichert. In allen Fällen war es die sonographische Untersuchung, die auf eine Erkrankung der Adnexe hingewiesen und eine Behandlung durch den Gynäkologen veranlaßt hatte. 6 Fälle von Adnexitis zeigten bei der sonographischen Untersuchung ein buntes Bild an Befunden: Das Spektrum reichte von einem diskreten Flüssigkeitssaum in und um den Eileiter (Salpingitis) über spindelförmige Auftreibungen (Saktosalpinx) bis zur ausgeprägten Abszedierung (Tuboovarialabszeß).

3 Patientinnen wurden mit der Diagnose „rupturierte Ovarialzyste mit Blutung" entlassen. Alle 3 Patientinnen waren bei der sonographischen Untersuchung auffällig geworden. In einem Fall war die sonographisch beschriebene Ovarialzyste bei der Laparoskopie schon nicht mehr vorhanden. Dagegen wurden 50 ml hämorrhagisches Sekret abgesaugt und die Perforationsstelle am Ovar nachgewiesen. Ein anderer Fall war durch eine unklare sonographische Demarkierung der Adnexe aufgefallen. Bei der Laparotomie wegen dringenden Verdachts auf Appendizitis fand sich eine Sickerblutung aus dem Ovar.

Diskussion

Patienten mit rechtsseitigen Unterbauchschmerzen sind für jeden Arzt eine alltägliche diagnostische Herausforderung. So, wie die a. A. mehrere Erkrankungen imitieren kann, präsentieren sich ihrerseits zahlreiche Störungen mit dem klinischen Bild einer a. A.

Lange Zeit wurden die meisten Patienten mit Verdacht auf Appendizitis appendektomiert. Da sich akute eitrige Appendizitiden dann nur in circa 50% der Fälle fanden, wurden die „chronische Appendizitis" und verschiedene „Appendicopathien" als Diagnosen herangezogen [3]. Von der Sonographie bei Verdacht auf Appendizitis erhoffen wir uns, daß diese Praxis bald der Vergangenheit angehören wird. Dabei gilt es aber zu vermeiden, daß histologische Nebenbefunde durch sonographische Nebenbefunde wie Cholezystolithiasis und Ovarialzysten ersetzt werden.

Die wirklich relevanten Differentialdiagnosen der a. A. glauben wir in unserem Kollektiv von nunmehr 757 Fällen erfaßt zu haben. Krankheitsspektrum und Häufigkeiten stimmen mit den Ergebnissen anderer Autoren überein [2, 4].

Die Sonographie erweist sich nicht nur als geeignete Methode zur Diagnose der a. A selbst. Sie ist auch die Methode der Wahl um diejenigen Fälle abzugrenzen, in denen andere Erkrankungen eine a. A. imitieren. Dadurch können die betroffenen Patienten frühzeitig einer adäquaten Therapie zugeführt werden.

Literatur

1. Beyer D, Rieker OH, Kaiser C, Horsch S (1989) Real-time-Sonographie bei akuter Appendizitis. Untersuchungstechnik-Sonomorphologie – Ergebnisse eine prospektiven Studie. Ultraschall Klin Prax 4:124
2. Puylaert JBCM (1987) Graded compression ultrasound in acute disease of the right lower quadrant. Seminars in Ultrasound, CT and MR 8:385
3. Rieker OH (1990) Sonographie bei Verdacht auf Appendizitis. Dissertation, Köln (im Druck)
4. Schwerk WB, Wichtrup B, Maroske D, Rüschoff J (1988) Sonographie bei akuter Appendizitis. Dtsch Med Wochenschr 112:493

Sonographische Untersuchung der antroduodenalen Motilität Wirkung von Enprostil

T. Hausken*, S. Oedegaard, A. Berstad

* Abteilung für Gastroenterologie, Universität Bergen, Haukeland
Hospital, Norwegen, N-5021 Haukeland Sykehus

Wir haben in dieser Studie mit Hilfe der Ultraschallsonographie die Wirkung des Prostaglandin E2 Analogs, Enprostil, auf die antroduodenale Motilität untersucht.

Methode

Zehn gesunde Probanden wurden zweimal direkt im Anschluß an eine Probemahlzeit (500 ml Fleischsuppe, 20 kcal, 37°C) untersucht, einmal ohne, und einmal nach Einnahme von 35 µg Enprostil eine Stunde zuvor. Der Ultraschallkopf (Siemens Sonoline SL 2, 5 oder 7,5 MHz linear) wurde auf Höhe der transpylorischen Ebene plaziert, wodurch Antrum, Pylorus und das proximale Duodenum gleichzeitig visualisiert werden. In dieser Projektion wurde die antroduodenale Koordination und die Öffnung des Pylorus evaluiert. Um die antralen Kontraktionen und Antrumflächen zu beobachten, wurde der Ultraschallkopf in die vertikale Ebene gebracht, sodaß Antrum, Vena mesenterica superior und Aorta simultan dargestellt werden. Die Motilität wurde auf Video aufgenommen (15 min). Die Motilitäsvariablen wurden nach Abspielen der Videostreifen berechnet. Die einzelnen Videostreifen wurden kodiert, sodaß der Untersucher in bezug auf die medikamentelle Behandlung blind war.

Ergebnisse

Die Anzahl und die Intensität der antralen Kontraktionen, der prozentmäßige Anteil der antralen Kontraktionen, die von einer duodenalen Kontraktion nachgefolgt werden, und die Antrumflächen sowohl am Anfang, als auch nach 15 min sind nach Einnahme von Enprostil reduziert. Ebenso ist das Zeitintervall, in der ein weit offener Pylorus (> 5 mm) registriert wird, signifikant verlängert (Tabelle 1).

Tabelle 1. Wirkung von Enprostil auf ultrasonographische Motilitätsvariabeln

	Kontrolle mean (SD)		Enprostil mean (SD)		
Frequenz der antralen Kontraktionen (No/2 min)	6,5	(0,7)	2,4	(3,2)	p < 0,01
Intensität der antralen Kontraktionen [a]	0,4	(0,1)	0,1	(0,2)	p < 0,001
Motilitäts-Index [b]	2,7	(0,1)	0,7	(1,0)	p < 0,001
Antroduodenale [c] Koordination	77	(16)	10	(20)	p < 0,001
Zeit, in der der Pylorus weit offen steht (> 5 mm). (Sekunden/2 min)	17	(26)	75	(21)	p < 0,001
Antrale Fläche [d] am Anfang	12,4	(3,9)	9,8	(3,6)	p < 0,05
Antrale Fläche nach 15 min	9,1	(3,0)	6,6	(2,2)	p < 0,05

[a] Die Reduktion der antralen Fläche als Fraktion der initialen Fläche.
[b] Intensität × Frequenz.
[c] Prozentmäßiger Anteil der antralen Kontraktionen, die von einer duodenalen Kontraktion nachgefolgt werden.
[d] Die Antrumfläche im vertikalen Schnitt in der Ebene von Vena mesenterica superior und Aorta.

Zusammenfassung

Die antroduodenale Motilität kann ultrasonographisch untersucht werden. Die visuelle Darstellung gibt eine funktionelle Information über Kontraktionen, die antrale Ausdehnung und die Koordination der Bewegungen. Therapeutische Dosen von Enprostil öffnen den Pylorus und verschlechtern die antroduodenale Motilität und Koordination in gesunden Probanden.

Möglichkeiten und Grenzen der Appendicitisdiagnostik

H. Weiss*, P. Uebel, H. Seckinger

* St. Marienkrankenhaus, Med. Klinik, Salzburger Str. 15,
D-6700 Ludwigshafen am Rhein

Auf dem Boden der bekannten sonographischen Kriterien zur Erkennung einer akuten Appendicitis sollte in einer prospektiven Studie geklärt werden, ob

1. die aus der Literatur bekannten sonographischen Kriterien der akuten Appendicitis innerhalb der klinischen Routinetätigkeit eines sonographisch unterschiedlich geschulten Teams einer Medizinischen Klinik effizient sind.
2. Ob es sonographisch faßbare Unterschiede der Appendicitisstadien und ihrer Erkennbarkeit gibt.
3. Ob sich die sonographisch erkennbaren Wandschichten der Appendix morphologischen Strukturen zuordnen lassen.

204 Patienten (124 Männer, 80 Frauen zwischen 2 und 95 Jahren) mit der Einweisungsdiagnose Appendicitis, wurden im Verlauf eines Jahres untersucht. Die Untersuchung erfolgte mit einem 5-MHz-Linear-Scanner.

Ergebnisse

Bei 63 Patienten, die aufgrund konventioneller Entscheidungskriterien operiert wurden, konnte die sonographische Diagnose mit der histologisch-morphologischen verglichen werden. 47 dieser 63 Patienten hatten histologisch eine akute Appendicitis, davon wurden 38 (80,8%) sonographisch richtig erkannt, 153 (97,4%) richtig-negativ, falsch-positiv waren 4 (2,6%), falsch-negativ 9 (19,2%) der sonographischen Aussagen. Es wurden somit 191 Patienten (93,5%) richtig beurteilt, 13 falsch (6,5%). Kein einziger der 16 Patienten, die aufgrund einer falsch-positiven klinischen Diagnose operiert wurden, waren sonographisch falsch positiv beurteilt worden. Die Sensitivität der Methode betrug 80,8%, die Spezifität 97,4%, der positiv prädiktive Wert 90,4%. Die Ergebnisse stimmen somit mit den Angaben der Literatur überein [2–4].
2. Die Darstellung der phlegmonösen Form der Appendicitis (24 von 32) und der perforierten Appendicitis (10 von 11) gelang am besten, weniger gut feststellbar war die katarrhalische Form der Appendicitis. Nicht oder nur schlecht gelingt die Darstellung chronisch vernarbender Veränderungen. Bei 7 von 9 Patienten war die retrocoecale Lage der Appendix Ursache für eine Nichtdarstellbarkeit des Organs.
3. Die anatomische Entsprechung der sonographisch nachweisbaren Wandschichten der Appendix bei verschiedenen Entzündungszuständen ist unklar. Im Optimalfalle sind 5 Schichten der Appendix nachweisbar, wobei die erste

reflexarme Schicht nicht vom echoarmen Zentrum zu trennen ist. Nach der Literatur soll die erste echoreiche Schicht der Mucosa entsprechen [1, 4]. Die Submucosa soll sich echoarm darstellen.

Durch Vergleich der fotographisch dokumentierten sonographischen Querschnitte durch die Organe mit den in denselben Querschnitten aufgearbeiteten Operationspräparaten konnten wir feststellen, daß die Dicke der ersten echoreichen Schicht mit dem Fettgehalt in der Submucosa korreliert (Tabelle 1). Bei 38

Tabelle 1. Vergleich der Ausdehnung des submukösen Fettgehaltes der Appendix mit der Darstellung einer mittleren echoreichen Schicht im sonographischen Bild (FS Fettschicht), n = 38

Mikroskopische Untersuchung und Ausmessung des submukösen Fettgehaltes	Mittlere echoreiche Schicht sonographisch	
	Darstellbar	Nicht darstellbar
Zirkuläre FS	18	1
(durchschn. Dicke)	(0,9 mm ± 0,2 mm)	(1,2 mm)
Ca. $^2/_3$ der Submukosa	4	–
mit FS angefüllt (Streubreite)	(0,6 mm–0,9 mm)	
Ca. ½ der Submukosa	1	–
mit FS angefüllt (Streubreite)	(0,8 mm)	
Einzelne FS-Bereiche	1	4
(< $^1/_5$ der Submukosa) (Streubreite)	(0,2 mm)	(0,1 mm–0,3 mm)
Einzelne Fettzellen (nicht ausmeßbar)	–	8
Nicht eindeutig[a]	–	1
Gesamt	24	14

[a] Im 1. Schnitt zirkuläre FS (0,4 mm), im 2. Schnitt des gleichen Präparates nur einzelne Fettzellen.

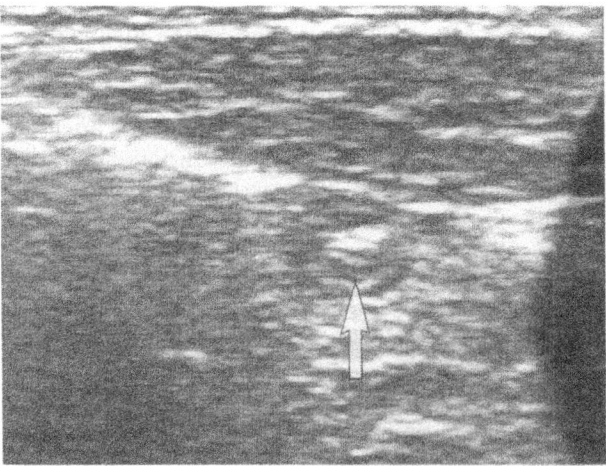

Abb. 1. Querschnitt durch die Appendix bei akuter Appendicitis. Man kann neben einem reflexkräftigen Zentrum eine reflexarme zentrale, zirkuläre Wandschicht abgrenzen, danach eine reflexkräftige und schließlich wiederum eine reflexarme äußere Wandschicht. Die Dicke der reflexkräftigen mittleren Schicht betrug 0,9 mm

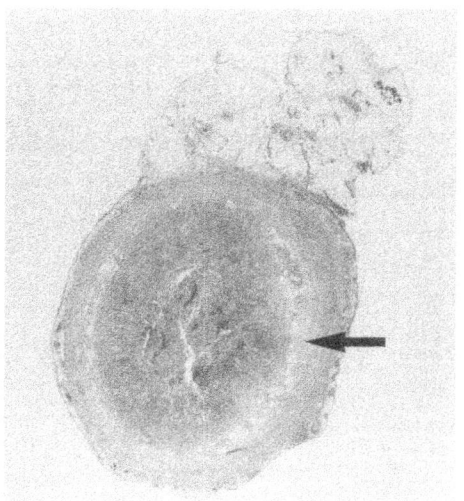

Abb. 2. Pathologisch-anatomisches Vergleichspräparat zur Abb. 1. Die Appendix ist in der gleichen Ebene quergeschnitten. Man erkennt neben der dunklen Muscularis eine helle Schicht, die bei mikroskopischer Untersuchung fettzellreich ist. Hierbei handelt es sich um die Submucosa, deren unterschiedlicher Fettzellgehalt mit der Dicke der reflexreichen Schicht im Ultraschall korreliert

vergleichbaren Präparaten war die reflexkräftige Schicht bei 19 Patienten mit Fettschichten über 0,9 mm nur 1 mal sonographisch nicht darstellbar, 18 mal darstellbar. Je dünner die Schicht wurde, um so seltener gelang es, den reflexkräftigen Anteil der Appendixwand darzustellen, so daß daraus zu schließen ist, daß die erste echoreiche Schicht der Submucosa entspricht, deren Dicke mit ihrem Fettgehalt korreliert (Abb. 1, 2).

Zusammenfassung

1. Die sonographische Appendixdiagnostik in der bekannten Untersuchungstechnik ist rasch erlernbar und mit hoher Effizienz in die Routinediagnostik einer Medizinischen Klinik einzuführen.
2. Die phlegmonöse Appendicitis ist die am leichtesten diagnostizierbare Form der Appendicitis.
3. Die Appendixwand weist die üblichen 5 Schichten des Darmes auf, wobei die Strukturen im Normalfall so zart sind, daß sie nicht alle regelhaft darstellbar sind. Die erste reflexkräftige Schicht entspricht der Submucosa, der Fettreichtum der Submucosa korreliert mit der Dicke dieser Wandschicht.

Literatur

1. Doringer E, Feuerstein M (1988) Was bringt die Ultraschalluntersuchung der akuten Appendizitis (bei dosierter Kompression)? Ultraschall 9:185–188
2. Meiser G, Meissner K, Sattlegger P (1987) Ultraschalluntersuchung bei „Akuter Appendizitis", Kür oder Pflicht in der Allgemeinchirurgie. Ultraschall 8:197–202
3. Puylaert JBCM, Rutgers PH, Lalisang RI, de Vries BC, Sjoerd PhD, van der Werf DJ, Joep PhD, Dörr PJ, Blok RAPR (1987) A prospective study of ultrasonography in the diagnosis of appendicitis. New Engl J Med 317:666–669
4. Schwerk WB, Wichtrup B, Maroske D, Rüschoff J (1988) Sonographie bei akuter Appendizitis. Dtsch Med Wochenschr 113:493–499

7. Sonographisch gezielte Eingriffe

Erhöht die Farbdopplersonographie die Sicherheit ultraschallgezielter interventioneller Eingriffe?

M. Gebel

Medizinische Hochschule Hannover, Gastroenterologie,
Konstanty-Gutschow-Str. 8, D-3000 Hannover 61

Die Komplikationsrate der ultraschallgeleiteten Feinnadelbiopsie wird allgemein als niedrig eingeschätzt. Nach der aus der Literatur zusammengestellten Übersicht von Livraghi [1] liegt die Komplikationsrate bei 0,55%, in unserem eigenen Kollektiv bei 0,6% [2]. Schwere Komplikationen sollen sogar nur in 0,05% der punktierten Patienten auftreten. Diese Angaben sind zur Einschätzung des Risikos jedoch wenig hilfreich, da aus ihnen nicht hervorgeht, welchen Anteil potentiell riskante Eingriffe an diesen Ergebnissen hatten. So spielt sicher eine Rolle, wie häufig hochvaskularisierte Lebertumoren biopsiert wurden, wenn diese nicht sogar vermieden wurden. In unserem eigenen Kollektiv konnten wir feststellen, daß bei 1,5% der malignen Lebertumoren und bei 2,5% der Hämangiome mit einer klinisch relevanten Blutung zu rechnen ist [2].

Da die Farbdopplersonographie in der Lage ist, auch den Blutfluß der Leber- und Tumorgefäße zweidimensional in Echtzeit abzubilden [3] wäre sie geeignet, Blutungskomplikationen bei Punktionen zu vermeiden.

Methode und Patientengut

Von Januar 1988 bis April 1989 wurden 1140 Patienten zur ultraschallgeleiteten diagnostischen Punktion vorgestellt. Patienten, bei denen ein hochvaskularisierter Tumor, eine Tumoreinblutung oder Gefäßanomalien vermutet wurden oder bei denen im konventionellen Sonogramm mit der Punktion interferierende Gefäße nur unvollkommen abgegrenzt werden konnten, wurden einer Farbdopplersonographie (Toshiba SSA 160,270) unterzogen.

Ergebnisse

Bei 13 Patienten von 1140 (1,14%) hatte der Befund der Farbdopplersonographie einen Einfluß auf den Ablauf der Feinnadelpunktion. In 8 Fällen (0,7%) wurde sie gar nicht ausgeführt. In 2 Fällen bestand der mutmaßliche Pankreastumor aus Kollateralen bei Milzvenenthrombose. In 2 Fällen entsprachen die großen echoarmen, unregelmäßig geformten Tumoren in einer stark vergrößerten Leber großen atypischen Hämangiomen mit portovenösen Shunts (Abb. 1). Ferner wurden nicht punktiert andere für Tumoren gehaltene Malformationen wie 2 große intrahepatisch gelegene Aneurysmen der A.hepatica dextra, ein intrarenal gelegenes großes Aneurysma der A.renalis (Abb. 2) und ein für eine Pankreas-

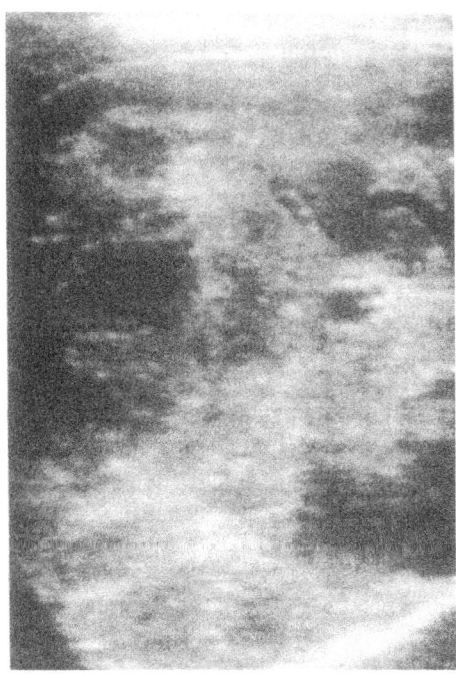

Abb. 1. Subkostalschnitt des rechten Leberlappens bei atypischen Hämangiomen mit großen portovenösen Shunts

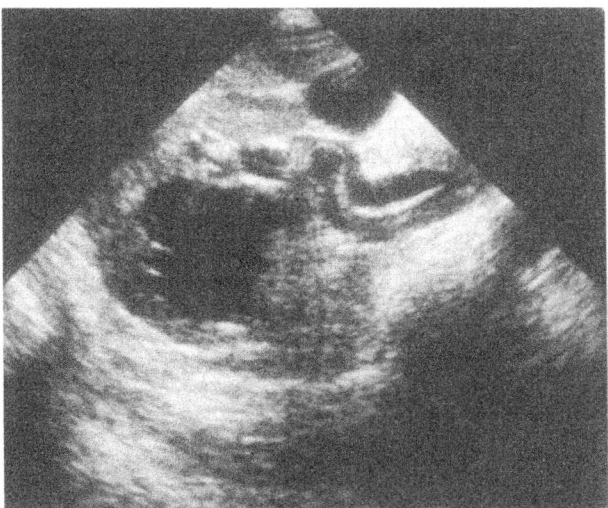

Abb. 2. Intrarenales Aneurysma der A.renalis dextra

schwanzzyste gehaltenes Milzarterienaneurysma. In einem Fall entsprach ein im Computertomogramm entdeckter Tumor des kleinen Beckens einer hypertrophierten und elongierten A.iliaca interna. In 5 Fällen wurde die Punktion ausgeführt, jedoch der Zugang wegen großer, durch den Tumor atypisch verdrängter, interferierender Gefäße (A.lienalis, A.mesenterica superior, A.renalis, Leberkapselarterien) geändert. Innerhalb des angegebenen Zeitraumes trat bei 3 Patienten eine Nachblutung auf. Bei 2 Patienten kam es zu Nachblutungen aus der Milz (Osteomyelofibrose mit Blutbildung und Blastenschub, metastasierendes Hämangiosarkom), bei einer Patientin ohne farbdopplersonographisch auffälligen Gefäßveränderungen Nachblutung aus der Leber bei hämangioendotheliomartigem Hämangiosarkom. Insgesamt konnte das Blutungsrisiko bei Lebertumoren von 1,2% [2] auf 0,2%, das Blutungsrisiko für alle anfallenden Organpunktionen von 0,4% [2] auf 0,24% gesenkt werden.

Zusammenfassung

Blutungskomplikationen bei der sonographisch gezielten Feinnadelpunktion sind zwar in Abhängigkeit von der Prävalenz hochvaskularisierter Tumoren bei den punktierten Patienten eher seltene Ereignisse, die jedoch im Einzelfall katastrophale Folgen haben können [1, 2], Mit Hilfe der Farbdopplersonographie ließen sich bei 1,14% der zur Punktion vorgestellten Patienten potentielle Risikobefunde aufdecken. Von diesen 13 Befunden gehörten 5 zur Gruppe mit hohem Risiko (Aneurysmen der viszeralen Gefäße, atypische Hämangiome). Auch die durch einen Tumor aberrierenden Gefäße stellen eine ernstzunehmende potentielle Blutungsquelle dar, da durch das Tumorwachstum diese Gefäße besonders hohe Flußraten aufweisen und leicht verletzlich sein können.Die farbdopplersonographische Untersuchung kann diese Risikosituationen kennzeichnen und gegebenenfalls einen sicheren Punktionsweg weisen. Die Farbdopplersonographie leistet damit einen wichtigen Beitrag zur Erhöhung der Sicherheit der interventionellen Sonographie.

Literatur

1. Livraghi T, Damascelli B, Lombardi C, Spangnoli I (1983) Risk in fine-needle abdominal biopsy. J Clin Ultrasound 11:77–83
2. Gebel M, Horstkotte H, Köster C, Brunkhorst R, Brandt M, Atay Z (1986) Ultraschallgezielte Feinnadelpunktion abdomineller Organe: Indikationen, Ergebnisse, Risiken. Ultraschall 7:198–202
3. Gebel M (1989) Indikationen und Bedeutung der Farbdopplersonographie für die gastroenterologische Diagnostik. In: Ergebnisse der Gastroenterologie 1988, Verh. Bd. 24:219–222

Die Cholezystostomie zur Behandlung der akalkulösen Cholezystitis bei Intensivpatienten

M. Röthlin*, Th. Vollrath, St. Geroulanos, F. Largiadèr

* Klinik für Viszeralchirurgie, Universitätsspital Zürich, Rämistr. 100, CH-8091 Zürich

Seit der ersten Publikation der perkutanen, ultraschallgesteuerten Cholezystostomie durch Radder 1980 [3] ist über mehrere Serien von Patienten mit akalkulöser Cholezystitis berichtet worden, welche nach dieser Methode behandelt wurden (2, Übersicht bei 5). Insbesondere bei Intensivpatienten in schlechtem Allgemeinzustand bildet sie eine willkommene Alternative zur notfallmäßigen Cholezystektomie.

Patienten und Methodik

Nach der Einführung der Sonographie an unserer Institution wurden seit April 1988 zehn Patienten auf diese Weise behandelt. Bei 7 Männern und 3 Frauen mit einem durchschnittlichen Alter von 61,6 Jahren wurde zwischen dem dritten und 50. postoperativen Tag, durchschnittlich nach 24 Tagen, auf der Intensivstation eine akalkulöse Cholezystitis diagnostiziert. Sämtliche Patienten waren parenteral ernährt, intubiert und über mehrere Tage mit Überdruck beatmet worden.

Die Diagnosestellung erfolgte aufgrund der aus früheren Arbeiten bekannten klinischen, labortechnischen und sonographischen Kriterien (Tabelle 1). Der akalkulösen Cholezystitis waren thoraxchirurgische Eingriffe in 3 Fällen, abdominalchirurgische in 5 Fällen und gefäßchirurgische in einem Fall vorausgegan-

Tabelle 1. Klinische, laborchemische und sonographische Befunde bei akalkulöser Cholezystitis

Befund	Anzahl Patienten
Oberbauchschmerz rechts	0
Fieber	10
Leukozytose	10
Alkalische Phosphatase ▲	10
Bilirubin ▲	10
Wandverdickung	7
Sludge	6
Hydrops	5
Perizystische Flüssigkeit	4
Wandödem	3
Abgeschilferte Mucosa	2
Intramurales Gas	0

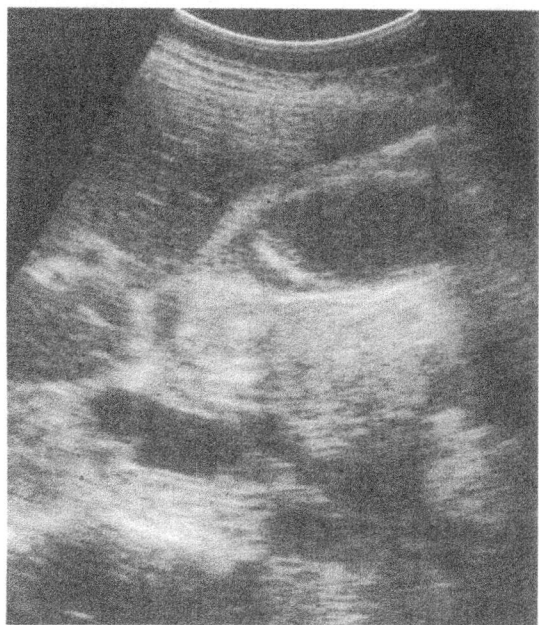

Abb. 1. Gallenblase mit liegendem
5-F-Pigtail-Katheter

gen. Ein Patient war nicht voroperiert und deren 6 wiesen eine postoperative Sepsis auf.

Für die Cholezystostomie wurde ein perkutanes Bypass-Set und ein Pigtail-Katheter (5–6 French) (Fa. Angiomed, Karlsruhe) nach der Seldinger Technik verwendet. Nach der Punktion der Gallenblase mit einer 22G-Chiba Nadel und Aspiration von Material zur bakteriologischen Untersuchung, wurde ein dünner J-Draht über die Kanüle vorgeschoben. Dieser wurde über ein Drahtwechsel-Bougie durch einen 0,035 Inch-Führungsdraht ersetzt. Über diesen wurde der Pigtail-Katheter eingelegt (Abb. 1). Die Gallenblase wurde daraufhin mit 5–10 ml Kochsalz-Lösung wiederholt gespült, bis sonographisch eine leere Gallenblase nachgewiesen werden konnte. Die Spülungen wurden dann in stündlichen Abständen wiederholt. Die Drainagen wurden entweder nach Verschwinden der Symptomatik, nach Diagnose einer andern Krankheitsursache oder nach dem Tod des Patienten entfernt.

Resultate

Der Diagnose der akuten, akalkulösen Cholezystitis lagen die klinischen Parameter Fieber und rechter Oberbauchschmerz zugrunde. Ersteres wurde bei allen Patienten beobachtet, während letzteres infolge der Sedation der intubierten Patienten nie beobachtet werden konnte. Als Laborparameter wurden Leukozytose, erhöhte alkalische Phosphatase und erhöhtes Bilirubin gewertet. Auch diese Parameter waren bei allen Patienten pathologisch. Die sonographischen Parameter

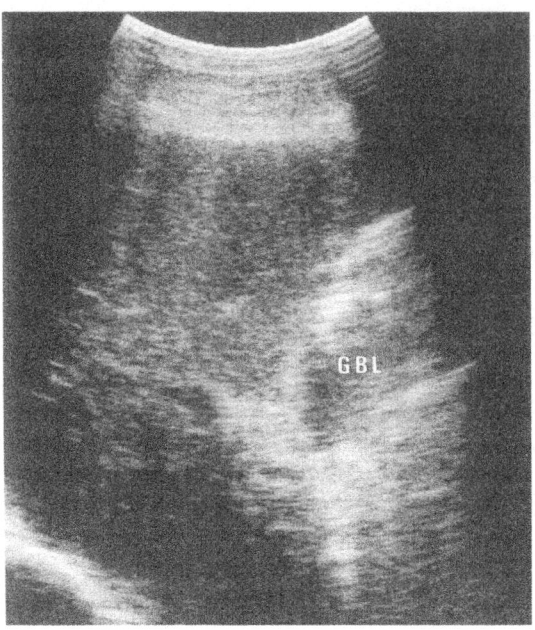

Abb. 2. Gallenblase (GBL) mit
Gaseinlagerung in der Wand bei
akuter, akakulöser Cholezystitis

und ihre Häufigkeit in unserem Patientengut sind in Tabelle 1 wiedergegeben. Intramurale Gaseinlagerung (Abb. 2) war das einzige Kriterium, welches im untersuchten Krankengut nicht beobachtet werden konnte.

Die Implantation des Pigtail-Katheters war technisch bei allen 10 Patienten
problemlos möglich. Als einzige Komplikation trat in unserem Krankengut einmal die von Sonnenberg beschriebene [4] vagale Reaktion mit Blutdruckabfall
und Bradykardie auf. Im postoperativen Verlauf waren keine weiteren Komplikationen zu beobachten.

In 7 Fällen konnte sowohl klinisch, als auch labormäßig eine Besserung der
Symptomatik innerhalb weniger Tage erzielt werden. Diese äußerte sich siebenmal durch Rückgang der klinischen Beschwerden und je sechsmal durch Absinken des Bilirubins, resp. der alkalischen Phosphatase.

In 3 Fällen zeigte sich keine Verbesserung und es mußte nachträglich angenommen werden, daß die Cholezystitis nicht die Ursache der Beschwerden und
Laborveränderungen war, oder daß die Diagnose trotz erfüllter Kriterien falsch
war. Bei zwei dieser Patienten konnten im späteren Krankheitsverlauf intraabdominale Abszesse gefunden werden, welche die Symptomatik zumindest zum Teil
erklärten. Keiner dieser Abszesse zeigte jedoch eine Beziehung zum Pigtail-
Katheter.

Nur in drei von acht Fällen, bei denen eine bakteriologische Untersuchung
der Galle durchgeführt wurde, konnten Erreger im Gallenpunktat gezüchtet werden. Je einmal konnten Escherichia coli, Klebsiella oxitoca, Enterokokken und
Hefepilze isoliert werden. Alle drei Patienten zeigten ein gutes Ansprechen auf
die Cholezystostomie mit rascher Regredienz der Symptome.

Sieben der zehn Patienten verstarben im späteren Verlauf an ihrer Grundkrankheit. Keiner der Todesfälle ist im Zusammenhang mit der Cholezystostomie aufgetreten.

Diskussion

Die akute, akalkulöse Cholezystitis ist ein Krankheitsbild, das fast ausschließlich bei Intensivpatienten in der postoperativen Phase auftritt. Die klinische Symptomatik ist aufgrund der Sedierung der Patienten oft unvollständig so, daß für die Diagnosestellung auf Laborparameter und sonographische Zeichen abgestellt werden muß. Das Problem hierbei liegt darin, daß einige der sonographischen Befunde der akalkulösen Cholezystitis auch bei absolut beschwerdefreien Patienten unter parenteraler Ernährung gefunden werden und daß erhöhte Werte für Bilirubin und alkalische Phosphatase in der postoperativen Phase relativ unspezifische Parameter einer Gallenblasenentzündung darstellen. Lediglich zwei sonographische Befunde – das Abschilfern der Mucosa ins Gallenblasenlumen und die Gasbildung in der Gallenblasenwand – werden als sichere Zeichen einer akalkulösen Cholezystitis gewertet [5]. In unserem Krankengut konnten diese nur bei 2 Patienten nachgewiesen werden. Obwohl sowohl sonographische, als auch Laborparameter mit einer akalkulösen Cholezystitis vereinbar waren, wurde bei zwei erfolglos cholezystostomierten Patienten im Verlauf eine andere Ursache für die Beschwerden gefunden. Deshalb liegen unsere Resultate mit 70% Heilungsrate unter dem Wert der Literatur mit 99% [5].

Technisch bietet die Cholezystostomie wenig Probleme. Sie kann auch als Bed-side Methode in der Intensivstation durchgeführt werden. Die Komplikations- und Mortalitätsraten sind gering. Zudem bleibt dem Patienten bei dieser Methode eine grundsätzlich gesunde Gallenblase erhalten, was durch die niedrige Rezidivrate nach diesem Eingriff in Langzeitstudien belegt wurde. Der herkömmlichen Cholezystektomie, welche hier mit einer Mortalität bis 50% vergesellschaftet ist, ziehen wir aus diesen Gründen die perkutane, transhepatische Cholezystostomie bei diesen schwerkranken Patienten mit akalkuläser Cholezystitis vor.

Literatur

1. Cornwell EE, Rodriguez A, Mirvis SE, Shorr RM (1989) Acute acalculous cholecystitis in critically injured patients. Ann Surg 210:52–55
2. Eggermont AM, Lameris JS, Jeekel J (1985) Ultrasound-guided percutaneous transhepatic cholecystostomy for acute acalculous cholecystitis. Arch Surg 120:1354–1356
3. Radder RW (1980) Ultrasonically guided percutaneous catheter drainage for gallbladder empyema. Diagn Imaging Clin Med 49:330–333
4. Van Sonnenberg E, Wing VW, Pollard JW, Casola G (1984) Lifethreatening vagal reactions associated with percutaneous cholecystostomy. Radiology 151:377–380
5. Werbel GB, Nahrwold DL, Joehl RJ, Vogelzang RL, Rege RV (1989) Percutaneous cholecystostomy in the diagnosis and treatment of acute cholecystitis in the high-risk patient. Arch Surg 124:782–786

Die diagnostische Feinnadel-Gallenblasenpunktion: Indikation, Technik, Ergebnisse

W. Swobodnik*, P. Janowitz, K. Kuhn, J. G. Wechsler, K. Schuhmacher, S. Fuchs, H. Wenk, S. Hagel, E. Eckert, H. Ditschuneit

* Medizinische Klinik u. Poliklinik d. Universität Ulm, Abt. Innere Med. II, Gastroenterologie u. Ernährungswissenschaften, Robert Kochstr. 8, D-7900 Ulm

Einleitung

Lithogener Index und Nukleationszeitbestimmung von Gallenblasengalle stellen prädiktive Parameter für den Erfolg einer medikamentösen Litholysetherapie von Gallenblasensteinen dar (Janowitz et al. 1989). Die Gewinnung reiner Blasengalle für die biliäre Analytik stellte bisher ein großes Problem dar und war nur intraoperativ durch Gallenblasenpunktion möglich. Damit war aber das therapeutische Vorgehen bei Steinträgern schon vorentschieden. Als Kompromißlösung wurden deshalb in der Vergangenheit verunreinigte Duodenalaspirate zur biliären Analytik verwendet, wodurch vor allem Nukleationszeitbestimmungen (Burnstein et al. 1983) unzuverlässig wurden. Wir entwickelten deshalb eine Methode, bei der unter kontinuierlicher Ultraschallführung die Gallenblase mit einer Feinnadel punktiert und nicht verunreinigte Gallenblasengalle beim wachen Patienten abgesaugt werden kann.

Patienten und Methodik

Von September 1988 bis September 1989 wurde bei 110 Gallensteinträgern, 88 Frauen und 22 Männern im Alter von $50,5 \pm 15,1$ Jahren ($\bar{x} \pm SD$) mit einem mittleren Gewicht von $110 \pm 5,7\%$ über Normalgewicht (nach MLIC), eine diagnostische Gallenblasen-Feinnadelpunktion (DFG) durchgeführt. Die Indikation war in jedem Fall die Gewinnung von Blasengalle zur Durchführung der biliären Analytik (lithogener Index, Nukleationszeit, Gallensäuremuster, Bakteriologie etc.) mit dem Ziel, eine patientengerechte Therapieentscheidung planen zu können, d. h. insbesondere Cholesterinsteinträger (hoher lithogener Index, kurze Nukleationszeit) von Pigmentsteinträgern (niedriger lithogener Index, lange Nukleationszeit) zu differenzieren.

Alle Patienten wurden dazu für 24 Stunden stationär überwacht und eine ambulante Kontrolluntersuchung wurde 1 Monat nach Punktion routinemäßig durchgeführt. Die DFG wurde in jedem Fall nach Lokalanaesthesie der Einstichstelle mit 5–10 ml 1% Meaverin unter sterilen Kautelen durchgeführt. Auf kontinuierliche Darstellung der Nadelspitzenlage im Realtime-Betrieb während des gesamten Punktionsvorgangs wurde streng geachtet.

Wir verwendeten einen 5 MHz mechanischen „annular array" Sektorschallkopf mit lateralem Punktionsaufsatz (UM 9, ATL, Seattle, Washington, USA). Eine 23 g 9 cm Yale-Spinalnadel (Becton Dickinson, Grenoble, France) war in jedem Fall ausreichend, das Gallenblasenlumen zu erreichen und Material zu aspirieren.

Ergebnisse

In jedem Fall konnte die Gallenblase mit der oben angegebenen Technik punktiert und ausreichend Material gewonnen werden. Das Volumen der Aspirate lag dabei zwischen 6 und 88 ml, im Schnitt bei $25,7 \pm 7,9$ ml ($\bar{x} \pm SD$). Das nach der Everson Formel berechnete Gallenblasenvolumen vor Punktion betrug $23,1 \pm 6,7$ ml.

Eine Zweitpunktion der Blase war in keinem Fall nötig. Immer konnte die Galle vollständig abgesaugt werden, das Restvolumen der Gallenblase lag unter 3 ml.

Ein Galleleck konnte weder unmittelbar nach der Punktion, noch bei den stationären (24 Stunden) und ambulanten Routinekontrollen (1 Monat) sonographisch nachgewiesen werden. 13% der Patienten berichteten bei sorgfältigem Nachfragen über Schmerzen an der Einstichstelle nach Abklingen der Lokalanaesthesie. Bei einem Patienten wurde nach der Punktion eine nicht weiter therapiepflichtige vasovagale Synkope beobachtet. Der lithogene Index der Aspirate betrug $1,15 \pm 0,31$, die Nukleationszeit lag bei 5 ± 3 Tagen, der pH der Galle war $7,59 \pm 0,09$ (jeweils $\bar{x} \pm SD$).

Bei 2 Patienten wurde lediglich klare Flüssigkeit aspiriert, Gallensäuren konnten im Blaseninhalt nicht nachgewiesen werden. Es muß davon ausgegangen werden, daß es sich bei diesen Patienten um funktionslose Organe, die aus der enterohepatischen Zirkulation ausgeschlossen waren, handelte. In knapp 10% der Fälle war das Aspirat bakteriell kontaminiert.

Schlußfolgerung

In der Hand des Geübten stellt die DFG eine einfache und sichere Methode dar, Gallenblasengalle für die biliäre Analytik zu gewinnen, und dadurch die Therapieentscheidung beim Gallensteinträger abzusichern. Ein Galleleck, eine theoretisch gefürchtete Komplikation, kann vermieden werden, wenn die Punktion lege artis in der oben beschriebenen Weise durchgeführt und die Gallenblase bei der Punktion vollständig entleert wird.

Literatur

1. Janowitz P, Swobodnik W, Wechsler JG, Fischer S, Ditschuneit H (1989) Medikamentöse Cholelitholyse und Nukleationszeit. Dtsch Med Wochenschr 114:983–985
2. Burnstein MJ, Ilson RG, Petrunka CN, Taylor RD, Strasberg SM (1983) Evidence for a potent Nucleating Factor in the Gallbladder Bile of Patients with Cholesterol Gallstones. Gastroenterology 85:801–807

Sonographisch geführte Pleurodese maligner Pleuraergüsse

B. Braun*, W. Blank

* Medizinische Klinik, Kreiskrankenhaus Reutlingen, Steinenbergstr. 31,
D-7410 Reutlingen

Einleitung

Maligne Pleuraergüsse stellen ein häufiges onkologisches Problem dar. Als palliative therapeutische Maßnahme hat sich die nicht operative Pleurodese bewährt. Die Effektivität des Verfahrens ist abhängig vom technischen Vorgehen. Über einen Zeitraum von 2½ Jahren sollte geprüft werden, welcher Stellenwert der Sonographie in Diagnostik und Therapie maligner Pleuraergüsse zukommt.

Patienten und Methode

Über einen Zeitraum von 2½ Jahren wurden bei 106 Patienten insgesamt 135 Pleurodese-Behandlungen durchgeführt. Zur Obliteration der Pleurablätter wurden sklerosierende Substanzen instilliert: Fibrinkleber, saure Tetracycline, Zytostatika. Es handelte sich überwiegend um Patienten mit Bronchial-, Mamma- und Ovarial-Carcinom sowie Hypernephromen. Bei 3 Patienten bestand ein Pleuramesotheliom, in 3 Fällen ein Non-Hodgkin-Lymphom und bei 5 Patienten konnte histologisch/zytologisch ein maligner Erguß verifiziert, ein Primärtumor jedoch nicht gefunden werden.

Ergebnisse und Diskussion

Unsere Untersuchungen zeigen, daß eine sichere und effektive Pleurodese nur unter sonographischer Kontrolle und Steuerung möglich ist. Die Vorteile der Sonographie gegenüber konventioneller Röntgen-Diagnostik sind:

1. die bessere Erkennung subpulmonaler Ergüsse,
2. die bessere Quantifizierung der Ergußmenge,
3. die Erfassung von Septierungen und von gekammerten Ergüssen (Abb. 1), die in Einzelfällen eine Pleurodese verhindern,
4. der Darstellung umschriebener Pleuraverdickungen oder randständiger Lungentumoren mit der Möglichkeit sonographisch gezielter Gewebsgewinnung (Abb. 2). Außerdem wird die in Einzelfällen zur diagnostischen Sicherung erforderliche Thoraxendoskopie ebenfalls unter sonographischer Markierung der Eingangsstelle durchgeführt.

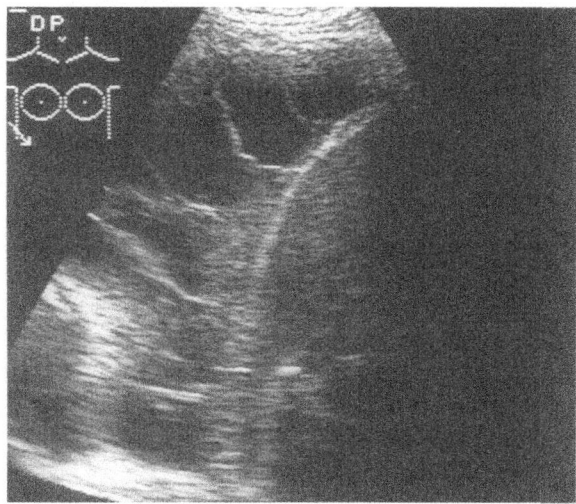

Abb. 1. Primär stark gekammerter maligner Pleuraerguß rechts bei inoperablem Plattenepithel-Carcinom rechter Hauptbronchus. Pleurodese-Behandlung nicht möglich

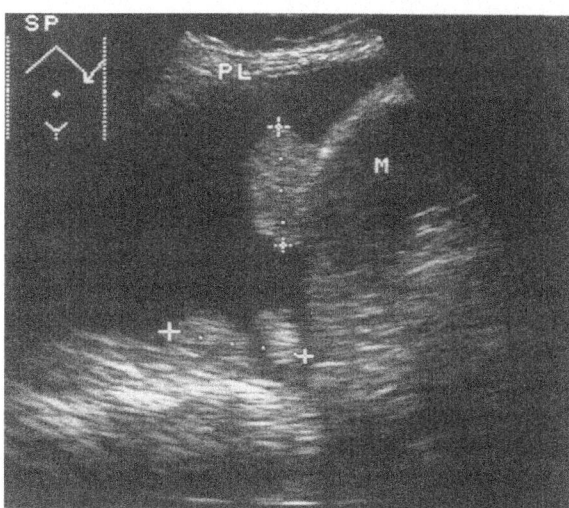

Abb. 2. Maliger Pleuraerguß bei Zustand nach Tumor-Nephrektomie vor 3 Jahren. Durch sonographisch gezielte Punktion der Tumorknoten (Kreuze) wurden umschriebene pleurale Metastasen histologisch bestätigt. *PL* Pleura parietalis, *M* unter dem Diaphragma gelegene Milz

5. Sonographisch kann die Effektivität der Pleurodese durch genaue Quantifizierung von Restergüssen und Darstellung der sich entwickelnden Pleuraverdickung besser beurteilt werden als mittels konventioneller Röntgen-Diagnostik.

6. Ein in Einzelfällen bei der Pleurodese-Behandlung aufgetretener Pneumothorax konnte sonographisch aufgrund der in Tabelle 1 dargestellten Kriterien sicher erfaßt werden.

Andere Komplikationen der Pleurodese wie das Auftreten eines Pleuraempyems konnte in 2 Fällen durch sonographisch gezielte diagnostisch/therapeutische Punktion bestätigt und behandelt, und ausgeprägte Ergußkammerungen, die ei-

Tabelle 1. Sonographie – Pneumothorax

Fehlende Atemverschieblichkeit der beiden Pleurablätter
Freie Luft im Randsinus

Tabelle 2. Pleurodese: Praktisches Vorgehen

1. Sonographisch gezielte Pleurapunktion
2. Analyse Pleurapunktat (Zytologie, Histologie, spez. Gewicht, Eiweiß, LDH)
3. Sonographisch kontrolliertes Plazieren des Pleura-Katheters in Lokalanästhesie
4. Vollständige Ergußentleerung, ggf. unter Sog
5. Sonographisch kontrollierte Medikamenteninstillation und Abklemmen des
   Pleura-Katheters
6. Sonographische Kontrolle nach 12 und 24 Stunden. Ggf. Entleerung von
   Resterguß, anschließende Katheterentfernung
7. Sonographische Kontrolle nach 1 Tag, 4 und 8 Wochen

ne weitere Pleurodese-Behandlung verhinderten, konnten in 8 Fällen nachgewiesen werden.

Zusammenfassend hat sich das in Tabelle 2 dargestellte praktische Vorgehen bei Durchführung der Pleurodese bewährt.

Nach Bestätigung eines malignen Pleuraergusses durch positive Zytologie oder Histologie (Hinweise sind außerdem ein spezifisches Gewicht über 1 050, ein Eiweißgehalt im Punktat über 3 g/dl und eine LDH über 200 U/L) wird die Indikation zur palliativen Pleurodese gestellt bei Vorliegen von Pleuraschmerzen, ausgeprägter Dyspnoe oder medikamentös schwer beeinflußbarem Husten.

In Lokalanästhesie wird unter sonographischer Kontrolle ein Pleura-Katheter (Pneumocath) plaziert und der Erguß über ein Drainagesystem mit Wasserschloß, gelegentlich auch unter 5–15 cm Sog quantitativ entleert.

Die Instillation des Pleurodesemittels (Fibrinkleber, saure Tetracycline oder Zytostatika) erfolgt nach weitgehend vollständiger, sonographisch kontrollierter Ergußentleerung. Nach Instillation des Pleurodesemittels werden die Drainage für 12–24 Stunden abgeklemmt, anschließend erneut unter Sog mögliche Restergußmengen entfernt und der Katheter spätestens nach weiteren 24 Stunden und neuerlicher sonographischer Kontrolle zum Ausschluß größerer Ergußmengen entfernt (Abb. 3).

Zusammenfassung

Bei 106 Patienten wurden insgesamt 135 Pleurodese-Behandlungen durchgeführt. Sonographische Untersuchungen erwiesen sich in der Diagnostik maligner Ergüsse, ihrer Quantifizierung und in der Durchführung der palliativen Pleurodese als hilfreich.

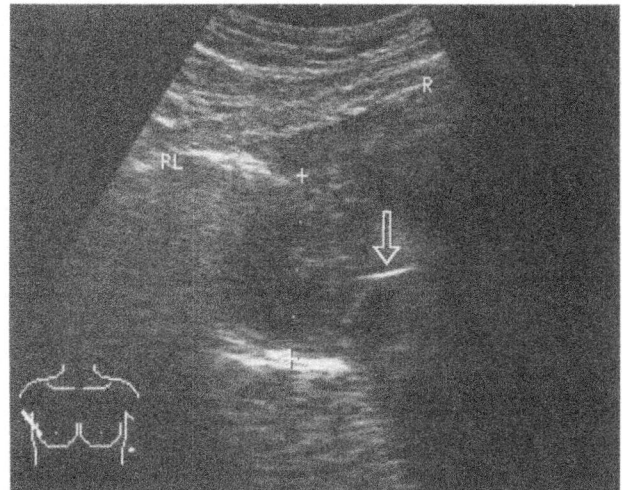

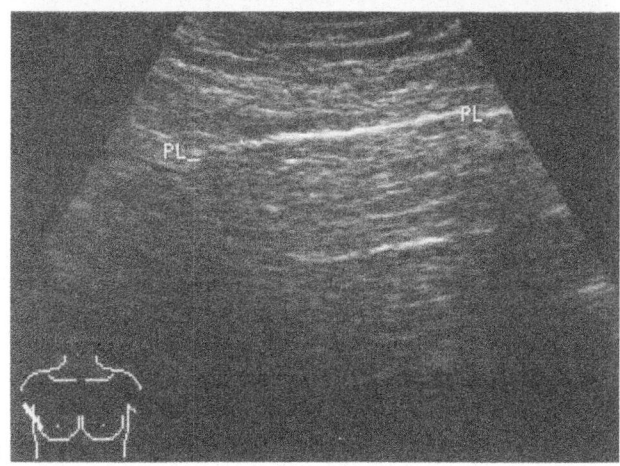

Abb. 3a. Maligner, stark echohaltiger Pleuraerguß rechts bei Zustand nach Ablatio mammae. Der unter sonographischer Kontrolle eingeführte Pleura-Katheter ist markiert (Pfeil). **b** Erfolgreiche Durchführung der Pleurodese 4 Tage später: Der Erguß ist komplett entleert, Pleura visceralis und parietalis (PL) liegen einander an

Komplikationen der Pleurodese wie das Auftreten ausgeprägter Ergußseptierungen, eines Pneumothorax (n = 5) und eines Pleuraempyems (n = 3) konnten sicher sonographisch erfaßt und therapeutisch angegangen werden.

Die Sonographie mit mehrfachen sonographischen Kontrollen ist deshalb wichtige Grundvoraussetzung für die Diagnostik maligner Pleuraergüsse und die effiziente Durchführung der Pleurodese.

Literatur

1. Braun B, Günther R, Schwerk W (1983) Ultraschall-Diagnostik, Lehrbuch und Atlas. Ecomed-Verlagsgesellschaft, Landsberg
2. Kreuser ED, Seifried E, Harsch U, Brass B, Schreml W, Heimpel H (1985) Fibrinpleurodese bei malignen Pleuraergüssen. Dtsch Med Wochenschr 110:1365–1368
3. Emslander HP Klinische und therapeutische Aspekte des malignen Pleuraergusses
4. Seifried E, Kreuser ED (1987) Fibrinpleurodese: Ein neues Therapieverfahren zur Behandlung maligner Pleuraergüsse. Z Herz-, Thorax-, Gefäßchir 1:Supplement 1

Niedrige Sensitivität der sonographisch geleiteten Punktionszytologie aus dem Pankreas

W. Holtkamp*, A. Theilmeier, R. Ebert, H. E. Reis

* Franziskushaus, Medizinische Klinik I, Viersener Str. 450,
D-4050 Mönchengladbach

Einleitung

Durch die sonographisch geleitete Punktionszytologie (FNP) wird die zytologische Untersuchung abdominell und retroperitoneal gelegener Strukturen ermöglicht. In der vorliegenden Studie wurde untersucht, welche Validität diese Methode hinsichtlich der Differenzierung zwischen maligner und benigner Läsion aufweist. Insbesondere sollte geklärt werden, ob bei den verschiedenen Abdominalorganen Unterschiede in der Treffsicherheit bestehen und ob die Treffsicherheit zwischen verschiedenen Zentren variiert. Hier interessierte uns einerseits, wie stark der diagnostische Wert der FNP von der unterschiedlichen Erfahrung verschiedener Untersucher beeinflußt wird, und ob sich andererseits auch allgemein gültige, prinzipielle Einflußfaktoren herausarbeiten lassen.

Um diese Fragen zu beantworten wurde simultan an zwei Zentren, nämlich der Universitätsklinik Göttingen (GÖ) und einem großen kommunalen Krankenhaus, dem Krankenhaus Maria Hilf Mönchengladbach (MG), das Ergebnis der FNP bei insgesamt 667 Patienten nach identischen Kriterien retrospektiv ausgewertet.

Methode

Insgesamt wurden im Untersuchungszeitraum 1983–1988 667 Patienten punktiert. Von der Auswertung ausgeschlossen wurden Aszitespunktionen, therapeutische Eingriffe und Patienten, bei den das zytologische Ergebnis der FNP nicht durch andere Untersuchungsmethoden überprüft oder zumindest aus dem klinischen Verlauf zweifelsfrei ermittelt werden konnte.

Bei Einhaltung dieser Kriterien waren 558 Patienten auswertbar, davon 260 aus der Universitätsklinik Göttingen und 298 aus dem Krankenhaus Maria Hilf Mönchengladbach.

Das Alter der Patienten reichte von 8 bis 83 Jahren. Punktiert wurde mit einem Punktionsschallkopf der Fa. Toshiba bzw. Siemens unter Verwendung von 22 bis 23 gauge Chiba Nadeln. Pro Sitzung wurden mindestens 2 FNP vorgenommen.

Die Punktionszytologie wurde entweder als maligne oder benigne eingestuft. Das zytologische Ergebnis wurde mit der abschließenden Diagnose, die sich auf andere Untersuchungsergebnisse, einschließlich Histologie oder klinischen Verlauf stützte, verglichen. Stimmte das Ergebnis überein, war es entweder Richtig

Positiv, also Zytologie und Diagnose maligne oder Richtig Negativ, als Zytologie und Diagnose benigne. Ein diskordantes Resultat kann entweder Falsch Positiv oder Falsch Negativ sein. Aus diesen Größen wurde in üblicher Weise die Sensitivität, Spezifität und Trefferrate berechnet.

Ergebnisse und Diskussion

Punktiert wurden Raumforderungen mit einem maximalen Durchmesser von 1 bis über 10 cm Durchmesser. Die meisten Raumforderungen wiesen einen Durchmesser von 2 bis 5 cm auf. Ganz überwiegend (82%) handelte es sich um solide Strukturen. Ein Zusammenhang zwischen Größe der punktierten Raumforderung und Trefferrate bestand nicht.

Auf Abb. 1 ist dargestellt, welche Organe wie häufig punktiert wurden. Die Häufigkeitsverteilung war in beiden Zentren sehr ähnlich; am häufigsten wurden Raumforderungen im Bereich der Leber und des Pankreas punktiert, gefolgt von Lymphomen und renalen Strukturen.

In Tabelle 1 ist die Validität der Methode für alle Organe in den beiden Zentren zusammengefaßt. Auffallend war die sehr hohe Spezifität der Untersuchung, was bedeutet, daß nur sehr selten ein falsch positives zytologisches Resulat vorkam. Nur in einem einzigen Fall wurde bei 558 Patienten zytologisch ein malig-

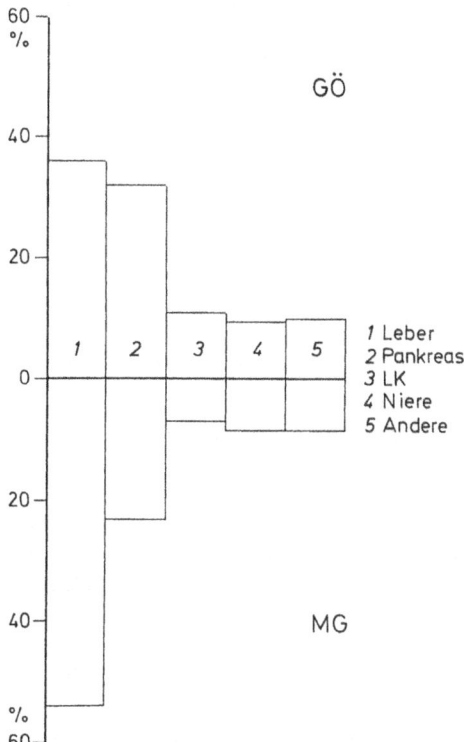

Abb. 1. Lokalisation der punktierten Strukturen, *LK* Lymphknoten, *GÖ* Zentrum Innere Medizin, Universität Göttingen, *MG* Medizinische Klinik I, Franziskushaus Mönchengladbach

1 Leber
2 Pankreas
3 LK
4 Niere
5 Andere

Tabelle 1. Validität der ultraschallgesteuerten Feinnadelpunktion abdominell und retroperitoneal gelegener Organe, *GÖ* Zentrum Innere Medizin, Universität Göttingen, *MG* Medizinische Klinik I, Franziskushaus Mönchengladbach

[%]	Sensitivität	Spezifität	Treffsicherheit
GÖ	88	100	93
MG	80	99	84

Tabelle 2. Validität der ultraschallgesteuerten Feinnadelpunktion getrennt nach Organen, *GÖ* Zentrum Innere Medizin, Universität Göttingen, in Klammern *MG* Medizinische Klinik I, Franziskushaus Mönchengladbach

(%]	Sensitivität		Spezifität		Treffsicherheit	
Leber	95	(83)	100	(100)	97	(85)
Pankreas	72	(61)	100	(95)	89	(72)
LK	91	(75)	100	(100)	95	(77)
Niere	90	(100)	100	(100)	95	(100)
Andere	85	(88)	100	(100)	92	(93)
Alle	88	(80)	100	(99)	93	(84)

ner Prozess vermutet, der sich histologisch dann nicht bestätigte. Dagegen lag die Sensitivität in beiden Zentren deutlich niedriger, was auf eine vergleichsweise höhere Rate falsch negativer Zytologien zurückzuführen ist. Die Unterschiede zwischen den beiden Zentren lagen außerhalb des Signifikanzniveaus.

In Tabelle 2 ist die Validität der Methode für die einzelnen Organe aufgeschlüsselt dargestellt. Die Zahlen beziehen sich auf das Göttinger Patientenkollektiv, in Klammern zum Vergleich das Kollektiv aus Mönchengladbach. Es fand sich durchgehend bei allen Organen eine sehr hohe Spezifität. Die Sensitivität lag bei allen Organen unter der Spezifität. Im Pankreas fand sich im Vergleich zu den anderen Organen eine überraschend niedrige Sensitivität von 72 bzw. nur 61%. Dieser Unterschied war in beiden Kliniken signifikant, was auf einen allgemein gültigen, methodisch bedingten Fehler hinweist.

Die Ursache für die niedrige Sensitivität der FNP im Pankreas ist die relativ hohe Zahl falsch negativer, also benigner Zytologien bei Patienten mit bösartigen Pankreaserkrankungen. Ob die niedrige Sensitivität der FNP von Raumforderungen im Pankreas aufgrund von Fehlpunktionen oder Fehlinterpretationen des Zytologen zu erklären ist, muß offen bleiben. Unserer Meinung nach handelt es sich überwiegend um zytologische Fehlinterpretationen, da kein Zusammenhang zwischen der Größe der Raumforderung im Pankreas und der Sensitivität der FNP bestand, den man ja sonst erwarten würde. Die erneute Beurteilung einiger Präparate ergab, daß im Zytologiebefund hoch differenzierte Adenokarzinome des Pankreas mehrfach mit einer chronischen Pankreatitis verwechselt wurden.

Unsere Ergebnisse stimmen mit einer vor kurzem von Jennings publizierten Studie überein [1]. Dieser Studie lagen 404 ultraschallgeführte True cut Biopsien zugrunde. Mit diesem Verfahren werden 1,2 × 17 mm durchmessende Zylinder gewonnen, die histologisch untersucht werden können. Auch in dieser Untersuchung fiel die relativ hohe Rate falsch negativer Befunde auf. Auch hier wurde auf die Schwierigkeit der Differenzierung zwischen chronischer Pankreatitis und hoch differenziertem Pankreaskarzinom hingewiesen.

Zusammenfassend handelt es sich bei der ultraschallgesteuerten FNP im Abdomen und RPR um eine Methode mit sehr hoher Spezifität, hoher Sensitivität und Trefferrate. Auffallend ist die hohe Rate falsch negativer Befunde im Pankreas. Insbesondere im Pankreasbereich schließt daher eine benigne Zytologie ein Karzinom nicht aus. Zwischen den untersuchten Zentren fand sich eine gute Übereinstimmung.

Literatur

1. Jennings PE, Donald J, Coral A, Rode J, Lees WR. (1989) Ultrasound-guided core biopsy. The Lancet, June 17, 1369–1371

Lethal Result of an Ultrasound Guided Fine Needle Aspirated Biopsy of the Liver

I. Drinković*, N. Kos

* Universitätsklinik „O. Novosel", Center f. Ultraschalldiagnostik, Zajceva 19, Y-41000 Zagreb

Ultrasound guided fine needle aspirated biopsy of the liver is a routine method in most hospitals (12). The method has been performed for 20 years now, and has proved safe and diagnostically satisfing. However, there are examples of complications, described in literature, such as manifestations of pain, bleeding, sepsis, implantation of metastasis into the puncture channel, as well as the appearance of peritonitis, collapse and hemorrhagic shock. Lethal results of the procedure have also been described.

In our center, ultrasound guided aspirated biopsy of the liver has been performed since 1981, with more than 1 500 biopsies of focal lesions performed. Although in 1989 we did not note even the slightest complications, it was in that year we had one lethal result of an ultrasound guided cytological fine needle puncture.

Methods and Patients

Aspirated biopsy of the focal zones of the liver is performed by means of ultrasound sector machine. In cytologic punctures we use the needle guide technique by means of which we perforate the wall of the abdomen, and which also helps better manipulation of the needle. Focal changes of the liver are punctured by a fine 22G needle. The needles are for single use only. We practise the single puncture technique for a lession, combined with multiple punctures of a node. In case of inadequate findings, e.e. insufficient material, a new puncture is executed. After each puncture a compression of 3 minutes is performed, while the patient is not allowed to perform any activities for the period of 6 hours after the puncture. Lethal result of the puncture took place in case of a patient aged 62, in a relatively good physical condition, who for the last 9 months felt poorly, but with no significant symptoms. Laboratory findings were within normal values, except for slightly higher gamaglobulin. Complete check up showed the existence of two focal zones in the right lobe of the liver corresponding to an infiltrative process. This finding has also been verified ultrasonically as well as by computerized tomography. Regarding the unclear etiology of the process and scintigraphic findings which suggested the same changes, it was decided to execute a cytological puncture. Ultrasound finding showed two irregular echogenic zones corresponding in the first place to a primary or a metastatic process. One zone was 33 mm large, while the other measured 50 mm.

Results and Discussion

Aspirated biopsy was performed twice, the first puncture showed blood contents. Giving us insufficient material, the puncture had to be performed again. The biopsy itself was executed without any complications, while the diagnosis, set 1 h after the puncture indicated hemangiosarcoma. Five hours after the puncture, i.e. in the evening, the signs of abdominal bleeding, i.e. hemorrhagic shock showed. Massive transfusions were not sufficient so, in order to stop the bleeding, it was decided to perform open surgery. 5 litres of blood were evacuated from the abdomen during the operation. The surface of the liver was covered with numerous structures, estimated by surgeons as hemangiomas of the liver. The bleeding was located on the right lobe, on the place of the puncture, performed on healthy tissue. The blood was coming out slowly but persistently. Numerous vascular structures put out the question of eventual resection of the liver lobe. So we executed hemostasis employing the omentum major. Despite postoperative treatment and large blood transfusions the bleeding could not have been stopped, and the patient died 7 days after surgery.

Conclusion

Lethal outcome is possible even when performing cytologic puncture, the least affecting procedure. Ultrasound picture did not indicate hemangiosarcoma itself tending to bleeding when punctured. Whatsmore, there were no signs in the patients history of beeing exposed to toxic agents indicating hemangiosarcoma. Nor did the Doppler analysis lead to the idea of the existence of vascular structure. Unfortunately, at that time we did not have a color Doppler. Because of ist rarity, we did not suspect the hemangiosarcoma at all. In other words, according to some statistics, this disease appears in one out of a million cases.

It is certain that cytologic aspirated biopsy is practically harmless diagnostic method, though with its own risks, so it is recomended that in cases accompanied with unclear problems, i.e. suspected highly vascularised structures, one tries to use all the available noninvasive diagnostic devices and methods – fine needle biopsy should be done as the last one!

Literatur

1. Livraghi T, Damscelli B, Lombardi C, Spagnol I (1983) Risk in fine needle abdominal biopsy. J Clin Ultrasound 11:77–88
2. Smith EN (1984) The hazards of fine-needle aspiration biopsy. Ultrasound in Med. and Biol., Vol 10 No 5 629–634

Leberzystenruptur nach Sklerosierungstherapie

H. Hollstein*, H.-J. Hirstaedter

* 2. Innere Abteilung, Krankenhaus Spandau, Lynarstr. 12, D-1000 Berlin

Die Entleerung von symptomatischen Leberzysten durch Punktion oder Drainage [1, 4, 5] sowie Sklerosierung [2] sind Alternativen zur chirurgischen Therapie.
Gebel u. Martin fanden einen objektiven und subjektiven Erfolg bei 88% (43/49)
der Patienten; Komplikationen traten bei 6 von 379 behandelten Zysten auf [3].

Kasuistik

Eine 52jährige Patientin kam zum ersten Mal im Februar 1988 mit einem Ikterus
(Bilirubin 5,4 mg/dl) in unsere stationäre Behandlung. Sonographisch und im CT
fand sich eine 10 × 25 cm große Zyste im rechten Leberlappen und eine Erweiterung der peripheren, intrahepatischen Gallenwege. Die ERC zeigte eine Verlagerung der Gallengänge, aber keine Stenose.

Unter der Vorstellung, daß die große Leberzyste die Gallengänge kompri-
miert und dadurch den Ikterus verursacht, haben wir die Zyste in 2 Sitzungen

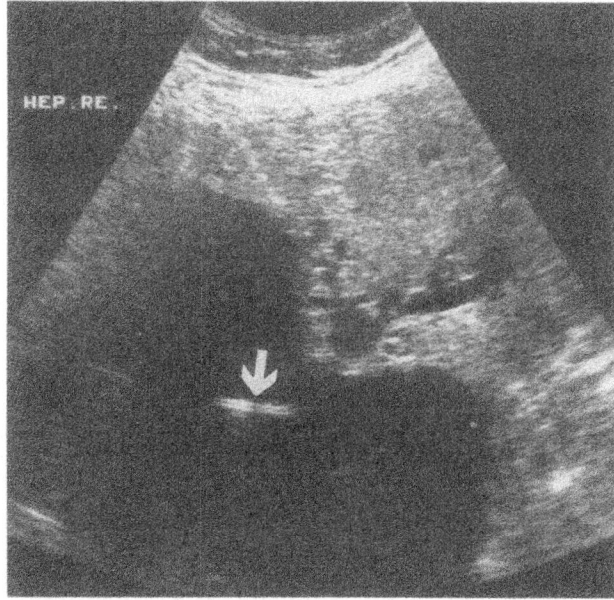

Abb. 1. Große Zyste im rechten Leberlappen mit eingelegtem Katheter (Pfeil)

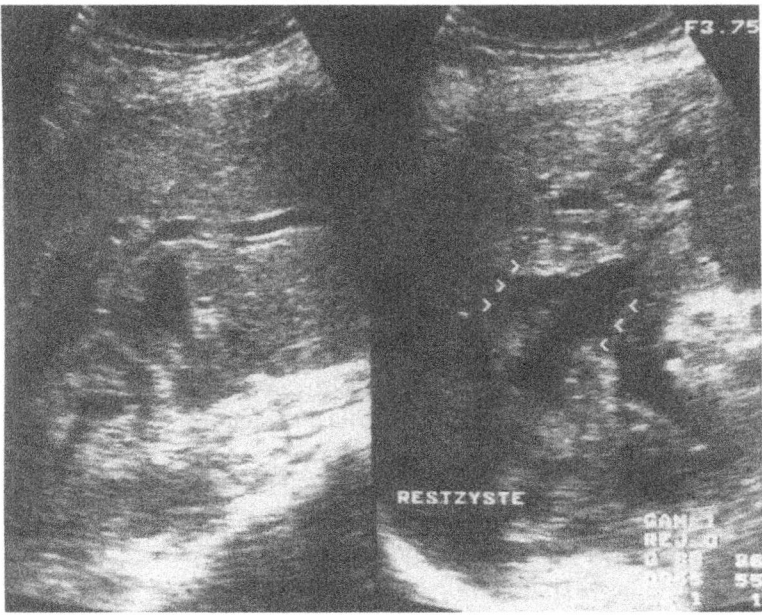

Abb. 2. Links: Erweiterte Gallengänge im re. Leberlappen. Rechts: Restzyste vor Sklerosierungstherapie

punktiert und insgesamt 2,9 l einer braun-trüben Flüssigkeit abgelassen. Nach 4 Wochen war der Serumbilirubinwert normalisiert.

7 Monate später wurde die Patientin erneut wegen eines Ikterus – Bilirubin max. 15,5 mg/dl, alkalische Phosphatase 621 U/1 - aufgenommen. Die Zyste war wieder 10 × 10 × 25 cm groß (Abb. 1). Über einen sonographisch gezielt gelegten Katheter entleerten wir 2,5 l braun-trüber Flüssigkeit. Die Restzyste hatte noch einen größten Durchmesser von 6,5 cm (Abb. 2). In diese Restzyste instillierten wir 20 ml Äthoxysklerol 1%, das wir nach ca. 2 Stunden wieder absaugten.

Nach 9 Tagen war die Zyste auf eine Größe von 10 × 10 × 11 cm nachgelaufen. Am 18. Tag wurde die Zyste erneut über einen Katheter weitgehend entleert, anschließend behandelten wir mit 30 ml Äthoxysklerol 1%. Die Sklerosierungstherapie wurde am 22. Tag wiederholt. Ab dem 25. Behandlungstag klagte die Patientin über geringe rechtsseitige Oberbauchbeschwerden. Der Serumbilirubinwert war inzwischen auf 3,2 mg/dl zurückgegangen.

Am 36. Behandlungstag – 2 Wochen nach der letzten Sklerosierungstherapie traten massive Abdominalschmerzen im Sinne eines akuten Abdomens auf. Bei der Laparotomie fand sich eine diffuse Peritonitis infolge Ruptur der Leberzyste. Der Defekt lag im Bereich der ventralen Zystenwand, an der Stelle, an der die Zystenwand nicht mehr von Leberparenchym überdeckt war. Der Defekt wurde mit dem großen Netz gedeckt, der postoperative Verlauf war ohne Komplikationen, sonographisch und im CT ließ sich lediglich eine abgekapselte Flüssigkeitsansammlung ventral und lateral des rechen Leberlappens nachweisen (Abb. 3). Die

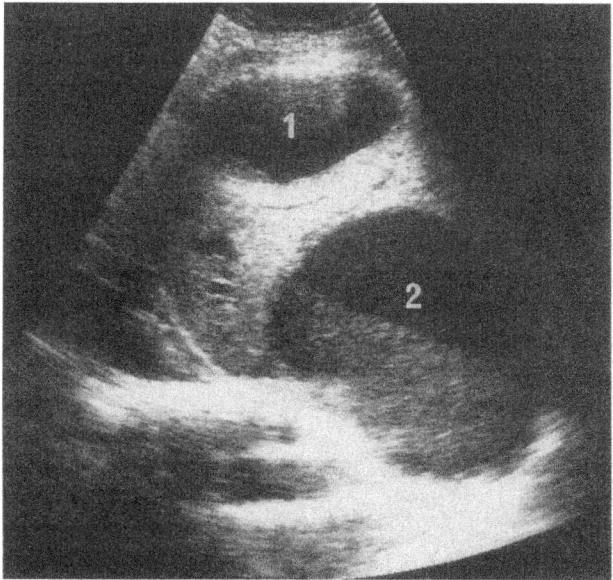

Abb. 3. Interkostalschnitt re. (1) Abgekapselte Flüssigkeit lateral der Leber. (2) Leberzyste mit Sludge

Patientin konnte 2 Wochen post operationem entlassen werden. Der Serumbilirubinwert betrug zu diesem Zeitpunkt 1,2 mg/dl.

Letzendlich war die große Leberzyste mittels Sklerosierungstherapie nicht zu sanieren, zwei Monate später wurde die Zyste durch Leberteilresektion operativ entfernt.

Diskussion

Durch die Entleerung der Zyste konnte der durch Verlagerung und Kompression der Gallengänge verursachte Verschlußikterus beseitigt werden. Als schwere Komplikation der Sklerosierungstherapie kam es jedoch zur Zystenruptur. Da die Ruptur erst zwei Wochen nach der letzten Sklerosierungstherapie auftrat, nehmen wir an, daß das Sklerosierungsmittel eine umschriebene Zystenwandnekrose bewirkt hat.

Literatur

1. El-Mouaaouy A, Viebahn R, Lauchart W (1989) Drainage und Sklerosierung einer riesig großen Leberzyste. Ultraschall in Klinik und Praxis, Supplement 1:124
2. Gebel M, Freise J: Ultraschallgezielte Sklerotherapie bei polycystischen Syndrom der Leber. 6. Gemeinsame Tagung der deutschsprachigen Gesellschaften für Ultraschalldiagnostik, Bern 1982, Thieme 1983, S 122

3. Gebel M, Martin S (1987) Nicht-chirurgische Therapie von Lebercysten und Cystenlebern: Ergebnisse der US-gezielten Sklerotherapie von 1980–1986. Ultraschall in Klinik und Praxis, Supplement 1:26
4. Heckemann R, Wernecke K, Rehwald U: Feinnadelpunktion hepatischer Zysten-Indikation und therapeutischer Effekt. 7. Gemeinsame Tagung der deutschsprachigen Gesellschaften für Ultraschalldiagnostik, Erlangen 1983, Thieme 1984, S 462
5. Wernecke K, Heckemann R, Rehwald U (1984) Ultraschallgeführte Feinnadelbiopsie herdförmiger Lebererkrankungen, Teil III: Benigne herdförmige Lebererkrankungen. Ultraschall 5:303

8. Duplex-Verfahren im Abdomen und Retroperitoneum

Möglichkeiten und Indikation der dopplersonographischen Diagnostik im Abdomen und Retroperitoneum

K. Seitz

Kreiskrankenhaus, Bunsenstr. 120, D-7030 Böblingen

Die konventionelle und farbkodierte Duplexsonographie sind zwei neue Mosaik-steine in der sonographischen Diagnostik, die im B-Bild zusätzlich erstmals funktionelle Aussagen zur Durchblutung von Gefäßen bzw. Organen ermöglichen. Neben den ultraschalltypischen zeigen die Verfahren zusätzliche Limitationen, die zu beachten sind (Tabelle 1). Außerhalb der Kardiologie steckt das Verfahren noch in den Kinderschuhen, etwa vergleichbar dem Stand der B-Bild-Diagnostik 1977/78.

Im Abdomen und Retroperitoneum lassen sich zwei unterschiedliche Anwendungsgebiete erkennen. Neben einer quantitativen, ausschließlich wissenschaftlichen Anwendung gibt es eine mehr klinisch orientierte, mehr „angiographische" Anwendung. Prinzipiell liefert das wesentlich billigere konventionelle Duplex-Verfahren die gleichen Ergebnisse wie die farbkodierte Technik. Das konventionelle Duplex-Verfahren ist sensitiver auch ist damit eine Quantifizierung des Blutflusses möglich. Das teuere Farbverfahren liefert flächenhafte Doppler-Informationen angiographieartig im Schnittbild integriert. Von der radiologischen Angiographietechnik unterscheidet sie sich naturgemäß durch das Fehlen von Übersichtsaufnahmen und bisher nocht durch geringere Sensitivität im Bereich kleinster Gefäße. Auch kann die farbkodierte Technik allein die Anwendung des konventionellen Duplex-Scans mit Spektralanalyse nicht ersetzen. Ver-

Tabelle 1. Methodische Einschränkungen

US-typische Hindernisse:	Adipositas, Gas, Knochen, ausgedehnter Aszites, Kalzifikationen (insbesondere der Gefäße)
Duplex-typische Limitationen Signalerfassung	Gefäßeigenpulsation, mitgeteilte Pulsation, atemsynchrone Gefäßverlagerung
Eindringtiefe:	max. Geschwindigkeitsdetektion (PRF, Nyquistlimit)
Wandfilter:	min. Geschwindigkeit
Quantitative Flußmessung:	„Dopplerwinkel" Beziehung: Informationsvolumen-Gefäßdurchmesser, Gefäßquerschnittsmessung
Spezielle Probleme der farbkodierten Duplexverfahren: Vorteil:	rasche Übersicht
Nachteil:	niedrigere Sensitivität, geringere B-Bild-Qualität, geringere Bildfrequenz, vermehrt Artefakte

besserungen der Sensitivität der Farbverfahren sind insbesondere im Bereich sehr langsamer Flußgeschwindigkeiten erforderlich. Schon jetzt werden von den empfindlichsten Geräten Flußgeschwindigkeiten unter 1 cm/sec. detektiert. Umgekehrt ist im gepulsten System auch die maximal erfaßbare Geschwindigkeit im Bereich von Stenose-Jets nicht ausreichend. Weitere Verbesserungen werden durch Artefaktunterdrückung erreicht werden. In Zukunft wird die Anwendung

Tabelle 2. Duplexsonographie der Leber und des Portalsystems

1. Anwendung indiziert:	portale Hypertension (nicht-invasives Splenoportogramm: Flußumkehr, portokavale Kollateralen, Pfortaderthrombose, kavernöse Transformation) Budd-Chiari-Syndrom, schwierige Gefäßanatomie Verdacht auf fokal-noduläre Hyperplasie (bei portaler Hypertension sind radiologische Verfahren entbehrlich)
2. Anwendung hilfreich:	Therapiekontrolle (Lebertransplantation, Shuntfunktion, Zust. n. Tumorembolisation)
3. Anwendung möglich·	quantitative Blutflußmessung (portalvenös, arteriell) pharmakodynamische Studien vor Punktion: Ausschluß gefäßreicher Tumoren, Beurteilung des Punktionswegs
4. Zukünftige Anwendung:	bessere Differenzierung von Raumforderungen und entzündlichen Prozessen

Tabelle 3. Duplexsonographie des Abdomens und Retroperitoneums

1. Anwendung indiziert:	
Aorta	Aneurysma (Ausdehnung, Dissektion, Nierengefäße) Leriche-Syndrom
V. cava	Thrombose, Stenose
V. mes. sup./Tr. coeliacus	Angina abdominalis Stenose, Verschluß (postprandiale Untersuchung erforderlich)
Nierenvene	Thrombose, retroaortaler Verlauf
Transplantatniere	Verlauf vaskuläre Komplikationen
2. Anwendung hilfreich:	Differenzierung echoarmer Massen Gefäßanomalie schwierige Gefäßnatomie vor Punktionen: Ausschluß gefäßreicher Tumoren Beurteilung des Punktionswegs
3. Anwendung möglich:	Flußmessung im Bereich der Mesenterialgefäße (Dumping-Syndrom, pharmakodynamische Studien, Arbeitshyperämie)
4. Zukünftige Anwendung:	bessere Differenzierung von Raumforderungen und entzündlichen Prozessen

lungenkapillargängiger Ultraschall-Kontrastmittel neue Möglichkeiten eröffnen. Zum einen wird durch Intensivierung der Flußsignale die Methode sensiver, zum anderen besteht die Aussicht, das Kontrastmittelverhalten von Raumforderungen, wie mit der Angio-CT, zu überprüfen. Grundsätzlich ist anzustreben, daß die Methode bei der Dignitätsbeurteilung von Raumforderungen den Stand der Angiographie erreicht.

Die derzeitigen Anwendungen sind in den Tabellen 2 und 3 zusammengefaßt. Am fortgeschrittensten ist die Anwendung bei Fragen, die die portale Hypertension betreffen. Hier sind radiologische Methoden so gut wie entbehrlich geworden. Der Nachweis der Strömungsumkehr oder eines atemabhängigen Pendelflusses ist duplexsonographisch einfacher und sicherer. Ausschlußdiagnostik bei Stenosen der großen Oberbaucharterien ist insbesondere durch Funktionsdiagnostik (pathologisch hoher Flußanstieg nach Testmahlzeit) möglich. Indirekte konventionelle Funktionsparameter (z. B. Akzelerationszeit etc.) sind zum Ausschluß lediglich peripher gelegener Verschlüsse, z. B. bei Embolien, unzureichend. Eine verläßliche Diagnostik ist demnach nur im Hauptstamm der Oberbaucharterien möglich. Für die Durchblutungsverhältnisse in der Peripherie sind die radiologischen Angiographietechniken wohl noch lange nicht zu ersetzen.

Die Diagnostik der Nierenarterienstenose ist insbesondere wegen Adipositas und Mehrfachversorgung schwierig und unsicher. Die Gefäßsituation an der Niere kann präoperativ z. B. bei hypernephroidem Karzinom schon jetzt ausreichend beurteilt werden, insbesondere können die Nierenvenen bds. ausreichend dargestellt werden.

Die Bedeutung des Verfahrens zur Differentialdiagnose tumoröser oder entzündlicher Raumforderung ist noch offen. Die Zukunft des Verfahrens wird wesentlich von technischen Verbesserungen und der Entwicklung von Ultraschall-Kontrastmitteln abhängen.

Literatur

Seitz K, Kubale R (1988) Duplexsonographie der abdominellen und retroperitonealen Gefäße. edition medizin VCH Verlagsgesellschaft, Weinheim
Taylor KJW, Burns PN, Wells PNT (ed.) (1988) Clinical Applications of dopplerultrasound. Raven Press, New York

Wertigkeit der Duplexsonographie in der Diagnostik der Nierenarterienstenose und ihre Eignung zur Verlaufskontrolle nach Angioplastie

W. Schäberle*, D. Neuerburg-Heusler, A. Strauss, F.J. Roth

* Aggertalklinik, D-5250 Engelskirchen

Bei einer schwer einstellbaren Hypertonie von Patienten des mittleren Lebensalters sollte nach dem Vorliegen einer Nierenarterienstenose gefahndet werden. Dies ist besonders dann angezeigt, wenn eine arterielle Verschlußkrankheit anderer Gefäßprovinzen vorliegt. Bisher war die Diagnose einer Lumeneinengung an der A.renalis nur duch eine Renovasographie zu stellen. Inzwischen ermöglichen die Ultraschall-Duplex-Verfahren (B-Bild + Doppler-mode) die Bestimmung der Strömungsgeschwindigkeit in der Nierenarterie und somit die Diagnose einer Stenose.

Die Validität des Verfahren und die Eignung zur Verlaufskontrolle nach Angioplastie (PTA), sollte in dieser Studie geprüft werden.

Methodik und Patienten

Die Untersuchung wurde mit einem Duplexsonographiegerät ATL Ultramark 800 (Schallkopf für B-Bild und Doppler je 3,5 MHz) durchgeführt. Bei Rückenlage des Patienten wurden im Oberbauchquerschnitt die Nierenarterien im B-Bild dargestellt und die Dopplerströmungskurven im Verlauf nach distal möglichst engmaschig abgeleitet. Eine zweite Einstellung erfolgt von der Flanke aus auf den Nierenhilus und den weiteren Gefäßverlauf nach medial.

Die duplexsonographischen Untersuchungsergebnisse von 76 Patienten (mittleres Alter: $54,3 \pm 15$ Jahre) konnten durch eine Angiographie (bei 43 Patienten in i.a. DSA oder konventioneller Technik, bei 33 in i.v. DSA) kontrolliert werden. Von 102 Nierenarterien, die angiographisch einen unauffälligen Befund zeigten, wurden die systolische und diastolische Maximalgeschwindigkeit bestimmt und der Pourcelot-Index errechnet. Die Bestimmung von Sensitivität und Spezifität der duplexsonographischen Ergebnisse (Referenzmethode: Angiographie) erfolgte anhand von Vierfelder-Tabellen, nachdem zuvor der optimale Grenzwert zwischen Normalbefund und hämodynamisch wirksamer Stenose durch ROC Kurven ermittelt wurde. Zur Auswertung kamen die Untersuchungsergebnisse bei 91 Nierenarterien von 43 Patienten, bei denen eine Angiographie in i.a.-DSA oder selektiver Kathetertechnik zur Verfügung standen.

Die Verlaufskontrolle nach PTA wurde an 14 stenosierten Nierenarterien von 13 Patienten mit Hypertonie vorgenommen und die Ergebnisse mit den röntgendensitometrischen Befunden verglichen.

Ergebnisse

Bei 102 angiographisch unauffälligen Nierenarterien betrug die maximale systolische Flußgeschwindigkeit (1–2 cm nach Abgang aus der Aorta) im Mittel 84,7 ± 13,9 cm/s, die enddiastolische 31,2 ± 7,8 cm/s. Der Pourcelot-Index betrug 0,66.

Bei stenosierten Nierenarterien wurden Geschwindigkeiten bis zu 500/300 cm/s (systolisch/diastolisch) gemessen. Der Pourcelot-Index änderte sich bei den stenosierten Nierenarterien nicht, wie dies für parenchymatöse Organe (z. B. Stenosen der A. carotis interna) typisch ist. Bei Geschwindigkeiten zwischen 100 und 160 cm/s überlappten sich die Werte von einzelnen Normalbefunden oder geringgradigen Stenosen zu hämodynamisch wirksamen Stenosen. Die ROC Kurve ergab, daß die Grenzgeschwindigkeit von 140 cm/s die optimalsten Werte der Methode erbringt (Abb. 1). Bezogen auf die in der angiographischen Kontrolle 44 stenosierten Nierenarterien (> 50% area occlusion) beträgt die Sensitivität dabei 86%, die Spezifität ist 83%.

Falsch negative Befunde wurden bei Stenosen im mittleren Drittel der Nierenarterien erhoben, die duplexsonographisch manchmal schwer einsehbar sind. Weiterhin kann bei Dopplerversorgung der Niere eine stenosierte untere Polarterie übersehen werden.

Neben der systolischen Spitzengeschwindigkeit ist als weiteres Stenosekriterium noch die gemittelte Maximalgeschwindigkeit verwertbar. Andere Stenosekriterien zeigten sich als eher unzuverlässig: z. B. erwies sich das Kriterium der Spektralverbreiterung im Bauchraum als artefaktanfällig; eine Erhöhung des Pourcelot-Index in prästenotischen Gefäßabschnitten ist als indirektes Zeichen wegen der Widerstandszunahme bei parenchymatösen Erkrankungen nur bedingt verwertbar.

Bei 13 Patienten (14 stenosierten Nierenarterien) lagen vor PTA die systolischen Maximalgeschwindigkeiten bei 200–500 cm/s, densitometrisch betrugen die Stenosegrade 65–89%. Nach PTA verminderte sich die Maximalgeschwindigkeit bei allen Stenosen deutlich (Abb. 2). Die Grenze zur Reststenose wurde bei

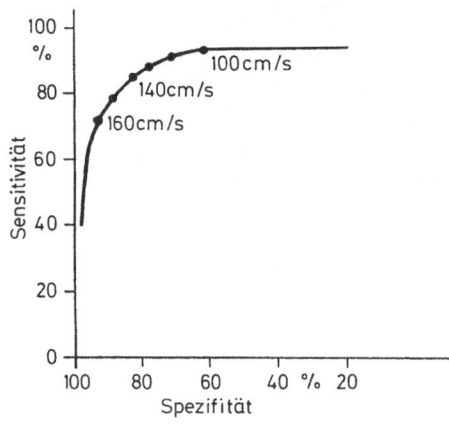

Abb. 1. Receiver operating characteristic (ROC) Kurve zur Bestimmung von Sensitivität und Spezifität bei verschiedenen Grenzwerten der systolischen Maximalgeschwindigkeit (Vmax). Optimaler Grenzwert 140 cm/s

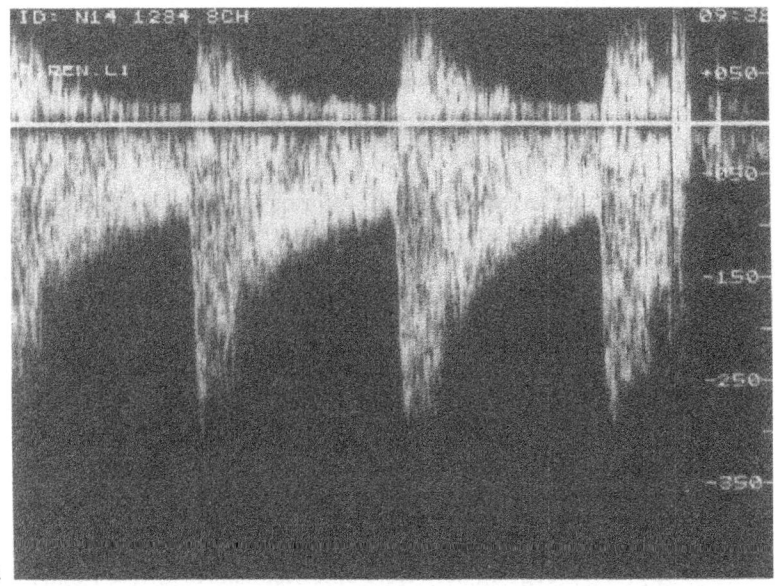

a

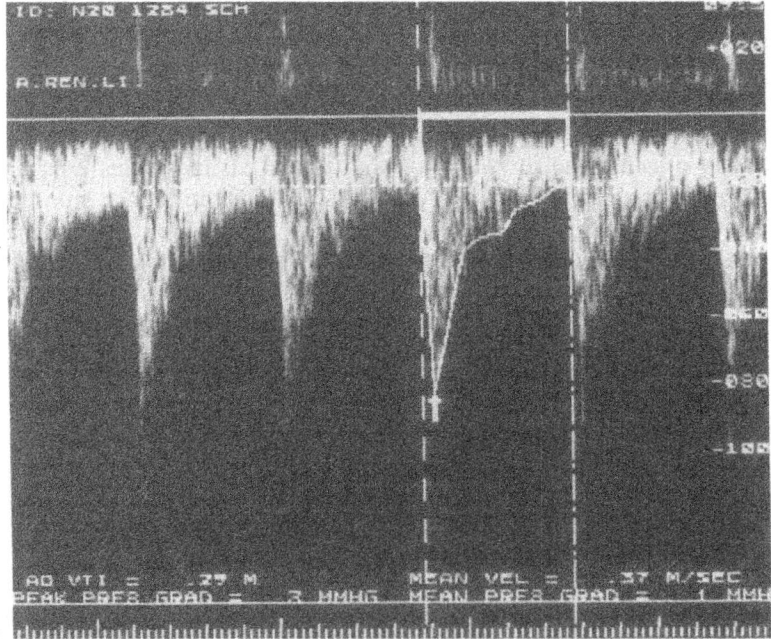

b

Abb. 2a, b Dopplerfrequenzzeitspektrum der Nierenarterie vor PTA links (Vmax 300 cm/s) und nach PTA rechts (Vmax 80 cm/s)

140 cm/s und densitometrisch bei 50% gezogen. 10 von 14 Fällen zeigten nach PTA duplexsonographisch und densitometrisch keine hämodynamisch wirksame Reststenose. In drei Fällen blieben duplexsonographisch (> 50%) Reststenosen zurück. In einem Fall zeigte die Densitometrie mit 51% eine grenzwertige, die Duplexsonographie dagegen mit 120 cm/s keine hämodynamisch wirksame Stenose. Insgesamt war die Übereinstimmung zwischen duplexsonographisch erhobenen Werten und den densitometrisch gemessenen Stenosegraden gut.

Diskussion

Die Duplexsonographie der Nierenarterien zeigt als nichtinvasives Untersuchungsverfahren eine befriedigende Sensitivität und Spezifität vor allem im Hinblick auf die methodisch schwierige Untersuchung. Möglicherweise können die Ergebnisse durch Einsatz der farbkodierten Duplex-Sonographie noch deutlich verbessert werden. Arteriosklerotisch bedingte, meist ostiumnahe Stenosen, lassen sich gut erfassen, während ostiumferne Einengungen schwerer zu orten sind. Ihre Eignung als umfassende Screeningmethode muß sich erst noch erweisen, da fibromuskuläre Dysplasien, die meist ostiumferner liegen, in dieser Studie wenig vertreten sind.

Zur Verlaufskontrolle nach PTA ist die Duplexsonographie als nichtsinvasives, jederzeit wiederholbares Verfahren sehr gut einzusetzen. Hier ist die zu beurteilende Stelle bekannt, und die hämodynamische Wirksamkeit einer Restenge oder Reststenose kann beurteilt und klassifiziert werden.

Literatur

1. Avasthi PS, Voyles WF, Greene ER (1984) Noninvasive diagnosis of renal artery stenosis by echo-Doppler velocimetry. Kidney int 25:824–829
2. Kohler TR, Zierler RC, Martin RL, Nicholls SC, Bergelin RO, Kazmers A, Beach KW, Strandness DE Jr (1986) Noninvasive diagnosis of renal artery stenosis by ultrasonic duplex scanning. J Vasc Surg 4:450–456
3. Nichols BT, Rittgers SE, Norris CS, Barnes RW (1984) Noninvasive detection of renal artery stenosis Bruit 8:26–29
4. Norris CS, Pfeiffer JS, Rittgers SC, Barnes RW (1984) Noninvasive evaluation of renal artery stenosis and renovascular resistance. J Vasc Surg 1:192–201
5. Rittgers SE, Norris CS, Barnes RW (1985) Detection of renal artery stenosis: experimental and clinical analysis of velocity waveforms. Ultrasound Med Biol 11:523–531
6. Dubbins PA, FRCR (1986) Renal artery stenosis: duplex Doppler evaluation. The British Journal of Radiology 59:225–229
7. Mostbeck G, Gritzmann N, Mallek R, Gebauer A, Walter R, Tscholakoff D (1988) Duplexsonographie in der Verlaufskontrolle nach PTA von Nierenarterienstenosen (NAST). Ultraschall in Klinik und Praxis, Supplement 1:79
8. Zoller WG, Middeke M, Hermans H, Stapff M (1989) Duplexsonographische Diagnostik der Nierenarterienstenose: Vergleichende Untersuchungen mit der arteriellen DSA. Ultraschall in Klinik und Praxis, Supplement 1:131

Duplexsonographische Untersuchung der portalen Hämodynamik nach intrahepatischer Stent-Implantation bei portaler Hypertension

K. Haag*, C. Spamer, M. Rössle, G. Noeldge, H. W. Heiß, W. Gerok

* Medizinische und Radiologische Universitätsklinik, Hugstetter Str. 55, D-7800 Freiburg

Einleitung

Die transjuguläre intrahepatische Stentimplantation, die eine portosystemische Shuntverbindung zwischen rechtem Pfortaderhauptstamm und einer Lebervene herstellt, ist ein neues, nichtoperatives Verfahren zur portalen Drucksenkung [1]. Bisher wird diese Technik (Abb. 1) bei Patienten mit Lebercirrhose angewandt, bei denen eine Sklerosierungstherapie Rezidive von Varizenblutungen nicht verhindern konnte und die aufgrund ihrer eingeschränkten Leberfunktion (Child B oder C) oder ihres Alters (> 60 Jahre) nicht für eine Shuntoperation in Frage kommen. In der vorliegenden Studie wurde die portale Hämodynamik bei sieben Patienten vor und nach Stentimplantation duplexsonographisch untersucht und mit Kathetermessungen verglichen.

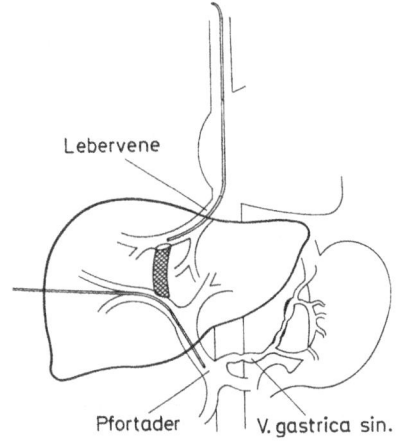

Lebervene

Pfortader   V. gastrica sin.

Abb. 1. Schematische Darstellung der intrahepatischen Stentimplantation. Der perkutan transhepatisch eingeführte Pfortaderkatheter dient als Zielkatheter für den transjugulären Lebervenenkatheter, über den der aufdehnbare Palmaz-Stent mittels eines Ballonkatheters plaziert wird

Methoden

Die duplexsonographischen Untersuchungen wurden mit einem 3,0 MHz Sektorschallkopf (Ultramark 8, ATL) durchgeführt. Die Patienten waren nüchtern, die Messungen erfolgten in Atemmittellage. Das Vorliegen einer laminaren Blutströmung wurde mit Hilfe eines Frequenzanalysators (Spektrum-Analyser 8107, Kranzbühler) überprüft und für alle quantitativ untersuchten Gefäße bestätigt.

Die über den Gefäßquerschnitt ($A = \pi r^2$) gemittelte Strömungsgeschwindigkeit (Vmean) und das Flußvolumen (Φ) konnten deshalb basierend auf der zeitlich gemittelten maximalen Strömungsgeschwindigkeit (Vmax) nach folgender Beziehung errechnet werden: Vmean = Vmax/2 und $\Phi = A \cdot$ Vmean. Die Meßdaten sind im folgenden als arithmetische Mittelwerte $\pm$ SD angegeben, die statistische Analyse erfolgte mit dem t-Test für verbundene Stichproben.

Ergebnisse

Vor Stentimplantation ließ sich bei allen Patienten als Zeichen einer portalen Hypertension ein Umgehungskreislauf nachweisen. Bei vier Patienten erfolgte er hauptsächlich über die Vv. gastricae breves, bei zwei Patienten über die V.coronaria ventriculi und bei einem Patienten über die V.umbilicalis. Bei allen Patienten bestand ein hepatopetaler Fluß in der V.portae, der V.mesenterica superior, der V.lienalis sowie in den intrahepatischen Pfortaderästen, die vom rechten Pfortaderhauptstamm versorgt wurden. Bei zwei Patienten konnte in dem vom linken Pfortaderhauptstamm versorgten intrahepatischen Stromgebiet kein Nettofluß nachgewiesen werden. Bei einem dieser Patienten lag eine Thrombose des linken Pfortaderhauptstammes (angiographisch bestätigt) und bei dem zweiten Patienten, der einen stagnierenden leicht undulierenden Fluß zeigte, eine große offene Umbilikalvene vor. Nach Stent-Implantation war der Umgehungskreislauf über die Vv.gastricae breves und über die V.umbilicalis nicht mehr nachweisbar oder deutlich geringer (Vmax < 50%), die Blutströmung in der V.coronaria ventriculi kehrte sich in eine hepatopetale Richtung um. Die Wirksamkeit der portalen Druckentlastung zeigte sich auch in der intrahepatischen portalen Perfusion, indem nur noch bei zwei Patienten ein reduzierter hepatopetaler Fluß mit einer maximalen Flußgeschwindigkeit von weniger als 10 cm/s, bei einem Patienten ein langsamer retrograder Fluß und bei den anderen Patienten ein stagnierender Fluß vorlag.

Die Durchgängigkeit des Stent konnte in allen Fällen direkt nachgewiesen werden, es zeigte sich eine gleichmäßige zeitkonstante weitgehend laminare Strömung. Bei einer Stentweite zwischen 0,6 und 0,9 cm betrug das Flußvolumen 1520 ± 480 ml/min. Während sich der Durchmesser der V.portae nicht änderte und konstant bei $1,4 \pm 0,1$ cm blieb, nahm die maximale Strömungsgeschwindigkeit in diesem Gefäß bei weiterhin laminarem Fluß um 60% von $19,1 \pm 4,4$ auf $30,7 \pm 4,4$ cm/s zu (Abb. 2). Entsprechend stieg auch der Pfortaderfluß von 920 ± 350 auf 1420 ± 290 ml/min. an (p < 0,05). Die maximale Strömungsgeschwindigkeit innerhalb des Stent betrug 160 ± 25 cm/s [125–205 cm/s]. Der verbliebene portocavale Druckgradient nach Stentimplantation, der aufgrund der Zunahme der Flußgeschwindigkeit nach dem Bernoulli'schen Gesetz („$4 \cdot v^2$-Regel") geschätzt wurde, betrug $10,8 \pm 3,5$ mmHg. Ein zusätzlicher Druckgradient, der durch die Viskosität des strömenden Blutes hervorgerufen wird, errechnete sich unter der Annahme einer laminaren Strömung und unter Berücksichtigung der Stentweite und -länge auf 1 bis 2 mmHg. Somit ergab sich aufgrund der duplexsonographischen Messungen ein mittlerer portocavaler Druckgradient von ca. 12 mmHg. In direkten transvenösen Kathetermessungen wurde

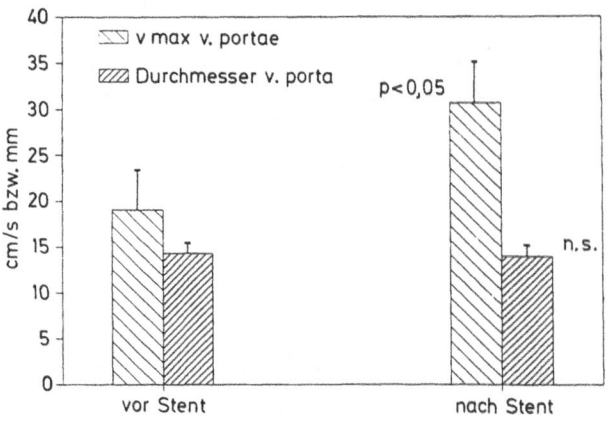

Abb. 2. Maximale Strömungsgeschwindigkeit (Vmax) und Durchmesser der V.portae vor und nach Stent-Implantation

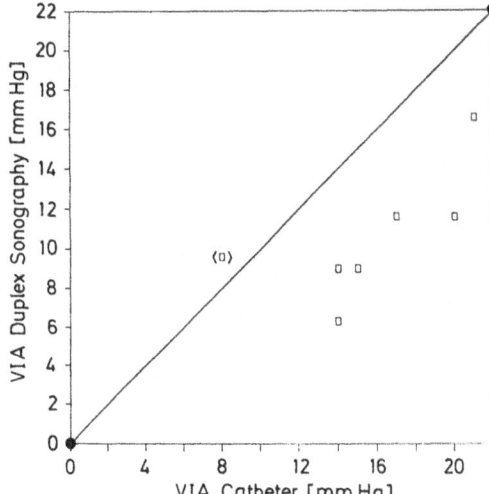

Abb. 3. Portocavaler Druckgradient nach intrahepatischer Stentimplantation. Vergleich der nach der „4·v²-Regel" errechneten mit den durch Kathetermessungen ermittelten Werten. Bei einem Patienten ⟨□⟩ bestand zum Zeitpunkt der Kathetermessung eine Hypovolämie, die bei der duplexsonographischen Untersuchung nicht mehr vorlag

der Druckgradient nach Etablierung des Stent zu $15,7 \pm 4,8$ mmHg bestimmt, was gegenüber dem zuvor perkutan transhepatisch gemessenen Druckgradienten von $28,3 \pm 6,0$ mmHg einer Abnahme um 45% entsprach. Die bei den einzelnen Patienten gemessenen Werte der Kathetermessung im Vergleich zu den duplexsonographischen Werten sind in Abb. 3 dargestellt.

Diskussion

Die Duplexsonographie stellt eine einfache, nichtinvasive Methode zur Untersuchung der portalen Zirkulationsverhältnisse nach Anlage einer portosystemischen Anastomose dar. Selbst wenn der Shunt nicht direkt dargestellt werden kann, erlauben indirekte Parameter wie die Flußrichtung in V.portae und V.lienalis sowie der Nachweis von Umgehungskreisläufen eine Aussage über die Funktionsfähigkeit des Shunt [2–4]. Ideale Verhältnisse finden sich bei der intrahepatischen Stentimplantation, da hier das Shuntvolumen wegen der definierten Verhältnisse – gerades Gefäßstück, radiologisch überprüfbare lichte Weite des Stent – bestimmt werden kann. Daß unter diesen Bedingungen eine quantitative Abschätzung des Blutflusses möglich ist, zeigt das Ergebnis der vorliegenden Untersuchung. Sowohl das Shuntvolumen als auch das Flußvolumen in der V.portae betrugen ungefähr 1500 ml/min., waren also etwa gleich groß. Damit konnten diese quantitativen Messungen nach Stentimplantation auch qualitativ überprüft werden, da in diesem Fall keine effektive portale Durchblutung der Leber mehr bestehen sollte, was sich durch die weitgehend stagnierende portale Perfusion in der Leberperipherie bestätigte. Weiterhin konnte gezeigt werden, daß es durch die intrahepatische Stentimplantation mit den gewählten Stent-Durchmessern nicht zu einem wesentlichen portalen Entzug der arteriellen Leberdurchblutung kommt, wie es z. B. nach Anlage eines portocavalen Seit-zu-Seit-Shunt, eines mesocavalen oder eines proximalen splenorenalen Shunt die Regel ist. Die portale Druckentlastung mit einer effektiven Entlastung des zuvor bestehenden Umgehungskreislaufes um 500 ml/min war ausreichend, wie sich an dem 45%igen Rückgang des portocavalen Druckgradienten auf ca. 16 mmHg (Kathetermessung) zeigte. Die duplexsonographische Abschätzung des portocavalen Druckgradienten erbrachte eine überraschend gute Übereinstimmung mit den durch Kathetermessung ermittelten Daten. Die nahezu systematische Differenz, die unter Berücksichtigung des durch die Viskosität bedingten zusätzlichen Druckgradienten ca. 3,5 mmHg betrug, läßt sich dadurch erklären, daß der Durchmesser der drainierenden Lebervene in allen Fällen etwas geringer als die Stentweite war, was zu einer nochmaligen Erhöhung der Blutflußgeschwindigkeitund damit zu einem höheren Druckgradienten (entsprechend der „$4 \cdot v^2$-Regel") führen mußte. Wegen der Schwierigkeit der exakten Winkelbestimmung war eine Bestimmung der Flußgeschwindigkeit in diesem meist kurzen Venenstück nicht möglich. Dagegen dürfte die geringe Turbulenz innerhalb des Stent, die bei den theoretischen Grundlagen zur Gradientenberechnung außer Betracht gelassen wurde, nur von untergeordneter Bedeutung sein[1]. Insgesamt zeigen diese duplexsonographischen Untersuchungen, daß nicht nur die Frage der Durchgängigkeit des Shunt, sondern auch wesentlich weitergehende Fragen, wie z. B. nach den Auswirkungen der portalen Druckentlastung auf die portale Leberperfusion und der Volumenentlastung des Umgehungskreislaufes beantworten lassen. Darüber hinaus ist eine Abschätzung des verbliebenen Druckgradienten möglich, was Rückschlüsse auf das Risiko einer Rezidivblutung erlauben dürfte. Weitere vergleichende Untersuchungen müssen zeigen, ob die duplexsonographische Abschätzung des portosystemischen Druckgradienten auch nach operativer Anlage eines nicht selektiven Shunt möglich ist.

---

[1] Allerdings bedingen gerade die Turbulenzen am Einstrom des durch den Stent umgeleiteten Blutes in die V.cava inferior die Irreversibilität des Druckverlustes.

Literatur

1. Rössle M, Richter GM, Noeldge G, Haag K, Wenz W, Gerok W, Palmaz JC (1988) Performance of an intrahepatic portacaval shunt (PCS) using a catheter technique: a case report. Hepatology 8:1348
2. Ackroyd N, Gill R, Griffiths K, Kossoff G, Reeve T (1986) Duplex scanning of the portal vein and portasystemic shunts. Surgery 99:591–597
3. Bolondi L, Mazziotti A, Arienti V, Cassanova P, Gasbarrini G, Cavallari A, Bellusci R, Gozetti G, Possati L, Labó G (1984) Ultrasonographic study of portal venous system in portal hypertension and after portosystemic shunt operations. Surgery 95:261–269
4. Bolondi L, Gaiani S, Mazziotti A, Casanova P, Cavallari A, Gozetti G, Barbara L (1988) Morphological and hemodynamic changes in the portal venous system after distal splenorenal shunt: an ultrasound and pulsed doppler study. Hepatology 8:652–657

Duplexsonographische Untersuchungen an der Arteria mesenterica inferior

H. Kathrein*, R. Schuhmayer, W. E. Aulitzky, G. Judmaier

* Univ.Klinik für Innere Medizin, Anichstr. 35, A-6020 Innsbruck

In der Ultraschall-Literatur wird allgemein angegeben, daß die A.mesenterica inferior (A.mes.inf.) sonographisch nur selten darstellbar ist [1, 2]. Im Rahmen routinemäßiger Ultraschalluntersuchungen war es uns aber möglich, dieses Gefäß bei 203 von 252 (80,5%) konsekutiv untersuchten Patienten am Abgang aus der Aorta abdominalis reproduzierbar darzustellen (3,5 und 5,0 MHz Schallköpfe). Ziel der vorliegenden Studie war es, duplexsonographische Normalbefunde an der A.mes.inf. zu erheben und zu untersuchen, ob bei entzündlichen Darmerkrankungen im Versorgungsgebiet der A.mes.inf. Änderungen des Dopplerspektrums auftreten und daraus diagnostische Schlüsse möglich sind.

Patientendaten und Methoden

Die Untersuchungen wurden mit dem Gerät SPA 1000 (Diasonics) und einem „Small Parts"-Schallkopf (7,5 MHz, gepulster Doppler 3,0 MHz) durchgeführt.

Die Normwerte wurden an insgesamt 36 gesunden, normgewichtigen Probanden erhoben. Bei 31 Probanden [Alter: $\bar{x} = 27,5$ (14–38) a] erfolgte die erste Untersuchung nach 10-stündiger Nahrungskarenz im Nüchternzustand. Die A.mes.inf. wurde in Längs- und Querschnitten dargestellt, anschließend Gefäßdurchmesser, systolische Spitzengeschwindigkeit (Vmaxs), spätdiastolische Geschwindigkeit (Vmaxd), time average velocity (TAV) und Pourcelot-Index bestimmt; aus je 4–6 Einzelmessungen wurden Mittelwerte gebildet. 1 Stunde nach einem normalen (nicht standardisierten) Mittagessen wurde die Untersuchung wiederholt. An 5 weiteren Probanden [Alter: $\bar{x} = 24,8$ (20–36) a] erfolgte die erste Untersuchung wiederum nach 10 stündiger Nahrungskarenz sowie 1, 3 und 5 Stunden nach einem ausgiebigen Frühstück.

44 Patienten (Alter: 18–70a) mit gesicherter entzündlicher Darmerkrankung im Versorgungsgebiet der A.mes.inf. wurden 53 mal im Nüchternzustand untersucht (21 Patienten mit Colitis ulcerosa, 15 mit M. Crohn, 6 mit infektiöser Enteritis, 2 mit nicht näher abgeklärter entzündlicher Darmerkrankung). 24 Untersuchungen fielen in aktive Krankheitsphasen, 29 in inaktive. Die Beurteilung der Krankheitsaktivität erfolgte unter Berücksichtigung von Klinik und Laborbefunden.

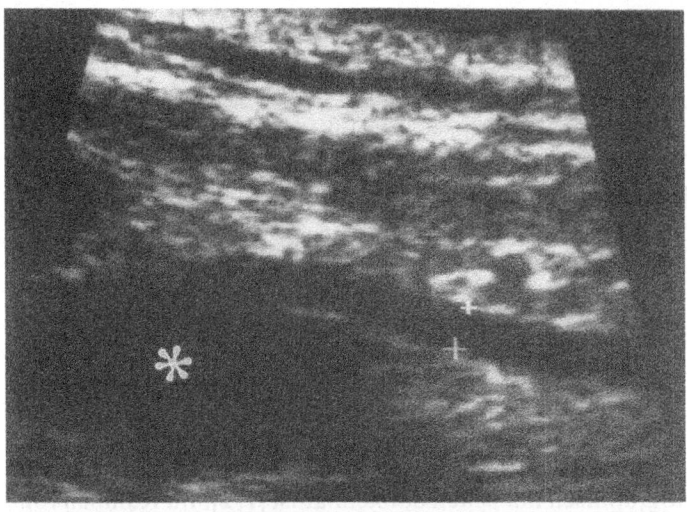

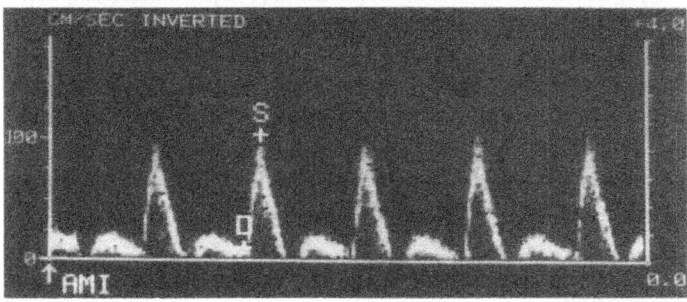

Abb. 1. Abgang der A.mes.inf. (zwischen den +) aus der Aorta (*) bei einem Probanden; das zarte Gefäß (Durchmesser 2,6 mm) ist mehrere cm nach distal zu verfolgen (Verlauf schräg nach links und kaudal); darunter das zugehörige Dopplerspektrum im Nüchternzu-

Tabelle 1. Meßwerte der A. mesenterica inferior

	Probanden (n = 36)	Patienten (n = 44) Untersuchungen: n = 53	
		Aktive Krankheitsphasen	Inaktive Krankheitsphasen
Gefäßdurchmesser [mm]	3,2 ± 1,0	3,7 ± 0,7	3,0 ± 0,6
Systol. Spitzengeschwindigkeit [Vmaxs, cm/sec]	98,0 ±25,8	135,6 ±25,1	95,9 ±22,2
Spätdiastol. Geschwindigkeit [Vmaxd, cm/sec]	8,8 ± 2,8	20,5 ± 6,5	8,6 ± 5,4
Time average velocity [TAV, cm/sec]	10,7 ± 3,8	25,7 ± 8,7	9,3 ± 6,7
Pourcelot-Index	0,89± 0,03	0,84± 0,04	0,89± 0,03

$\bar{X}\pm SD$

Ergebnisse

Bei allen Probanden konnte die A.mes.inf. am Abgang aus der Aorta (3–5 cm kranial der Bifurkation) dargestellt und mehrere cm nach distal verfolgt werden. Das Dopplerspektrum weist einen steilen systolischen Anstieg, raschen Abfall und niederen Fluß während der Diastole auf (Abb. 1). Die im Nüchternzustand erhobenen Werte ($\bar{x} \pm SD$) sind in Tabelle 1 angeführt (linke Zahlenreihe).

Bei 53 Untersuchungen an 44 Patienten mit entzündlicher Darmerkrankung im Versorgungsgebiet der A.mes.inf. konnte die Arterie wegen Darmgasüberlagerungen nur 32 mal (60,3%) dargestellt und Messungen durchgeführt werden (Darstellbarkeit während aktiver Krankheitsphasen: 13/24 Untersuchungen [54,1%], während inaktiver Phasen: 19/29 Untersuchungen [65,5%]). Die Meßwerte sind in Tabelle 1 angegeben (mittlere und rechte Zahlenreihe).

Bei Patienten mit aktiver Erkrankung unterschieden sich Vmaxs, Vmaxd, TAV und die Pourcelot-Indizes statistisch signifikant von jenen mit inaktiver Erkrankung (t-Test), bei denen die Werte im Bereich gesunder Probanden lagen.

Zusammenfassung

Die A.mes.inf. läßt sich sonographisch wesentlich häufiger darstellen als bisher angegeben. Bei jungen schlanken Patienten ist dieses Gefäß fast immer zu finden. Postprandial lassen sich gegenüber dem Nüchternzustand – auch über mehrere Stunden – keine Flußveränderungen nachweisen.

Bei Patienten mit entzündlichen Darmerkrankungen im Versorgungsgebiet der A.mes.inf. kann das Gefäß wegen Darmgasüberlagerungen nicht so konstant dargestellt werden. Bei aktiver Erkrankung sind Vmaxs, Vmaxd und TAV signifikant höher als bei inaktiver Erkrankung, die Pourcelot-Indizes signifikant niedriger.

Weitere Studien an einem größeren Krankengut sind jedoch nötig, um festzustellen, ob mit der Methode diagnostisch-prognostische Aussagen möglich sind.

Literatur

1. Müller JE, Niederau C, Fritsch WP (1982) Real-time-Sonographie der Arterien und Venen im Oberbauch. DMW 107:809–813
2. Seitz KH, Kubale R (1988) Duplexsonographie der abdominellen und retroperitonealen Gefäße. Edition Medizin, VCH, Weinheim Basel

Sonographische Zeichen der portalen Hypertension: Konventionelle Sonographie, Duplexsonographie und Farbdoppler-Sonographie

S. Jedrzejczyk*, M. J. Müller, S. Stannat-Kießling, M. Gebel

* Medizinische Akademie Lodz, Abt. f. Bildgebende Verfahren,
Ul. Gagarina 4, Polen -93-503 Lodz

Die konventionelle, real-time, B-mode Sonographie ist heute eine wichtige, nicht-invasive Methode in der Beurteilung der portalen Hypertension [1, 5, 6].

Die Möglichkeit der gleichzeitigen Benutzung der B-mode-Sonographie mit der Duplexsonographie und Farbdopplersonographie verbessert die Diagnostik und Verlaufsbeurteilung der portalen Hypertension [2–4].

Wir möchten die sonographischen Zeichen der portalen Hypertension systematisch präsentieren mit Berücksichtigung der Vorteile der Duplex- und Farbdopplersonographie.

Die Symptome der portalen Hypertension kann man in zwei Gruppen einteilen:

1. sichere Zeichen z. B. gering komprimierbare V.lienales und Umgehungskreisläufe
2. begleitende Zeichen, wie spontane Shunts, oder diejenigen, die nicht nur bei portalen Hypertensionen auftreten können, wie Splenomegalie und Ascites.

Die Untersuchung der Kranken mit portaler Hypertension sollte zuerst mit der konventionellen Sonographie durchgeführt werden zur Beurteilung des ganzen Abdomens mit besonderer Beachtung von Leber, Milz, Peritonealhöhle im Hinblick auf Ascites und Pfortadersystem und die Pfortader selbst im Hinblick auf Thrombose [6].

Schon diese Untersuchungen allein lassen uns auch verschiedene Ursachen der portalen Hypertension erkennen:

1. prähepatische wie z. B.: Pfortaderthrombose, Gefäßkomprimierende Prozesse im Leberhilusgebiet wie Tumoren, oder Milzvenenthrombose z. B. als Komplikation einer Pankreatitis.
2. hepatische wie z. B. Lebercirrhose
3. posthepatische wie z. B. Kavaverschluß, Rechtsherzinsuffizienz oder Budd-Chiari Syndrom.

Auch mit der konventionellen Sonographie allein sind die sicheren und begleitenden Zeichen der portalen Hypertension wie die wenig komprimierbare V.lienalis, (Gebel, unveröffentlicht) die wichtigsten Wege der Umgehungskreisläufe, Splenomegalie und Ascites feststellbar [1, 5, 6].

Dabei ist die Feststellung der wichtigsten Wege der Umgehungskreisläufe möglich und reicht zur Beurteilung der Kollateralen über wieder rekanalisierte Nabelvene und Venae Epigastricae, über Vena Coronaria Ventriculi und Vene Gastroesophagale aus.

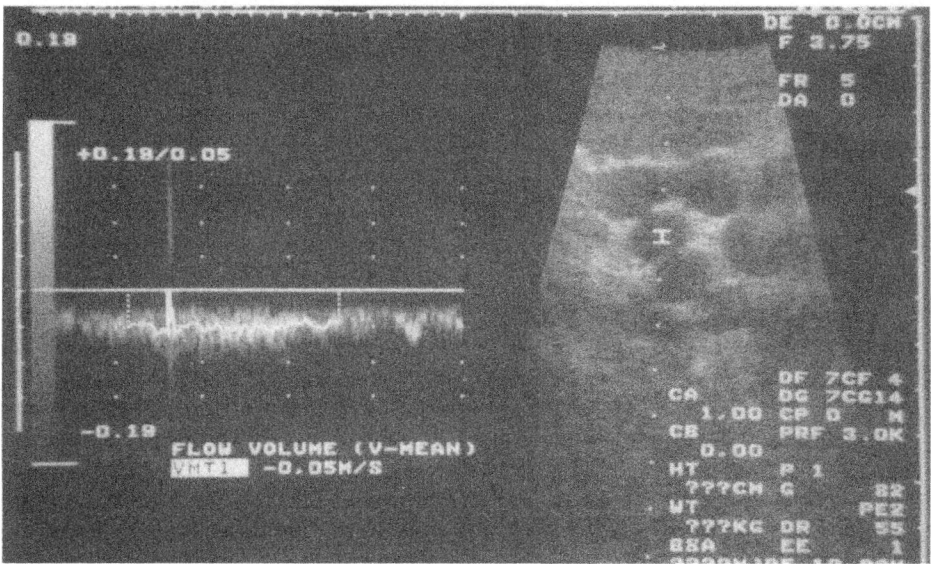

Abb. 1. Intraabdominale zystischer Raumforderungen – Dopplerabsicherung – Kollateral-gefäßes

Neue und wichtige Informationen, die die Genauigkeit der Ultraschalluntersuchung verbessern, können die Duplexsonographie leisten:

1. Nachweis der Flußrichtung und Flußgeschwindigkeit in der V.portae
2. Nachweis der im B-Bild noch nicht, oder nicht sicher erkennbaren frischen Thrombose
3. Nachweis von Fluß und Flußrichtung in den 4 großen Zuflußvenen, d.h. in der V.lienales, V.mesenterica superior, V.mesenterica inferior und V.coronia ventriculi
4. Differentialdiagnose intraabdominaler zystischer Raumforderungen zum Nachweis eines Kollateralgefäßes (Abb. 1).

Die atypischen Wege des Umgehungskreislaufes, die man auch in der konventioneller Sonographie auffinden kann, die aber in der Duplexsonographie zu bestätigen sind, sind wie folgt:

1. Venae Gastrorenale-splenorenale
2. Venae Retroperitoneale-paravertebrale (Abb. 2)
3. Hemorrhoidal Plexus (Abb. 3)
4. Venae Hepaticae Breviae (Venen von Sappey)

Die Farbdopplersonographie hat zusätzliche Vorteile in der Diagnostik der portalen Hypertension.

Zunächst erleichtert und beschleunigt sie die Duplexsonographie in der Diagnostik der Abdominalgefäße, besonders im Fall kleiner Gefäße, die in der konventionellen und duplexsonographischen Untersuchung nicht sicher festzustellen sind.

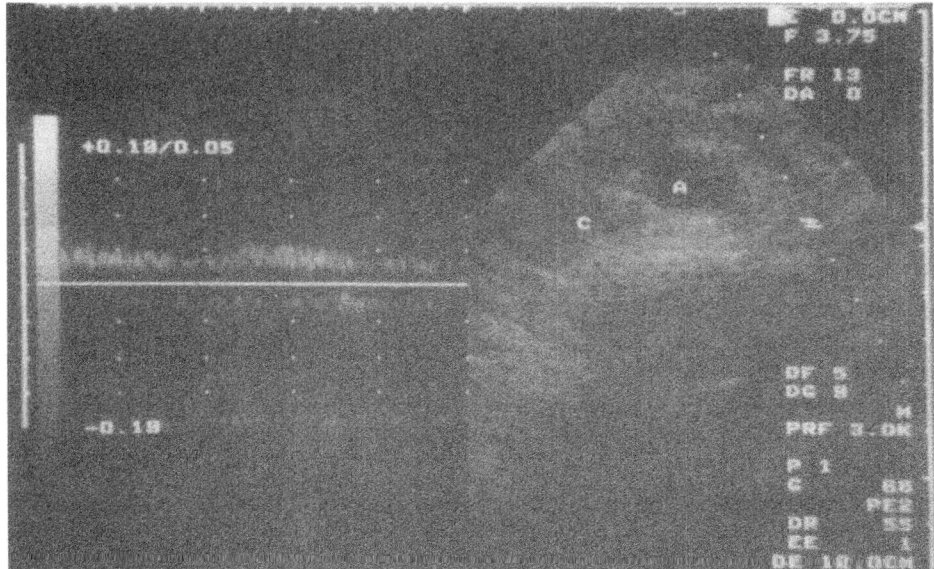

Abb. 2. Die atypischen Wege des Umgehungskreislaufes – Vene Retroperitoneale-paravertebrale

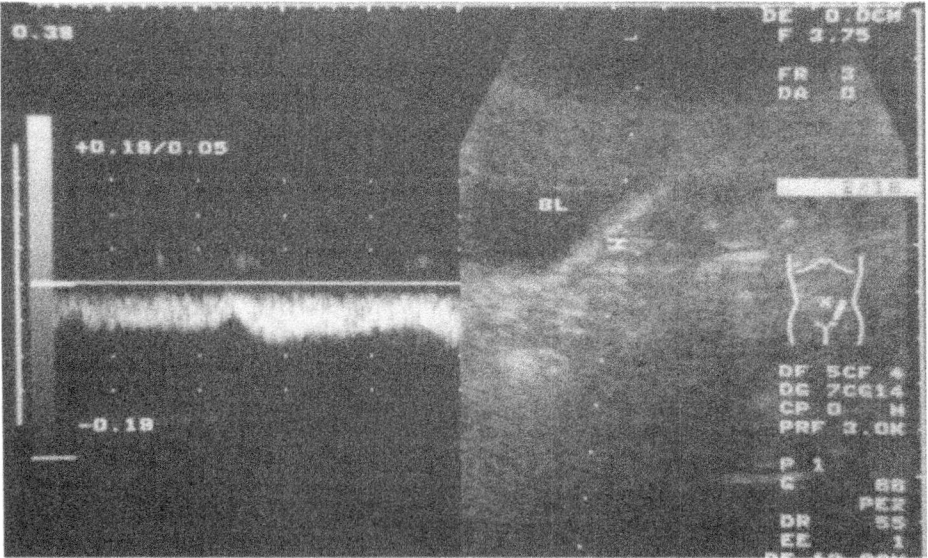

Abb. 3. Die atypischen Wege des Umgehungskreislaufes – Hemorrhoidal Plexus

Außerdem kann sie bei genügend hoher Flußgeschwindigkeit die duplexsonographische Messung im venösen Gefäßgebiet in Grenzen ersetzen.

Ganz neue Informationen, die die Farbdopplersonographie bringen kann, sind nur: Auffindung spontaner Shunts und Auffindung von Abflußrichtung und Verlauf ungewöhnlicher Kollateralen.

Schlußfolgerungen

1. Eine sonographische Diagnose der portalen Hypertension kann man in der Regel durch die konventionelle, realtime, B-mode-sonographische Untersuchung stellen.
2. Die Duplexsonographie läßt uns dank der Feststellung der Flußrichtung und Flußgeschwindigkeitsmessung, zusätzlich zur Absicherung der B-mode Befunde die Verlaufsbeurteilung der portalen Hypertension durchführen.
3. Obwohl die Farbdopplersonographie außer der Diagnose spontaner Shunts und Auffindung atypischer Kollateralen und des Gefäßverlaufes keine neuen Informationen bringt, beschleunigt und erleichtert sie die Diagnostik verglichen zur Duplexsonographie.

Literatur

1. Bolondi L, Gandolfi L, Arienti V, Caletti GC, Corcioni E, Gasbarrini G, Labo G (1982) Ultrasonography in the diagnosis of portal hypertension: diminished response of portal vessels to respiration. Radiology 142:167–172
2. Gebel M (1988) Contributions of color flow instruments to the diagnostic work up on abdominal and retroperitonal lesions. Ultrasound Med 7:50–52
3. Lombardi G, Salmi A, Polotti R, Tarantola P. Paterlini A, Inzoli MR (1987) Is it possible to recognize portal hypertension with continous-wave doppler ultrasonography? J Clin Ultrasound 15:121–125
4. Ohnishi K, Saito M, Sato S, Sugita S, Tanaka H, Okuda K (1986) Clinical utility of pulsed doppler flowmetry in patients with portal hypertension. Am J Gastroenterology 81,1:1–8
5. Rector W, Campra J, Ralls P, Charms M (1986) Utility and limitation of splanchnic venous ultrasonography in diagnosis of portal hypertension. J Clin Ultrasound 14:689–696
6. Subramanyam B, Balthazar E, Raghavendra N, Lefleur R (1983) Sonographic evaluation of patients with portal hypertension. Am J Gastroenterology 78,6:369–373

9. Duplexdiagnostik an peripheren Arterien

Die verbesserte angiodynographische Darstellung der A. femoralis superficialis im Adduktorenkanal durch echokontrastgebende Substanzen

Ph. Hendrickx*, U. Roth, F. Brassel, H.-H. Wagner

* Medizinische Hochschule Hannover, Diagnostische Radiologie II, Podbielskistraße 380, D-3000 Hannover 51

Einleitung

Die Farbdopplersonographie hat sich innerhalb kurzer Zeit als bildgebendes Verfahren einen festen Platz im diagnostischen Spektrum des Radiologen erobert [1, 3]. Daß sich die Methode für die Beurteilung arteriosklerotischer Läsionen im Bereich der Becken-Bein-Arterien noch nicht etablieren konnte, liegt daran, daß die Gefäße nur teilweise optimal eingesehen werden können. Neben den Beckenarterien und der Unterschenkeltrifurkation stellt der Adduktorenkanal einen schwer beurteilbaren Gefäßabschnitt dar (4). Der Anteil der A.femoralis superficialis im Adduktorenkanal stellt einen für den Stellenwert der FarbdopplerSonographie in der Diagnostik der arteriellen Verschlußkrankheit der unteren Extremität entscheidenden Gefäßabschnitt dar, da in diesem Bereich häufig die ersten und folgenschwersten arteriosklerotischen Läsionen auftreten. Trotz korrekter Einstellung des Gerätes kommt es oft jedoch nur zu einer mangelhaften oder ganz fehlenden Farbkodierung. Außerdem werden die Blutflußvolumina in der Regel zu niedrig bewertet. Das Ziel der Untersuchung bestand darin, auszuprobieren, inwieweit die fehlende Farbkodierung und die quantitativen Fehlbestimmungen durch Gabe echokontrastgebender Substanzen ausgeglichen werden können.

Methodik

Die echokontrastgebende Substanz SH U 454 (Echovist, Schering) [2, 5] wurde an einem selbstkonstruierten Kreislaufphantom eingesetzt. Dank einer KolbenMembran-Dosierpumpe mit zusätzlicher Hub- und Frequenzregelung konnten quasi physiologische Spektrumsignale erzeugt werden. In einem mit Tierblut gefüllten Silikonschlauch mit einem Innendurchmesser von 6,0 mm untersuchten wir ein für die A.femoralis superficialis normales triphasisches Spektrumsignal bei einem Blutflußvolumen von 166,7 ml/min. Nach einer Nativuntersuchung dieses Schlauches bei 1 cm Muskelauflagerung, simulierten wir mit 26,0 mm Muskelgewebe und 2 Faszien den Adduktorenkanal und untersuchten erneut den betreffenden Schlauch. Die weiteren Untersuchungen erfolgten mit wechselnden Konzentrationen des SH U 454. Das Kontrastmittel wurde mit verschiedenen Flußraten über einen Pigtail-Katheter proximal des Meßschlauches mit Hilfe eines Perfusors injiziert. Aus der Konzentration der Kontrastmittelsuspen-

sion und der Perfusorflußrate läßt sich in mg Mikropartikel/ml Blut an der Meß-
stelle die Konzentration des Kontrastmittels in Abhängigkeit von der Auswurf-
leistung der Kreislaufpumpe einfach berechnen. Untersucht wurden Konzentrationen von 6, 9, 12, 18 und 24 mg Mikropartikel pro ml Blut am Meßort. Wir bestimmten die mittlere Blutflußgeschwindigkeit, den Gefäßinnendurchmesser, die
maximale systolische Blutflußgeschwindigkeit, die maximale Rückflußgeschwindigkeit und das Blutflußvolumen, errechnet aus dem Gefäßinnendurchmesser
und der mittleren Geschwindigkeit. Jede Meßreihe wurde drei mal bei insgesamt
24 Meßreihen durchgeführt.

Ergebnisse

Bereits bei einer Konzentration von 9 Mikropartikel/ml wurden in etwa die
gleichen mittleren Blutflußgeschwindigkeiten und Blutflußvolumina gemessen
wie bei der Nativuntersuchung (mittlere Blutflußgeschwindigkeit ca. 12 cm/s,
Blutflußvolumen ca. 167 ml/min). Diese Werte erhöhten sich bei Steigerung der
Partikelkonzentration nicht weiter. Die gemessenen Durchmesser änderten sich
im Trend nicht signifikant.
    Die gemessenen maximalen systolischen Geschwindigkeiten und maximalen
Rückflußgeschwindigkeiten verbesserten sich im Gegensatz zur mittleren Blutflußgeschwindigkeit nach KM-Gabe nicht wesentlich.
    Bei den Meßreihen mit Kontrastmittel mußte die „Power" (Schallenergie des
Angiodynographen), um eine optimale Farbfüllung der Gefäße zu erreichen, entsprechend der Maximalleistung des Angiodynographen eingestellt werden. Bei
der maximalen „Power"-Einstellung kam die Spektrum-Kurve fast einwandfrei
zur Darstellung ohne die typischen Defektbildungen, die bei zu großer Schwächung der Ultraschallwellen durch die vorgeschalteten Gewebsschichten auftreten. Bei dieser Einstellung waren die Gefäße bereits bei einer Konzentration von
9 Mikropartikel/ml gut farbgefüllt. Allerdings trat bereits bei der ersten Kon-
trastmittelstufe eine sgn. „Überfüllung" oder ein „Auslaufen" der Gefäße (Pixel-
anfärbung außerhalb des Gefäßlumens durch Übersteuerung der Farbkodierung) auf, was dazu führte, daß der Gefäßdurchmesser nur noch durch Schät-
zung und unter Kenntnis der vorherigen Messungen festgelegt werden konnte.
Wenn die „Power" soweit reduziert wurde, daß diese Übersteuerung verschwand,
nahm jedoch die Farbfüllung der Gefäße erneut stark ab und es traten die alten
Defekte in der Spektrumkurve auf, wie es ohne Kontrastmittel der Fall war. Es
war nicht möglich, die „Power" so einzustellen, daß der Schlauch optimal farbgefüllt war, aber nicht „auslief". Die Übersteuerung begann schon bei völlig insuffi-
zienter Pixelfüllung. Dadurch veränderten sich erneut die quantitativen Messungen, und verhielten sich ebenfalls als ob kein Kontrastmittel gegeben worden wäre.

Diskussion

Seit bekannt ist, daß Gasbläschen, die durch eine Injektion in die Blutbahn gebracht werden, zu Kontrasteffekten in der Sonographie führen, werden Gase und

gasproduzierende Substanzen sowie durch Schütteln mit Luft versetzte Lösungen als Kontrastmittel eingesetzt [2, 5]. Die erste Generation dieser Kontrastmittel war u. a. aufgrund der Partikelgröße nicht lungenkapillargängig und zeichnete sich durch eine relativ geringe Reproduzierbarkeit des erzielten Kontrastes aus. Sie konnten nur für die Rechtsherzdarstellung verwendet werden. Mit dem SH U 454 (Echovist, Schering) wurde ein Präparat entwickelt, bei dem die Gasbläschen standardisiert in präformierter Größe an lösliche Saccharidmikropartikel gebunden sind. Der Mediandurchmesser wurde auf 3 μm (99%<12 μm) reduziert. Damit sind fast alle Gasbläschen kleiner als der Durchmesser der Lungenkapillaren (ca. 8 μm). Da die Luftbläschen jedoch auch beim SH U 454 nicht stabilisiert sind, kann eine Linksherzdarstellung auch hier nicht erfolgen. In der Entwicklung befindet sich allerdings noch das SH U 508, wobei die Luftbläschen zusätzlich stabilisiert und somit (lungen)kapillargängig sind. Sie verfügen außerdem über eine ausreichende Lebensdauer für die Darstellung der peripheren Arterien auch nach intravenöser Applikation.

Die durchgeführte Phantomuntersuchungen zeigten bereits bei einer Kontrastmittelkonzentration von 9 mg Mikropartikel/ml Blut am Meßort eine deutliche Verbesserung der Farbkodierung und der gemessenen Blutflußgeschwindigkeiten und -volumina. Bei einer weiteren Steigerung der Kontrastmittelkonzentration erhöhten sich die quantitativ gemessenen Werte nicht über den Ausgangswert hinaus. Allderdings traten durch die Gabe des SH U 454 erhebliche Probleme mit der Feinabstimmung des verwendeten Angiodynographen auf. Bei Maximaleinstellung der „Power" des Systems trat eine erhebliche Übersteuerung der Farbkodierung dorsal des Gefäßes auf. Dadurch konnten die ohnehin durch Weichteilvorlagerung schon unscharfen Gefäßbegrenzungen nicht mehr exakt ausgemessen werden. Um diese Übersteuerungen zu beseitigen, muß die Schallenergie des Angiodynographen soweit reduziert werden, daß die alten Defekte in der Spektrumkurve mit entsprechender Unterschätzung der Blutflußgeschwindigkeit wieder auftreten.

Die mit den echokontrasgebenden Substanzen verknüpften Hoffnungen [1, 2, 5] konnten somit nicht ganz bestätigt werden. Allerdings sind die Hoffnungen weiter berechtigt, daß sich beim Einsatz der Substanz SH U 454 oder der Nachfolgepräparate die Gefäßabschnitte im Bereich des distalen Adduktorenkanals und der Wade in Zukunft wenigstens komplett darstellen lassen. Inwieweit sich dabei noch pathologische Flußverhältnisse wie Turbulenzen und Blutflußbeschleunigungen sicher erkennen lassen, ist noch durch weiterführende Phantom- und Patientenuntersuchungen zu prüfen, sobald die Substanz für den intravasalen Gebrauch beim Menschen zugelassen ist.

Literatur

1. Fobbe F, Siegert J, Fritzsch T, Wolf K (1988) Erweiterung des diagnostischen Spektrums durch die Kombination von farbkodierter Duplexsonographie und Ultraschallkontrastmitteln. Zentralbl Radiol 136:692
2. Fritzsch Th, Muetzel W, Schartl M (1986) First experiences with a standardized contrast medium for sonography. In: Otto R, Higgins Ch (eds) New developments in imaging: Sonography – Inverventional Sonography – Cine-CT – MRI – Sonography during Neurosurgery. Thieme, Stuttgart New York 141–149

3. Hendrickx Ph, Roth U, Brassel F, Wagner HM (1989) Die Farbdoppler-Sonographie – Eine neue Dimension in der Gefäßdiagnostik. MTA 4:935–939
4. Hendrickx Ph, Roth U, Brassel F, Wagner HH (1989) Stellenwert der farbkodierten Dopplersonographie bei der Darstellung von Stenosen und Verschlüssen der Oberschenkel- und Knie-Etage. VASA Suppl 27:350–352
5. Siegert J, Fobbe F, Fritzsch Th (1987) Verstärkte Darstellung von Blutflüssen in der Angiodynographie durch ein Ultraschallkontrastmittel. Erste vorklinische Untersuchungen. Ultraschall in Klinik und Praxis Suppl 1:95

Angiodynographische Meßparameter:
Was ist gesund – Was ist krank?

U. Roth*, Ph. Hendrickx, H.-H. Wagner

* Abt. Diagnostische Radiologie II der Medizinischen Hochschule Hannover
am Krankenhaus Oststadt, Podbielskistr. 380, D-3000 Hannover 51

Einleitung

Ein Untersucher, der sich der Angiodynographie bedient, ist in den meisten Fällen nicht in der Lage, drei wichtige Abschnitte der die untere Extremität versorgenden Arterien direkt morphologisch zu beurteilen. Dazu gehören zum einen die Prädilektionsstellen atherosklerotischer Läsionen, nämlich die Iliacalbifurkation und der Abschnitt der A.femoralis superficialis im Adduktorenkanal und schließlich die Unterschenkeltrifurkation. Die Ursachen hierfür sind Luftüberlagerung (bei der Iliacalbifurkation) oder eine für die zur Verfügung stehende Technik zu dicke vorgelagerte Schicht von Muskeln, Faszien, Fett und nicht zuletzt atherosklerotischen Gefäßveränderungen.

Aus diesem Grund ist die Diagnose z. B. einer Stenose der A.femoralis superficialis im Adduktorenkanal nur indirekt über die Abtastung bestimmter Meßparameter in einem distal der Läsion gelegenen Gefäßabschnitt zu erheben.

Um herauszufinden, anhand welcher angiodynographischen Meßwerte am sichersten eine Stenose der A.femoralis superficialis diagnostiziert werden kann, haben wir 26 Patienten mit atherosklerotischen Läsionen des femoralen Segmentes (die meisten hatten eine freie Gehstrecke von bis zu 250 m) und 20 gefäßgesunde Probanden an drei Punkten untersucht:

Der Bezugspunkt A liegt 3 cm proximal der Stenose, der Bezugspunkt B in der A.poplitea in Höhe der dorsalen Tibiakante, der Bezugspunkt C in den Unterschenkelarterien, 5 cm oberhalb der Malleolen.

Vor jeder Untersuchung hielten die Probanden eine 30minütige Ruhepause in Rückenlage ein.

Ergebnisse

Die Peak Systolic Velocity ist die höchste Geschwindigkeit, die während der Systole erreicht wird. In der A.poplitea gemessen, liegt sie im gesunden Kollektiv statistisch signifikant höher als im kranken Kollektiv.

Da wir die Bestimmung von Blutflußgeschwindigkeit und Blutflußmenge aufgrund unserer Phantomuntersuchungen für unzuverlässig halten, gehen wir auf diese Größen nicht weiter ein.

Gosling und King propagierten 1974 als erste den Pulsatility Index als von eingestelltem Meßwinkel, Meßfrequenz und Schallgeschwindigkeit im jeweiligen Gewebe unabhängige Meßgröße. Sie wird aus der maximalen systolischen Ge-

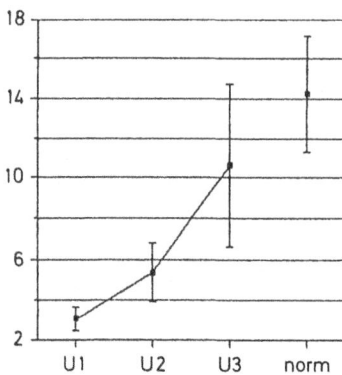

Abb. 1. Pulsatility Index

schwindigkeit v_{max}, der minimalen, während eines Herzzyklus auftretenden Geschwindigkeit v_{min} und der mittleren Geschwindigkeit v_{avg} nach der Formel

$$\text{P.I.} = \frac{v_{max} - v_{min}}{v_{avg}} \tag{1}$$

berechnet.

Sowohl die in der Poplitea als auch die in den Unterschenkelgefäßen gemessenen Werte für den Pulsatility Index sind beim gesunden Kollektiv statistisch signifikant größer als beim kranken Kollektiv (Abb. 1).

Der Rate of Change ist ein Maß für die Beschleunigung des Blutflusses während der Systole. Er errechnet sich aus der Differenz zwischen der maximalen systolischen Geschwindigkeit v_{max}, dem präsystolischen Geschwindigkeitsminimum v_{min} und der Zeit Δt, die die Pulswelle benötigt, um das Blut auf maximale Geschwindigkeit zu beschleunigen nach der Formel:

$$\text{R.C.} = \frac{v_{max} - v_{min}}{\Delta t} \left[\frac{cm}{sec^3} \right]. \tag{2}$$

Die in der Poplitea gemessenen Werte für den Rate of Change sind beim gesunden Kollektiv statistisch signifikant größer als beim kranken Kollektiv.

Der Damping Factor, ein ebenfalls von Gosling und King vorgeschlagener Wert, berechnet sich aus den vor und hinter der Stenose gemessenen Pulsatulity Indices nach der Formel:

$$\text{D.F.} = \frac{\text{P.I.}_{prä}}{\text{P.I.}_{post}}. \tag{3}$$

Die für den Damping Factor ermittelten Werte sind beim gesunden Kollektiv statistisch signifikant kleiner als beim kranken Kollektiv (Abb. 2).

Entsprechend dem Damping Factor haben wir eine Größe aus den Rate of Change-Werten vor und hinter der Stenose berechnet, die wir Change Factor nennen.

Da der Druckaufbau hinter einer Stenose langsamer verläuft, steht zu erwarten, daß der Change Factor im kranken Kollektiv größer ist als beim gesunden Kollektiv.

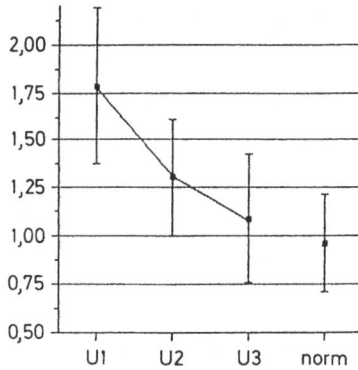

Abb. 2. Damping Factor

Dies ist auch tatsächlich der Fall: Die für den Change Factor ermittelten Werte sind beim gesunden Kollektiv statistisch signifikant kleiner als beim kranken Kollektiv.

Zusammenfassung

In unserer Untersuchung unterschieden sich die beiden Kollektive in allen gemessenen Werten statistisch signifikant.

Am aussagekräftigsten sind nach unserer Erfahrung aber

- Pulsatility Index (hier halten wir Werte von unter 10 für verdächtig auf das Vorliegen von pathologischen Gefäßveränderungen),
- Rate of Change (hier sind Werte unter 300 cm/sec^2 verdächtig),
- Damping Factor (hier sind Werte von mehr als 1,25 verdächtig), und
- Change Factor (hier sind Werte von über 2 verdächtig auf pathologische Gefäßveränderungen).

Literatur

1. Bollinger A (1983) Ultrasound techniques for follow-up of hemodynamic changes after peripheral transluminal angioplasty. In: Dotter CT, Grüntzig AR, Schoop W, Zeitler E (eds) Percutaneous transluminal angioplasty – Technique, early and late results. Springer Berlin Heidelberg New York Tokyo 6–12
2. Bone G, Ammons D (1978) Characterization of experimental arterial stenosis by numerate analysis of the Doppler velocity waveform. Surg Forum Chapter VI 208–209
3. Carter SA (1986) Hemodynamic considerations in peripheral and cerebrobascular Disease. In: Zwiebel W (eds) Introduction to vascular ultrasonography, 2nd ed. Grune & Stratton, Inc., Orlando New York San Diego London San Francisco Tokyo Sydney Toronto pp1–20
4. Gosling G, King D (1974) Aterial assessment by Doppler-shift ultrasound. Proc Roy Soc Med 67:447–449
5. Leveson S, Guillou P, Terry H, Glanville J, Kester R (1978) Pulse pressure wave analysis in the diagnosis of aorto-iliac disease. Ann Surg 187:161–165

Die farbkodierte Dopplersonographie in der Darstellung von Stenosen und Verschlüssen der Oberschenkel- und Knieetage

Ph. Hendrickx*, U. Roth, F. Brassel, H.-H. Wagner

* Medizinische Hochschule Hannover, Diagnostische Radiologie II, Podbielskistraße 380, D-3000 Hannover 51

Einleitung

Der „Gold-Standard" in der Darstellung morphologischer Veränderungen der Arterien der unteren Extremitäten ist heute nach wie vor die Blattfilm-Angiographie. Auch im Zeitalter der digitalen Subtraktionsangiographie, muß sich jedes neue Verfahren an dieser Methode messen. Erste Ergebnisse aus der Literatur deuten darauf hin, daß die farbkodierte Doppler-Sonographie zumindest teilweise eine ausreichende Darstellung der Arterien der unteren Extremität erzielen kann, um invasivere Darstellungen zu umgehen [2, 3]. Für den zukünftigen Stellenwert der Farbdoppler-Sonographie in der Diagnostik der arteriellen Verschlußkrankheit der unteren Extremitäten ist das femoropopliteale Segment jedoch entscheidend. In diesem Bereich treten häufig die ersten und folgenschweren arteriosklerotischen Läsionen auf.

Material und Methodik

Die Wertigkeit der Farbdoppler-Sonographie wurde im Vergleich zur konventionellen Blatt-Film-Becken-Bein-Angiographie, bestimmt. Untersucht wurden dazu 55 Patienten (110 Extremitäten), davon 40 Männer und 15 Frauen im Alter zwischen 44 und 82 Jahren (im Mittel 65 Jahre). Bei drei Patienten mußte die Arteriographie wegen ausgedehnten Verschlüssen der Beckenetage transaxillär durchgeführt werden. Bei zwei Patienten war eine Oberschenkelamputation links durchgeführt worden. Eine Patientin konnte nicht an der A.poplitea, die eine Bauchlage erfordert, untersucht werden (Schlaganfall).

Für die vergleichende Auswertung wurde der femoropopliteale Bereich in 5 Segmente eingeteilt: 1. A.femoralis communis, 2. A.profunda femoris (proximaler Verlauf (5 cm) des Hauptstammes), 3. A.femoralis superficialis oberhalb des Adduktorenkanals, 4. A.femoralis superficialis im Adduktorenkanal, 5. A.poplitea.

Für jedes der genannten Segmente wurde unabhängig ein Auswerteschema ausgefüllt. Die Farbdoppler-Sonographie- und Angiographiebefunde wurden anschließend miteinander verglichen.

Jedes Arteriensegment wurde bezüglich des Vorhandenseins von Stenosen und Verschlüssen betrachtet. Bei den *Stenosen* wurde zwischen vier Kategorien unterschieden: 1. Keine, 2. Singuläre, 3. Multiple $\leq$ 5, 4. Multiple $\rangle$ 5.

Die konventionellen Angiogramme wurden mit einer Übertischröhre, schrittweiser Tischverschiebung und AOT-Wechsler (Format 35/35) vorgenommen. Zur Angiographie wurden 80 ml Kontrastmittel (Ultravist 300) über einen Pigtailkatheter 5F mit einem Flow von 12 ml/sec in die distale Aorta abdominalis injiziert. Bei 39 von 55 Patienten wurde ergänzend zur besseren Beurteilung der Femoralisgabel eine Schrägaufnahme dieses Bereichs angefertigt.

Die Farbdoppleruntersuchungen wurden mit dem Angiodynographen (Quantum/Philips) durchgeführt.

Ergebnisse

Die Tabellen 1 und 2 geben die Ergebnisse einer detaillierten Vergleichsstudie zwischen Farbdopplersonographie (FDS) und Angiographie wieder. Es werden jeweils getrennt die Ergebnisse der gut und der schlecht einsehbaren Gefäßsegmente angegeben.

Tabelle 1. Vergleich von Angiographie und farbkodierter Doppler-Sonographie hinsichtlich der Darstellbarkeit von Stenosen im femoropoplitealen Segment

Vergleich der Methoden	Gut zugängige Gefäßabschnitte[a] 140 Stenosen		Schlecht zugängige Gefäßabschnitte[b] 34 Stenosen	
	n	[%]	n	[%]
FDS und Angiographie gleich	104	(74)	13	(38)
FDS besser als Angiographie	21	(15)	1	(3)
FDS schlechter als Angiographie	15	(11)	20	(59)

[a] A. femoralis communis, A. profunda femoris, A. femoralis superficialis oberhalb vom Adduktorenkanal, A. poplitea.
[b] A. femoralis superficialis im Adduktorenkanal.

Tabelle 2. Vergleich von Angiographie und farbkodierter Doppler-Sonographie hinsichtlich der Darstellbarkeit von Verschlüssen im femoropoplitealen Segment

Vergleich der Methoden	Gut zugängige Gefäßabschnitte[a] 52 Verschlüsse		Schlecht zugängige Gefäßabschnitte[b] 20 Verschlüsse	
	n	[%]	n	[%]
FDS und Angiographie gleich	49	(94)	18	(90)
FDS besser als Angiographie	0	(0)	0	(0)
FDS schlechter als Angiographie	3	(6)	2	(10)

[a] A. femoralis communis, A. profunda femoris, A. femoralis superficialis oberhalb vom Adduktorenkanal, A. poplitea.
[b] A. femoralis superficialis im Adduktorenkanal.

Diskussion

Wie aufgrund vorher durchgeführter Phantomuntersuchungen (1) mit vorgelagerten Muskel-, Faszien- und Fettschichten zu erwarten war, muß für eine Bewertung der Leistungsfähigkeit der farbkodierten Dopplersonographie bei der
arteriellen Verschlußkrankheit im femoropoplitealen Segment unterschieden
werden zwischen einerseits gut und damit direkt zugängigen und andererseits
schlecht und nur indirekt zugängigen Gefäßabschnitten.

Zu den gut zu untersuchenden Gefäßen zählen die A.femoralis communis,
der Hauptstamm der A.profunda femoris, die A.femoralis superficialis im Abschnitt oberhalb des Adduktorenkanals und die A.poplitea. Abgesehen von extrem adipösen Patienten sind in diesen Bereichen die großen Gefäße fast immer
komplett und ausreichend darstellbar. Dementsprechend ist die Darstellbarkeit
von pathologischen Veränderungen ausgezeichnet. Stenosierende Veränderungen und Verschlüsse der Arterien sind mit der Arteriographie und Angiodynographie etwa gleich gut zu erfassen. Von 140 Stenosen wurden 104 (74%) mit beiden Methoden erkannt. Bei 15 Patienten (11%) wurden angiographisch mehr,
bei 21 Patienten (15%) farbdopplersonographisch mehr Stenosen erkannt. Fast
alle Verschlüsse (49/52 = 94%) wurden mit beiden Methoden diagnostiziert.
Fehlbeurteilungen mit der Angiodynographie resultieren meistens aus einer Ver-
wechslung einer kräftigen Kollaterale mit einem noch durchgängigen eingeeng-
ten Gefäß (zwei Patienten).

Die A.femoralis superficialis im Adduktorenkanal kann aufgrund von Über-
lagerungen durch Fettgewebe, Muskeln und Faszien meistens nicht direkt oder
nur inkomplett dargestellt werden. Für eine indirekte Beurteilung eignet sich die
vergleichende Analyse der Spektralwellen proximal und distal des Adduktorenkanals [4]. Allerdings ist es mit dieser Methode oft unmöglich, den Grad einer
vorgeschalteten Stenose bzw. eines Verschlusses zu differenzieren. Auch die exakte Lokalisation der pathologischen Veränderungen ist nur bedingt möglich.
Der Wert der indirekten Spektralanalyse ist jedoch, wie die vorliegende Studie
zeigt, deutlich eingeschränkt. Vor allem wenn mehrere Stenosen/Verschlüsse an
einer Extremität vorliegen und bei schwerer Atheromatose der Gefäßwände versagt auch die indirekte Beurteilung oft. Beim vorliegenden, schwer arteriosklerotisch veränderten Krankengut wurden mit der Angiodynographie im Adduktorenkanal häufig schwere Veränderungen übersehen. Von 34 Stenosen wurden
nur 13 (38%) korrekt diagnostiziert. 20 Stenosen (59%) wurden angiodynogra-
phisch übersehen. Verschlüsse können durch die indirekte Spektralanalyse zuverlässiger erkannt werden (18/20 = 90%).

Wegen der unzuverlässigen Darstellung von Stenosen der A.femoralis superficialis im Adduktorenkanal ist beim derzeitigen Stand der Technik die
Farbdoppler-Sonographie nicht in der Lage die Arteriographie zu ersetzen. Vor
allem bei schwer arteriosklerotischen Patienten wo multiple Stenosen und Verschlüsse hintereinander geschaltet sind, werden im Adduktorenkanal mit der indirekten Spektralanalyse häufig Stenosen übersehen.

Literatur

1. Hendrickx Ph, Roth U, Brassel F, Taubert K, Ranke C, Wagner HH (1990) Phantom-untersuchungen zur Wertigkeit der farbkodierten Doppler-Sonographie bei der arteriellen Verschlußkrankheit der unteren Extremitäten. Fortschr Röntgenstr 152:1–5
2. Hendrickx Ph, Roth U, Brassel F, Wagner HH (1989) Die Farbdoppler-Sonographie – Eine neue Dimension in der Gefäßdiagnostik. MTA 4:935–939
3. Metz V, Braunsteiner A, Grabenwoeger F, Dock W, Huebsch P (1988) Farbcodierte Doppler-Sonographie der Becken-Bein-Arterien: Überprüfung der Wertigkeit der Methode im Vergleich zur Angiographie. Fortschr Röntgenstr 149:314–316
4. Zwiebel W (1986) Frequency spectrum analysis in Doppler diagnosis. In: Zwiebel W (ed) Introduction to vascular ultrasono-graphy. Grune & Stratton, Inc., Orlando New York San Diego London San Francisco Tokyo Sydney Toronto pp53–80

Farbkodierte Duplexsonographie nach Endarteriektomie der A.carotis

W. Steinke*, C. Kloetzsch, M. Hennerici

* Neurologische Klinik der Heinrich-Heine-Universität Düsseldorf, Moorenstr. 5, D-4000 Düsseldorf

In der Mehrzahl der postoperativen Ultraschalluntersuchungen nach Karotis-endarteriektomie wurde mit der konventionellen Doppler- oder Duplexsonogra-phie die Inzidenz relevanter Re-Stenosen oder Verschlüße festgestellt, während morphologische Veränderungen des operierten Gefäßabschnitts, dargestellt mit der hochauflösenden B-mode Echotomographie oder im histopathologischen Präparat, nur vereinzelt beschrieben wurden [1, 2]. In einer neueren Studie wurde auf die besondere prognostische Bedeutung von turbulentem Blutfluß nach End-arteriektomie hingewiesen [3], wobei allerdings mit dem verwendeten einkanali-gen gepulsten Doppler eines Duplexsystems nur eine qualitative Erfassung der hämodynamischen Störungen in Form einer Verbreiterung des Frequenzspek-trums des Dopplersignals möglich war. Auch die Interaktion von postoperativer Gefäßmorphologie und hämodynamischen Störungen wurde bisher kaum unter-sucht, wahrscheinlich, weil bis vor kurzem eine entsprechende nicht-invasive Un-tersuchungsmethode nicht zur Verfügung stand. Die neue Ultraschalltechnik der farbkodierten Duplexsonographie (FDS) ermöglicht nun die Echtzeit-Darstel-lung des Blutflusses durch Farbkodierung des Dopplersignals, die einem hoch-auflösenden B-mode Echotomogramm der Gefäßstrukturen überlagert wird [4, 5]. In der vorliegenden Studie wurden die Möglichkeiten der FDS bei der Cha-rakterisierung der veränderten Morphologie und assoziierter Störungen des Blut-flusses nach Karotisendarteriektomie untersucht, um aufgrund der Ergebnisse in weiteren Studien relevante Faktoren für die Entstehung von Re-Stenosen und das Aufreten cerebraler Ischämien identifizieren zu können.

Aufgrund des Intervalls zwischen Operation und der Untersuchung mit der FDS wurden die 66 Patienten in zwei Gruppen eingeteilt: In Gruppe A (32 Pa-tienten, 34 Endarteriektomien, Alter ($\bar{x}$):63 Jahre) wurde die FDS nach 7 Tagen ($\bar{x}$), in Gruppe B (34 Patienten, 38 Endarteriektomien, Alter ($\bar{x}$):63 Jahre) nach 39 Monaten ($\bar{x}$) durchgeführt. In Gruppe A wurde mit einer Ausnahme bei allen Pa-tienten und in Gruppe B bei 27 Patienten ein Venenpatch verwendet, in Gruppe B wurde die Arteriotomie in 7 Fällen mit einem Dacron-Streifen und in 4 Fällen di-rekt verschlossen. In beiden Gruppen erlitt je ein Patient perioperativ einen In-sult, in Gruppe B kam es bei zwei Patienten im weiteren Verlauf ipsilateral zur operierten Seite zu einer cerebralen Ischämie mit persistierendem neurologischen Defizit. Die FDS Untersuchungen wurden mit dem Quantum Angiodynograph (QAD PV, Philips Med.-Techn. Systeme, Hamburg) durchgeführt mit einem li-nearen 7,5 MHz Schallkopf zur simultanen zwei-dimensionalen Abbildung eines B-mode Echotomogramms der Gefäßstrukturen und der farbkodierten Doppler-signale des Blutflusses (technische Details der Methode siehe Ref. 5).

Unauffällige morphologische Verhältnisse fanden sich postoperativ lediglich in 47% (A) und 39% (B) der Aa.carotis communes (ACC) und in 56% (A) bzw. 68% (B) der Aa.carotis internae (ACI). In Abhängigkeit von der Echomorphologie konnten bestimmte pathologische Befunde unterschieden werden:

1. Kleine echointensive glatte Strukturen waren in beiden Gruppen häufig (ACC: 44% (A), 43% (B); ACI: 32% (A), 18% (B)). In typischer Lokalisation am proximalen und distalen Ende des operierten Segments könnten sie neointimalen fibrösen Hyperplasien entsprechen. Turbulenzen traten an diesen Plaques selten auf, in 6 Fällen der Gruppe B stellte sich jedoch am proximalen Übergang zur Endarteriektomie ein Bereich mit verlangsamtem und rückwärtsgerichtetem Blutfluß dar. Dieser Befund könnte im Sinne der in der Literatur vertretenen Ansicht interpretiert werden, daß ein Zusammenhang zwischen neointimaler Hyperplasie und veränderter postoperativer Hämodynamik im endarteriektomierten Gefäßabschnitt besteht.

2. Nur in Gruppe A stellten sich in 4 Fällen homogene glatte Plaques dar mit einer Echodichte vergleichbar der einer normalen Gefäßwand (Abb. 1a), bei denen es sich wahrscheinlich um residuelle „Media-Inseln" handelt [1].

3. Heterogene Plaques mit irregulärer Oberfläche fanden sich in 5% (A) bzw. 18% (B) und verursachten häufig Turbulenzen (Abb. 1b). Aufgrund ihrer Echomorphologie entsprechen sie typischen arteriosklerotischen Plaques, die in einzelnen Fällen bei der Operation nicht entfernt worden waren, jedoch in der Mehrzahl in Gruppe B Ausdruck des fortschreitenden Gefäßprozesses sind.

4. Große thrombotische Auflagerungen mit echoarmer Binnenstruktur und glatter Oberfläche wurden in 6 Fällen entdeckt, 2 in Gruppe A, 4 in Gruppe B. Mit einer Ausnahme, in der der Thrombus zu einer Stenose der ACI und einer cerebralen Durchblutungsstörung führte (Abb. 1c), fanden sich keine oder allenfalls minimale Turbulenzen in den Abschnitten mit wandständigem thrombotischen Material. Ein unauffälliger postoperativer Dopplerbefund beweist daher nicht ein optimales operatives Ergebnis.

Hämodynamische Störungen waren in beiden Gruppen besonders in der ACC ausgeprägt [normale Strömungsmuster nur in 6% (A) bzw. 16% (B)], wobei sich häufig Zonen mit Turbulenzen und rückwärtsgerichtetem Blutfluß von der Wand bis in die Gefäßmitte ausdehnten (Abb. 2a). In vielen Fällen normalisierte sich der turbulente Fluß dann oberhalb der Bifurkation in der ACI, bei einer bis weit in die ACI ausgedehnten Endarteriektomie konnte jedoch in diesem Abschnitt eine deutliche Flußverlangsamung und Rückfluß des Blutes festgestellt werden (Abb. 2b). Insgesamt waren die hämodynamischen Störungen um so ausgeprägter, je dilatierter das Gefäßsegment war, was sich auch in den drei Fällen mit aneurysmatischer Dilatation zeigte. Dieser Befund ist von großer Bedeutung, da auch die beschriebenen thrombotischen Auflagerungen ausnahmslos in weiten Gefäßabschnitten gefunden wurden. Auf der anderen Seite zeigten auch die relevanten Lumeneinengungen (>50%) Veränderungen der Hämodynamik mit charakteristischen farbkodierten Dopplersignalen [5], die in Gruppe A zur Diagnose einer residuellen ACI-Stenose, in Gruppe B von zwei Re-Stenosen und drei ACI-Verschlüssen führten.

Die FDS kombiniert die Möglichkeiten von Doppler- und Duplexsonographie und erhöht aufgrund der zusätzlichen farbkodierten Darstellung des Blut-

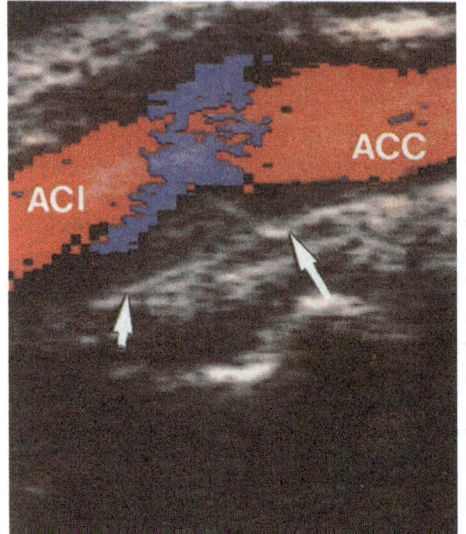
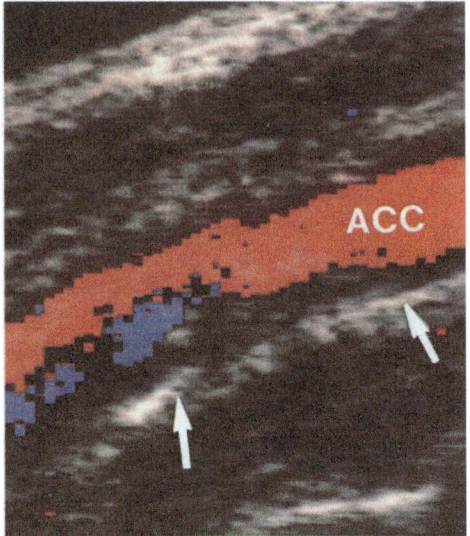
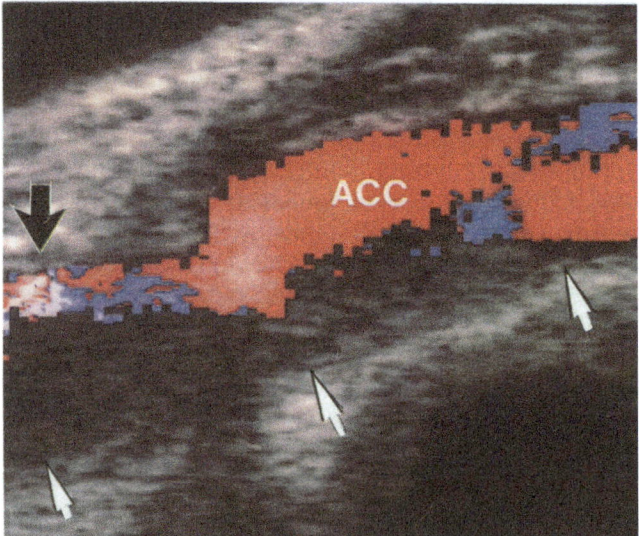

Abb. 1a–c. Farbkodierte Duplexsonographie nach Endarteriektomie der A.carotis. **a** 5 Tage postoperativ. Glatte isodense Struktur (Pfeile), wahrscheinlich einer „Media-Insel" entsprechend, an der Hinterwand der Bifurkation mit deutlichen Turbulenzen (blaues Flußsignal), **b** 28 Monate postoperativ. Typischer arteriosklerotischer Plaque (Pfeile) an der Hinterwand der A.carotis comm. (ACC) mit heterogener Echostruktur und irregulärer Oberfläche. Mäßige Turbulenzen distal des Plaque, **c** 5 Monate postoperativ. Großer glatter hypo- bis isodenser Thrombus von der A.carotis comm. bis in die Bifurkation reichend (weiße Pfeile) verursacht mittelgradige Stenose der A.carotis interna (ACI) (schwarzer Pfeil) mit deutlicher Strömungsbeschleunigung und Turbulenzen im Stenosebereich

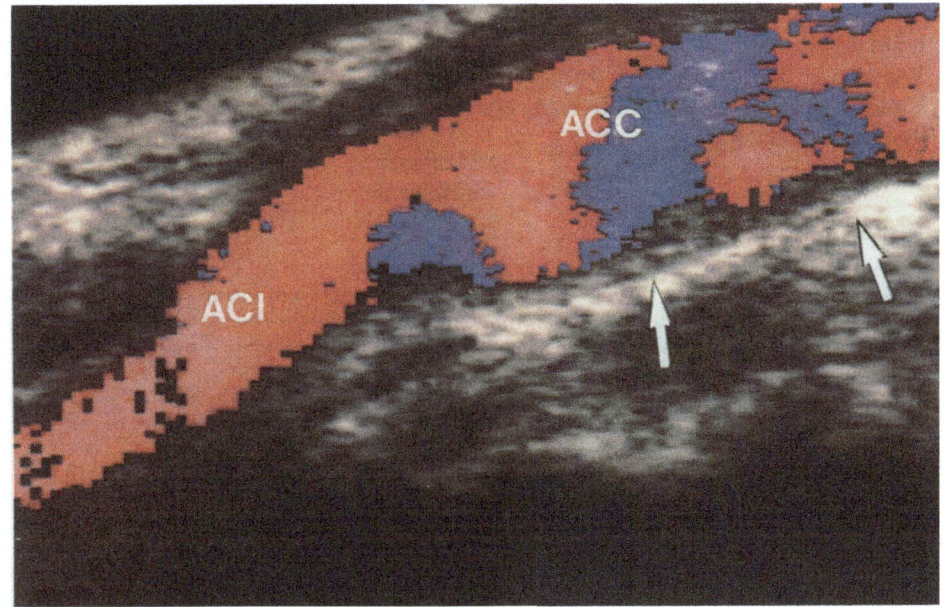

a

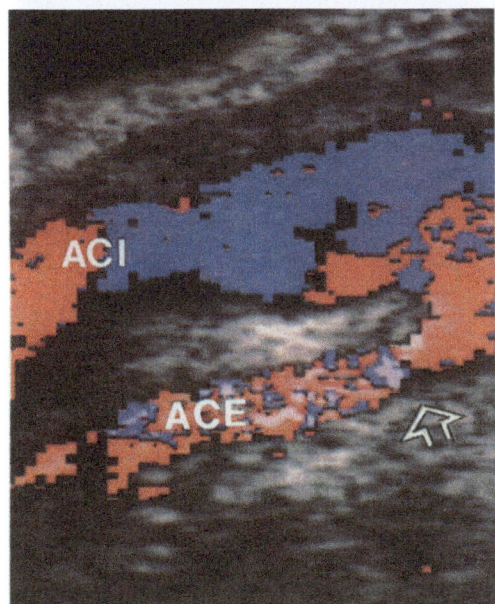

b

Abb. 2a, b. Farbkodierte Duplexsonographie nach Endarteriektomie der A.carotis. **a** 4 Tage postoperativ erweitertes Gefäßlumen mit kleineren Wandunregelmäßigkeiten (Pfeile) und ausgedehnten Zonen mit Turbulenzen und rückwärtsgerichteten Flußanteilen in de A.carotis comm. (ACC). Ungestörter Blutfluß in der A.carotis int. (ACI) oberhalb der Bifurkation, **b** 5 Tage postoperativ massive Turbulenzen und Rückfluß im endarteriektomierten Abschnitt der ACI (Lumen mit blauem Farbsignal ausgefüllt). Umschriebene höhergradige Reststenose der A.carotis ext. (ACE) (Pfeil)

flußes die diagnostische Sicherheit bei der postoperativen Befundkontrolle. Wir meinen, daß die FDS die derzeit geeigneteste Methode ist, um die prognostische Bedeutung der durch die postoperative Gefäßgeometrie und pathologische Wandstrukturen veränderten Hämodynamik in zukünftigen prospektiven Studien zu untersuchen.

Literatur

1. Marosi L, Ehringer H, Piza F, Wagner O (1984) Die frühpostoperative Morphologie der Arteria carotis nach Endarteriektomie: Systematische prospektive Untersuchungen mit einem hochauflösenden Ultraschall-Duplex-Echtzeit-Darstellungssystem. Ultraschall 5:202–214
2. Clagett GP, Robinowitz M, Youkey JR, Fisher DF, Fry RE, Myers SI, Lee EL, Collins GJ, Virmani R (1986) Morphogenesis and clinicopathologic characteristics of recurrent carotid disease. J Vasc Surg 3:10–23
3. Bandyk DF, Kaebnik HW, Adams MB, Towne JB (1988) Turbulence occuring after carotid bifurcation endarterectomy: a harbinger of residual and recurrent carotid stenosis. J Vasc Surg 7:261–274
4. Steinke W, Hennerici M (1989) Doppler color flow imaging of carotid body tumors. Stroke 20:1574–1577
5. Steinke W, Kloetzsch C, Hennerici M (1990) Carotid artery disease assessed by Doppler color flow imaging. AJNR (im Druck)

Farbkodierte Duplexsonographie nach Laserangioplastie von femoro-polplitealen Gefäßverschlüssen

H. Steiner*, J. Lammer, F. Flückiger, E. Deu, E Pilger, G. Melzer

* Univ.-Klinik für Radiologie, Auenbruggerplatz 9, A-8036 Graz

Die farbkodierte Duplexsonographie (FDS) stellt eine Weiterentwicklung der konventionellen Duplexsonographie dar und ermöglicht neben der B-Bilddarstellung die simultane Erfassung der Hämodynamik in den Gefäßen. Ein homogenes Farbspektrum repräsentiert einen physiologischen laminären Flow, ein inhomogenes Farbspektrum mit inversen Signalanteilen ist hingegen für turbulente Blutbewegungen charakteristisch. Die Strömungsgeschwindigkeit wird durch die Farbintensität repräsentiert – je intensiver das Farbsignal, umso höher die Geschwindigkeit. Durch die FDS ist die Positionierung des Meßvolumens (Sample Volume) in Gefäßabschnitte mit pathologischem Fluß rasch und exakt möglich. Der Stellenwert der FDS für die angiologische Diagnostik peripherer Gefäße gewinnt zusehends an Bedeutung [1–3].

Im Rahmen einer prospektiven Studie wurden die Ergebnisse der perkutanen transluminalen Laser-Angioplastie (PTLA) bei 56 Patienten mit femoro-popplitealen Gefäßverschlüssen mittels der FDS überprüft. Die FDS erfolgte mit einem 5 MHz Linear-Schallkopf (Acuson 128) bei 44 Patienten am 3. bis 4. Tag nach der PTLA. 12 weitere Patienten, die 3–12 Monate nach dem Eingriff klinisch die Symptomatik eines Reverschlusses boten, wurden sowohl mittels der FDS als auch mit der i.v. DSA untersucht. Zielsetzung dieser Studie war die Verifizierung der primären Rekanalisationsrate und der Nachweis signifikanter Reststenosen.

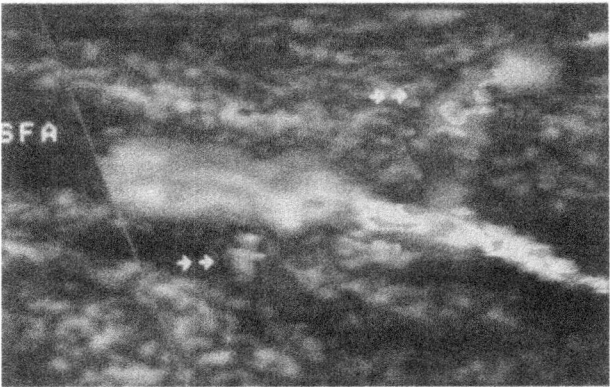

Abb. 1. FDS der A.femoralis superficialis in Höhe des Adduktorenkanals: Hochgradige fadenförmige Reststenose nach PTLA mit vorgeschalteten Kollateralen und signifikanter Strömungsbeschleunigung (intensives Farbsignal weiß markiert)

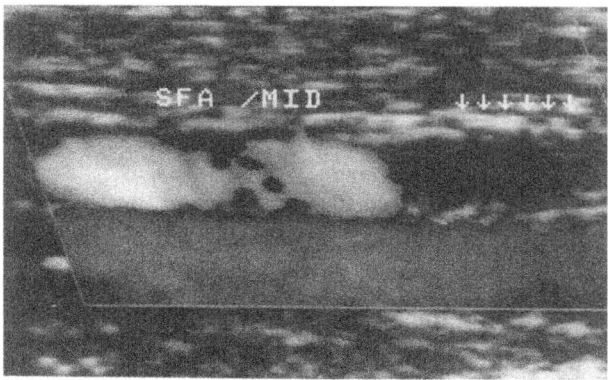

Abb. 2. Fehlendes Farbsignal (Pfeile) im Bereich des mittleren Drittels der A.femoralis superficialis bei frischem Reverschluß nach PTLA

Tabelle 1. Ergebnisse der FCD (3–4 Tage
nach PTLA, n = 44)

Rekanalisation ohne signifikante Reststenose	17
Reverschluß	9
Stenose größer als 50%	15
Stenose subtotal	3

Der Befund einer *Reststenose* (Abb. 1) wurde einerseits anhand der B-Bild-Morphologie (Restlumen, Kollateralen) andererseits anhand der Dopplerfluß-kurve im Bereich des pathologischen Farbspektrums erstellt. Kriterien für die Befundung eines Stenosegrades über 50% waren:
- die Aufhebung der triphasischen Kurvenform,
- die Erhöhung der maximalen systolischen Flußgeschwindigkeit ($>$2 m/sec),
- die Relation der maximalen systolischen Geschwindigkeit prästenotisch: stenotisch = 1:2–1:4

  Der Stenosegrad wurde als über 75%ig gewertet wenn:
- die Flußgeschwindigkeit $>$4 m/sec und die velocity-ratio über 1:4 war.

Der Nachweis eines *Verschlusses* (Abb. 2) gelingt aufgrund des fehlenden Farbsignals mittels der FDS zuverlässig.

Unsere Kontrolluntersuchungen der PTLA-Patienten ergaben eine primäre Rekanalisationsrate von 80% und eine Reststenoserate von 41% (Tabelle 1). Aufgrund der hohen Reststenoserate ist zu fordern, daß Patienten nach einer PTLA routinemäßig mittels der FCD nachzuuntersuchen sind, da im Falle von signifikanten Reststenosen die perkutane Dilatation anzustreben ist. In jedem Fall sollte jedoch diese Patientengruppe engmaschiger nachkontrolliert werden (ideal wäre eine monatliche Kontrolle innerhalb des 1. Jahres nach der PTLA).

Im Vergleich zur FDS bietet die i.v.DSA eine übersichtlichere Darstellung der femoro-poplitealen Etage, limitierend sind für beide Untersuchungen vorgeschaltete Mehrfachstenosen oder Verschlüsse. Während die i.v.DSA in diesen Fällen

Anschlußsegmente (insbesondere im Falle von linksventrikulärer Herzinsuffizienz) teilweise nur ungenügend darstellen kann, ist bei der FDS eine ausgeprägte Gefäßwandsklerose limitierend. Aufgrund der reduzierten Ortsauflösung, des hohen Bildrauschens und der möglichen Artefakte bei der i.v.DSA ist für den Stenosenachweis, insbesondere für die Stenosegraduierung der FDS der Vorzug zu geben.

Literatur

1. Moneta GL, Strandness DE (1978) Peripheral arterial duplex scanning. JCU 15:645–651
2. Lewis BD, Meredith James E, Charbonean JW, Reading CC, Welch TJ (1989) Current applications of color Doppler imaging in the abdomen and extremities. Radio Graphics 9:599–631
3. Koennecke HC, Fobbe G, Hamed MM, Wolf KJ (1989) Diagnostik arterieller Gefäßerkrankungen der unteren Extremitäten mit der farbkodierten Duplexsonographie. Fortschr Röntgenstr 151:42–46

10. Phlebothrombosen

Kompressionssonographie als Verfahren zur Diagnose der akuten tiefen Beinvenenthrombose

W. Habscheid*, M. Höhmann, St. Klein

* Medizinische Universitäts-Klinik, Josef-Schneider-Str. 2, D-8700 Würzburg

In den letzten Jahren mehren sich in der Literatur Hinweise, daß die Real-time-Sonographie eine hohe Treffsicherheit in der Diagnostik der akuten tiefen Beinvenenthrombose zukommt [1–5]. Neben der Aufweitung thrombosierter und dem Verschluß vorgeschalteter Venenabschnitte, der fehlenden Venendilatation unter Vasalmanöver und dem Nachweis eines echogenen Thrombus, hat sich vor allem die fehlende Komprimierbarkeit des verschlossenen Lumens als leicht faßbares, treffsicheres Thrombosekriterium herauskristallisiert. Ziel der folgenden Arbeit war es, anhand eines größeren Patientenkollektivs mit Verdacht auf einen akuten Beinvenenverschluß die diagnostische Aussagekraft der Methode im Ober- und Unterschenkelbereich zu ermitteln. Als Thrombosekriterium fand nur die fehlende Komprimierbarkeit des verschlossenen Gefäßlumens Anwendung (Kompressionssonographie).

Patienten und Methode

Es wurden 178 Patienten, bei denen wegen Verdachts einer akuten tiefen Beinvenenthrombose eine Phlebographie durchgeführt wurde, in die Studie aufgenommen. Paralell zur Röntgenuntersuchung wurde von einem unabhängigen Untersucher eine Sonographie des Beinvenensystems (Picker-LSC 7000; 5 Mega Herz) durchgeführt. Als Thrombosekriterium werteten wir im Oberschenkel alleine die fehlende Komprimierbarkeit der Venen: Offene Venen können im Gegensatz zu Arterien durch Kompression mit dem Schallkopf leicht zum Kollaps gebracht werden (Abb. 1). Verschlossene Venen imponieren nicht komprimierbar (Abb. 2). Es hat sich als vorteilhaft herausgestellt, die Komprimierbarkeit im Querschnitt zum anantomischen Verlauf zu untersuchen, da somit ein laterales Ausweichen des Gefässes aus der Schallebene während des Kompressionsvorganges vermieden werden kann. Im Oberschenkel dient die Arterie femoralis als leicht faßbare Leitstruktur. Die entsprechende Vene kommt in der Leistenregion medial und in weiten distal gelegenen Abschnitten dorsal der Arterie zu liegen. Die Vena poplitea wird ebenfalls in Rückenlage des Pat. bei abgewinkeltem Knie von dorsal her angeschallt. Während offene Unterschenkelvenen beim liegenden Patienten meist nicht eingesehen werden können, imponieren thrombosierte Venen als echoarme nicht komprimierbare Stränge. Die Vena tibialis posterior und Vena fibularis liegen in der Flexorenloge und werden von posterior angeschallt. Die Vena tibialis anterior liegt in der Streckerloge und wird von anterior her untersucht.

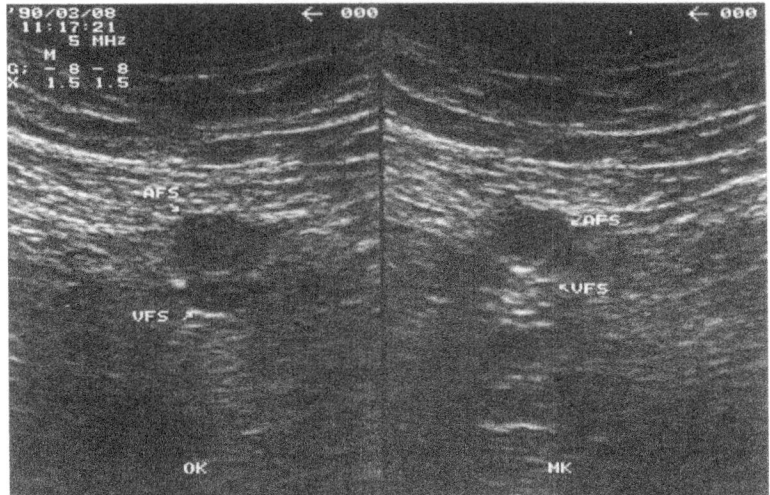

Abb. 1. Oberschenkelquerschnitt, Normalbefund. Links: ohne Kompression (OK) deutliche Darstellung der dorsal der Arterie liegenden Vene. Rechts: mit Kompression Kollaps des Venenlumens (*AFS* a.femoralis superficialis, *VFS* v.femoralis superficialis)

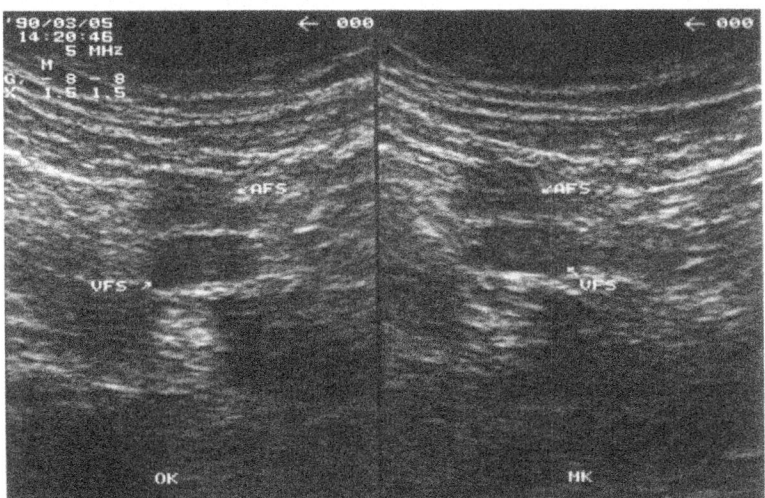

Abb. 2. Oberschenkelquerschnitt. Thrombose: Im Gegensatz zu Abb. 1 kollabiert bei Vorliegen einer Thrombose die Vene bei Kompression nicht. Beachte: Die Echogenität des verschlossenen Venenlumens unterscheidet sich nicht von dem der offenen Arterie

Ergebnisse

Phlebographie

Da bei mehreren Patienten beidseitige Phlebographien durchgeführt worden sind, lagen zur Beurteilung insgesamt 226 Phlebogramme einer Extremität vor. Es kamen 113 Thrombosen zur Darstellung. Isolierte Unterschenkelvenenthrombosen waren mit 37 die größte Untergruppe, es folgten 33 Patenten mit kompletten Verschlüssen vom Unterschenkel bis zur Vena femoralis communis. Bei 26 reichten die Verschlüsse vom Unterschenkel bis zur Vena femoralis superficialis, bei 6 bis zur Vena poplitea. Bei 102 Thrombosen war der Unterschenkel in den Verschluß mit einbezogen. Nur bei 11 Patienten waren isolierte Oberschenkelvenenthrombosen nachweisbar.

Sonographie

Bei einem Patienten mit isolierter tiefer Unterschenkelvenenthrombose wurde ein falsch positiver Ultraschallbefund erhoben. 4 isolierte Unterschenkelvenenthrombosen und 1 isolierter Verschluß der Vena femoralis superficialis wurden sonographisch übersehen. Weiter wurden bei mehrere Segmente umfassenden Verschlüssen zweimal eine Beteiligung des Unterschenkels und je einmal ein Übergriff des Thrombus auf die Vena femoralis superficialis bzw. Vena poplitea nicht richtig erkannt. Aus diesen Daten ergeben sich für die Sonographie der Tabelle 1 zu entnehmenden Werte für Sensitivität und Spezifität.

Tabelle 1. Lokalisatorische Treffsicherheit der Kompressionssonographie bei phlebographisch nachgewiesener Thrombose (Gesamtzahl der Phlebographien: 226; Thrombosen: 113)

Lokalisation der Thrombose	Phlebographie n	Sonographie			
		Richtig-positiv	Falsch-positiv	Sensitivität [%]	Spezifität [%]
Vena femoralis communis	34	34	0	100	100
Vena femoralis superficialis	66	64	0	97	100
Vena poplitea	74	73	0	98	100
Oberschenkel	76	74	0	97	100
Unterschenkel (total)	102	96	1	94	99
Unterschenkel (isoliert)	37	33	1	89	99
Gesamtes Bein [a]	113	104	1	92	99

[a] Sensitivität ohne Berücksichtigung der exakten Lokalisation: 95%.

Diskussion

In der vorliegenden Studie konnten wir in einer größeren Fallzahl zeigen, daß die Kompressionssonographie eine sensible und spezifische Methode in der Diagnostik der akuten tiefen Beinvenenthrombose ist. Unsere Ergebnisse stehen in Übereinstimmung mit Befunden anderer Autoren, die für die Diagnose der Oberschenkelvenenthrombose im Schnitt eine Sensitivität von 90% und eine Spezifität von 95% fanden [1–5]. Die fehlende Komprimierbarkeit des thrombosierten Lumens ist vor allem bei quer zur Gefäßverlaufsrichtung liegender Schnittebene leicht faßbar, eindeutig und von hoher diagnostischer Aussagekraft. Durch Beschränkung der Untersuchung auf die Beurteilung dieses Kriteriums wird der Untersuchungsgang ohne Qualitätseinbuße wesentlich vereinfacht und verkürzt.

In einer früheren Arbeit (4) haben wir erstmalig auf die Möglichkeit des Nachweises von Unterschenkelvenenthrombosen durch die Real-time-Sonographie hingewiesen. Da offenen Unterschenkelvenen beim liegenden Patienten wegen des weitgehenden Kollapses des Lumens sonographisch meist nicht darstellbar sind, galt auch die Diagnostik von Thrombosen in diesem Bereich in der Literatur bisher als wenig treffsicher. Berücksichtigt man aber, daß Venen im Gegensatz zu Arterien im Laufe des Thrombosierungsvorganges mit Gerinnselmaterial ausgestopft und geweitet werden, so wird verständlich, daß ab einer gewissen Größe verschlossene Gefäße als nicht komprimierbare echoarme Stränge nachgewiesen werden können. Häufig gibt der Patient bei gezielter Palpation eine deutliche Druckempfindlichkeit an. Wegen des längerstreckigen Verlaufes ist eine Unterscheidung von gelegentlich echoarm imponierenden Muskelbündeln und durch die fehlende Pulsation von arteriellen Gefäßen meist möglich. Im Zweifelsfall hilft der Vergleich zur Gegenseite.

Im Gegensatz zu den gängigen anderen indirekten Verfahren (Jod-Fibrinogen-Test, Dopplersonographie, Plethyomographie) vermag die Real-time-Sonographie den Thrombus direkt bildlich darzustellen. Wie wir zeigen konnten, gelingt eine exakte Bestimmung der Ausdehnung des Verschlusses in 92% der Fälle, so daß die Effizienz therapeutischer Verfahren (z.B. Lysetherapie) sehr sensibel kurzfristig verfolgt werden kann. Die mit der Technik der Kompressionssonographie durchgeführte Ultraschalluntersuchung ist eine annähernd ideale Methode zur Primärdiagnostik der akuten tiefen Beinvenenthrombose. Sie ist bei einiger Übung einfach interpretierbar, flexibel, mobil anwendbar und preisgünstig. Sie ist jederzeit wiederholbar und vermag die Ab- oder Zunahme des Thrombus exakt zu lokalisieren. Ein entsprechendes Ultraschallgerät ist vielerorts vorhanden („Schilddrüsenschallkopf") und das Ergebnis liegt dem Untersucher sofort vor.

Eine Oberschenkelvenenthrombose kann mit annähernder Sicherheit (97%) ausgeschlossen werden. 9 von 10 Unterschenkelvenenthrombosen werden korrekt erkannt. Wegen ihrer hohen Treffsicherheit auch im Unterschenkelbereich ist das Verfahren auch für wissenschaftliche Untersuchungen zur Bestimmung der Thromboseprävalenz in definierten Patientenkollektiven gut anwendbar.

Literatur

1. Appelmann PT, De Jong TE, Lampman LE (1987) Deep venous-thrombosis of the leg: US-findings. Radiology 163:747–751
2. Dauzat MM, Laroche J-R, Charras ChCh, Blin B, Domingo-Faxe MM (1986) Real-time B-mode ultrasonography for better specifity in the noninvasive diagnosis of deep vein thrombosis. J Ultrasound Med 5:625–631
3. Elias A, le Corff G, Bouvier JL, Benichou M, Serradijnigni A (1987) Value of real-time-B-mode ultrasound imaging in the diagnosis of deep vein thrombosis of the lower limbs. Inter Angiol 6:175–182
4. Habscheid W, Wilhelm Th (1988) Diagnostik der tiefen Beinvenenthrombose durch Real-time-Sonographie. Dtsch Med Wochenschr 113:586–591
5. Lensing AWA, Prandoni P, Brandges D, Hiusman P, Vigo M, et al. (1989) Detection of deep-vein thrombosis by real-time-b-mode ultrasonography. New Engl J Med 320:342–345

Real-time Sonographie bei tiefer Beinvenenthrombose im Vergleich zur Phlebographie

P. Herzog, W. Herrmann, M. Anastasiu, W. Wollbrink

I. Med. Klinik u. Radiol. Inst. St. Markus Krankenhaus, D-6000 Frankfurt

Die real-time Sonographie gewinnt auch in der peripheren Gefäßdiagnostik zunehmend an Bedeutung. Wir haben daher in einer Studie die Treffsicherheit der real-time B-Bild Untersuchung mit der Röntgen-Phlebographie verglichen.

Patienten und Methodik

In der Zeit von Februar 1988 bis Oktober 1989 wurden in der I. Med. Klinik des St. Markus Krankenhauses Frankfurt 101 Pat. im Durchschnittsalter von 59,3 Jahren mit V. a. tiefe Beinvenenthrombose vergleichend sonographisch und phlebographisch untersucht. Die Sonographie (Picker LS 7000, 5 MHz curved array) wurde binnen 24 Std. vor der Phlebographie von insgesamt 6 verschiedenen Untersuchern nach entsprechender Einarbeitungszeit durchgeführt. Es wurden 190 Beine sonographiert, zum Vergleich standen 113 verwertbare Phlebographien zur Verfügung. Die V. iliaca, V. femoralis superficialis und die V. tibialis anterior wurden in Rückenlage, die V. poplitea, V. tibialis posterior und V. peronea in Bauchlage des liegenden Pat. untersucht. Sonographische Kriterien für eine Thrombose waren: Visualisation von thrombotischem Material im Gefäß, fehlende Komprimierbarkeit und Lumenänderung der Vene im Valsalva-Manöver. Durch kontinuierliche Verschiebung des Schallkopfes von proximal nach distal wurde die Prüfung der Kompressibilität im Gefäßquer- und -längsschnitt auch im Vergleich zur Gegenseite durchgeführt. Die Phlebographie erfolgte nach der Methode von Hach.

Ergebnisse

Phlebographisch wurden im untersuchten Kollektiv insgesamt 8 isolierte Oberschenkel-Thrombosen (OS-T), 42 kombinierte Unterschenkel- (US) und OS-T und 7 isolierte US-T diagnostiziert. Bei 9 Pat. war das gesamte tiefe Beinvenensystem thrombosiert, in 29 Fällen reichte der Thrombuskopf proximal in die V. femoralis, 5 × in die V. poplitea hinein. Bei 14 Pat. reichte der Thrombuskopf bis in die V. iliaca oder diese war isoliert durch thrombotisches Material verschlossen. Von den 50 OS-T wurde eine einzige sonographisch nicht gesehen, hierbei fand sich der Thrombuskopf in einer gedoppelten V. poplitea, wobei ein Ast der gedoppelten Vene thrombosiert, der ander thrombusfrei war. Bei einer

Tabelle 1

Vene	Beurteilbarkeit (sonographisch)	Anzahl der Thrombosen	davon komplett	davon inkomplett	sonographisch richtig erkannt	Sensitivität	Spezifität
V. iliaca	89%	14	8	6	11	78%	98%
V. fem. sup.	100%	42	29	13	42	100%	100%
V. pop.	100%	44	24	20	43	98%	98%
Oberschenkel gesamt	100%	50			49	98%	98%
V. tib. ant.	39%	31	15	16	3	10%	100%
V. tib. post.	80%	39	15	24	22	56%	97%
V. peronea	13%	48	17	31	2	4%	100%
Unterschenkel gesamt		50			30	60%	97%
isolierte Unterschenkel-Thrombosen		7			1	14%	100%

Pat. wurde die sonographisch gestellte Diagnose einer OS-T erst durch eine zweite Phlebographie nach 12 Std. bestätigt. Die Ergebnisse zur sonographischen Beurteilbarkeit der einzelnen Venen, der Erkennung von Thrombosen, differenziert in komplett (vollständig obturierender Thrombus) und inkomplett (umspülter Thrombus mit partieller Komprimierbarkeit des Gefäßlumens) und die berechnete Sensitivität und Spezifität in der Thrombosediagnostik sind der Tabelle 1 zu entnehmen. Als sonographische Nebenbefunde bzw. Ursachen der Thrombosen konnten in einem Fall eine Baker-Cyste, 1 × ein ausgedehntes paravasales Hämatom und bei 2 Pat. Lymphome im kleinen Becken diagnostiziert werden. Die sonograph. Treffsicherheit der Thrombosediagnostik im Bereich der V. iliaca wurde mit 78%, der V. femoralis mit 100% und der V. poplitea mit 98% berechnet. Insgesamt war die Treffsicherheit in der Erkennung einer OS-T mit 98% sehr hoch. Infolge der am liegenden Pat. nur schlecht darstellbaren US-Venen war die Erkennung dieser Gefäße in den verschiedenen Regionen wie auch die Erkennung thrombotisch verschlossener US-Gefäße deutlich geringer. Die Beurteilbarkeit der Gefäße schwankte zwischen 13% (V.peronea), 39% (V.tibialis anterior) und 80% (V.tibialis posterior). Dementsprechend niedrig war die sonographische Treffsicherheit in der Thrombosediagnostik zwischen 4% (V.peronea), 10% (V.tibialis anterior) und 56% im Bereich der V.tibialis posterior. Die Sensitivität des sonographischen Nachweises einer US-T war mit 60% im Vergleich zum OS deutlich niedriger.

Diskussion

Die in unserer Klinik durchgeführte prospektive, vergleichende Untersuchung zwischen Sonographie und Phlebographie in der Thrombosediagnostik bestätigt die hohe Sensitivität der Sonographie (98%) in der Erkennung von OS-T, wobei die Gefäße des OS bei allen Pat. sonographisch gut dargestellt wurden. Auch in der Beckenetage war die Sensitivität im Thrombosenachweis mit 78% bei einer Spezifität von 98% noch zufriedenstellend. Bei isolierten US-T war die sonograph. Treffsicherheit mit 14% so niedrig, daß die Sonographie nach unserer Meinung zum Ausschluß isolierter US-T ungeeignet ist. Die im US-Bereich am besten beurteilbare Venengruppe war die V. tibialis posterior; hier konnte ein thrombotischer Verschluß in 56% der Thrombosierungen nachgewiesen werden. Die Darstellbarkeit der kleinkalibrigen US-Venen könnte durch Untersuchung des stehenden Pat. bzw. nach Anlegen einer Staubinde verbessert werden, doch wurde im Rahmen der Studie bewußt auf derartige Maßnahmen verzichtet, um Auskunft über die Untersuchung schwerkranker, nicht stehfähiger Pat. zu gewinnen. Die in der Literatur beschriebenen echoarmen Stränge bei US-T konnten wir nur in wenigen Fällen darstellen: dies könnte mit dem Thrombusalter und einer schlechten Thrombusdiskriminierbarkeit bei Zunahme der Echogenität älterer symptomarmer US-T zusammenhängen.

    Zusammenfassend kann gesagt werden, daß die Sonographie als nicht invasive, nicht strahlenbelastende, einfache, billige und schnell verfügbare, wiederholbare Untersuchung eine sichere Diagnose der tiefen OS-Venenthrombose ermöglicht. Problematisch erscheint uns die sonographische Beurteilung der isolierten

US-Venenthrombosen, da hier die Sonographie unseres Erachtens keine genü-
gende Treffsicherheit aufweist und der Phlebographie unterlegen ist. Problematisch ist die Diagnostik bei Doppelung der Beinvenen, wobei ein Thrombus in einer gedoppelten Vene mit Thrombosierung nur eines Schenkels leicht übersehen
werden kann.

Duplexsonographische Diagnostik der tiefen Bein- und isolierten Unterschenkelvenenthrombose

M. Stapff*, G. Betzl, G. V. Küffer, F. A. Spengel

* Medizinische Poliklinik der Universität München, Pettenkoferstr 8a,
D-8000 München 2

Wegen der Tragweite möglicher therapeutischer Konsequenzen kann die Diagnose einer tiefen Beinvenenthrombose nicht ohne die Unterstützung durch ein bildgebendes Verfahren gestellt werden. Die Duplex-Sonographie tritt hierbei zunehmend in Konkurrenz zur Phlebographie.

In einer prospektiven Studie haben wir die diagnostischen Aussagen der Duplex-Sonographie mit den Ergebnissen der Phlebographie verglichen.

Methodik

Patienten, bei welchen wegen des klinischen oder Cw-doppler-sonographischen Verdachts eine Phlebographie indiziert war, wurden vor der Kontrastmitteldarstellung duplex-sonographisch untersucht. Das Ergebnis der Sonographie war dem Radiologen nicht bekannt. Die Auswertung erfolgte im Vergleich mit der Phlebographie bezüglich der Diagnose, der Lokalisation einer evtl. Thrombose und der sich aus der jeweiligen Untersuchung ergebenden therapeutischen Konsequenzen (n = 66, 33 Männer, 33 Frauen, Alter von 18–86 J., Durchschnitt 51 J.). Als pathologische sonographische Befunde wurden eindeutige Binnenechos

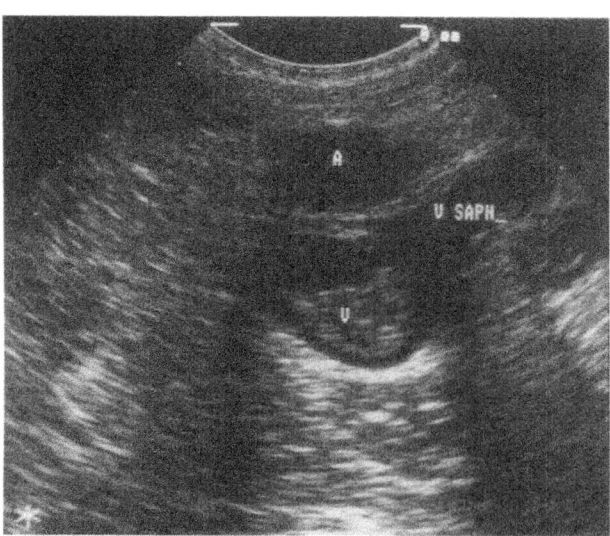

Abb. 1. Querschnitt caudal des rechten Leistenbandes: Partielle Thrombosierung der V.femoralis (V) in Höhe der Einmündung der V.saphena magna (V. saph.)

im Venenlumen (Abb. 1), eine fehlende Komprimierbarkeit im Querschnitt und fehlender Fluß auf distale Kompression gewertet. Am Unterschenkel werden thrombosierte Venen als erweiterte, zumeist echoarme wurstförmige, oft geschlängelte Strukturen sichtbar.

Ergebnisse

Zieht man die Phlebographie als Referenzmethode heran, so hat die Duplex-Sonographie bezüglich der Frage, ob eine tiefe Beinvenenthrombose vorliegt oder nicht, eine sehr hohe Sensitivität von 97% und eine deutlich niedrigere Spezifität von 72%.

Die hohe Leistungsfähigkeit der Duplex-Sonographie betrifft nach unseren Ergebnissen besonders die Gefäßgebiete proximal des Unterschenkels. Wie die Aufschlüsselung in Tabelle 1 zeigt, war sowohl die Darstellungsqualität als auch die Trefferquote am Unterschenkel am geringsten.

Die Frage, ob Unterschenkelvenen mit beteiligt sind, ist bei einer sonographisch festgestellten Thrombose des Knie-, Oberschenkel- oder Beckenbereichs kaum klinisch relevant.

Anders verhält es sich, wenn die tiefen Venen vom Becken bis zur Kniekehle unauffällig sind. Hier muß der Verdacht auf eine *isolierte* Unterschenkelvenenthrombose ausgesprochen werden. Von unseren 66 Patienten zeigten 34 diese Konstellation. In 14 Fällen waren die Unterschenkelvenen sonographisch nicht darstellbar. Kein einziger dieser Patienten hatte in der Phlebographie eine Thrombose.

In 20 beurteilbaren Fällen wurde eine von 6 isolierten Unterschenkelvenenthrombosen übersehen, die Sensitivität betrug also 83%, außerdem wurden 4 falsch positive Diagnosen gestellt, was die Spezifität auf 71% erniedrigt.

Postuliert man, daß eine nicht sichtbare Unterschenkelvene als nicht thrombosiert bezeichnet werden darf, weil sie nicht gestaut ist und weil sie im Liegen auslaufen kann, so würde sich die Anzahl richtig negativer Befunde auf 24 und damit die Spezifität auf 86% erhöhen.

Tabelle 1. Aussagekraft der Duplex-Sonographie in den einzelnen Venenabschnitten

n=66	Darstellbar [%]	Sensitivität [%]	Spezifität [%]
V. iliaca	98	100	100
V. femoralis	100	100	98
V. poplitea	98	100	92
U'schenkel	58	92	63

Diskussion

Die hohe Trefferquote der Sonographie im Erkennen von Thrombosen im Knie-, Oberschenkel- und Beckenbereich ist in der Literatur bereits unbestritten [1–4]. Die Diagnostik von Unterschenkelvenenthrombosen mit der Duplex-Sonographie bleibt jedoch weiterhin unsicher, diese Schwierigkeit wird auch durch die oft fehlende Miteinbeziehung des Unterschenkels in vergleichenden Studien repräsentiert (Tabelle 2).

Die Therapie einer isolierten Unterschenkelthrombose wird allerdings durchaus kontrovers diskutiert. So gibt es Stimmen, die in diesem Fall keine Therapie einleiten würden [5].

Wir hätten allerdings bei unseren 9 Fehldiagnosen unter den 66 Patienten einmal eine nötige Low Dose Heparinisierung unterlassen, 4 mal unter dem falschen Verdacht einer Unterschenkelvenenthrombose unnötig low dose heparinisiert, und 4 Patienten zu viel mit den entsprechenden therapeutischen Konsequenzen stationär aufgenommen. Bei den letztgenannten handelte es sich um einen Zustand nach Kniegelenksoperation, zwei postthrombotische Syndrome und eine anatomische Variante der V.femoralis, also jeweils Situationen, welche eine sonographische Untersuchung erschwerten.

Tabelle 2. Vergleichende Studien (Ausschnitt)

Autor	Jahr	n	Gesamt		Unterschenkel	
			Sensitivität [%]	Spezifität [%]	Sensitivität	Spezifität
Rhagavendra	1984	11	100	100	Nicht berücksichtigt	
Vogel	1987	54	92	100	Nicht berücksichtigt	
Habscheid	1988	77	94	97	89%	100%
O'Leary	1988	50	88	96	Nicht berücksichtigt	
Rollins, D.	1988	46	87	98	89%	
Cronan	1988	51	89	100	Nicht berücksichtigt	
Lensing	1989	220	91	99	36%	
Killewich	1989	47	95	58	Nicht berechnet	
Eigene Ergebnisse	1989	66	97	72	92%	63%

Zusammenfassung

Die Duplex-Sonographie ist zur Erkennung von Thrombosen von der Kniegelenketage an aufwärts ein hervorragend geeignetes bildgebendes Verfahren. Auch am Unterschenkel bringt die Sonographie in der Hand des geübten Untersuchers einen diagnostischen Gewinn. Wird zu sehr auf die Komprimierbarkeit des Venenlumens geachtet, führt dies hier zu falsch positiven Ergebnissen. Bessere Kriterien sind die Suche nach aufgestauten Venenabschnitten und nach pathologischen Flußmustern.

Literatur

1. Habscheid W, Wilhelm Th (1988) Diagnostik der tiefen Beinvenenthrombose durch Real-time-Sonographie. Dtsch Med Wochenschr 113:586–591
2. Killewich LA et al. (1989) Diagnosis of deep venous thrombosis. A prospective study comparing duplex scanning to contrast venography. Circulation 79:810–814
3. Lensing AWA et al. (1989) Detection of deep-vein thrombosis by real-time B-mode ultrasonography. New Engl J Med 320:342–345
4. O'Leary DH, Kane RA, Chase BM (1988) A prospective study of the efficacy of B-scan sonography in the detection of deep venous Thrombosis in the lower extremities. J Clin Ultrasound 16:1–8
5. Vogel P, Laing FC, Jeffrey RB Jr, Wing VW (1987) Deep venous thrombosis of the lower extremity: US Evaluation. Radiology 163:747–751

Duplexsonographie zur Diagnostik bei Urokinaselysebehandlung von Phlebothrombosen

S. Grosser*, G. Kreymann, A. Guthoff, C. Taube, A. Raedler, M. Heller, V. Tilsner, H. Greten

* Medizinische Kernklinik und Poliklinik, Universitätskrankenhaus Hamburg Eppendorf, Martinistr. 52, D-2000 Hamburg 20

Einführung

Bei der Diagnostik von Phlebothrombosen stehen die sonographischen Untersuchungsverfahren, die Plethysmographie sowie der Iod-^{125}-Fibrinogentest der konventionellen Phlebographie gegenüber, die immer noch als der „golden standard" gilt.

Obwohl in den letzten Jahren zahlreiche Studien veröffentlicht wurden [2, 4, 5], die eine befriedigende Zuverlässigkeit der nichtinvasiven Untersuchungsverfahren zeigten, konnten sie die Phlebographie insbesondere zur Klärung einer Indikation zur fibrinolytischen Therapie nicht verdrängen.

Trotz mehrjähriger Erfahrungen mit der konventionellen Duplexsonographie bei der Diagnostik sowie zur Überwachung der fibrinolytischen Therapie bei Phlebothrombosen konnte diese Untersuchungsmethode auch bei uns kaum bessere Ergebnisse als die B-mode-Sonographie allein erzielen.

Insbesondere bei dem Nachweis umspülter Thromben, minimalen venösen Restflüssen um thrombotisches Material in den Venen und der Darstellung von Kollateralen erwies die Phlebographie sich als der Duplexsonographie überlegen.

Der duplexsonographische Restflußnachweis in einer teilthrombosierten Vene erfordert ein zeitaufwendiges „Durchmustern" der gesamten Vene durch Plazieren des „sample volumes" für Dopplermessungen wodurch diese Methodik auch bei hinreichender Erfahrung des Untersuchers anfällig wird.

Mit der neuen farbcodierten Duplexsonographie steht eine Methode zur Verfügung, die durch Einsatz der „low-flow-Technik" einen venösen Flußnachweis erleichtert.

Die vorliegende Arbeit zeigt erste Ergebnisse einer laufenden prospektiven Studie, in der Untersuchungsergebnisse der farbcodierten Duplexsonographie mit den phlebographischen Befunden bei der Diagnostik der Urokinaselysebehandlung von Phlebothrombosen verglichen werden.

Patienten und Methodik

50 Patienten im Alter zwischen 18 und 75 Jahren gelangten mit dem klinischen Verdacht auf das Vorliegen einer frischen Phlebothrombose zur stationären Aufnahme. Vor der phlebographischen Diagnostik erfolgte die Untersuchung des Venensystems mit der farbcodierten Duplexsonographie.

Bei 28 Patienten im Alter zwischen 18 und 61 Jahren wurde die Indikation zur fibrinolytischen Therapie gestellt.

Unter intensivmedizinischer Überwachung erfolgte über wenigstens 7 Tage die kontinuierliche Zufuhr von 62 500 IE Urokinase[R]/Stunde, bevor durch erneute Duplexsonographie und Phlebographie der Befund kontrolliert wurde.

Bei vollständigem oder völlig fehlendem Therapieerfolg wurde die Lysebehandlung beendet, bei Teilerfolg die Urokinasebehandlung meist für weitere 7 Tage fortgesetzt.

Die farbcodierte Duplexsonographie wurde von zwei erfahrenen Untersuchern mit einem im Handel erhältlichen Gerät (Acuson-128) ausgerüstet mit linearen 5 und 7,5 MHz- sowie einem 3,5 MHz-Sektorschallkopf durchgeführt.

Die Untersuchungsdauer betrug durchschnittlich 25 Minuten. Um artifizielle Echos zu vermeiden, wurde die „Gain"-Kurve so justiert, daß in der die Vene begleitenden Arterie keine Echos nachweisbar waren.

Die Untersuchung der Beckenvenen und der Oberschenkelvenen erfolgte in Rückenlage des Patienten, die Darstellung der Venen des distalen Oberschenkeldrittels, der Venen der Kniegelenksregion und des Unterschenkels in Bauchlage des Patienten.

Kriterien für die sonographische Beurteilung bestanden in der Bewertung der B-Bild-Morphologie, der Kompressibilität, dem Verhalten bei Valsalva- sowie anderer Funktionsmanöver, dem farbcodierten Flußnachweis in den Venenabschnitten unter Einsatz der „low-flow"-Technik sowie dem Nachweis oberflächlicher, Kollateralen entsprechender Gefäßstrukturen.

Es erfolgte grundsätzlich sowohl die Untersuchung des klinisch suspekten sowie des klinisch unauffälligen Beines, um Befunddifferenzen nachweisen zu können.

Die Phlebographien wurden in der radiologischen Klinik des Universitätskrankenhauses Hamburg Eppendorf nach Standardverfahren durchgeführt.

Ergebnisse

Bei den 50 Patienten mit dem klinischen Verdacht auf das Vorliegen einer Phlebothrombose konnten sowohl durch farbcodierte Duplexsonographie als auch durch Phlebographie in 41 Fällen frische thrombotische Veränderungen diagnostiziert werden. Befunddifferenzen zwischen beiden Methoden ergaben sich bei 2 Patienten, wobei in einem Fall durch Duplexsonographie der Verschluß in der Vena poplitea gesehen wurde, während durch die Phlebographie eine Verschlußlokalisation im mittleren Oberschenkeldrittel vermutet wurde. Der zweite differente Befund ergab sich bei einer Patientin mit Beckenvenenthrombose, wobei phlebographisch ein kompletter Verschluß vermutet wurde, während die farbcodierte Duplexsonographie bei teilthrombosierter Beckenvene umspülte Thromben nachwies (Abb. 1)

Bei der Beurteilung des Therapieerfolges der fibrinolytischen Behandlung ergaben sich in 27 Fällen zwischen beiden Methoden identische Befunde, indem 9 mal eine erfolgreiche Behandlung, 8 mal ein Teilerfolg während in 10 Fällen ein fehlender Erfolg dokumentiert werden konnte.

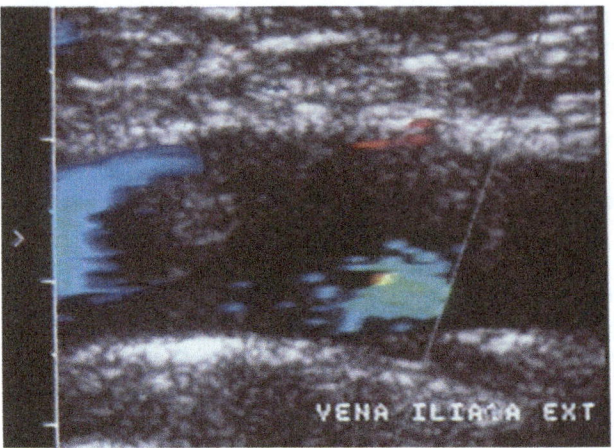

Abb. 1. Darstellung der Vena iliaca externa durch farbcodierte Duplexsonographie: Nachweis eines umspülten großen Thrombus – begleitende Arteria iliaca externa außerhalb der Bildebene. Phlebographisch vena iliaca externa nicht darstellbar

In einem Fall wurden phlebographisch nach der Lysetherapie noch Restthromben in der Beckenvene vermutet, wohingegen die Duplexsonographie eine völlig unauffällige Darstellung der Beckenvene ergab. Bei gleichzeitigem sonographischen Nachweis einer Überlaufharnblase bei Blasenentleerungsstörung erfolgte die erneute phlebographische Befundkontrolle nach Harnblasenkatheterisierung, wobei sich jetzt ebenfalls eine unauffällige Beckenvene zeigte.

Den phlebographischen Befund als tatsächlichen Befund zugrundelegend ergab sich für die farbcodierte Duplexsonographie eine Spezifität und eine Sensitivität von 97%.

Diskussion

Die konventionelle Phlebographie gilt in Ermangelung eines hinsichtlich der Aussagekraft vergleichbaren alternativen Untersuchungsverfahrens seit Jahrzehnten als der „golden standard" bei der Diagnostik von Phlebothrombosen der unteren Extremität [1, 2, 4, 5].

Die Nachteile eines kontrastmittelabhängigen Röntgenverfahrens, das nicht selten für die Patienten schmerzhaft ist, das Risiko anaphyllaktischer Reaktionen birgt, aber auch Thrombosen selbst erst induzieren kann [1], mußten im Interesse einer sicheren Diagnostik insbesondere vor Durchführung einer nicht risikoarmen fibrinolytischen Behandlung hingenommen werden.

Die farbcodierte Duplexsonographie bietet in der Diagnostik von Phlebothrombosen eine neue Dimension. Sie vereinigt die in zahlreichen Studien unter Beweis gestellte hohe Sensitivität und Spezifität der B-mode-Sonographie mit einem optimierten, sicheren, auch venösen Flußnachweis mittels Dopplertechnik [3].

Unsere ersten Erfahrungen sowohl bei der Primärdiagnostik als auch bei der Überwachung einer fibrinolytischen Therapie von Phlebothrombosen zeigen, daß mindestens der Phlebographie vergleichbar sichere Befunde durch farbcodierte Duplexsonographie zu erzielen sind.

Bei dem Nachweis von minimalen Restflüssen, der Darstellung umspülter Thromben sowie einer beginnenden Rekanalisation scheint dieses neue Untersuchungsverfahren der Phlebographie überlegen zu sein, was sich auch mit Erfahrungen anderer deckt [3].

Prinzipiell ist durch Einsatz der farbcodierten Duplexsonographie die Durchführung und Organisation der fibrinolytischen Behandlung im Interesse der Patientensicherheit zu verbessern. Durch die beliebige, gefahrlose Wiederholbarkeit der Untersuchung ist eine kurzfristige Überwachung eher als durch zeitlich willkürlich angesetzte Phlebographien möglich, wodurch ein Therapieerfolg oder -versagen frühzeitiger erkannt werden kann.

Trotz der bisher kleinen Fallzahl erscheint es uns auch schon vor Abschluß der größeren Studie gerechtfertigt, bei Vorliegen von Kontraindikationen zur Phlebographie wie z. B. Kontrastmittelallergie oder Graviditas und eindeutigem Farbduplexbefund die Indikation zu einer fibrinolytischen Therapie zu stellen und diese anhand dieses Untersuchungsverfahrens gezielt zu steuern.

Literatur

1. Bettmann MA, Paulin S (1977) Leg phlebography: the incidence, nature and modification of undesirable side effects. Radiology 122:101–104
2. Cronan JF, Dorfman GS, Scola FH, Schepps B, Alexander J (1987) Deep venous thrombosis: US assessment using vein compression. Radiology 162:191–194
3. Foley WD, Middleton WD, Lawson TJ, Erickson S, Quiroz FA, Macrander S (1989) Color doppler ultrasound imaging of lower-extremity venous disease. Am J Rad 152:371–376
4. Hull R, Hirsh J, Sackett DL, Taylor DW, Carter C, Turpie AGG, Zielinsky A, Powers P, Gent M (1981) Replacement of venography in suspected venous thrombosis by impedance plethysmography and I^{125}-fibrinogen leg scanning. Ann Int Med 94:12–15
5. Lensing A, Prandoni P, Brandges D (1989) Detection of deep vein thrombosis by real time B-mode ultrasonography. N Engl J Med 2:342–345

Die Wertigkeit der farbcodierten Duplex-Sonographie (FCDS) beim Therapiemanagement der tiefen Beinvenenthrombose

R. Wildling*, A. Lederer, G. Ranner, E. Sorantin, I. Friehs, E. Pilger, H. Steiner

* Univ.-Klinik für Radiologie, Graz, Auenbruggerplatz 9, A-8036 Graz

Einleitung

Die Aussagekraft der FCDS bei der Diagnose der tiefen Beinvenenthrombose wurde bereits von mehreren Arbeitsgruppen [1–4] untersucht; auch eigene Erfahrungen an 137 Patienten liegen vor. Alle Autoren sehen in der FCDS ein schnell und einfach durchzuführendes Verfahren mit hoher Treffsicherheit im Bereich der Vena iliaca externa, der Vena femoralis und der Vena poplitea (Sensitivität 93–96%, Spezifität 97–99%).
    Wir haben versucht die Einsatzmöglichkeiten der Methode, im Vergleich mit der Phlebographie, beim Therapiemanagement; – der Lyse und der Thrombektomie – aufzuzeigen.

Patienten und Methodik

Bei 18 Patienten (10 Frauen/8 Männer, Alter zwischen 32 und 67, im Mittel 48 – 18 Beine, 9 re./9 li.) wurden im Rahmen einer systemischen Lyse mit rtPA, Streptokinase, Urokinase 51 phlebographische und sonographische Untersuchungen von verschiedenen Untersuchern durchgeführt; bei 11 Patienten 3, bei 7/2 und bei 1/4.
    Die FCD erfolgte mit einem Acuson (Fa. Acuson) unter Verwendung von 2 Linearschallköpfen mit Frequenzen von 5 und 7,5 MHz. Bei 7 Patienten nach Thrombektomie mit AV-Shunt wurde dieser postoperativ und vor der Ligatur mit der FCDS dargestellt.
    Bei der Beurteilung der proximalen Gefäßabschnitte befanden sich die Pat. in Rückenlage; die Beine ausgestreckt und nach außen rotiert. Für das Aufsuchen der V.poplitea wurde die Bauch- oder Seitenlage gewählt. Die tiefen Venen wurden kontinuierlich von der V.iliaca externa bis zur Aufzweigung der V.poplitea verfolgt. Zur Dokumentation standen ein Videogerät und eine Polaroid Sofortbildkamera zur Verfügung.

Ergebnisse

In 12 Fällen wurde eine ausgedehnte, das gesamte Bein betreffende Thrombose diagnostiziert; in 4 Fällen reichte sie proximal bis ins mittlere Drittel der V.femoralis superficialis und zweimal bis in die V.poplitea.

Bei 5 Pat. konnte mit der Lysentherapie eine vollständige, bei 2 Pat. eine teilweise Rekanalisation erreicht werden; in 10 Fällen trat keine Änderung ein. Die Befunde der FCDS stimmten im Oberschenkel- und Kniebereich in allen Fällen mit denen der Phlebographie überein.

Diskussion

Die Phlebographie ist ein invasives Untersuchungsverfahren und kann Kontrastmittelreaktionen und lokale Komplikationen verursachen. Während einer systemischen Lysetherapie werden in einem kurzen Zeitraum 2–4 Phlebogramme durchgeführt; besonders in dieser Situation erscheint eine nicht invasive Methode wünschenswert. Die hohe Treffsicherheit der Sonographie beim Erkennen einer Thrombose im femoropoplitealen Gefäßabschnitt ist bekannt. Der entscheidende Fortschritt den die FCDS bringt, liegt in der Darstellungsmöglichkeit der „partiellen" Thrombose. Es gelingt die ausgezeichnete Dokumentation partiell okkludierender und flottierender Thromben. Diese Informationen sind für die Therapieplanung und vor allem für die Erfolgskontrolle der Lyse von Bedeutung.
Unsere bisherigen Ergebnisse zeigen, daß die FCDS die Phlebographie bei der Erhebung eines Befundes im femoropoplitealen Bereich ersetzen kann.
Die Einsatzmöglichkeit der FCDS bei der Thrombektomie sehen wir in der Diagnose (Abbildung 1 zeigt die gute Darstellbarkeit eines deszendierenden Thrombus) und im Aufsuchen und der Dokumentation von AV-Fisteln, die in manchen Fällen im Leistenbereich angelegt werden.

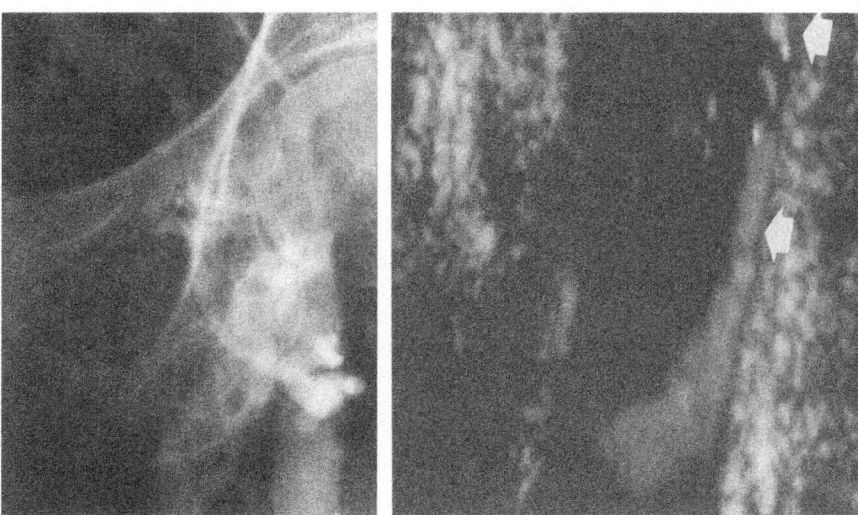

Abb. 1. Partiell okkludierender Thrombus, die Spitze in Höhe des Leistenbandes

Literatur

1. Foley WD, Middleton WD, Lawson TL, Erickson S, Quiroz FA, Macrander S (1989) Color doppler ultrasound imaging of lower-extremity venous disease. Amer J Roentgenol 152:371–376
2. Fobbe F, Koennecke HC, El Bedewi M, Heidt P, Boese-Landgraf J, Wolf K-J (1989) Diagnostik der tiefen Beinvenenthrombose mit der farbcodierten Duplex-Sonographie. Fortschr Röntgenstr 151:574–579
3. Fürst G, Kuhn F-P, Trappe RP, Mödder U (1990) Diagnostik der tiefen Beinvenenthrombose – Farb-Doppler-Sonographie versus Phlebographie. Fortschr Röntgenstr 152:151–158
4. Polak JF, Culter SS, O'Leary DH (1989) Deep veins of the calf: assessment with color Doppler flow-imaging. Radiol 171:481–485

Die Beurteilung tumoröser Gefäßwandinfiltrationen großer Halsgefäße mittels hochauflösender Sonographie

M. Helmer*, N. Gritzmann, E. Steiner

* Univ.-Klinik für Radiodiagnostik der Univ.-Wien, Alserstraße 4,
A-1090 Wien

Der hohe Stellenwert der hochauflösenden Sonographie bei der päroperativen Abklärung cervikaler Lymphknotenmetastasen im Rahmen von Kopf-Halsmalignomen ist derzeit unumstritten. Besonders wichtig für die Operationsplanung ist aber auch die präoperative Abklärung einer Gefäßwandinfiltration bei bereits tastbaren Lymphknotenmetastasen. Von hoher klinischer Bedeutung ist die Beurteilung der Wand der Arteriae carotis communis und interna, da eine Ligatur aufgrund der Insultgefahr nicht ohne weitere Überlegungen durchgeführt werden kann.

Material und Methode

Wir untersuchten 83 Patienten mit bereits palpabeln Lymphknotenmetastasen bei bekanntem Primärtumor im Kopf-Hals-Bereich (96% Plattenepithelcarcinome, 4% adenozystische Carcinome). Davon waren 63 Männer und 20 Frauen. Das Durchschnittsalter betrug 63 Jahre.

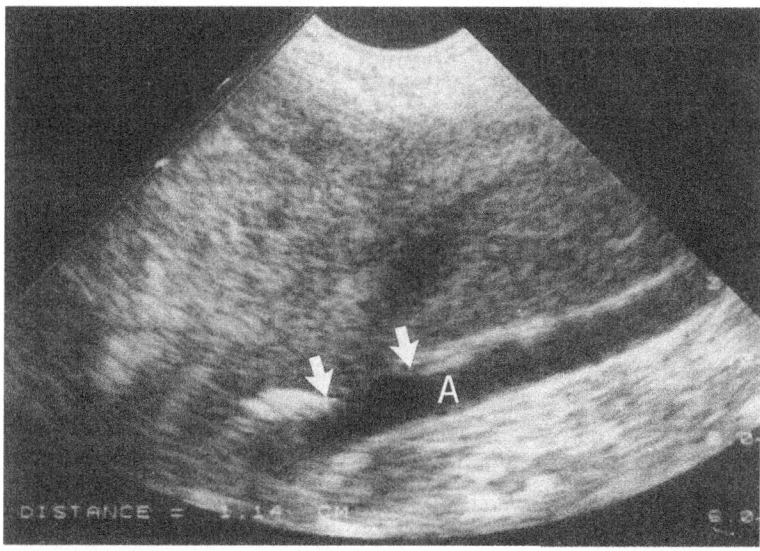

Abb. 1. Längsschnitt im Bereich der Arteria carotis interna (A). Die Pfeile markieren die Auslöschung der echoreichen Gefäßwand durch eine große, dem Gefäß langstreckig anliegende Lymphknotenmetastase

Wir verwendeten zur Untersuchung einen Multifrequenzschallkopf mit 5, 7,5 und 10 MHz und einen Linear-Transducer mit 7,5 MHz.

Als direktes Zeichen einer arteriellen Gefäßwandinfiltration werteten wir die Auslöschung der echoreichen Arterienwand (Abb. 1). Als indirekte Hinweise wurden Unverschieblichkeit des Tumors zum Gefäß bei der Sonopalpation bzw. bei Schluckmanövern bewertet. Unter Sonopalpation versteht man die Prüfung der Verschieblichkeit des Tumors zur Gefäßwand im Echt-Zeit-Bild. Als weitere indirekte Zeichen stellten sich ein Tumor-Gefäß-Kontakt von über 3,5 cm am Längsschnitt und ein Umwachsen des Gefäßes durch den Lymphknoten von mehr als 180 Grad am Querschnitt heraus.

Die sonographischen Befunde wurden mit den Resektionspräparaten verglichen.

Ergebnis

Wir konnten bei 11 Patienten richtig sonographisch eine arterielle Gefäßwandinfiltration diagnostizieren. Dabei waren bei 5 Patienten die Arteria carotis externa, bei 4 Patienten die Arteria carotis interna und bei 2 Patienten die Arteria carotis communis betroffen. Wir hatten einen falsch negativen Befund bei einer Infiltration der Arteria carotis interna sowie 4 falsch positive Befunde. Die Sensitivität der Sonographie betrug daher 92%, die Spezifität 94% und die Treffsicherheit 94%.

Diskussion

Die Infiltration der Gefäßwand bei cervicalen Lymphknotenmetastasen ist selten. Die Kapsel des Lymphknotens muß rupturiert sein. Solche Lymphknoten sind sonographisch unscharf und unregelmäßig begrenzt [1–3]. Wird die Tunica media bzw. interna der Arterienwand infiltriert, ist keine radikale Operation mehr möglich. Sonographisch ist eine genaue Differenzierung der Wandschichten nicht möglich. Man erkennt lediglich eine bandförmige echoreiche Struktur, deren Auslöschung als direktes Zeichen einer tiefen Gefäßwandinfiltration gewertet werden kann. Fehlerquellen dabei sind Tumorverkalkungen, deren Schallschatten die echoreiche Wand verdecken können. Auch Tangentialschatten am Rand von Lymphknoten können falsch positive Befunde verursachen. Sehr hilfreich bei morphologischen Grenzfällen ist die Verschieblichkeitsprüfung zwischen Tumor und Gefäßwand im Echt-Zeit-Bild mittels Sonopalpation bzw. Schluckmanövern. Dabei muß darauf geachtet werden, daß die Tumor-Gefäßwand-Kontaktfläche quer zur Schallausbreitungsrichtung gebracht wird, um die bessere axiale Auflösung der Schallköpfe zu nutzen. So konnten wir bei 47 Patienten (57%) eindeutig eine Arterienwandinfiltration ausschließen. Eine Nichtverschieblichkeit kann aber auch durch Infiltration benachbarter Weichteile wie Muskulatur oder Bindegewebe bedingt sein. Die angegebenen indirekten Zeichen der Tumor-Gefäßwand-Kontaktlänge und des Umwachsens der Arterien am Querschnitt sind statistisch errechnet.

Da die Venenwand viel dünner ist, kann sie nicht wie die der Arterien sonographisch beurteilt werden. Eine Kompression der Vena jugularis interna kann unter Verwendung eines Valsalvamanövers aber einfach diagnostiziert werden. Klinisch bedeutsam ist dieser Befund aber erst, wenn er beidseitig auftritt, da eine simultane beidseitige Resektion nicht durchgeführt werden sollte.

Literatur

1. Gritzmann N, Grasl MCh, Helmer M, Steiner E (1990) Invasion of the carotid artery and the jugular vein by lymphnode metastases: detection using sonography. AJR 154:411–414
2. Gritzmann N, Grasl MCh (1988) Sonographische Beurteilung der Gefäßwandinfiltration der extracraniellen Arteria carotis. RÖFO 149:22–26
3. Gritzmann N, Czembirek H, Hajek P, Karnel F, Türk R, Frühwald F (1987) Sonographie bei cervicalen Lymphknotenmetastasen. Radiologe 27:118–122
4. Gooding GAW, Langman AW, Dillon WP, Kaplan MJ (1989) Malignant carotid artery invasion: sonographic detection. Radiology 171:435–438
5. Rothstein SG, Pershy MS, Horii S (1988) Evaluation of malignant invasion of the carotid artery by CT scan and ultrasound. Laryngoscope 98:321–324

11. Transkranielle Doppler-Diagnostik

Die transcranielle farbcodierte real-time Sonographie des Erwachsenen: Ein neues diagnostisches Verfahren

U. Bogdahn*, G. Becker, J. Winkler

* Neurologische Universitätsklinik, Julius-Maximilians-Universität Würzburg
Josef-Schneider-Str. 11, D-8700 Würzburg

Zusammenfassung

Die transcranielle farbcodierte real-time Sonographie (TCCS) ist eine neue nicht-invasive und mobil einsetzbare diagnostische Methode, die die zweidimensionale Real-Time Abbildung cerebraler parenchymatöser und vaskulärer Strukturen erlaubt. Wir untersuchten 215 Probanden über 18 Jahre durch die geschlossene Schädeldecke (53 Gesunde, 162 cerebral Erkrankte). Verwendet wurde ein Ultraschallsystem mit farbcodierter Wiedergabe intravasalen Blutflußphänomene, ausgestattet mit einer 2,25 MHz Sonde. Akustische Knochenfenster fanden sich beim Erwachsenen in einer Zone, die von der linea temporalis inferior und dem processus zygomaticus begrenzt werden. Die TCCS erlaubt, weite Teile des basalen Gefäßkranzes zweidimensional darzustellen. Eine genaue Analyse des intravasalen Blutflusses ist mit dem integrierten pW-Doppler möglich. Die Abgrenzung des venösen Systems gelingt noch nicht, da die Flußgeschwindigkeit die Nachweisgrenze von 30 cm/sec. nicht überschreitet. Telencephale, diencephale, mesencephale und pontine parenchymatöse Hirnareale sind mit der TCCS zweidimensional abbildbar, wobei verschiedene Gewebe unterschiedliche Echogenität aufweisen. Blutungen und Hirntumoren sind in einem hohen Prozentsatz ebenso abzugrenzen wie cerebrale Gefäßstenosen, Insulte, AV-Angiome und Aneurysmen. Auch Komplikationen neurologischer Erkrankungen wie Hydrocephalus, Hirnödem und Vasospasmus sind mit dieser Methode identifizierbar. Als Echzeitverfahren erlaubt die TCCS Einblick in die Dynamik cerebraler Prozesse.

Einleitung

Die von Aaslid 1982 beschriebene transcranielle Dopplersonographie ermöglichte die Ableitung des Doppler-Frequenzspektrums der intracerebralen Gefäße [1]. Für die zweidimensionale sonographische Darstellung cerebraler Strukturen in Echtzeit schien aber die geschlossene Schädeldecke des Erwachsenen ein unüberwindbares Hindernis. Erst in jüngster Zeit wiesen Schöning et al. darauf hin, daß die B-mode Sonographie des ZNS durch das intakte os temporale des Jugendlichen möglich ist [2]. In Weiterführung wurde die transcranielle Farbcodierte real-time Sonographie (TCCS) des Erwachsenen beschrieben, die innerhalb der Parenchymstrukturen die farbcodierte Darstellung intracerebraler Gefäße erlaubt [3].

Material und Methoden

Gerätetechnik

Die TCCS wurde mit einem phased-array Ultraschallsystem (Sonoline CF, Siemens AG, Erlangen) durchgeführt. Als Sonde diente ein 2,25 MHz 90°-Sektorschallkopf mit 64 Elementen. Intravasale Flußphänomene werden innerhalb eines gewohnten B-Bildes farbcodiert wiedergegeben. Blutfluß auf die Sonde zu wird rot, Strömung von ihr weg blau abgebildet. Die Flußgeschwindigkeit wird über den Sättigungsgrad der Farbe dargestellt, bei Übersteigen der doppelten Pulsfrequenzfolge (Nyquistgrenze; 60 cm/s) erfolgt ein Farbumschlag (Aliasing-Effekt). Bei der Geräteeinstellung wurde ein hohes „temporal" und „spatial processing" gewählt, der „Wandfilter" (Abtrennung Gefäßwand-induzierter Dopplersignale) niedrig gesetzt (Bildrate 5/s). Ein stabiler Bildaufbau konnte durch ein hohes „frame to frame averaging" erzielt werden (alte/neue

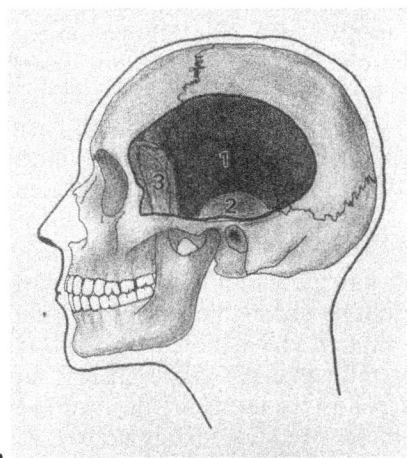

a

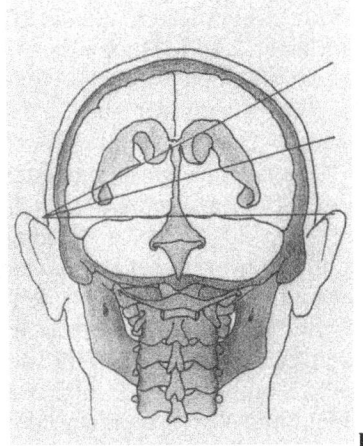

b

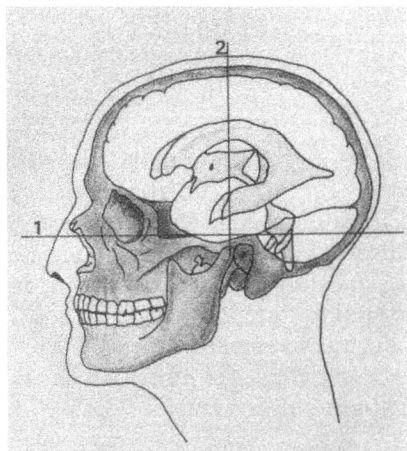

c

Abb. 1a–c. Knochenfenster und Schnittebenen der Transcraniellen Farb-codierten Real-Time Sonographie des Erwachsenen:
a Knochenfenster, **b** axiale und **c** coronare Schnittführung

Bildinformation: 60/40). Die kleinsten dedektierbaren Strömungsgeschwindigkeiten lagen etwa bei ± 30 cm/s, langsamer venöser Fluß war nicht darstellbar. Im Doppler-mode konnte parallel zum sich alle 2–8 s auffrischendem B-Bild das Dopplerfrequenzspektrum analysiert werden, nachdem innerhalb des B-Bilds das Meßvolumen in ein entsprechendes Gefäßareal gelegt wurde.

Applikationszone

Die für die transcranielle Sonographie geeigneten akustischen Knochenfenster finden sich innerhalb eines Areals, das von der linea temporalis inferior und dem processus zygomaticus begrenzt wird (Abb. 1a). Die prae-, supra- und retroauriculäre Transducerposition läßt neben der frontotemporalen Beschallung besonders gute sonographische Ergebnisse erwarten. Im Bereich der akustischen Fenster scheint der Schädelknochen besonders dünn und glatt zu sein, was eine gute akustische Ankopplung garantiert. Aus allen Sondenpositionen waren axiale und coronare Schnittführungen möglich (Abb. 1b, c). Da die akustischen Knochenfenster beim Erwachsenen klein sind, können fronto-, occipitopolare und hochparietale Gehirnareale nur durch Kippen des Schallkopfes abgebildet werden. Dies führt zu schrägen Schnittebenen und asymetrischer Darstellung der Gehirnhemisspären.

Ergebnisse und Diskussion

Die vorgestellten Ergebnisse basieren auf der Untersuchung von 215 Probanden über 18 Jahre (Durchschnittsalter 49,7 Jahre). Die Zusammensetzung des untersuchten Probandenkollektivs kann der Tabelle 1 entnommen werden. Alle Un-

Tabelle 1. Zusammensetzung des Probandenkollektivs

Normalpersonen	53
Patienten mit cerebralen Erkrankungen	
Asymptomatische Stenosen	2
TIA	14
Insulte	17
Vaskulitis	5
Blutungen	24
Subarachniodalblutungen	37
Asymptomatische Aneurysmen	3
Hirneigene Tumoren	38
AV-Angiome	4
Meningoencephalitis	5
Multiple Sklerose	4
Sarkoidose	1
Migräne	8
Gesamt	215
Nicht schallbare Probanden	17

tersuchungen wurden durch die geschlossene Schädeldecke vorgenommen. Bei
über 80% der Untersuchten ließen sich cerebrale Strukturen ausreichend abgrenzen. 17 Probanden waren nicht schallbar (Durchschnittsalter 58,4 Jahre; 7 Männer, 10 Frauen).

Ultraschall-Anatomie

Die Ultraschallanatomie cerebraler Strukturen des Erwachsenen entspricht weitgehend der des Säuglings [4, 5]. In axialer Schnittführung stellt sich der mesencephale Hirnstamm als schmetterlingsförmige Struktur mittlerer Echogenität dar.
Er dient als zentrale Orientierungsstruktur und wird von echoreichen Bezirken,
den basalen Cisternen, umgeben. Kippt man den Schallkopf nach cranial, stellen
sich diencephale Strukturen wie Thalamus und Hypothalamus ebenfalls in mittlerer Echogenität dar. Deutlich seltener lassen sich die Basalganglien darstellen,
die sich durch ein schmales echoreiches Band, der capsula interna, vom Thalamus abgrenzen lassen. In Einzelfällen kann die Sylvische Fissur dargestellt werden. Das Ventrikelsystem (Seitenventrikel und dritter Ventrikel) zeichnet sich als
echoarmer Raum ab; es wird begrenzt vom echoreichen Ependym. Die Groß-
hirnlobi lassen sich als homogene Bereiche mittlerer Echogenität identifizieren,
ohne daß sich im Einzelnen die graue oder weiße Substanz von den subcorticalen
Arealen abgrenzen läßt. Die knöchernen Teile der Schädelbasis (Keilbeinflügel,
Felsenbein, orbitale Schädelbasis etc.), bindegewebige Strukturen (Tentorium,
Falx), sowie auch der kontralaterale Schädelknochen weisen hohe Echogenität
auf. Besonders parietale Strukturen des ZNS werden durch die coronare Schnittführung suffizient abgebildet. Frontale und occipitale Gehirnanteile lassen sich
besser durch die axiale Schnittführung darstellen.

Intracerebrale Gefäße

Wie schon im Säuglingsalter demonstriert [6] gelingt mit der TCCS des Erwachsenen die Abgrenzung der großen arteriellen cerebralen Gefäße. Die Farbkodierung der Gefäße erfolgt in Abhängigkeit von Richtung und Geschwindigkeit des
intravasalen Blutflusses. Bei präauriculärer Transducerposition wird das C1-
Segment der A.carotis interna, die M1- und M2-Segmente der A.cerebri media
und der präpontine Teil der A.cerebri posterior (P1-Segment) rot kodiert, da ihr
intravasaler Fluß auf die Sonde zu gerichtet ist. Die blaue Farbkodierung der
A.cerebri anterior (A1, A2) und der postpontine Teil der A.cerebri posterior (P2)
signalisiert von der Sonde weg gerichteten Blutfluß. Bei gleichem Beschallungswinkel werden die contralateralen Gefäße entsprechend in gegensinniger Farbkodierung abgebildet. Die Abbildung des venösen Systems gelingt beim Gesunden
mit der zur Verfügung stehenden Software nicht, da die intravenöse Blutflußgeschwindigkeit unter der Nachweisgrenze von 30 cm/s liegt.
   Eine orientierende Abschätzung der intravasalen Flußgeschwindigkeit ist bereits im farbcodierten B-Bild möglich. Blutflußgeschwindigkeiten über 60 cm/s
(Nyquistgrenze) führen zum „Aliasing-Effekt". Bei genauer Kenntnis der Gefäß-
architektur kann das Dopplerfrequenzspektrum kontrolliert entlang der basalen

cerebralen Arterien abgeleitet werden. Da der für die Dopplersonographie wichtige Beschallungswinkel ermittelt werden kann, ist eine Umrechnung der dopplersonographisch bestimmten in effektive intravasale Flußgeschwindigkeit möglich (effektive Flußgeschwindigkeit = ermittelte Flußgeschwindigkeit/cos Beschallungswinkel).

Die TCCS ermöglicht so eine eindeutige zweidimensionale Echtzeit-Darstellung komplexer vasculärer Strukturen und eine exakte Zuordnung des Dopplerfrequenzspektrums zu dem ausgewählten Gefäßareal. Die Abbildung der Gefäße erfolgt innerhalb des umgebenden Parenchyms. Hierdurch werden besonders – im Gegensatz zu TCD – diagnostische Aussagen bei fehlendem Gefäßfluß (Gefäßocclusion) möglich: bei Abbildbarkeit des umgebenen Parenchyms und Gefäßsystems weist ein nicht darstellbares Gefäß auf einen Gefäßverschluß hin, während die TCD immer noch die Unsicherheit birgt, daß das Gefäß nicht gefunden wurde. Der für die Dopplersonographie wichtige Winkel zwischen Gefäßachse und Schallstrahl kann beschrieben werden. Dies gestattet eine bessere Standardisierung der Einzelmessung. Die Verlaufskontrolle wird von der Subjektivität der Untersuchung unabhängig.

Literatur

1. Aaslid R, Markwalder MT, Nornes H (1982) Non-invasive transcranial Doppler ultrasound recording of flow velocity in basal cerebral arteries. J Neurosurg 57:769
2. Schöning M, Grunert D, Stier B (1988) Transcranielle real-time Sonographie bei Kindern und Jugendlichen, Ultraschallanatomie des Gehirns. Ultraschall 9:286
3. Bogdahn U, Becker G, Winkler J, Greiner K, Perez J, Meurers B: Transcranial color-coded real-time sonographie in adults. Stroke, Suppl. I, 21:48, 1990
4. Pasto ME, Kurtz AB (1986) Ultrasonography of the normal fetal brain. Neuroradiology 28:380
5. Naidich TP, Yousefzadeh DK, Gusnard DA (1986) Sonography of the normal neonatal head. Neuroradiology 28:480
6. Deeg KH (1988) Color Doppler imaging of the great intracranial arteries in infants. Neuroradiology 31:40

Farbcodierte Dopplersonographie der Hirngefäße im Kindesalter

K. H. Deeg

Universität Erlangen, Kinderklinik, Loschgestraße 15, D-8520 Erlangen

Mit der farbcodierten Dopplersonographie (FCD) kann die Blutströmung in den Körpergefäßen farbig wiedergegeben werden. Wir berichten über unsere Erfahrungen mit der farbcodierten Dopplersonographie der Hirngefäße, die wir seit 1987 mit einem Computersonographiegerät der Firma Acuson (3,5- und 5-MHz-Sektor- und Linear-Transducer) durchführen. In den letzten 3 Jahren wurden einige hundert Frühgeborene, Neugeborene und Säuglinge mit der FCD untersucht. Hierbei wurden Sagittal- und Koronarschnitte durch die offene Fontanelle als akustisches Fenster sowie Axialschnitte von transtemporal durchgeführt.

Mit der FCD kann der Verlauf der intrakraniellen Arterien und Venen exakt dargestellt werden. Abbildung 1 zeigt einen medianen Sagittalschnitt durch das Gehirn eines Neugeborenen. Im medianen Sagittalschnitt lassen sich vor der Pons die Arteria basilaris sowie vor dem 3. Ventrikel die Arteria cerebri anterior darstellen. Die beiden Aa. carotides int. werden am besten in einem mittleren Koronarschnitt neben der Sella abgebildet. Mit dem Farbdoppler ist der komplexe Verlauf des Gefäßes mit der Pars petrosa unterhalb der Ebene der Sella, der Pars cavernosa im Bereich der Sella und der Pars cerebralis oberhalb der Sella exakt darzustellen. Mit Hilfe der FCD läßt sich das Meßvolumen des gepulsten Dopplers exakt im gewünschten Gefäß ohne nennenswerten Einfallswinkel plazieren, so daß Flußgeschwindigkeiten exakt mit dem gepulsten Doppler gemessen werden können.

Flußmessungen in der Arteria carotis int. werden am besten im Bereich der Pars petrosa durchgeführt, da in diesem Bereich der Einfallswinkel Null ist.

Die Arteria cerebri anterior läßt sich dopplersonographisch am besten im medianen Sagittalschnitt vor dem 3. Ventrikel, die Arteria basilaris vor der Pons im medianen Sagittalschnitt darstellen. In diesem Bereich ist der Einfallswinkel nahezu Null, so daß Flußmessungen mit dem gepulsten Doppler ohne Winkelkorrektur durchgeführt werden können. Mit der FCD können atypische Gefäßverläufe erkannt werden und gegebenenfalls eine sinnvolle Winkelkorrektur bei der Bestimmung absoluter Flußgeschwindigkeiten durchgeführt werden.

Besonders wichtig ist die FCD zum Nachweis kleinerer Arterien und Venen, wie der Arteria und Vena thalamostriata, der Vena cerebri interna sowie zum Nachweis des Sinus rectus. Die Arteria und Vena thalamostriata kann sowohl in einem mittleren Koronarschnitt durch die Insel sowie in einem weit nach lateral gekippten Parasagittalschnitt dargestellt werden. Streifenförmige Verkalkungen, die vor allem im Bereich der Basalganglien nach pränatalen Infektionen mit Cytomegalie-Virus und Toxoplasmose auftreten, können mit der FCD eindeutig

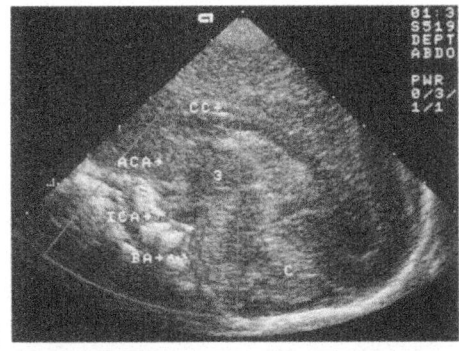

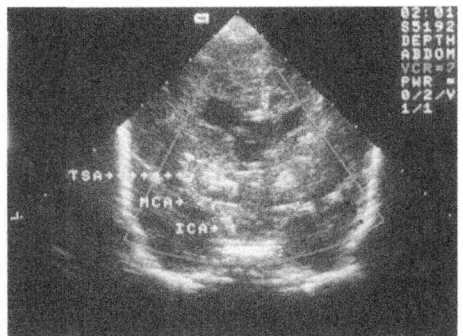

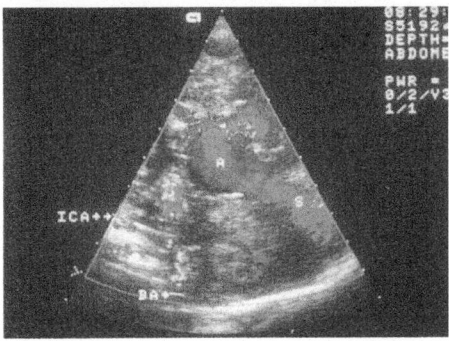

Abb. 1. Medianer Sagittalschnitt durch das Gehirn eines Frühgeborenen (*ACA* A. cerebri anterior, *BA* A. basilaris, *C* Cerebellum, *CC* Corpus callosum, *ICA* A. carotis interna, *3* 3. Ventrikel)

Abb. 2. Koronarschnitt durch das Gehirn eines 3 Monate alten Säuglings mit konnataler Cytomegalie-Infektion. Perivaskuläre Verkalkungen im Bereich der A. thalamostriata (TSA) als Ausdruck einer Vaskulitis (*ICA* A. carotis interna, *MCA* A. cerebri media)

Abb. 3. Medianer Sagittalschnitt durch das Gehirn eines Neugeborenen mit einem Aneurysma der Vena Galeni magna (*A*) (*BA* A. basilaris, *ICA* A. carotis interna, *S* dilatierter Sinus rectus)

als verkalkte Gefäßwände der Arteria und Vena thalamostriata identifiziert werden (Zustand nach Vaskulitis) (Abb. 2).

Wichtig ist die FCD auch zum Nachweis des Subclavian-steal-Syndroms, das im Kindesalter vor allem bei hochgradiger Aortenisthmusstenose und unterbrochenem Aortenbogen gefunden wird. Hierzu wählt man einen nach occipital geneigten Koronarschnitt durch die Schädelbasis. Mit der FCD läßt sich die Vereinigung beider Vertebralarterien zur Arteria basilaris darstellen. Da die Blutströmung in den beiden Vertebralarterien und in der Arteria basilaris zum Schallkopf hingerichtet ist, stellen sich die genannten Gefäße rot dar. Beim Subclavian-steal-Syndrom wird die eine Vertebralarterie rot, die andere blau abgebildet. Eine weitere Möglichkeit der FCD stellt die Differentialdiagnose zystischer Fehlbildungen des Gehirns dar. In Arachnoidalzysten und porenzephalen Zysten kann dabei keine Blutströmung nachgewiesen werden. Im Gegensatz dazu sind vaskuläre Fehlbildungen durch die farbige Darstellung der zystischen Struktur charakterisiert (Abb. 3). So ist ein Aneurysma der Vena Galeni magna mit der farbcodierten Dopplersonographie sofort als vaskuläre Fehlbildung zu interpretieren [3, 5]. Die Darstellung gelingt sowohl im nach occipital geneigten Koronarschnitt als auch in einem medianen Sagittalschnitt (Abb.3). Da die Blutströmung vom Schallkopf weggerichtet ist, stellt sich das Aneurysma und der abführende Sinus rectus blau dar (Abb. 3). Mit der FCD lassen sich die multiplen arteriellen Zuflüsse rot darstellen [3].

Eine weitere Indikation für die FCD ist der Nachweis von Fehlbildungen der Hirngefäße wie das bereits erwähnte Aneurysma der Vena Galeni magna [3, 5].

Zusammenfassend gelingt mit der FCD der Hirngefäße die exakte Darstellung des Gefäßverlaufes. Dies ist vor allem bei atypischem Gefäßverlauf wichtig. Durch die direkte Darstellung des Gefäßes ist eine leichtere Plazierung des Meßvolumens des gepulsten Dopplers vor allem an den Stellen des Gefäßes mit minimalem Einfallswinkel möglich [1, 2]. Dadurch können Flußgeschwindigkeiten wesentlich besser quantifiziert werden als mit der konventionellen gepulsten Dopplertechnik [1, 2]. Mit dem Farbdoppler ist ein direkter Nachweis von vaskulären Fehlbildungen, Vaskulitiden sowie des Subclavian-steal-Phänomens möglich [3–5]. Weiterhin können zystische Raumforderungen differentialdiagnostisch vom Gefäßsystem abgegrenzt werden.

Bei Hirntumoren gelingt eine Differenzierung zwischen Verlagerung und Infiltration von Gefäßen. Des weiteren läßt sich die Tumorvaskularisation mit der FCD nachweisen.

Literatur

1. Deeg KH (1989) Colour flow imaging of the great intracranial arteries in infants. Neuroradiology 31:40–43
2. Deeg KH, Rupprecht Th (1989) Pulsed Doppler sonographic measurement of normal values for the flow velocities in the intracranial arteries of healthy newborns. Pediatr Radiol 19:71–78
3. Deeg KH, Scharf J (1990) Colour Doppler imaging of arteriovenous malformation of the vein of Galen in a newborn. Neuroradiology (in press)
4. Ries M, Deeg KH, Heininger K (1990) Demonstration of perivascular echogenicities in congenital cytomegalovirus infection by colour Doppler imaging. Eur J Pediatr 149 (in press)
5. Vaksmann G, Decoulx E, Mauran P, Jardin M, Rey C, Dupuis C (1989) Evaluation of vein of Galen arteriovenous malformation in newborns by two dimensional ultrasound, pulsed and colour Doppler method. Eur J Pediatr 148:510–512

Wie aussagekräftig ist die transkranielle dopplersonographische Messung der zerebralen Perfusionsreserve?

C. Harer*, R. Winter, V. Hofmann

* Neurologische Universitätsklinik, Im Neuenheimer Feld 400,
D-6900 Heidelberg

Einleitung

Die Bestimmung der zerebrovaskulären Autoregulationsreserve soll im Einzelfall die Voraussage ermöglichen, ob infolge von Obstruktionen der proximalen Stämme hirnversorgender Arterien ein hämodynamisch induzierter Hirninfarkt droht.

Bei der Messung der zerebrovaskulären CO_2-Reaktivität mit der transkraniellen Dopplersonographie (TCD) wird die relative Frequenzänderung in der A.cerebri media (ACM) nach Inhalation eines O_2/CO_2-Gemisches als Maß der Autoregulationsreserve gewertet. Die Messungen vermitteln dem Untersucher jeweils die Evidenz einer erhaltenen oder aufgehobenen vaskulären Reaktionsfähigkeit. Tatsächlich ist jedoch eine Vielzahl von konkurrierenden Einflüssen und Fehlerquellen zu berücksichtigen:

- Fehler bei der Messung des pCO_2
- Fehler und Parameterwahl bei der TCD-Messung
- Zuordnung von pCO_2 und TCD-Messung („steady state")
- Grenzen der Kooperationsfähigkeit der Patienten
- aktuelles Blutdruckniveau
- chronische Veränderungen des Blutdrucks oder der Blutgase

Methodik der Reaktivitätsbestimmung

→ Blutdruckmessung und Bestimmung des spontan erreichten endexpiratorischen pCO_2 ($pCO2_N$) durch Infrarot-Messung.
→ Ablesung der systolischen und enddiastolischen TCD-Frequenzen (F_N) der ACM.
→ Zufuhr von Carbogen (95% O_2, 5% CO_2); zweite Ablesung von $pCO2_{VAR}$ und F_{VAR} nach Erreichen eines „steady state".
→ Hyperventilation; dritte Messung nach Erreichen konstanter Werte.
→ Kontrollmessung unter Normventilation und RR-Kontrolle.
→ Reaktivitätsindex (IxR) = relativer Frequenzanstieg bei 5 mmHg (bzw. 0,658 Vol.%) pCO_2-Anstieg, errechnet aus tatsächlichem Frequenz- und pCO_2-Anstieg.
$$IxR = [65,8 \cdot (F_{VAR} - F_N)]/[F_N \cdot (pCO2_{VAR} - pCO2_N)]$$
(Vorläufige untere Normgrenze IxR = 10)

Ergebnisse

Die Abweichung des bei Reaktivitätsmessungen verwendeten endexspiratorischen $peCO_2$ vom arteriellen $paCO_2$ nach ASTRUP ist gering: Bei 10 Vergleichsmessungen betrug die mittlere Abweichung 3,2%, SD 0,8%.

Die Verwendung der vom TCD-Gerät berechneten mittleren Flußgeschwindigkeit („mean") als Parameter ist problematisch, da dieser Wert über Regler („Gain", „Intensity") manipulierbar ist. Wie lesen deshalb die systolischen Frequenzmaxima und diastolischen -minima des Frequenzspektrums ab und berechnen hieraus die Reaktivitäts-Indizes.

Der Vergleich von Dauermessungen an 30 Probanden mit handgehaltener und mechnisch fixierter Sonde über je 15 min ergab laut Wilcoxon-Test keinen signifikanten Unterschied (mittlere Variation: 6,7% systolisch und 9,5% diastolisch). Diskrepanzen zwischen den Ergebnissen unmittelbar aufeinander folgender Reaktivitäts-Messungen lassen aber darauf schließen, daß erhebliche unbewußte Dislokationen der Sonde durch den Untersucher entsprechend den erwarteten Resultaten vorkommen.

TCD-Messungen und pCO_2 können nur unter steady state-Bedingungen zur Berechnung eines Reaktivitäts-Index verwendet werden, die nach Änderung der Atemgaszusammensetzung u. U. erst nach mehreren Minuten erreicht werden. Das Halten eines Fließgleichgewichts überfordert leicht die Kooperationsfähigkeit der Patienten. Messungen bei CO_2-Belastung sind deshalb zuverlässiger als solche bei Hyperventilation. Aus gleichen Gründen empfiehlt sich die Beschränkung auf moderate pCO_2-Variationen (max. 2 Vol%) und eine kurze Untersuchungsdauer mit wenigen Messungen.

Für die Bewertung der Ergebnisse müssen biologische Einflußfaktoren wie das aktuelle Blutdruck- und Pulsfrequenz-Niveau, Normabweichungen des Hämoglobin oder chronische Veränderungen des $paCO_2$ und chronische arterielle Hypertonie berücksichtigt werden, da sie einen erheblichen Einfluß auf den Funktionszustand der zerebralen Vasomotoren haben. Patienten mit diesen Störungen können nicht in das Normalkollektiv einbezogen werden.

Zur Erfassung der momentanen Reproduzierbarkeit verglichen wir je zwei TCD-Messungen, die im Abstand von ca. 10 Minuten beim gleichen pCO_2 an 48 Patienten vorgenommen wurden. Es ergab sich eine mittlere Abweichung von 0,11 kHz systolisch (max. 0,4 kHz) und 0,07 kHz diastolisch (max. 0,3 kHz).

Die Praktikabilitäts-Rate der TCD-CO_2-Reaktivitätsmessungen betrug in unserem Patientenkollektiv etwa 70%. Bis zu 20% der Patienten hatten kein temporales „Schallfenster". Ca. 10% der Patienten weigerten sich, durch ein Mundstück zu atmen, oder sie konnten wegen Hustenreizes durch das trockene Carbogen-Gas nicht komplett untersucht werden.

Abgesehen von technischen Problemen gibt es aber auch prinzipielle Limitationen der Aussagefähigkeit.

Fallbeispiel 1

Patient 66J mit akuter Hemiparese re., Dysarthrie. CCT regelrecht. Dopplersonographisch Verschluß der Aa. carotides internae (ACI) bds. und Vertebra-
lis(AV)-Abgangsstenosen bds. (li. hochgradig). IxR der ACM li.: syst. 13,8/diast.
16,9 (RR 165/100 mmHg) = unter Normbereich. An den folgenden Tagen blut-
druckabhängige Fluktuationen der Symptomatik unter RR 180/100–130/90. Im
MRT hämodynamisches Infarktmuster im Mediagebiet li.

Fallbeispiel 2

Patient 67J. mit Amaurosis fugax-Attacke re. Im CCT Infarktareal im Gebiet der
hinteren Mediaastgruppe re. Sonographisch und angiographisch filiforme Stenose der ACI re, Verschluß AV li., Knickstenose AV-Abgang re. Füllung der
A.cerebri posterior (ACP) re. aus der ACI, der ACM re. vorwiegend über die
A.communicans anterior. Keine Stenose des Karotissiphon. Fehlende Reaktivität der ACP re. Normale Reaktivität der ACP li. und beider ACM.

Schlußfolgerungen

– Die Messung der CO_2-Reaktivität mit handgehaltener Ultraschallsonde und
  Bestimmung des endexpiratorischen pCO_2 ergibt technisch sinnvolle Werte.
  Mit mechanisch fixierbarer Sonde lassen sich unwillkürliche Verfälschungen
  aber sicherer vermeiden.
– Für die Diagnose einer erhaltenen Reaktivität sind aus methodischen Grün-
  den Frequenzanstiege von 0,3 kHz syst. bzw. 0,2 kHz diast. zu fordern.
– Eine erhaltene Reaktivität schließt die Entwicklung eines hämodynamisch in-
  duzierten Hirninfarkts im selben arteriellen Versorgungsgebiet nicht aus
  (Fall 1).
– Die Reaktivität miteinander frei kommunizierender Gefäßareale braucht
  nicht in gleichem Maße erschöpft zu sein (Fall 2).

Literatur

Widder et al. (1985) Dtsch Med Wochenschr 110:1553

12. Thorax

Diagnostik von Pleuraergüssen bei intensivpflichtigen Patienten: Sonographie und Radiologie im Vergleich

C. Kelbel*, N. Börner, S. Schadmand, L. S. Weilemann

* II. Med. Klinik und Poliklinik der Johannes-Gutenberg Universität Mainz, Langenbeckstr. 1, D-6500 Mainz

Die Sonographie hat als unbelastende und leicht durchzuführende Untersuchungsmethode ihren festen Platz auch auf der Intensivstation. Hier können u. a. Pleuraergüsse beim liegenden Patienten mit hoher Sensitivität nachgewiesen werden [1–5] und zusätzlich, wie wir zeigen konnten, sicher volumetriert werden [2].

Dabei stützen wir uns auf die schon von uns vorgestellte Formel: $V = 2/3 \cdot Fq \cdot Ls$ (Fq = planimetrisch bestimmte Ergußfläche im Thoraxtransversalschnitt, Ls = cranio-caudale Ergußausdehnung) [2].

Ziel dieser prospektiven Studie war die Aussagefähigkeit der Sonographie im Vergleich zur Röntgen-Thoraxuntersuchung beim liegenden Intensivpatienten zu evaluieren.

Dazu wurden bei 50 Patienten einer internen Intensivstation in zeitlichem Zusammenhang mit Röntgen-Thoraxuntersuchungen in Rückenlage sonographische Untersuchungen durchgeführt. Die Thoraxsonographie wurde aufgrund vorliegender Erfahrungen als Referenzmethode gewählt [1–3]. Die Sonographie erfolgte mit einem 3,5 MHz Sectorscanner (Siemens). Der Radiologe beurteilte das Röntgen-Thoraxbild prospektiv außerhalb des Routineverfahrens.

Als Ergebnis sahen wir bei 110 sonographischen Untersuchungen an 50 intensivpflichtigen Patienten (29 Patienten waren beatmungspflichtig) 75 Pleuraergüsse (38 rechtsseitige und 37 linksseitige, davon 30 doppelseitige).

Bei 116 radiologischen Untersuchungen in Bezug auf rechsseitige Pleuraergüsse wurden 44 von 94 sonographisch als positiv verifizierten Ergüßen richtig erkannt (Tabelle 1). 50 sonographisch nachgewiesene rechtsseitige Ergüsse erbrachten eine falsche negative radiologische Befundung. Dies entspricht einer Sensitivität von 47% (Tabelle 1). In 15 von 22 radiologischen Untersuchungen wurde ein rechtsseitiger Pleuraerguß richtig ausgeschlossen, was einer Spezifität

Tabelle 1. Ergebnis von 116 radiologischen Thoraxuntersuchungen in Korrelation zur Sonographie in bezug auf rechtsseitige Pleuraergüsse (Sonographie als Referenzmethode [2])

	Sonographie		
	Pos.	Neg.	Σ
Röntgenthorax Pos.	44	7	51
Neg.	50	15	65
Σ	94	22	116

Tabelle 2. Ergebnis von 116 radiologischen Thoraxuntersuchungen in Korrelation zur Sonographie in bezug auf linksseitige Pleuraergüsse (Sonographie als Referenzmethode [2]

	Sonographie		
	Pos.	Neg.	Σ
Röntgenthorax Pos.	50	2	52
Neg.	39	25	64
Σ	89	27	116

68% entspricht. Es ergibt sich eine Treffsicherheit für die radiologische Methode beim liegenden Patienten in Bezug auf rechtsseitige Pleuraergüsse von 50% (Tabelle 1).

Von den 89 linksseitigen Pleuraergüssen waren lediglich 50 Ergüsse einer radiologischen Befundung durch die Bett-Thorax-Technik zugänglich, was einer Sensitivität 56% entspricht (Tabelle 2). Bei 25 von 27 Röntgenbefundungen wurde ein linksseitiger Erguß richtig ausgeschlossen. Das entspricht einer Spezifität von 93%. Die Treffsicherheit für den Liegend-Thorax in Bezug auf linksseitige Pleuraergüsse liegt somit bei 64% (Tabelle 2).

Problematisch beim radiologischen Ergußnachweis waren vor allem beidseitige Ergußmengen. Beidseitigen Ergußansammlungen imponierten im Liegend-Thorax durch eine homogene Verschattung und führten bei 41 von 65 Röntgenuntersuchungen bei beidseitigen Volumina zu falsch negativen Ergebnissen. Gerade bei beidseitiger Volumengleichheit wird das Ausmaß eines Ergusses radiologisch erst nach Abpunktion des einen Ergusses deutlich.

Zusammenfassend ergibt sich aufgrund dieser prospektiven Untersuchung, daß die Thoraxsonographie auf der Intensivstation der konventionellen Röntgen-Diagnostik beim liegenden Patienten im Nachweis und in der Beurteilung von Pleuraergüssen überlegen ist.

Literatur

1. Börner N (1986) Sonographische Diagnostik pleuropulmonaler Erkrankungen. Med Klin 81:496–500
2. Börner N, Kelbel C, Lorenz J, Weilemann LS, Meyer J (1987) Sonographische Volumenbestimmung und Drainage von Pleuraergüssen. Ultraschall Klin Prax 2:148–152
3. Börner N, Kelbel C, Schuster S, Lorenz J, Weilemann LS (1988) Pulmonaler Gasaustausch und Hämodynamik nach sonographisch geführter Pleuradrainage bei kritisch kranken Patienten. Intensivmed 25:294–298
4. Hirsch JH, Rogers JV, Mack LA (1981) Real-time sonography of pleural opacities. AJR 136:297–301
5. Schwerk WB, Riester KP, Hess F (1980) Real-Time-Ultraschalltomographie von Pleuraergüssen und pleuranahen intrathorakalen Raumforderungen. Respiration 39: 219–228

Die Real-Time Sonographie in der Diagnostik von Pleuraergüssen

W. Goecke*, W. B. Schwerk

* Diakonie-Krankenhaus Marburg, Innere Abteilung, D-3550 Marburg-Wehrda

Die diagnostische Wertigkeit der Sonographie in der Identifikation von Pleuraergüssen im Vergleich zur konventionellen Röntgen-Thoraxaufnahme

In einer prospektiven, kontrollierten Studie an 419 Patienten wurden ohne Kenntnis des jeweils anderen Untersuchungsergebnisses eine Röntgen-Thoraxaufnahme (immer in zwei Ebenen) und eine Sonographie des Thorax am sitzenden Patienten in Hinblick auf den Nachweis eines Pleuraergusses durchgeführt. Als richtig-positiv oder falsch-negativ wurden nur die Diagnosen gewertet, bei denen ein definitiver Ergußnachweis durch Punktion erfolgte. Die Aussage „Pleuraerguß nachweisbar" mit Punctio sicca galt als falsch-positiv. Mit beiden Untersuchungsmethoden übereinstimmend negative Aussagen galten als richtig-negativ. Sogenannte Verdachtsdiagnosen (sonographisch 7 mal, röntgenologisch 36 mal gestellt) fanden bei der Berechnung keine Berücksichtigung (Tabelle 1).

Tabelle 1. Vergleich der Sonographie mit der Röntgenuntersuchung

	Sonographie [%]	Röntgen [%]
Sensitivität	100	71,02
Spezifität	99,71	98,55
Gesamttreffsicherheit	99,75	94,98
Positiver Vorhersagewert	98,19	89,41
Negativer Vorhersagewert	100	95,64

Volumenbestimmung von Pleuraergüssen

Für die sonographische Quantifizierung der Pleuraergußmengen wurden verschiedene Meßgrößen am Pleuraerguß definiert, vermessen und die vollständig drainierten Ergußmengen hiermit in Korrelation gebracht, d. h. die Korrelationskoeffizienten berechnet, sowie die linearen Regressionskurven bestimmt.

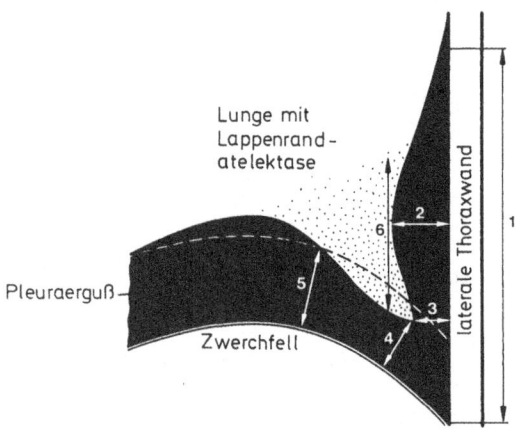

Abb. 1. Meßgrößen für die sonographische Quantifizierung der Pleuraergüsse

Die Untersuchung erfolgte wiederum am sitzenden Patienten mit orthograder Schallkopfapplikation für ein cranio-caudales Schnittbild im Bereich der größten cranio-caudalen Ergußausdehnung, meist im Bereich der hinteren Axillarlinie.

Im folgenden Schema sind die Meßgrößen eingezeichnet, die anschließend benannt und beschrieben und mit dem berechneten Korrelationskoeffizienten (r) versehen werden (Abb. 1).

1. Die „Maximale Ergußhöhe" ($r = 0,68$) bezeichnet die größte cranio-caudal ausmeßbare Ergußhöhe entlang der Thoraxwand.
2. Die „Maximale Ergußdicke" ($r = 0,1$) definiert den größten Abstand zwischen der inneren Thoraxwand und der Lungenoberfläche im Bereich der oben beschriebenen Meßregion.
3. Der „Basale Lungen-Thoraxwandabstand" ($r < 0,1$) ist gekennzeichnet durch den Abstand zwischen Thoraxwand und basalem peripheren Lungenrand.
4. Der „Basale (= periphere) Lungen-Zwerchfellabstand" ($r = 0,65$) wird bestimmt durch die kürzeste Verbindungslinie zwischen Zwerchfell und basalem peripheren Lungenrand.
5. Die „Subpulmonale Ergußhöhe" ($r = 0,59$) ist nur dann bestimmbar, wenn eine „gemittelte" Linie sich durch die basale (diaphragmale) Lungenbegrenzung etwa parallel zum Zwerchfell legen läßt. Der Abstand dieser Linie vom Zwerchfell wird als „Subpulmonale Ergußhöhe" bezeichnet.
6. Die im Schema als 6 bezeichnete Linie wurde als Maß für die Größe der Atelektasen verwendet, die oft in großen Ergüssen zu finden sind (siehe unten). Es wurde in der oben beschriebenen Schnittebene der größte zusammenhängende cranio-caudale luftleere Lungenanteil gemessen.

Ergebnisse

Am sitzenden Patienten können die Ergußhöhe an der Thoraxwand („Maximale Ergußhöhe") und die Ergußdicke zwischen der Lunge und dem Zwerchfell („Basaler Lungen-Zwerchfellabstand" und „Subpulmonale Ergußhöhe") zur Volumenabschätzung des Pleuraergusses benutzt werden. Die Ergußdicke zwischen der Thoraxwand und der Lunge ist völlig ungeeignet für die Volumeneinschätzung.

Die Berücksichtigung zweier geeigneter Meßgrößen erhöht die Genauigkeit.

Anhand von 40 vollständig drainierten Pleuraergüssen (zwischen 350 und 1650 ml) ließen sich unter anderem folgende Formeln bestimmen:

Pleuraergußvolumen (in ml) = 90 x Max. Ergußhöhe (in cm)
(r = 0,68; Std.-Voraussagefehler 300 ml)

und

Pleuraergußvolumen (in ml) = 70 x (Basaler Lungen-Zwerchfellabstand (in cm) + Max. Ergußhöhe (in cm)
(r = 0,87; Std.-Voraussagefehler 200 ml)

Die Häufigkeit pathologischer Lungenbefunde im Rahmen der Pleuraergußdiagnostik

In der oben aufgeführten Studie wurden in 117 Pleuraergüssen 57 mal am Lappenrand der Lunge Areale mit pathologischer Schalltransmission gesehen. Waren diese spitzwinklig, mit glatter, scharfer, konkav geformter pleuraler Begrenzung, echoarm und gut schalleitend, mit unscharfem Übergang zur voll belüfteten Lunge, so wurden diese als Atelektasen angesehen.

Die Häufigkeit von Atelektasen bei (durch) Pleuraergüssen mit Volumina von >1000 ml betrug 89% (34 von 38).

Der Korrelationskoeffizient des Meßwertes für die Atelektasengröße (im Schema Linie 6) zur Maximalen Ergußhöhe betrug 0,65.

Das es sich vorzugsweise um ergußbedingte Kompressionsatelektasen handelte, konnte durch die beobachtete Wiedereröffnung nach Ergußdrainage bewiesen werden.

Literatur

Beim Verfasser

Zur Sonomorphologie des Lungeninfarktes

G. Mathis*, J. Metzler, D. Fußenegger, G. Sutterlütti

* Interne Abteilung, Krankenhaus der Stadt Hohenems, Bahnhofstraße 31, A-6845 Hohenems

Pulmonalembolie und Lungeninfarkt sind häufige Ereignisse und schwer zu diagnostizieren. Die klinischen Zeichen der Erkrankung sind unspezifisch, das Thorax-Röntgen als ein wesentlicher Bestandteil der Diagnostik ist wenig sensitiv. Pulmonalisangiographie und Ventilations-Perfusions-Szintigraphie mit höherer diagnostischer Sicherheit sind nicht immer verfügbar, kleine Perfusionsdefekte können auch der Szintigraphie entgehen [1, 2]

Die Anwendung des Ultraschalls am Brustkorb ist durch den knöchernen Thorax und Luft in der Lunge limitiert, doch haben etliche Autoren die Effizienz der ultraschallgeführten Feinnadelbiopsie peripherer, subpleuraler Lungentumoren aufgezeigt [3, 4]. Gelingt es, auch ein Schallfenster zur Entdeckung von Lungeninfarkten zu finden?

Patienten und Methode

Zwanzig konsekutive Patienten hatten nach folgenden Kriterien den hochgradigen Verdacht auf Lungeninfarkt: Alle hatten plötzlich einsetzende, atemsynchrone Thoraxschmerzen und Atemnot, 16 mußten husten, 10 hatten auch Hämoptysen. Bei der physikalischen Untersuchung war neunmal ein Pleurareiben zu vernehmen, die Körpertemperaturen waren subfebril.

Folgende radiologische Kriterien wurden angewandt: 5 Patienten hatten ein typisches keilförmiges Infiltrat. Pleuraergüsse, kleine Dystelektasen und Pleuraergüsse wurden als indirekte Zeichen eines Lungeninfarktes im Einklang mit dem klnischen Bild gesehen. In 10 Fällen wurde auch eine Ventilations-Perfusions-Szintigraphie durchgeführt. Bei drei Patienten, die starben, wurde die Diagnostik autoptisch bestätigt.

Die Untersuchungen wurden mit einem 5-MHz-Sektor-Schallkopf (fallweise auch 7,5 oder 3 MHz) durch interkostale Applikation am sitzenden Patienten durchgeführt.

Ergebnisse

In 18 Fällen kommen scharf begrenzte Läsionen zur Darstellung, die typischerweise meist triangulär sind. Deren Echotextur ist etwas dichter und gröber strukturiert als eine normale Leber, wobei die Echodichte auch vom Ausmaß des schallverstärkenden Pleuraergusses abhängt (Abb. 1). Ein luftdichter Reflex im

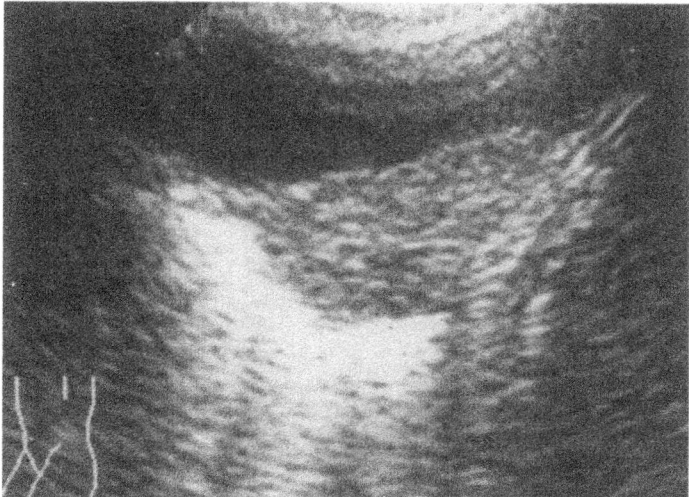

Abb. 1. Lungeninfarkt. Scharf begrenzte keilförmige Läsion mit mäßiger Echodichte, 1,5 cm breiter Pleuraerguß

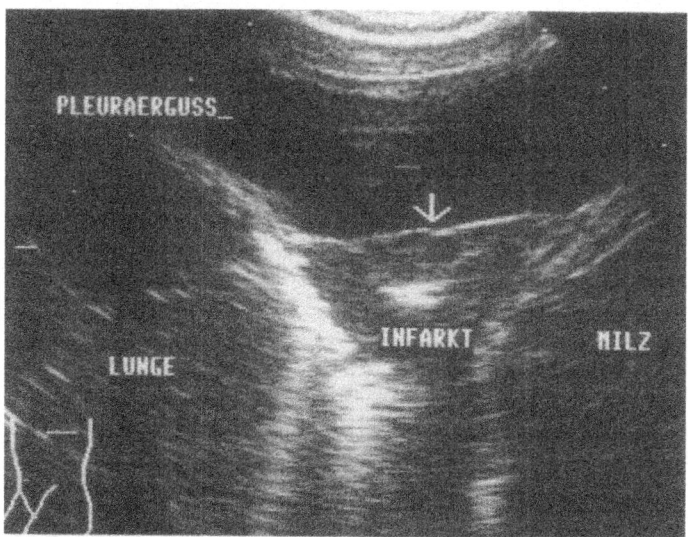

Abb. 2. Im Zentrum des Infarktdreiecks kommt ein luftdichter Reflex als Zeichen segmentalen Befalls zur Darstellung

Zentrum des Dreiecks entspricht dem Segmentbronchus, ein Zeichen segmentalen Befalls (Abb. 2). Der Rand des Lungeninfarktes zur belüfteten Lunge ist etwas eingezogen, das Infarktareal eher konvex, sodaß dieses fingerendgliedförmig in den Pleuraerguß ragen kann. Drei Lungeninfarkte werden auch ohne Pleuraerguß entdeckt, Tage früher als im Thorax-Röntgen-Film sichtbar (Abb. 3). In einem Fall sind Ultraschall und Thorax-Röntgen negativ, die Ventilations-

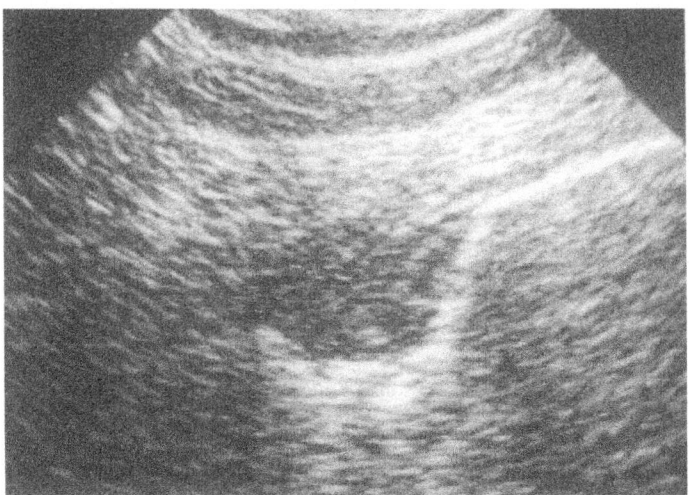

Abb. 3. Ohne Pleuraerguß ist der Lungeninfarkt echoärmer. Die sonographische Erkennung des Lungeninfarktes kann bei röntgendiagnostischen um Tage vorausgehen

Perfusions-Szintigraphie zeigt mehrere kleine Perfusionsdefekte im rechten Oberlappen. In einem anderen Fall mit klinischem Verdacht auf Lungeninfarkt ist sonographisch nichts zu sehen, auch Röntgen und Szintigraphie sind negativ; letztlich ist es eine hämorrhagische Bronchitis. Ein weiterer Patient, dessen peripherer, subpleuraler Herd zunächst sonographisch für infarktverdächtig betrachtet wird, hat schließlich eine Viruspneumonie, wobei in der Kontrollsonographie ein nichtsegmentaler Befall auffällt. Bei 20 Patienten haben wir also je einen falsch positiven und einen falsch negativen Ultraschall-Befund erhoben.

Diskussion

Die Sonomorphologie des Lungeninfarktes ist bislang unbekannt. Wie die vorliegenden Untersuchungen zeigen, lassen sich mittels Ultraschall scharf begrenzte, trianguläre Herde nachweisen, deren Echotextur etwas gröber ist als jene einer normalen Leber, je nach Ausmaß des begleitenden Pleuraergusses echodichter oder echoärmer als diese. Der Segmentbrochusreflex im Zentrum weist auf segmentalen Befall. Die Grenze zur belüfteten Lunge ist etwas eingeschnürt. Diese Veränderungen lassen sich früher als im Röntgen, 1–2 Tage nach dem Infarktereignis nachweisen.

Differentialdiagnostisch sind Kompressionsatelektasen in voluminösen Pleuraergüssen am schwierigsten abzugrenzen: sie sind schmal, zipfelförmig, eher konkav und gegen die belüftete Lunge weniger scharf begrenzt.

Pneumonien hingegen sind im Ultraschallbild echoinhomogen, unscharf begrenzt und weisen zahlreiche kleine, luftdichte Binnenechos auf.

Karzinome jedoch sind echoarm, polyzyklisch und rund mit kleinen Ausläufern.

Bei zentraler Lungenembolie versagt naturgemäß auch der Ultraschall. Kommt es aber zu einer peripheren Lungeninfarzierung, kann die Thorax-Sonographie einen effizienten Beitrag zur Sicherung der Diagnose leisten, insbesondere wenn das Infarktareal im Röntgen durch einen Pleuraerguß verdeckt ist.

Literatur

1. Alderson PO (1987) Scintigraphic evaluation of pulmonary embolism. Eur J Nucl Med 13:6
2. Ferlinz R (ed) (1986) Diagnostik in der Pneumologie. Thieme, Stuttgart New York 61:272
3. Mathis G, Sutterlütti G (1989) Sonographisch geführte Feinnadelbiopsie peripherer Lungentumoren. Radiologe (im Druck)
4. Pedersen OL, Aasen TB, Gulsvik A (1986) Fine Needle Aspiration Biopsy of Mediastinal and Peripheral Pulmonary Masses Guided by Real-time Sonography. Chest 89:504

Das Sonographische Erscheinungsbild der Pneumonie

U. Braun*, W. Anzböck, K. Stellamor

* Zentralröntgeninstitut der Krankenanstalt Rudolfstiftung,
Juchgasse 25, A-1030 Wien

Wir haben vor einem Jahr unsere ersten Erfahrungen mit der Sonographie der Thoraxstrukturen unter besonderer Berücksichtigung der Lunge mitgeteilt. Sie sollen heute ergänzt werden.

Pleurale Flüssigkeit dient uns als Schallfenster. Bei einer Ergußverschattung größeren Ausmaßes ist die Aussagekraft der Radiologie eingeschränkt, so daß die sonographische Methode einen diagnostischen Fortschritt bedeutet.

Eine Lungeninfiltration, die bis zur Pleura reicht und eine pleurale Reaktion verursacht, ist auch ohne pleurale Flüssigkeit schallmäßig zu erfassen. Obwohl eine solche Erkrankung im Röntgenbild einfach zu beurteilen ist, gewinnt die sonographische Untersuchung bei Intensivpatienten, Kindern und bei Patienten mit Verdacht auf Lungenembolie an Bedeutung.

Die Pneumonieformen lassen sich sonographisch folgendermaßen typisieren:

- Lobärpneumonie
- Herdpneumonie (Bronchopneumonie)
- Infarktpneumonie
- Tumorpneumonie.

1. Lobärpneumonie: Je nach Stadium (Anschoppung – Hepatisation – Lyse) unterschiedliches sonographisches Bild. Bei Anschoppung inhomogenes Reflexmuster, ähnlich der Bronchopneumonie, kein Bronchialsekret nachweisbar, daher Airbronchogramm auch in der Peripherie. Bei Hepatisation homogenes, leberartiges Bild und im Stadium der Lyse wieder inhomogenes Bild mit bronchitischer Komponente, die sich mit Sekret im Bronchialbaum mit Abnahme der für Luft typischen Reverberationen manifestiert. Es entstehen bäumchenartige, stark reflektierende Strukturen.

2. Bronchopneumonie (Herdpneumonie): Ohne größeren pleuralen Erguß für den Sonographen nur erkennbar bei Mitbeteiligung der Pleura (Pleuropneumonie). Häufig inhomogenes Bild mit pleuraler Beteiligung: die Bronchien häufig bis zur Peripherie mit Sekret gefüllt, daher ohne Reverberationseffekt oder seltener unregelmäßiges, teilweises Airbronchogramm.

Bei größeren Ergüssen kann man im Sonogramm fließende Übergänge von reiner Kompressionsatelektase bis zur bronchopneumonischen Infiltration erkennen. Die kollabierte, spitzwinkelige, echoreiche, elastisch in der Flüssigkeit flottierende, atelektatische Lunge wird mit zunehmender bronchopneumonischer Infiltration plumper, starrer und echoärmer. Dazu kommt ein unregelmäßiges Airbronchogramm, das bei der Kompressionsatelektase fehlt. Infolge der zunehmenden Infiltration wird die Lungenoberfläche buckelig.

Eine durch subphrenischen Abszeß hervorgerufene Durchwanderungspneumonie ist sonographisch eindeutig anhand der freien subphrenischen Flüssigkeit zu differenzieren.

3. Infarktpneumonie – Embolie: Je nach Stadium in den ersten Stunden homogenes, ödematöses Areal, immer unter Mitbeteiligung der Pleura, der Lobärpneumonie im Stadium der Hepatisation ähnlich. Später kommt es entweder zur Rückbildung oder zum Übergang zur Bronchopneumonie (inhomogene Infiltration, Sekret in den Bronchien, unregelmäßiges Airbronchogramm).

4. Die peritumoröse Pneumonie zeigt ein fehlendes Airbronchogramm, inhomogene pneumonische Infiltration und zentral dem Tumor entsprechendes, unscharf begrenztes Areal.

Für die Thoraxsonographie ergeben sich folgende Indikationsbereiche:

1. Massive pleurale Verschattung – Patient fiebert: Ist die Ursache pulmonal bedingt?

2. Intensivpatienten mit zunehmender thorakaler Verschattung: Bestehen ein Erguß, ein Lungenödem oder eine Pneumonie?

3. Verlaufskontrollen bei Kindern in Hinblick auf Reduktion der Strahlenbelastung

4. Verlaufskontrolle bei Lobärpneumonie bei Verdacht auf Abszedierung. Diese Komplikation wird in 5–7% der Fälle beobachtet und trifft besonders Alkoholiker, Diabetiker und Kinder

5. Verdacht auf Lungeninfarkt

6. Ist die Pneumonie durch einen peripheren Tumor bedingt?

7. Basale Pleuropneumonie (subphrenischer Abszeß?)

Pulmonale und pleurale Raumforderungen in der Sonographie

W. Anzböck, U. Braun, K. Stellamor

Zentralröntgeninstitut (Vorstand: Prim. Prof. Dr. K. Stellamor) der Krankenanstalt Rudolfstiftung, Juchgasse 25, A-1030 Wien

Pleurale Läsionen sind der sonographischen Untersuchung leicht zugänglich, sofern sie nicht im Bereich der Scapula gelegen sind. Pulmonale Tumore primärer oder sekundärer Genese lassen sich nur darstellen, wenn sie bis an die Pleura reichen oder pleurale Flüssigkeit als Schallfenster genutzt werden kann (Abb. 1).

Es werden 25 pleurale Läsionen sonographiert: 19 Metastasen, 5 Empyeme, 1 ausgedehntes Mesotheliom. Die pulmonalen Raumforderungen, die sonographisch nachgewiesen werden konnten, verteilen sich auf 2 Hamartome und 10 Karzinome (6 Plattenepithel- und 4 Adenokarzinome). Alle Raumforderungen werden histologisch mittels Feinnadelpunktion verifiziert.

Pleurametastasen sind sonographisch meist echoarm, lediglich in 2 unserer Fälle kommt ein echoreiches Binnenmuster zur Darstellung. Eine Zuordnung zu einem primären Tumor ist aufgrund der Echogenität nicht möglich. In Ergüssen sind Metastasen der Pleura diaphragmatica gut darzustellen.

Pleuraempyeme sind meist abgekapselt und weisen eine echoarme Struktur auf. In 3 Fällen ist in der Randzone eine minimale echofreie Flüssigkeitsansammlung von ca. 1–2 mm Breite zu erkennen. Dieses Phänomen läßt sich unmittelbar postpneumonisch nachweisen, während es bei länger bestehendem Empyem nicht beobachtet wird.

Eine scharf begrenzte, echoarme, pulmonale Raumforderung bei massivem Erguß und konsekutiver Kompressionsatelektase des Unterlappens erweist sich als käsige Pneumonie im Rahmen einer floriden Tb.

Zwei Zwerchfellipome werden sonographiert. Sie weisen das bekannte typische Echomuster in einer scharf abgrenzbaren, echoarmen Raumforderung auf, die von parallel verlaufenden, echoreichen Septen durchsetzt ist. Dieses Bild erscheint so typisch, daß auf Folgeuntersuchungen wie CT oder MR verzichtet werden kann.

Ein den rechten Pleuraraum zur Gänze ausfüllendes Mesotheliom ergibt ein bizarres Bild mit echoreichen Septen und unregelmäßig geformtem, flüssigkeitsgefülltem Hohlraum. Die Septen zeigen im Vergleich zu Fibrinfäden kein Flottieren.

Ein sklerosierendes Hämangiofibrom wird aufgrund seiner Echoleere primär als abgekapselter, subpulmonaler Erguß fehlgedeutet. In diesem Fall zeigt die CT eine solide Raumforderung. Einen weiteren Fehlbefund stellt ein chondromatöses Hamartom dar; es wurde sonographisch ein Empyem angenommen.

Bei einem Plattenepithel-Karzinom der Lungenperipherie wird eine scharf abgrenzbare, echoarme Raumforderung in einem atelektatischen Lappen gese-

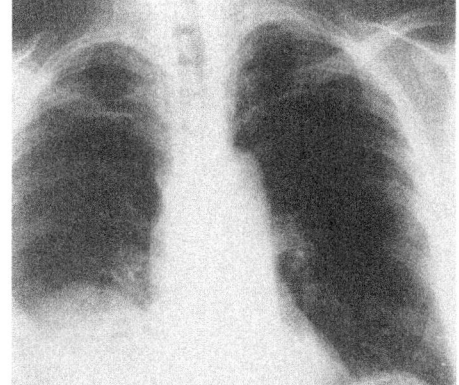

a

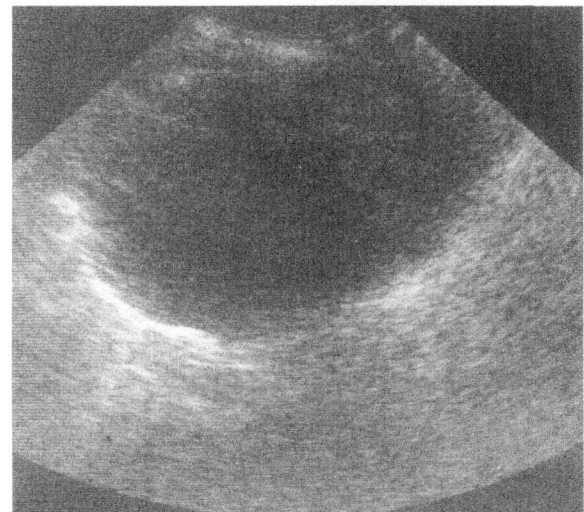

b

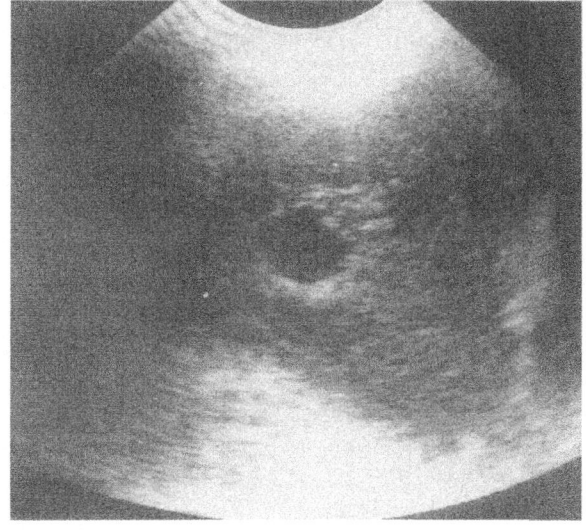

c

Abb. 1a. Homogene Verschattung des Mittellappens am Röntgenogramm.
b Echoarme, 14:9 cm große Raumforderung. Feinnadelbiopsie: Adenokarzinom.
c 1,5 cm großer, unregelmäßig begrenzter Einschmelzungsherd (Abszeß) inmitten einer Lobärpneumonie des rechten Unterlappens

hen. In 3 ähnlichen Fällen von scharf begrenzten Läsionen handelt es sich um intrapulmonale Meta.

Die Adenokarzinome infiltrieren diffus und fingerförmig einen Lungenlappen. Sie stellen sich als inhomogene, vorwiegend echoarme, solide Raumforderungen dar, die im Gegensatz zur Lobärpneumonie weder ein Airbronchogramm noch sekretgefüllte Bronchien oder einen Begleiterguß aufweisen.

Technik der suprasternalen und parasternalen Sonographie

K. Wernecke*, P. Vassallo

* Institut für Klinische Radiologie, Universitätsklinik Münster,
Albert-Schweitzer-Str. 33, D-4400 Münster

In der Abklärung von mediastinalen Erkrankungen wurden die diagnostischen Möglichkeiten der Sonographie bisher nicht oder nur unzureichend genutzt. Wesentliche Voraussetzungen für eine sonographische Untersuchung des Mediastinums sind 1) eine profunde Kenntnis der mediastinalen Anatomie und 2) eine sorgfältige Untersuchungstechnik, mit der systematisch jede mediastinale Lymphknotenstation aufgesucht und beurteilt werden kann.

Zur vollständigen Erfassung der wesentlichen mediastinalen Lymphknotenstationen wird das Mediastinum sowohl über den suprasternalen, als auch über den rechts- und links-parasternalen Zugang untersucht. Anatomische Leitstrukturen für die sonographische Orientierung im Mediastinum sind die zahlreichen arteriellen und venösen Gefäße, durch die die verschiedenen mediastinalen Kompartimente sicher identifiziert werden können.

Bei der suprasternalen mediastinalen Sonographie wird der Patient wie bei einer Schilddrüsenuntersuchung mit maximal rekliniertem Kopf gelagert, der Schallkopf wird in der Fossa jugularis aufgesetzt. Die Untersuchung beginnt mit rein koronaren Schnittführungen, mit denen zunächst die großen venösen Gefäße (rechte und linke Vena brachiocephalica und Vena cava superior) dargestellt werden. Durch entsprechende Angulierungen des Schallkopfes können sämtliche Abschnitte des Aortenbogens im Querschnitt, die rechte Pulmonalarterie im Längsschnitt und der linke Vorhof mit den einmündenden Lungenvenen abgebildet werden.

Anschließend wird der Schallkopf auf die Ebene des Aortenbogens eingestellt. Mit dieser halb-sagittalen Schnittführung können die Abgänge der supraaortalen Arterien und das zwischen Aortenbogen und Pulmonalarterie gelegene aortopulmonale Fenster beurteilt werden (Abb. 1).

Die suprasternale Untersuchung wird abschließend durch senkrecht zur Ebene des Aortenbogens gelegene halb-sagittale Schnittführungen ergänzt. Diese Schnittführung dient im wesentlichen der Beurteilung der rechten Paratrachealregion, die durch entsprechende Angulierungen des Schallkopfes vollständig eingesehen werden kann.

Die vorausgehend beschriebenen drei suprasternalen Standard-Schnittführungen können zu optimalen Darstellung von pathologischen mediastinalen Prozessen entsprechend variiert werden.

Im zweiten Untersuchungsteil – der parasternalen mediastinalen Sonographie – wird der Patient streng auf die rechte und linke Seite gelagert. Durch die strenge Seitenlagerung des Patienten lagert sich das Mediastinum an die vordere Brustwand an, so daß das Mediastinum über ein schmales parasternales Schallfenster

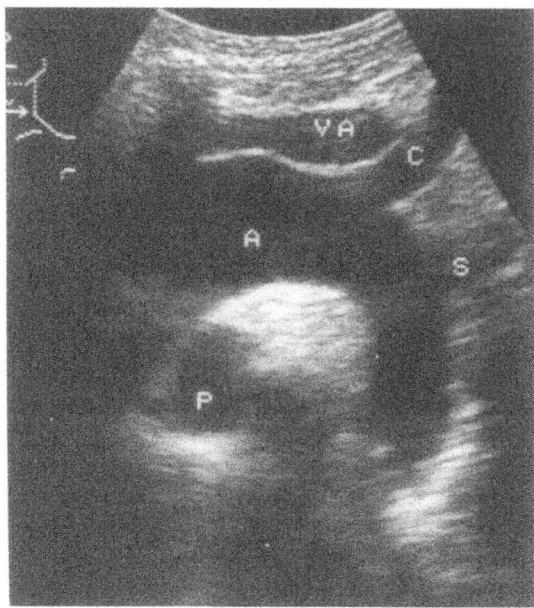

Abb. 1. Dieser suprasternale Schnitt in der Ebene des Aortenbogens (*A*) zeigt den gesamten Aortenbogen mit dem Abgang der A. carotis (*C*) und A. subclavia (*S*) sowie das zwischen dem Aortenbogen und der A. pulmonalis (*P*) gelegene aortopulmonale Fenster, das normalerweise homogen echoreich strukturiert ist (*VA* linke V. anonyma)

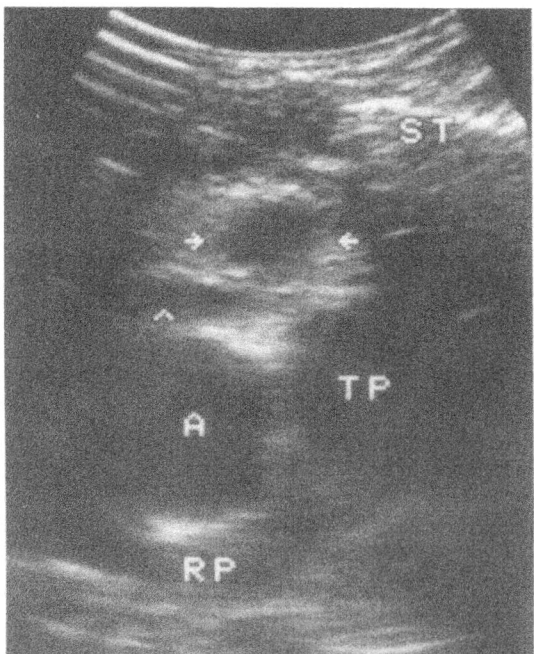

Abb. 2. Dieser rechtsparasternale Querschnitt zeigt die Aorta ascendens (*A*), den Truncus pulmonalis (*TP*) mit dem Abgang der rechten A. pulmonalis (*RP*). Im echoreichen Bindegewebe des vorderen Mediastinums ist ein echoarmes Hodgkin-Lymphom (Pfeile) von 12 mm Durchmesser abgrenzbar (*ST* Sternum)

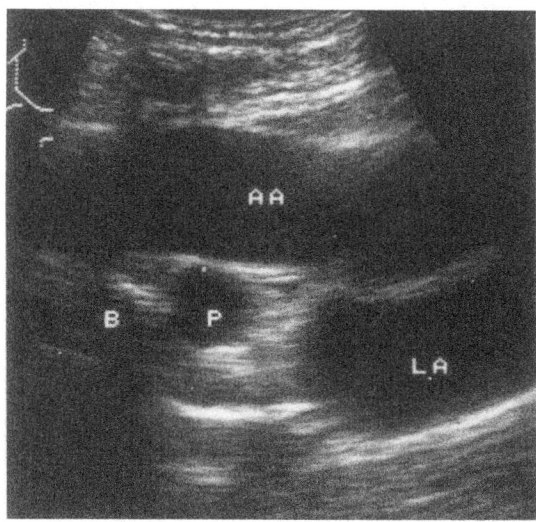

Abb. 3. Dieser rechts-parasternale Sagittalschnitt zeigt die längs angeschnittene Aorta ascendens (*AA*), die quer getroffene rechte Pulmonalarterie (*P*), den rechten Hauptbronchus (*B*) und den linken Vorhof (*LA*). Mit dieser Schnittführung läßt sich sonographisch die dorsal der rechten Pulmonalarterie und kranial des linken Vorhofes gelegene Subkranialregion beurteilen

eingesehen werden kann. Über den beidseitigen parasternalen Zugang wird sonographisch das ventral der großen Gefäße gelegene vordere Mediastinum, die Perikardialregion und die Subkarinalregion beurteilt. Zunächst wird das Mediastinum in Rechtsseitenlagerung des Patienten mit rechts-parasternalen Querschnitten untersucht, wobei der Schallkopf unmittelbar neben dem Sternum aufgesetzt wird (Abb. 2). Durch die Verschiebung des Schallkopfes von kranial nach kaudal können folgende vaskuläre und kardiale Strukturen dargestellt werden: Aorta ascendens, Truncus brachiocephalicus, Vena cava superior mit den einmündenden brachiozephalen Venen, rechte Pulmonalarterie, Truncus pulmonalis, linker Vorhof mit den einmündenden rechten Lungenvenen, rechter Vorhof, rechter Herzventrikel, Vena cava inferior.

Anschließend wird das Mediastinum in Sagittalschnitten von rechtsparasternal untersucht, wobei zunächst die Aorta ascendens im Längsschnitt eingestellt wird (Abb. 3). Mit dieser Schnittführung läßt sich sonographisch die dorsal der rechten Pulmonalarterie und kranial des linken Vorhofes gelegene Subkarinalregion eindeutig identifizieren und beurteilen. Durch Kippung der sagittalen Schnittebene nach rechts lateral kann im Idealfall die Vena cava superior in ihrem gesamten Verlauf bis zur Einmündung in den rechten Vorhof dargestellt werden.

Im letzten Untersuchungsteil wird der Patient auf die linke Seite gelagert. Zunächst werden links-parasternale axiale Schnitte von kranial nach kaudal angefertigt, auf denen folgende Gefäß- und Herzstrukturen erkennbar sind: Aorta ascendens, Truncus pulmonalis, rechte Pulmonalarterie, Anteile der linken Pulmonalarterie, linker Vorhof mit einmündenden linken Lungenvenen, rechter und linker Ventrikel.

Die links-parasternale Untersuchung wird durch Sagittalschnitte komplettiert, wobei zunächst die Aorta ascendens im Längsschnitt zur Beurteilung der Subkarinalregion eingestellt wird. In Einzelfällen kann die Aorta descendens oder der gesamte Aortenbogen einschließlich des aortopulmonalen Fensters von links-parasternal eingesehen werden. Durch Angulierung der Schnittebene nach links-lateral kann der Truncus pulmonalis mit der Abzweigung der linken Pulmonalarterie im Längsschnitt dargestellt werden. Abschließend wird auch der Präkardialraum einschließlich des linken kardiophrenischen Winkels in Sagittalschnitten durchmustert.

Das die mediastinalen Gefäße umgebende Fett- und Bindegewebe der oben aufgezählten Mediastinalregionen hat sonographisch eine homogene echoreiche Binnenstruktur. Normal große, nicht krankhaft veränderte mediastinale Lymphknoten sind sonographisch nicht darstellbar, da sie sich – entsprechend den Erfahrungen im Retroperitonealraum – bezüglich der Echogenität nicht vom umgebenden mediastinalen Bindegewebe kontrastieren. Demgegenüber heben sich entzündlich oder neoplastisch veränderte Lymphknoten und andere Mediastinaltumoren wegen ihrer überwiegend echoarmen Binnenstruktur in der Regel gut vom umgebenden Gewebe ab. Das hintere Mediastinum, die Paravertebralregion und die Lungenhili sind sonographisch aus untersuchungstechnischen Gründen grundsätzlich nicht beurteilbar.

Über die Wertigkeit der mediastinalen Sonographie in der Diagnostik von mediastinalen Tumoren liegen bereits Ergebnisse größerer klinischer Studien vor.

Literatur

1. Wernecke K, Peters PE, Galanski M (1986) Mediastinal tumors: Evaluation with suprasternal sonography. Radiology 159:405–409
2. Wernecke K, Pötter R, Peters PE, Koch P (1988) Parasternal mediastinal sonography: sensitivity in the detection of anterior mediastinal and subcarinal tumors. AJR 150:1021–1026
3. Wernecke K (1989) Untersuchungstechnik und Indikation der mediastinalen Sonographie. Fortschr Roentgenstr 150:501–508
4. Wernecke K, Vassallo P, Pötter R, Lückener HJ, Peters PE (1990) Mediastinal tumors: Sensitivity of detection with sonograph as compared with CT and radiography. Radiology 1990; 175:137–143

13. Pädiatrie

Die Miktionszystosonografie im Kindesalter
Indikation – Stellenwert – Ergebnisse

V. Hofmann*, S. Lange

* St. Barbara-Krankenhaus Halle/S., Barbarastr. 3–5, DDR-4020 Halle/S.

Der vesikoureterale Reflux (VUR) macht die Hälfte aller urologischen Erkrankungen im Kindesalter aus. Die Bedeutung der vesikorenalen Refluxkrankheit ist in den letzten Jahren eher noch gestiegen, die Refluxnephropathie als Folge der Keimaszension unumstritten. Um so größere Bedeutung erhalten diagnostische Methoden, die geeignet sind, frühzeitig die Aszension des Blaseninhalts zu erfassen. Bisher war – und für viele Untersucher ist noch heute – die Standarduntersuchung das Miktionszystourethrogramm (MCU). Bei jeder rezidivierenden Harnwegsinfektion (HWI) mußte zum Refluxausschluß ein MCU vorgenommen werden. Unseres Erachtens aber eignet sich das MCU wegen der Gonadenbelastung nicht als ein Verfahren der Screeningdiagnostik. So lag es nahe, die Sonografie, insbesondere die Real-time-Sonografie, für die direkte Refluxdarstellung zu nutzen. Unsere ersten Versuche in dieser Richtung wurden 1978 vorgenommen und damals ein Refluxnachweis ab Grad 3 gefunden [1]. Untersuchungen an einem größeren Krankengut haben dann gezeigt, daß mit verbesserter Technik auch Refluxe ab Grad 2 in einem hohen Prozentsatz erfaßt werden können [2]. Das Augenmerk lag primär ausschließlich auf der Beurteilung des Nierenbeckens, erst mit der Einführung der Sektor- bzw. Konvex-Scan-Transducer trat die Beurteilung des vesiko-ureteralen Übergangs und des distalen Ureters immer mehr in den Mittelpunkt des Interesses. Von Kessler und Altmann [3] kam 1982 der Vorschlag, den Nachweis eines VUR durch Zusatz spezieller schäumender Substanzen (Cystoconray) verbessern zu können. 1984 haben Schneider und Mitarb. [4] an 110 Kindern die Bedeutung der Refluxsonografie als Screeningmethode dargestellt und beim VUR 2. Grades in 84% einen positiven sonografischen Refluxnachweis führen können. Dabei gilt als Referenzmethode nach wie vor die röntgenologische Kontrastdarstellung der Harnblase. Nach Darstellung der Technik und der verschiedenen pathologischen Befunde soll auf folgende Fragen besonders eingegangen werden:

1. Wie hoch ist die Sicherheit der sonografischen Refluxdarstellung, wie sensibel ist die Methode?
2. Welches sind Vor- und Nachteile?
3. Kann sie als Screeningmethode bei HWI im Vorfeld eingesetzt werden?

Technik des MCS (Miktionszystosonogramm)

Vorbereitung und Durchführung des MCS entsprechen dem MCU. Nach Legen eines Blasenkatheters und Entleerung der Harnblase erfolgt zunächst die Beurteilung beider Nieren. Unter langsamer Blasenfüllung mit physiologischer NaCL werden im Schrägschnitt bds. die Ureteren beobachtet, die sich mitsamt der distalen intramuralen Strecke im positiven Fall deutlich abbilden. Unter Zusatz von Luft oder CO_2 oder schäumenden Substanzen kann die Strömungsrichtung verfolgt werden.

Die Beurteilung der Nieren kann gut von vorn oder nach Umlagerung von dorsal erfolgen. Bei einem VUR 3. Grades finden wir neben dem retrovesikal erkennbaren Ureter eine deutliche Füllung des Nierenbeckens. Beim VUR 4. Grades kommt es zur Aufsprengung der Kelchhälse und zur Füllung der erweiterten

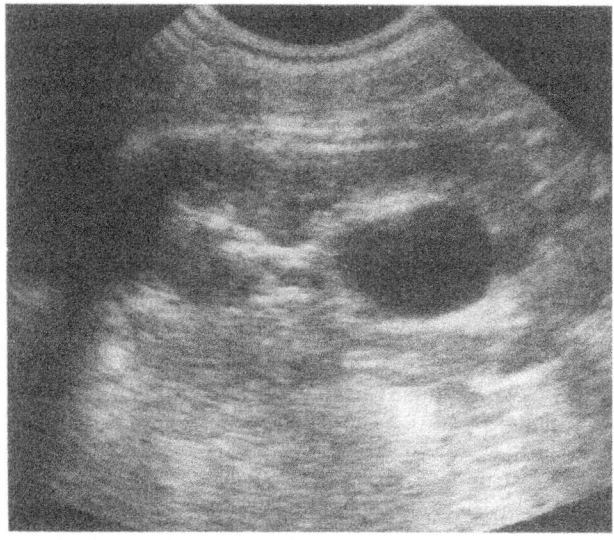

Abb. 1. Reflux in die untere Anlage einer Doppelniere

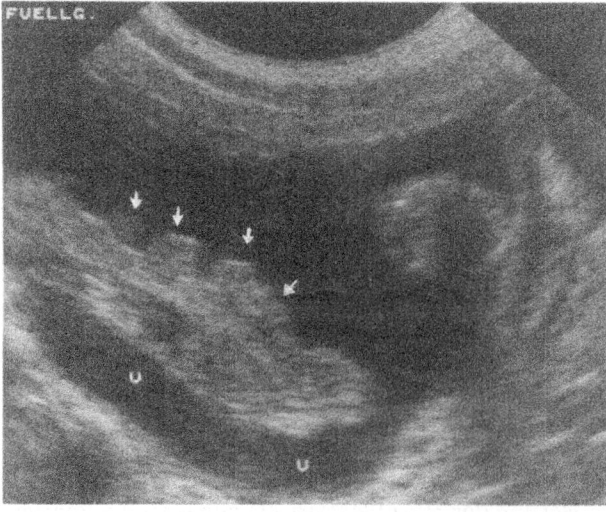

Abb. 2. VUR 5. Grades mit breit offenem Ostium, dilatiertem Ureter, Pseudodivertikeln der Harnblase bei neurogener Blase

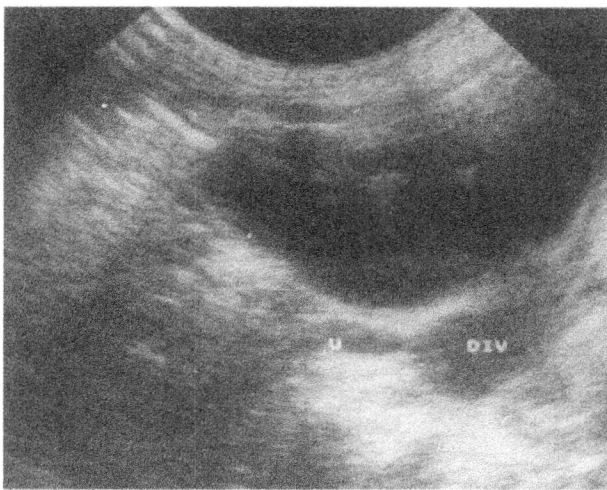

Abb. 3. VUR bei parostialem Blasendivertikel

Kelche. Kommt es bereits während der Blasenfüllung zum Reflux, dann liegt ein Füllungsreflux (entsprechend Niederdruckreflux) vor. Ein unter Miktion einsetzender Reflux wird als Miktionsreflux (entsprechend dem Hochdruckreflux) bezeichnet.

Am elegantesten (weil nicht invasiv!) wäre die Refluxdarstellung ohne Blasenfüllung über einen Katheter nur durch Aufschieben der Miktion. Dabei kommt es allerdings in einer nicht geringen Zahl (ca. 10–15%) zum „falsch-positiven Reflux", da offenbar die volle Blase einen ungehinderten Abfluß von oben behindert. Umgedreht ist aber diese Methode akzeptabel und von großer Bedeutung: wenn bei praller Blase keine Flüssigkeit im Nierenbecken und kein Ureter erkennbar sind und auch unter Miktion nicht erkennbar werden, dann liegt auch kein Reflux vor und es kann auf weitere invasive Untersuchungen verzichtet werden. Wir bezeichnen diese Methode als *indirektes MCS*. Auf den Abb. 1–3 sind verschiedene Möglichkeiten der Refluxdarstellung aufgezeigt. Videodemonstration.

Ergebnisse

Gesamtzahl der MCS-Untersuchungen 1985–1989 = 227, davon 121 negativ, 106 positiv. 87 × fand sich ein einseitiger VUR, 19 × beiderseits.

Ein Vergleich von MCU und MCS bei 104 Pat. ergab in 67 Fällen Übereinstimmung (64%), 37 × differente Befunde (36%). Unter den differenten Befunden ergab das MCS in 33 Fällen einen höheren Refluxgrad als das MCU, in nur 4 Fällen war es umgekehrt. Hierbei zeigt sich, daß sonografisch höhergradige Refluxe diagnostiziert werden, als radiologisch bestätigt werden können.

Dies bedeutet: deckungsgleiche Befunde ab VUR 3. Grades, Differenzen im Bereich der Refluxe 2. Grades, dabei häufiger positives MCS. Hierbei entsteht die Frage, ob es sich dabei um echte Refluxe handelt. Eine Klärung soll erfolgen

Tabelle 1. Vorteile und Nachteile der MCS

Vorteile:	– keine Strahlenbelastung
	– Anwesenheit der Eltern
	– jederzeit wiederholbar
	– kein Kontrastmittel
	– dem MCU vergleichbare Klassifikation
	– direkte Darstellung des vesico-ureteralen Übergangs, der Blasenwand und der Uretermotilität
	– Bestimmung des Restharns
Nachteile:	– fehlende Darstellung der Urethra
	– begrenzte Beurteilung des Ureters
	– VUR 1 nicht sicher erfaßt (?)
	– falsch (?) positive Ergebnisse
	– problematisch im 1. Halbjahr, sicher ab Ende 1. Lebensjahr

Tabelle 2. Indikationen zur sonografischen Refluxdarstellung

1. Pathologisches Sonogramm bzw. pathologisches Ausscheidungsurogramm

Niere:	– pyelonephritische Veränderungen
	– Harnabflußstörungen
	– Fehlbildungen
	– einseitig stumme Niere oder fehlende Darstellung einer Kelchgruppe mit Verdacht auf stummen Anteil einer Doppelbildung
Ureter:	– Megaureter
	– Ureterozele
Harnblase:	– Megazystis
	– Divertikel
	– Balkenblase

2. Gesicherte Harnwegsinfektionen
3. Miktionsstörungen
4. Anorektale Fehlbildung
5. Kontrolluntersuchungen nach Therapie

durch eine inzwischen angelaufene Versuchsreihe unter Einbeziehung von Kontrastmittel bzw. Luft und durch *gleichzeitige* Untersuchung radiologisch und sonografisch in den differenten Fällen. Es ergeben sich folgende Konsequenzen:

1. Das MCS ist als Screeningmethode für den Refluxnachweis bei HWI geeignet.
2. Vor- und Nachteile sind in Tabelle 1 dargestellt.
3. Die Indikationen zur sonografischen Refluxdarstellung ergeben sich aus Tabelle 2.
4. Es folgt ein neues diagnostisches Management bei HWI.

5. Bei negativem MCS halten wir ein MCU nicht für erforderlich, es besteht keinerlei operative Konsequenz, die Therapie der HWI ist ohnehin primär konservativ. Alle operationsbedürftigen Refluxe können erfaßt werden.
6. Das MCS ist die Diagnostik der Wahl im Rahmen der Verlaufskontrolle bei bekanntem und konservativ behandeltem Reflux. Nach einem Intervall von 6–12 Monaten wird das MCS wiederholt.
7. Nach erfolgter Antirefluxplastik wird die Kontrolle des Operationsergebnisses ebenfalls sonografisch nach 6–12 Monaten vorgenommen.

Bei uns bleibt die konventionelle radiologische Refluxdarstellung derzeit nur noch den sonografisch nachgewiesenen Refluxen ab Grad 3 mit Operationsindikation vorbehalten.

Literatur

1. Hofmann V (1981) Ultraschalldiagnostik beim vesicoureteralen Reflux im Kindesalter. Z Urol Nephrol 74:249–261
2. Beyer HJ, Hofmann V (1985) Das Miktionszystosonogramm – eine neue Methode zur Erfassung des vesicorenalen Refluxes im Kindesalter. Ultraschall 6:182–188
3. Kessler RA, Altmann DH (1982) Real time sonografic detection of vesicoureteral reflux in children. Am J Roent 138:1033–1036
4. Schneider K et al. (1984) Screening for vesicoureteral reflux in children using real-time sonography. Ped Radiol 14:400–403

Die Sono-Miktionszystographie im Kindesalter – Erfahrungen im Zeitraum 1983–1989

K. Schneider*, H. Fendel

* Röntgenabteilung der Kinderklinik der Universität München im Dr. von Haunerschen Kinderspital, Lindwurmstr. 4, D-8000 München 2

Beschreibung der Methode

Um einen vesikoureteralen Reflux sonographisch nachzuweisen, ist die Ultraschalluntersuchung in real-time-Technik durchzuführen. Das Prinzip ist in Abb. 1 dargestellt. Im Ablauf sind zwei Phasen zu trennen. Zuerst werden während der Füllungsphase (Harnblasenfüllung über einen Blasenkatheter) die ureterovesikalen Verbindungen fortlaufend beobachtet. Am Ende der Füllung und Miktion werden dann Standardschnitte der Nieren in Rücken- und Bauchlage angefertigt.

Als positiver Refluxnachweis gilt, entweder die Zunahme der Mittelechoaufweitung während der Füllung und/oder nach Miktion (Beyer, Schneider 1984) in *zwei* Standardschnitten der Niere (Längs- und Querschnitte) (Abb. 2), oder der intraureterale Nachweis von „Echokontrasten", welche durch Übertritt aus der Blase in den Ureter oder das Nierenbecken übergetreten sind (Kessler, Schneider 1986a).

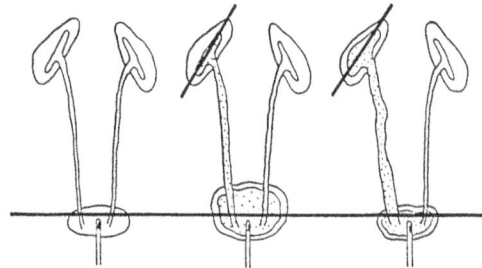

Abb. 1. Prinzip des sonographischen Refluxnachweis: Querschnitte durch die Harnblase und die Nieren vor, am Ende der Füllung und nach Miktion

Möglichkeiten der sonographischen Refluxuntersuchung

Bei Einhaltung der in Tabelle 1 zusammengefaßten Untersuchungsbedingungen ist der Nachweis eines VUR Grad III–V in allen Fällen möglich. Denn ab diesem Refluxgrad ist eine Mittelechoaufweitung über einen genügend langen Zeitraum vorhanden (Schneider 1984). Zusätzlich ist der refluierende Ureter ab Grad III in 90% und ab Grad IV in 100% darzustellen. In 60% ist außerdem die Diagnose refluierender Doppelureter (umschriebene Mittelechoaufweitung, meist unteres Doppelnierensegment) möglich. Bei dilatierten Ureteren ohne nachweisbaren intraureteralen Mischungskontrast können nach Injektion kleiner Mengen von

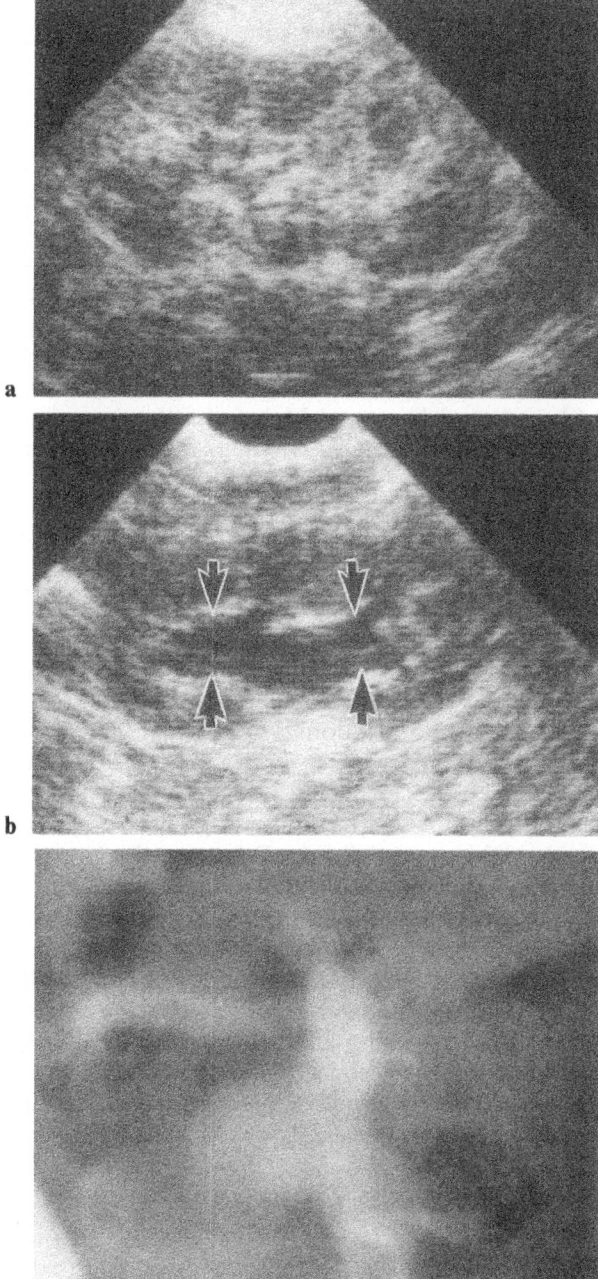

Abb. 2a–c. Reflux bei einem Säugling (4 Monate alt). Sonographisch Reflux Grad III, röntgenologisch Grad II. **a** Längsschnitt linke Niere *vor* der Füllung, **b** deutliche Zunahme der Mittelechoweite (Pfeile) am Ende der Füllung und nach Miktion, **c** zugehörige Röntgenzielaufnahme

Tabelle 1. Untersuchungsbedingungen für die Durchführung der Sono-Miktionszystographie

---

- Harnblase katetherisierbar
- Nieren und Harnblase darstellbar
- Untersuchung im Nüchternzustand
- Untersuchung mit Einschluß der Miktion
- Mittelecho der Nieren nicht oder nur gering aufgeweitet

Luft-/CO_2 refluierende von obstruierten Ureteren differenziert werden (Schneider 1986a). Die Technik ist außerdem nützlich bei anderen nicht-ureteralen Strukturen wie z. B. Blasendivertikel (Schneider 1986b).

Die Untersuchungsdauer beträgt, Kooperation des Patienten vorausgesetzt, ca. 20 min und ist zeitlich nicht begrenzt, d. h. es sind Mehrfachfüllungen möglich, ohne daß ein „Limit" durch Strahlenexposition wie beim Röntgen- oder Radionuklid-Zystogramm gegeben ist.

Grenzen der sonographischen Refluxuntersuchung

Geringgradige Grad I und Grad II Refluxe können dem Nachweis im Sono-MC leicht entgehen, da sie oft nur intermittierend auftreten. Die Sensitivität des sonographischen Refluxnachweises beim Grad I Reflux beträgt 70%, beim Grad II 70 bis 80%, wenn man das Sono-MC (Sono-Miktionszystographie) mit dem Röntgen-MCU (Röntgen-Miktionszysturethrographie) vergleicht. In bis zu 15% ist mit falsch positivem sonographischem Refluxnachweis zu rechnen bei Vergleich mit dem Röntgen-MCU bzw. Radionuklid-Miktionszystogramm.

Die Uretermündung kann sonographisch im Fall einer Dilatation des Ureters dargestellt werden. Allerdings ist die Uretereinmündung bei refluierenden Ureteren in ca. einem Drittel nicht darstellbar gewesen. Sogar bei hochgradigen Ureterfehleinmündungen (rechtwinkeliger Durchtritt des Ureters durch die Blasenwand) kann die Einmündung nur in ca. 65% sonographisch eindeutig eingestellt werden. Im Gegensatz zum Röntgen-MCU und Radionuklid-Miktionszystogramm ist mit der sonographischen Refluxprüfung die Dynamik des Refluxgeschehens im zeitlichen Ablauf nicht zu erfassen (Willi 1983).

Der intrarenale Reflux kann nur röntgenologisch nachgewiesen werden. Zur Diagnostik von Fehlbildungen der Urethra (Urethralklappen) wird die Röntgen-MCU benötigt.

Diskussion

Da mit der sonographischen Refluxprüfung mit Ausnahme der Urethralklappen alle signifikanten Befunde des unteren Harntraktes, wie z. B. obstruierte Ureteren, Ureterocelen und große Blasendivertikel darstellbar sind und eine ausreichend zuverlässige Refluxgraduierung möglich ist, ist die Sono-MC dem

Radionuklid-Miktionszystogramm als Auswahluntersuchung überlegen. Der größte Vorteil der Sono-Miktionszystographie ist die Tatsache, daß dieses Verfahren ohne jede Strahlenbelastung für den Patienten verbunden ist. Das Radionuklid-Miktionszystogramm ist, eine normale Anatomie des Harntraktes vorausgesetzt, insbesondere nach Ureterreimplantation beim Grad II Reflux sensitiver als die Sono-MC. Ab Refluxgrad III besteht kein Unterschied in der Sensitivität beider Methoden.

Der Nachweis eines intrarenalen Refluxes ist nur röntgenologisch möglich. Da dieser Befund fast ausschließlich bei höhergradigen Refluxen auftritt und diese Refluxgrade in der sonographischen Refluxprüfung erfaßt werden, können all diese Patienten der Röntgen-Untersuchung zugeführt werden.

Schlußfolgerung

Sofern eine vollständige Untersuchung vorliegt – gute Dokumentation, Untersuchung während der Füllungs- *und* Miktionsphase – ist die Sono-Miktionszystographie als Vorfelduntersuchung auf einen VUR (vesikoureteraler Reflux) geeignet. Bei positivem Refluxnachweis oder unvollständiger Untersuchung (z. B. fehlende Miktion) kann eine Röntgen-Miktionszysturethrographie angeschlossen werden (nur *eine* Katheterisierung).

Literatur

Beyer HJ, Hofmann V, Brettschneider D (1985) Das Miktionssonourogramm: eine neue Möglichkeit der Erfassung des vesikorenalen Refluxes im Kindesalter. Ultraschall 6:182–188

Kessler RM, Altman DH (1982) Real-time sonographic detection of vesicoureteral reflux in children. AJR 138:1033–1036

Schneider K, Jablonski C, Wiessner M, Kohn M, Fendel H (1984) Screening for vesicoureteral reflux in children using real-time sonography. Pediatr Radiol 14:400–403

Schneider K, Fendel H, Kohn MM (1986a) Investigations of dilated ureters in children. Ann Radiol 29:424–428

Schneider K, Fendel H, Kohn MM (1986b) Differential diagnosis of intra- and perivesical abnormalities using bladder/air contrast sonography. Pediatr Radiol 16:69–70

Willi U, Treves S (1983) Radionuclide voiding cystography. Urol Radiol 5:161–173

Sonographische Funktionsdiagnostik zur primären Erfassung von Harnwegsfehlbildungen

H.-J. Beyer

Universitätsklinik der Ruhr-Universität, Marienhospital Haus II,
Widumer Str 8, D-4690 Herne 1

Die Zahl der im Rahmen der pränatalen Diagnostik erkannten Fehlbildungen des kindlichen Harntraktes ist durch die deutliche Verbesserung der real-time Technik und dem gestiegenen Wissensstand zwar deutlich gesteigert worden, so daß bereits Normvarianten erfaßt werden. Es ist jedoch erwiesen, daß bei weitem noch nicht alle Fehlbildungen erfaßt werden, deshalb ist neben dem postnatalen Screening auch bei scheinbar blanden Harnwegsinfektionen die sonografische Beurteilung des Harntraktes unerlässlich. Sie bietet in allen Fällen die Möglichkeit einer sehr differenzierten morphologischen Beurteilung des Harntraktes. Ausgehend vom morphologischen Befund kann dann das weitere Procedere festgelegt werden. Es sind in der Hauptsache funktionelle Untersuchungen, welche Aufschluß geben sollen über Art und Ausmaß der Beeinträchtigung. Es soll im Rahmen dieser Darstellung nur auf die sonografischen Funktionsuntersuchungen und ihren Stellenwert in Bezug auf die radiologischen Methoden eingegangen werden.

Untersuchungsmethoden

Unter Benutzung der dargestellten Einteilung der Harntransportstörungen (HTS) ist es möglich, zum einen den Abfluß aus dem Nierenhohlraumsystem und

Tabelle 1. Einteilung der Harntransportstörungen bei subpelviner Stenose

Grad der HTS	Normalbefund	I Grad	II Grad	III Grad	IV Grad
Parenchym	Breit	Breit	Schmaler	Verschmälert	Randsaum
Pyelon	Geschlossen	Gespreizt	Deutlich erweitert	Stark erweitert	Maximal erweitert
PPI	2:1	2:1	1:2	1:3	1:4
Kelche	—	—	Minimal erweitert	Deutlich erweitert	Ausgewalzt
Ureter	—	—	—	—	—
Niere Längsschnitt					
Niere Querschnitt					

zum anderen Zustände des Rückflusses von Blaseninhalt bei Blasenfüllung und während der Miktion zu beurteilen und entsprechend vorgegebener radiologischer Kriterien zu differenzieren (Tabelle 1). Dieser Bezug auf die Differenzierung nach radiologischen Kriterien soll sagen, daß eine Vergleichbarkeit der Befunde oder besser eine Korrelation zwischen radiologischen und sonografischen Aussagen besteht.

Miktionscystosonographie (MCS)

Die Tatsache, daß beim Vorliegen eines VRR eine Ascension von Blaseninhalt in das obere Hohlraumsystem (Ureter und Nierenbecken) stattfindet, kann zur Erfassung des VRR ausgenutzt werden. Bei der Refluxsonographie wird unter Berücksichtigung des Ausgangsbefundes sonografisch beurteilt, ob sich der distale Ureter und das Nierenbecken bei unterschiedlichen Füllungszuständen der Blase darstellen (Tabelle 2).

Tabelle 2. Indikationen zur sonographischen Refluxdiagnostik

– HWI	– Verlaufskontrolle bei konservativer Therapie
– Primäre Enuresis	
– Sterile Leukozyturie	– Postoperative Beurteilung
– Auffällige Befunde im Rahmen der Bauchschmerz-Diagnostik	
– Auffällige Befunde im Rahmen des Neugeborenenscreening	

Untersuchungstechnik

Nach Untersuchung des Harntraktes bei leerer Blase wird in die Blase ein Katheter eingelegt und wie beim MCUG die Blase langsam physiologischer Kochsalzlösung (gemischt mit etwas Luft) aufgefüllt.

Unter Blasenfüllung werden primär in Rückenlage beide Nieren alternierend im Längsschnitt untersucht. Während der Untersuchung kann der Patient umgelagert werden und somit von ventral der paravesicale Raum sonografisch beurteilt werden. Es ist dadurch möglich sowohl Veränderungen des Nierenbeckens, als auch des distalen und proximalen Ureters selbst zu erfassen.

Besteht ein VRR kommt es je nach Art des Refluxes (Niederdruck- oder Hochdruckreflux) zur unterschiedlich ausgeprägten Erweiterung des Nierenbeckens oder des Ureters. Je nach Ausmaß der Aufspreizung des NBKS kann differenziert werden wie groß das Refluxquantum ist. Die unterschiedlichen Füllungsgrade des Nierenbeckens sind auch bei schon vorbestehender Erweiterung des Nierenbeckens erfaßbar, dies vor allem deshalb, da durch die gleichzeitige Instillation von Luft eine vollkommen andere Echotextur erzeugt werden kann. Bei bestehender Ascension erkennt man eine Durchmischung der schon vorher nachweisbaren Flüssigkeit mit Luftblasen nicht nur in der Blase, sondern auch im Ureter und dem Nierenbecken. Dies ist vor allem wichtig zur Abgrenzung zwi-

Tabelle 3. Aussagen

1. Ausschluß eines VUR II–V°
   unverändert geschlossenes Pylonreflexband
2. Differenzierung des Refluxgrades
   – Form und Weite des Pyelonreflexbandes
   – Darstellbarkeit des distalen Ureters

schen prävesicaler Stenose und Refluxstenose, denn bei der prävesicalen Stenose
bleibt in Ureter und NBKS eine unverändert homogene Textur bestehen.

Nach Abschluß der Blasenfüllung kann im Sitzen oder dem Kind sonst gewohnten Miktionsstellung, das Nierenbeckenhohlraumsystem unter der Miktion
beurteilt werden.

Es hat sich gezeigt, daß zwischen den sonografisch zu erhebenden Befunden
und der Einteilung der Refluxe nach radiologischen Kriterien eine Korrelation
besteht. Hierbei wird wiederum die sonographische Einteilung der Harntransportstörungen zugrunde gelegt.

Es entspricht der HTS I der VUR II Grades, die HTS II korreliert mit dem
sonografischen Bild des VUR III Grades und beim Refluxgrad IV nach der inter-
nationalen Klassifikation erkennt man sonographisch eine HTS III. Grades.
Gleiches gilt für den fünfgradigen Reflux, hier ist eine massive Erweiterung des
Ureters und des NBKS darstellbar (Tabelle 3).

Je nach Grad des Refluxes wird bei der Erstuntersuchung entschieden werden, ob eine weiterführende radiologische Diagnostik notwendig ist oder nicht.
Als Kriterien kann dabei sowohl der bisherige klinische Verlauf und der sonographisch erfaßte Grad des Refluxes gelten. Wird ein Refluxgrad diagnostiziert, der
eine operative Korrektur angezeigt erscheinen läßt, also Grad IV oder V, so wird
in gleicher Sitzung bei noch liegendem Blasenkatheter das MCU durchgeführt.

Andererseits ist bei VRR II und III Grades, die ja in Abhängigkeit von der
Klinik, konservativ behandelt werden, diese Methode in Kombination mit der
Uroflowmetrie und Restharnsonographie als ausreichende und umfassend aussa-
gekräftige Diagnostik zu bewerten.

Als Nachteile der sonographischen Refluxdiagnostik müssen gelten:
1. Nichterfassung des VUR I. Grades und partiell des II. Grades
2. oft unzureichende Beurteilung des vesico-ureteralen Überganges
3. fehlende Beurteilbarkeit der Urethra.

Diuresesonographie

Die Beurteilung des Nierenbeckenhohlraumsystems und des Ureters sollte, soweit dies möglich, unter standartisierten Bedingungen erfolgen, d. h. der Grad
der Hydratation ist von wesentlicher Bedeutung.

Nachdem die Nieren und das ableitende System unter normaler Hydratation
beurteilt worden sind, wird zur Beurteilung der Kompensationsfähigkeit des
Hohlraumsystems Lasix verabreicht. Es sind die orale Gabe oder die invasivere
i.v.-Applikation möglich.

Tabelle 4. HTS (pränatal, postnatal, Spätdiagnose)

Sonographie	
– PPI (Parenchymbreite)	Subpelvine
– Grad d. HTS	Prävesicale Stenose
– Erweiterung des Ureters	Subvesicale
– Blasenwanddicke	

Verabreicht werden 0,5 mg/kg KG.

Im Abstand von 15 Minuten werden dann die Nieren im Längs- und Querschnitt untersucht. Dabei sollte beachtet werden, daß die Blase möglichst entleert ist, um Fehlinterpretationen zu vermeiden.

Welche Befunde sind möglich (Tabelle 4)?

1. Physiologische kurzzeitige Erweiterung des Nierenbeckens, es wird der Ausgangsbefund innerhalb einer Stunde wieder erreicht.
2. Zunahme der HTS um mehr als eine Stufe und keine Abnahme der Erweiterung des NBKS innerhalb von 3 Stunden.
3. Der Ureter erweitert sich nach der Lasixapplikation progradient und das Nierenbecken nur entsprechend der Windkesselfunktion desselben nur langsam.

Daraus ergeben sich folgende Aussagemöglichkeiten:

1. Es besteht keine obstruktive Harntransportstörung.
2. Es besteht eine funktionelle Störung im Bereich des pelviureteralen Überganges.
3. Es besteht eine Stenosierung des uretero-vesicalen Überganges, die zu verschiedenen Füllungsgraden des Ureters und konsekutiv mit und ohne Erweiterung des Nierenbeckens.

Die Diuresesonographie erlaubt keine Aussagen über die Funktion der Nieren, sondern kann als orientierende Methode zur primären Erfassung und Beurteilung der Harntransportstörungen angesehen werden. Man kann auch nicht definitiv aussagen, ob es sich um eine Obstruktion handelt.

Die Untersuchung kann bei der HTS IV als kontraindiziert betrachtet werden, da keine Weiterung der Aussage möglich ist, sondern eher zu Komplikationen führen kann.

Patientengut

Die Auswertung des diagnostischen Vorgehens und der Aussagen bei 1800 Patienten, bei denen entweder prä- oder postnatal der Verdacht auf einen pathologischen Befund bestand, oder eine HWI bzw. eine primäre Enuresis oder Hämaturie nachgewiesen waren, zeigt folgendes Bild:

Bei 1073 Patienten konnte auch unter Einbeziehung der sonographischen Funktionsuntersuchungen kein pathologischer Befund erhoben werden.

Bei insgesamt 727 Patienten (Tabelle 5) wurden pathologische Befunde bzw. Normvarianten, wie z. B. ampulläres Nierenbecken o. ä., diagnostiziert. Eine wei-

Tabelle 5. Gezieltes Nierenscreening pathologische Befunde (n = 727)

Befund	n	Therapiebedürftig [%]	Kontrollbedürftig [%]
HTS	199	50,8	49,2
VUR	163	48,0	42,0
Einzelnieren	84	35,7	64,3
Hufeisennieren	13	10,0	90,0
Doppelnieren	52	26,0	74,0
Rotationsan.	21	18,0	82,0
Beckennieren	4	25,0	75,0
PN-Verdacht	66		
Nierencysten	25		
Pseudotumor	6		
Nephrolithiasis	45		
Nierentumoren	4		
Blasentumoren	2		
Restharn	43	60,0	40,0

terführende radiologische Diagnostik war nur in 457 Fällen oder 62,9% notwendig. Bezieht man diese Zahl auf die Gesamtzahl der untersuchten Patienten, so entspricht dies 25,4%. Dies waren ausschließlich Patienten, bei denen ein therapiebedürftiger Befund auf Grund der primären Untersuchung erhoben wurde.

In vielen Fällen ist also die Sonographie in der Lage, allein durch die Erfassung der morphologischen Struktur eine endgültige Aussage zu treffen. Durch den Einsatz der beiden erwähnten sonographischen Funktionsuntersuchungen ist eine weitere Differenzierung möglich, die es erlaubt abzuwägen, ob fortführende diagnostische Maßnahmen notwendig sind oder nicht. Es soll aber damit keineswegs ausgesagt werden, daß radiologische Funktionsuntersuchungen überflüssig sind, sondern sie sollen besonders bei Neugeborenen und Kleinkindern gezielt eingesetzt werden.

Sonographische Diagnostik der multizystischen Nierendysplasie

F. Krull*, P. F. Hoyer, R. Habenicht, H. P. Krohn, J. Brodehl

* Kinderklinik der Medizinischen Hochschule, Konstanty-Gutschow-Str. 8, D-3000 Hannover 61

Einleitung

Die multizystische Nierendysplasie ist eine frühembryonale, meist einseitige dysplastische Fehlbildung der Niere. Anstelle der Niere findet sich ein nicht ausscheidungsfähiges Zystenkonglomerat ohne erkennbares Nierenparenchym. Der Ureter und das Nierenbecken fehlen oder sind atretisch, der Gefäßstiel ist rudimentär [1, 2]. Die multizystische Dysplasie ist in 20% der Fälle [3] mit zusätzlichen Fehlbildungen der gegenseitigen Niere oder des harnableitenden Systems verbunden.

Patienten und Methoden

In einer retrospektiven Analyse wurden die Befunde und Verläufe von 48 Kindern mit multizystischer Nierendysplasie untersucht. Diese Kinder wurden von 1976 bis 1989 in der Kinderklinik der Medizinischen Hochschule Hannover behandelt. Zum Teil wurden sie zur Nephrektomie überwiesen, wodurch möglicherweise ein Selektionseffekt aufgetreten ist.

Die Diagnose der multizystischen Nierendysplasie wurde zu Beginn des Beobachtungszeitraumes überwiegend durch die intravenöse Pyelographie in Verbindung mit dem Isotopennephrogramm durch Ausschluß funktionsfähigen Nierenparenchyms gestellt. Mit Einführung der Sonographie rückte diese Methode in den Vordergrund.

Die sonographische Untersuchung der Nieren erfolgte seit 1981 mit dem Hellige Aloka Ultraschallgerät und seit 1987 zusätzlich mit dem Acuson 128 (3,5 MHz und 5,0 MHz Linear und Sector Transducer). Dabei wurden folgende diagnostische Kriterien zugrunde gelegt: Das Organ zeigt einen zystischen Aufbau mit weintraubenartiger Anordnung großer und kleiner Zysten nebeneinander. Ein Parenchymsaum stellt sich nicht dar und die Zysten kommunizieren in der Regel nicht miteinander. Das Organ ist meist vergrößert, kann aber auch normal groß oder sogar verkleinert sein [4].

Ergebnisse

Bei der Diagnosestellung waren die Patienten im Median 1 Woche alt (Bereich 1 Tag bis 12 Jahre). Die Symptome, die zur Diagnostik Anlaß gaben, waren: pränatale Sonographie (n = 20), tastbarer Tumor (n = 16), Erbrechen, Trinkschwäche (n = 2), Urosepsis, Harnwegsinfekt (n = 4), Sonographie aus anderer Indikation (n = 4), Kreatininerhöhung (n = 1), keine Angabe (n = 1). Das Geschlechtsverhältnis war ausgeglichen, eine Seitenbetonung fand sich nicht, kein Patient wies hypertone Blutdruckwerte auf.

Eine sonographische Untersuchung wurde bei 43 Patienten durchgeführt. Der Längsdurchmesser der multizystischen Niere konnte bei 21 Patienten gemessen werden und lag bei 14 Kindern über der 95er Perzentile für normale Nieren, bei 5 innerhalb des Normbereiches und bei 2 unterhalb der 5er Perzentile. Der

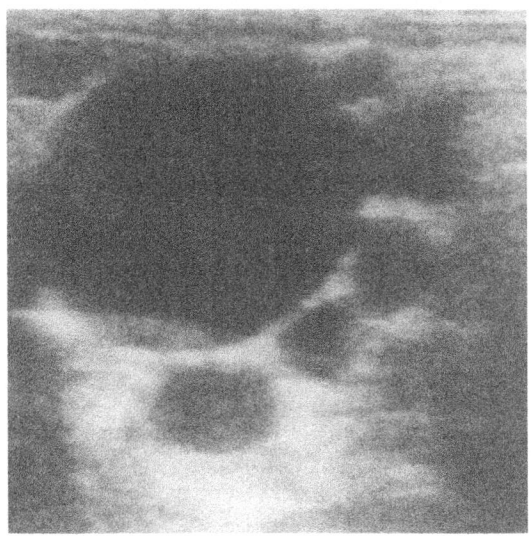

Abb. 1. Große, mittelständige 3·4 cm messende echoarme Struktur. Die umgebenden Zysten kommunizieren teilweise und sind von einem schmalen Parenchymsaum umgeben

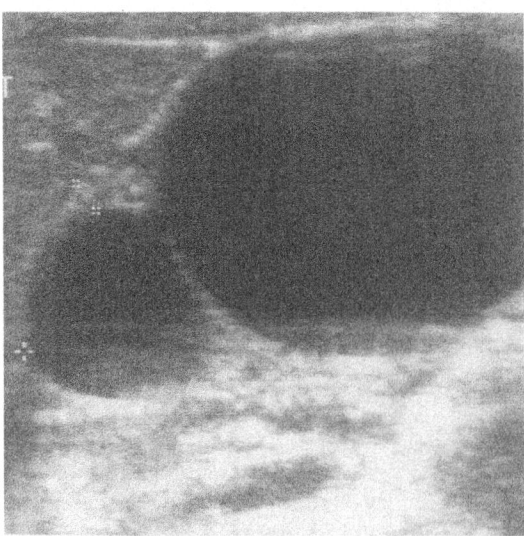

Abb. 2. 3·4 cm große echoarme Struktur, von einem schmalen Parenchymsaum umgeben. Oberhalb davon kleinere echoarme Struktur

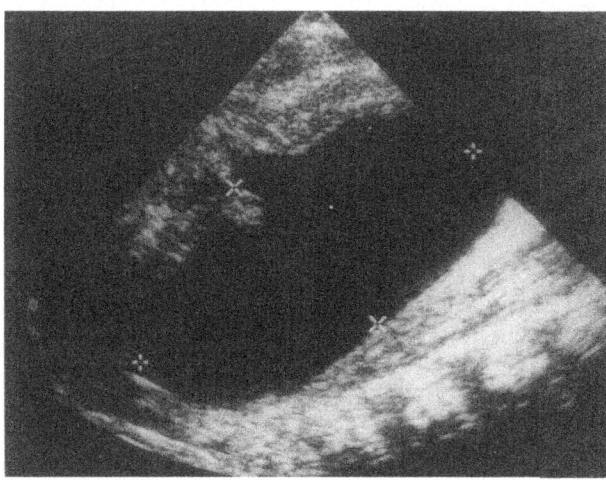

Abb. 3. Singuläre, zentrale echoarme Raumforderung

maximale Zystendurchmesser wurde bei 34 Patienten bestimmt mit einem Mittelwert von 25 mm (Bereich 8–60 mm). Bei typischem sonographischem Bild konnte die Diagnose eindeutig gestellt werden; Unsicherheiten ergaben sich bei atypischen sonographischen Befunden, die die Differenzierung von einer Hydronephrose erschwerten (Abb. 1–3).

Assoziierte Fehlbildungen der gegenseitigen Niere oder des harnableitenden Systems fanden sich bei 9 der 48 Kinder. Folgende Anomalien wurden beobachtet:

Dysplasie der gegenseitigen Niere (n = 3), partielle multizystische Dysplasie (n = 1), Dysplasie, ektope Uretermündung und Blasenhypoplasie (n = 1), Obstruktiver Megaureter (n = 2), Ureterabgangsstenose (n = 1) und Hufeisenniere (n = 1).

Bei fast allen Patienten, die keine zusätzlichen Fehlbildungen aufwiesen, zeigte sich auch schon kurz nach der Geburt eine Hypertrophie der anderen Nieren, deren Größe bei 20 von 22 untersuchten Kindern über der 97er Perzentile lag.

Diskussion

Die Diagnose der multizystischen Dysplasie kann bei Beachtung der sonographischen Kriterien mit hoher Sicherheit gestellt werden. Diese Kriterien sind: zystischer Aufbau mit weintraubenartiger Anordnung verschieden großer, nicht miteinander kommunizierender Zysten, fehlender Parenchymsaum und atretisches Nierenbecken. Folgende sonographische Befunde können zu Fehleinschätzungen führen: Eine zentral gelegene große Zyste, die von mehreren kleineren umgeben ist, die teilweise miteinander kommunizieren, erweckt den Eindruck einer Hydronephrose (Abb. 1). Einzelne oder wenige sehr große Zysten, die anscheinend von einem Parenchymsaum umgeben sind, machen unter Umständen eine sonographische Differenzierung von der hydronephrotischen Sackniere schwierig (Abb. 2, 3) In diesen Fällen kann das Isotopennephrogramm weiterhelfen. Bei den assoziierten Fehlbildungen stehen die Dysplasie der kontralateralen Niere und der obstruktive Megaureter im Vordergrund. Eine kompensatorische Hypertrophie der gegenseitigen Niere ließ sich in fast allen Fällen nachweisen, bei den anderen muß man befürchten, daß sie feingeweblich ebenfalls eine Dysplasie aufweisen.

Zusammenfassung

Bei Beachtung der sonographischen Kriterien und der Irrtumsmöglichkeiten kann die Diagnose der multizystischen Dysplasie mit hoher Sicherheit gestellt werden. Bei den begleitenden Fehlbildungen stehen die Dysplasien und der obstruktive Ureter im Vordergrund. Eine fehlende Hyperplasie der gegenseitigen Niere sollte Anlaß zu regelmäßiger Nachbetreuung sein.

Literatur

1. Zerres K, Völpel MC, Weiß H (1984) Cystic kidney: genetics, pathologic anatomy, clinical picture, and prenatal diagnosis. Hum Genet 68:104–135
2. Osathanondh V, Potter EL (1964) Pathogenesis of polycystic kidneys. Archs Pathol Lab Med 77:459–509
3. Greene LF, Feinzaig W, Dahlin D (1971) Multicystic dysplasia with special reference to the contralateral kidney. J Urol 105:482–487
4. Stuck KJ, Koff SA, Silver TM (1982) Ultrasonic features of multicystic dysplastic kidney: expanded diagnostic kriteria. Radiology 143:217–221

Xanthogranulomatöse Pyelonephritis bei einem Kleinkind

H. J. Feickert*, P. F. Hoyer, H. Mildenberger, J. Brodehl

* Kinderklinik der Medizinischen Hochschule Hannover,
Konstanty-Gutschow-Str. 8, D-3000 Hannover 61

Einleitung

Die Xanthogranulomatöse Pyelonephritis ist eine seltene Erkrankung, die vorwiegend bei Frauen in der 5. und 6. Lebensdekade auftritt [1]. Bei Kindern wurde diese Erkrankung in etwas mehr als 100 Fällen beobachtet, wobei jedoch Knaben und Mädchen gleich häufig betroffen sind [2]. Es handelt sich um einen entzündlichen Prozeß mit Destruktion des normalen Nierenparenchyms. Zurück bleiben Lipid-beladene Histiozyten und Makrophagen. Bei einem diffusen Verlauf ist die gesamte Niere betroffen ausgehend von den Calyces und dem Nierenbecken mit Fortschreiten in Richtung auf Medulla und Cortex. Bei einem segmentalen Verlauf ist nur ein Nierenpol betroffen. Beide Formen gehen mit einer Nephrolithiasis einher.

Fallbeschreibung

Bis zum Zeitpunkt seiner jetzigen Erkrankung war der Patient J. O. bis auf einige unklare, vorübergehende Fieberzustände, die antibiotisch behandelt wurden, nicht ernsthaft krank. Im Oktober 1988 wurde bei dem 3 jährigen Knaben erstmals bei anhaltendem Fieber bis 39° C ein Harnwegsinfekt diagnostiziert und antibiotisch behandelt. Bei einer fortbestehenden Leukozyturie wurde im November 1988 in einem auswärtigen Krankenhaus eine Behandlung mit Gentamycin und Ampicillin durchgeführt. Eine Sanierung des Harnbefundes konnte jedoch nicht erzielt werden. Klinisch fiel zu diesem Zeitpunkt eine derbe Resistenz im rechten Oberbauch auf. Bei Laboruntersuchungen fand sich eine Anämie mit einem Hb-Wert von 7,9 g%, HKT 25,2%, Erythrozytenzahl von 4 Mil./mm^3 bei einer Leukozytose mit 18 600 /mm^3. Das Differentialblutbild war unauffällig. Die Blutsenkungsgeschwindigkeit war maximal gesteigert mit 124 mm in der 1. Stunde. Das CRP (C-reaktives Protein) lag bei 11,7 mg/dl. Die Serum- und Urinelektrolyte sowie die Oxalsäurekonzentration im Urin lagen im Normbereich. Das Ausscheidungsmuster der Aminosäure war ebenfalls normal.

Der Harnbefund blieb weiterhin pathologisch mit einer Leukozyturie von 90/mm^3 und Erythrozyturie von 60/mm^3 bei wechselnder Proteinurie bis 100 mg/l. Der Nachweis eines pathologischen Keimes gelang nicht.

Sonographiebefund

Bei der Ultraschalluntersuchung fand sich eine monströs vergrößerte rechte Niere mit Erweiterung der Nierenkelche bis zu einem Durchmesser von ca. 3 cm. In den erweiterten Kelchen zeigten sich fein-homogene Reflexmuster. Außerdem waren multiple kleine Konkremente nachweisbar. Zentral im Pyelon (verdickte Pyelonwand) fand sich ein größeres Reflexband mit Schallauslöschphänomen. Die normale Struktur der gesamten Niere erschien weitgehend zerstört mit erheblich erhöhter Echogenität und aufgehobener corticomedullärer Differenzierbarkeit (Abb. 1, 2). Die linke Niere war dystop nach ventro-medial verlagert. Mit einer Größe von 9 x 4 cm lag sie deutlich über der altersentsprechenden Norm. Ihre Struktur war gut erhalten bei einer guten corticomedullären Differenzierbarkeit. Im linken Nierenbecken war ein Ausgußstein ohne wesentlichen Kelchaufstau nachweisbar bei deutlich erweitertem Ureter. Zusätzlich waren zwei kleinere Konkremente (< 0,2 cm) darstellbar. Hinweise für eine Nephrokalzinose oder Tumor fanden sich nicht.

Verlauf

Durch Röntgenuntersuchungen wurde das Vorliegen von Konkrementen in der rechten Niere sowie des Nierenbeckenausgußsteines links bestätigt. Mittels eines Isotopen-Nephrogramms wurde eine funktionstüchtige, vergrößerte linke Niere nachgewiesen sowie die Funktionslosigkeit der rechten Niere. Aufgrund der Befundkonstellation wurde die Verdachtsdiagnose einer Pyonephrose oder Xanthogranulomatösen Pyelonephritis der rechten Niere gestellt und eine Operation durchgeführt. Intraoperativ fand sich eine Xanthogranulomatöse Pyelonephritis (Abb. 3). Die Diagnose wurde durch die histologische Untersuchung bestätigt. Die rechte Niere wurde entfernt, links wurde eine Lithotomie mit Pyeloplastik durchgeführt. Der postoperative Verlauf war bis auf einen behandlungsbedürftigen Hypertonus komplikationslos.

Diskussion

Obwohl die Xanthogranulomatöse Pyelonephritis eine sehr seltene Erkrankung insbesondere bei Kindern ist, kann gelegentlich bereits präoperativ mit nicht-invasiven diagnostischen Maßnahmen (Ultraschalluntersuchung) eine Verdachtsdiagnose gestellt werden, wie am Beispiel unseres Patienten beschrieben wird.

Von Anamnese und Verlauf her diagnostisch wegweisend sind folgende Punkte: unklare Fieberzustände in der weiteren Vorgeschichte; der therapieresistente Harnwegsinfekt; tastbare Resistenz im rechten Oberbauch; Anämie, Leukozytose und starke BSG-Erhöhung. Im Zusammenhang mit dem sonographischen Befund (starke Vergrößerung der rechten Niere; Nierenbeckenausgußstein/multiple Konkremente; echoreiche, verdickte Pyelonwand; hohe Rindenechogenität bei aufgehobener Mark/Rinden-Differenzierbarkeit; Weitstellung

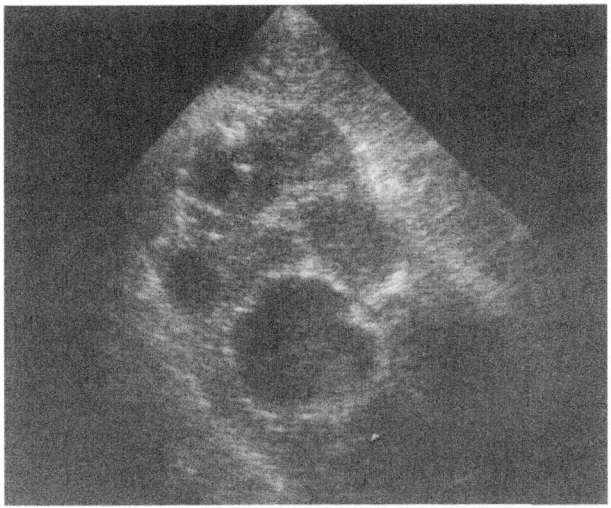

Abb. 1. Längsschnitt durch die tumoröse rechte Niere mit Aufhebung der normalen Gewebsstruktur

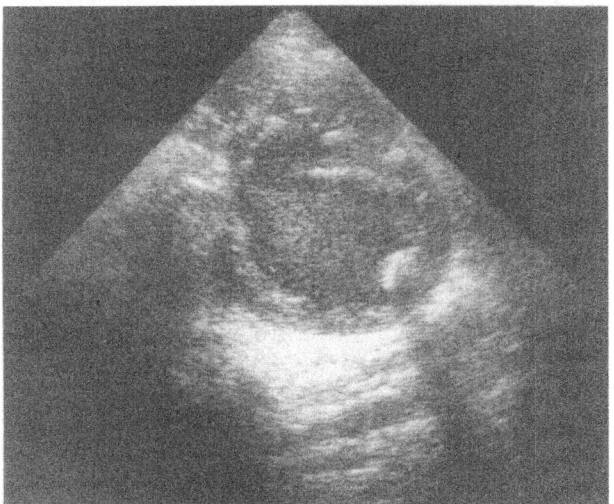

Abb. 2. Querschnitt durch erweiterte Kelchgruppe rechts mit fein homogenem Inhalt und Konkrement

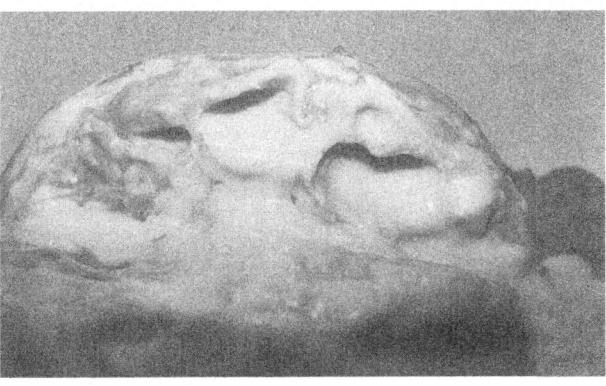

Abb. 3. Aufgeschnittenes Operationspräparat

des Nierenbeckenkelchsystems mit echoreichem, „buntem" Inhalt) kann bereits die Diagnose vermutet werden. Die wichtigsten Differentialdiagnosen lassen sich meist mit einer gewissen Wahrscheinlichkeit sonographisch ausschließen:

1. Tumoren (Wilm's Tumor, Lymphome); 2. Pyonephrosen; 3. Papillennekrosen; 4. Nephrokalzinosen; 5. Isolierte Nephrolithiasis.

Bei Vorliegen der beschriebenen Kombination von klinischen Symptomen und Sonographiebefund muß an das Vorliegen einer Xanthogranulomatösen Pyelonephritis, die diffus oder auch segmental auftreten kann, gedacht werden [3]. Im Einzelfall kann jedoch die Abgrenzung eines Wilm's Tumors problematisch sein [4, 5].

Literatur

1. Flynn JT et al. (1979) Br J Urol 51:443–444
2. Swoboda PM, Schrott KM (1985) Urologe 24:20–24
3. Hartman DS et al. (1984) Ultrasound in Medicine 3:481–484
4. Kühl J, Reichert HE (1986) Monatschr Kinderheilkd 134:812–814
5. Aboula M et al. (1986) Z Kinderchir 41:185–187

Diagnostischer Ultraschall bei Neugeborenen und Säuglingen mit akuter Atemnot

P. Greiner*, H. Müller, W. Pringsheim, H. Reinwein

* Universitätskinderklinik, Mathildenstr. 1, D-7800 Freiburg

Einleitung

Eine der vordringlichsten diagnostischen Maßnahmen zur Klärung einer Atemnotsituation eines schwerkranken Neugeborenen oder Säuglings, besteht in der Anfertigung einer Röntgenthoraxaufnahme. Dies ist in den meisten Fällen ausreichend, aber gelegentlich sind weitere Informationen notwendig. Anhand der folgenden fünf Beispiele soll der Nutzen einer zusätzlichen Ultraschalluntersuchung aufgezeigt werden.

1. Fall

Bei einem Neugeborenen aus der 38. Schwangerschaftswoche veranlaßte eine zunehmende Dyspnoe am 2. Lebenstag zur Aufnahme aus einer auswärtigen Entbindungsklinik. Die initial angefertigte Röntgenthoraxaufnahme ergab eine fast vollständige homogene Verschattung der rechten Thoraxhälfte. Sonographisch ließ sich ein cystisches Gebilde zwischen rechter Zwerchfellkuppel und Wand des rechten Vorhofes, das die laterale Thoraxwand nicht ganz erreichte darstellen. Unter der Vorstellung einer Lungencyste erfolgte am dritten Lebenstag die Tho-

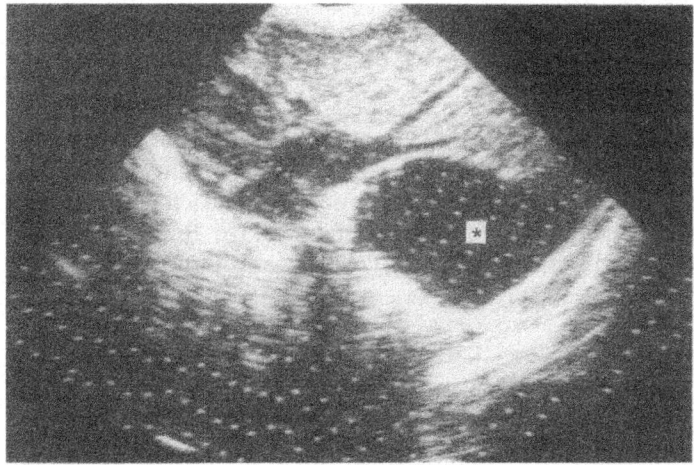

Abb. 1. Subcostalschnitt, Darstellung von Leber, rechtem Vorhof und Pericardcyste (*)

rakotomie und Abtragung einer Pericardcyste. Postoperativ kam es zur langsamen Erholung des Kindes (Abb. 1).

2. Fall

Intrauterin bot dieses Neugeborene eine Tachycardie und Zeichen eines Hydrops fetalis, was in der 33 Schwangerschaftswoche zur Sectioentbindung veranlaßte. Das Geburtsgewicht betrug 2500 g und klinisch bestätigte sich ein ausgeprägter Hydrops fetalis. Im EKG fanden sich eine Tachyarrhythmie mit Bradycardien. Die Röntgenthoraxaufnahme zeigte beidseitig eine homogene Verschattung der Lungen, sonographisch fanden sich neben einem ausgeprägten Ascites beidseits Pleuraergüsse. Unter einer Therapie mit Sauerstoffbeatmung, Digitalisierung und Furosemid kam es während der ersten Lebenswoche zur Gewichtsabnahme von 800 g und Normalisierung der Atmung mit Verschwinden der Pleuraergüsse und des Ascites.

3. Fall

Bei der Mutter des Kindes bestand ein insulinpflichtiger Diabetes mellitus. In der 37. Schwangerschaftswoche erfolgte eine Sectioentbindung, Apgar 8/9/10 nach 1, 3 und 5 min, niedrige Blutzuckerwerte und eine zunehmende Dyspnoe veranlassten zur Verlegung auf die Intensivstation. Am vierten Lebenstag bot das Neugeborene eine akute Verschlechterung mit Dyspnoe, Tachycardie, fast fehlender Blutdruckamplitude und fast vollständiger Verschattung der linken Thoraxhälfte. Sonographisch fand sich ein ausgedehnter Pericarderguß, der punktiert und drainiert wurde, (im Exusdat reichlich Granulozyten, bakteriologisch steril). Anschließend erfolgte antibiotische Behandlung und komplette Erholung des Kindes (Abb. 2).

4. Fall

Bei diesem drei Monate alten Säugling stand zunächst das Bild eines akuten Abdomens im Vordergrund. Im weiteren Verlauf zeigte sich eine rechtsseitige Verschattung des Thorax im Röntgenbild. Sonographisch fanden sich zunächst ein echofreier Erguß, dann zunehmende feinstreifig, feinfleckige Binnenechos im Sinne eines Pleuraempyems. Eine antibiotische Therapie und Drainage des Empyems führten zur Heilung.

5. Fall

Zunächst bot der sechs Monate alte Säugling einen Infekt der oberen Luftwege, im weiteren Verlauf Fieber, Husten und eine ausgeprägte Dyspnoe. Die Thorax-

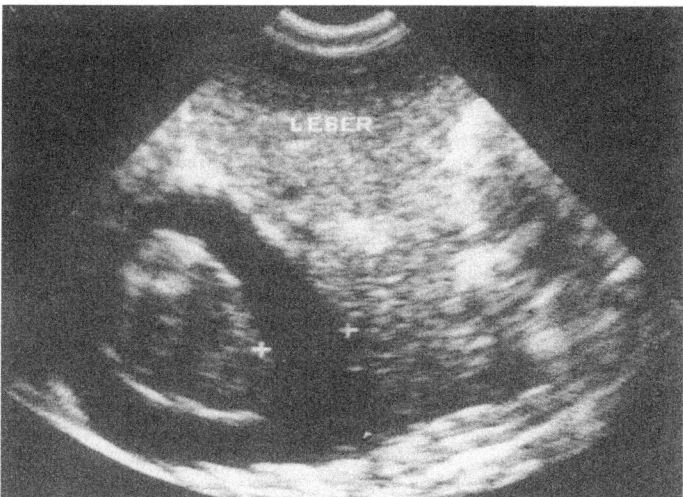

Abb. 2. Vierkammerdarstellung des Herzens mit engen Ventrikeln und Vorhöfen und einem ausgeprägten Pericarderguß

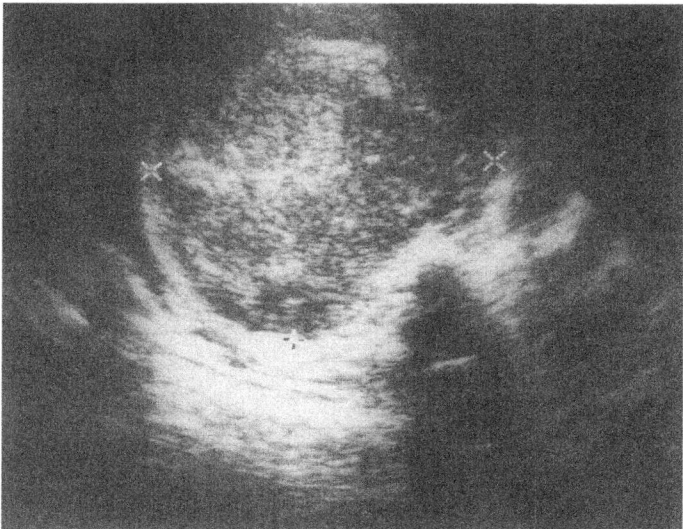

Abb. 3. Ultraschall der rechten Thoraxhälfte, ausgedehnter Tumor mit Echoverdichtungen

aufnahme zeigte eine Verschattung der rechten oberen Thoraxhälfte und im Ultraschall tumorverdächtige Strukturen mit einzelnen Echoverdichtungen, was den Verdacht auf ein Neuroblastom aufkommen ließ. Eine erhöhte Katecholaminausscheidung im Urin und die Histologie des teilresezierten Tumors bestätigten ein Neuroblastom. Eine Chemotherapie entsprechend dem Neuroblastom-Studienprotokoll GPO 85 wurde angeschlossen (Abb. 3).

Diskussion

Die aufgeführten Fälle Pericarderguß, nicht immunologischer Hydrops fetalis, Pericarderguß, Pleuraempymen und intrathorakales Neuroblastom zeigen, daß bei unklarem Röntgenthoraxbefund die Sonographie insbesondere bei cystischen Fehlbildungen und Flüssigkeitsansammlungen nützlich zur Klärung einer akuten Atemnot ist. Ferner lassen sich solide tumorverdächtige Strukturen erfassen um eine gezielte Diagnostik und Therapie einzuleiten. Die Sonographie kann dabei ohne zeitliche Verzögerung und ohne Belastung auch bei kleinen Frühgeborenen eingesetzt werden; sie bietet ferner die Möglichkeit zur gezielten Punktion und Drainage und eignet sich zur Verlaufskontrolle. Die Möglichkeit zur Ultraschalluntersuchung sollte auf einer pädiatrischen Intensivstation rund um die Uhr vorhanden sein.

Wertigkeit der abdominellen Sonographie bei cystischer Fibrose

P. F. Hoyer*, H. Hartmann, H. J. Feickert, G. Steinkamp, H. von der Hardt

* Kinderklinik der Medizinischen Hochschule Hannover,
Konstanty-Gutschow-Str. 8, D-3000 Hannover 61

Einleitung

Die Cystische Fibrose (CF) ist die häufigste angeborene Stoffwechselerkrankung, die bereits im Kindesalter zum Tode führen kann. Dank der Fortschritte in Diagnostik und Therapie werden heute Lebensalter über 20 und 30 Jahre erreicht. Dies führt dazu, daß bei besserer Therapierbarkeit der pulmonalen Manifestation der Erkrankung nicht-pulmonale Manifestationen eine größere Bedeutung erlangen oder gar den limitierenden Faktor bei einer geplanten Herz-Lungentransplantation bilden. Ziel der Untersuchung war die Erfassung von sonographisch erkennbaren abdominalen Veränderungen bei Patienten mit CF, die von der Kinderklinik der Medizinischen Hochschule betreut werden.

Patienten und Methoden

Im Zeitraum vom 12. 6. 1987 bis zum 12. 1. 1989 wurden 71 Patienten (35 männlich und 36 weiblich) insgesamt 103 mal sonographisch untersucht. Es fand keine Selektion statt. Von 81 in dieser Zeit stationär betreuten Patienten wurden 65 untersucht, die restlichen im Rahmen ambulanter Untersuchungen. Das mediane Alter betrug 13,3 Jahre, Streubereich 1 bis 25 Jahre. Der Schweregrad der pulmo-

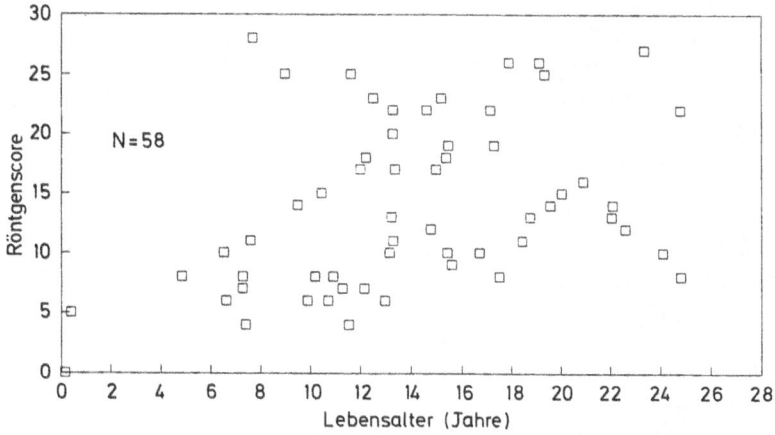

Abb. 1. Röntgenscore bei Patienten mit cystischer Fibrose in Abhängigkeit vom Alter (Nach Chrispin und Norman)

nalen CF-Manifestation gemessen am Röntgenscore nach Chrispin und Norman zeigte eine tendenzielle Zunahme mit dem Lebensalter (Abb. 1). Sonographisch wurde nach einem vorgegebenen Schema die Leber nach Form, Größe, Echogenität (EG), Echotextur (ET), Schalleitung, Lebervenen, Pfortader und Gallengängen beurteilt, die Gallenblase nach Größe, Wanddicke, Inhalt und Konkrementen, die Milz nach Größe, Form, EG und ET, das Pankreas nach Darstellbarkeit, Größe, EG, ET und Pankreasgangweite; ferner Nieren, Darm und Ovarien hinsichtlich weiterer Auffälligkeiten.

Ergebnisse

39% der Patienten wiesen eine Milzvergrößerung auf. Von diesen Patienten hatten 82% gleichzeitig einen pathologischen Leberbefund. Eine Korrelation der Milzvergrößerung mit anderen Parametern ergab sich nicht, insbesondere auch nicht mit dem Serum-IgG-Spiegel.

Das Pankreas war bei 58 von 71 Patienten darstellbar. Davon wiesen 93% eine erhöhte EG (Abb. 2) und 51% eine vergröberte ET auf. Bei 76% war das Pankreas verschmälert (< 1,2 cm gemessen am Caput-Corpus-Übergang). Bei einem Patientenalter unter 6 Jahren fanden sich normale Pankreasbefunde.

Die Leberbefunde waren besonders uneinheitlich. 16% wiesen eine Lebervergrößerung und 2% eine Leberverkleinerung auf. Bei 43% war die EG erhöht, bei 22% die ET vergröbert und bei 16% die Schalleitung vermindert. Eine Rarefizie-

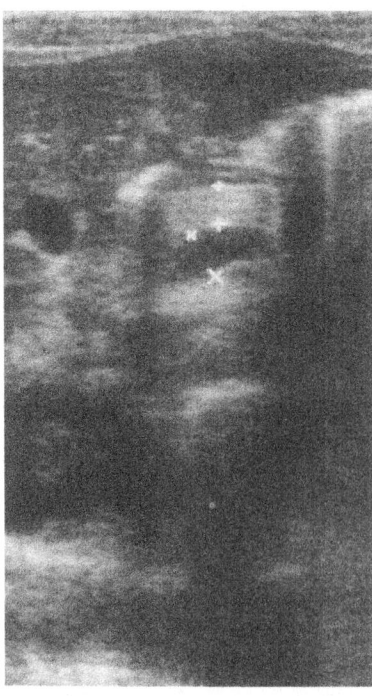

Abb. 2. Typischer Pankreasbefund bei CF: „weißes Pankreas"

rung der Lebervenen als Ausdruck eines fibrotisch oder zirrhotischen Umbaues hatten 11%. Eine periportale Fibrose (Abb. 3) hatten 38% und eine Pfortadererweiterung 11% der Patienten.

Die Gallengänge erschienen bei 4% intrahepatisch erweitert, bei 8% intrahepatisch rarefiziert. Eine extrahepatische Erweiterung hatte eine Patientin.

Die Gallenblase war bei 9% der Patienten geschrumpft, bei 6% war die Wand verdickt. Konkremente fanden sich bei 3%.

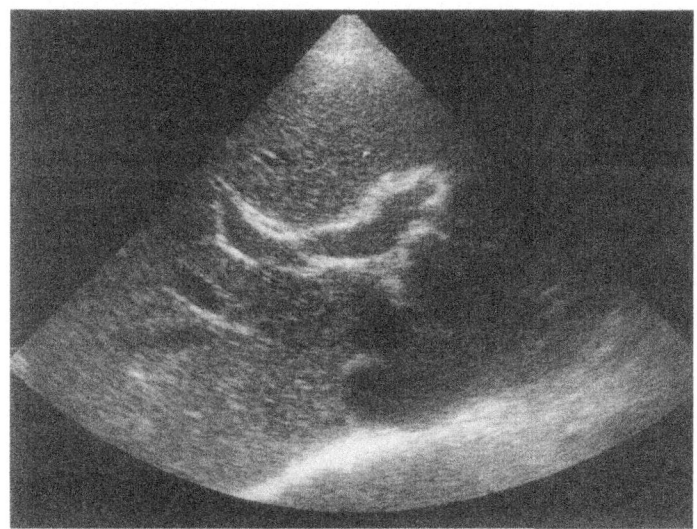

a

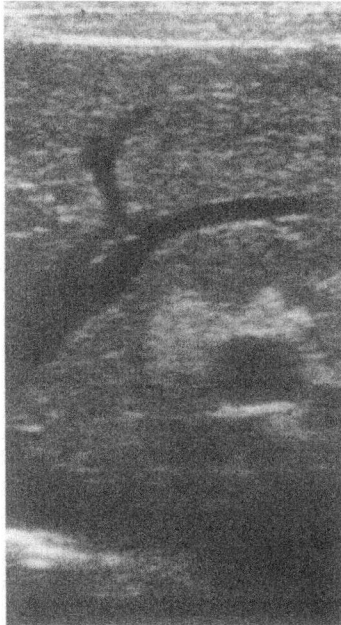

b

Abb. 3a, b. Ausgeprägte periportale Fibrose

Tabelle 1. Periportale Fibrose

	−	+	N
GOT normal	30	13	43
GOT erhöht	−	14	14
N	30	27	57

p < 0.05 (Chi-quadrat)

Der Versuch, die sonographisch pathologischen Befunde mit dem Lebensalter der Patienten zu korrelieren, ergab keine eindeutige Altersabhängigkeit. Ebenso ließ sich keine Abhängigkeit zwischen dem Grad der pulmonalen Beteiligung (Röntgenscore) und sonographisch pathologischen Leberbefunden erkennen.

Die Enzymologie der Leber wurde den sonographischen Leberbefunden gegenübergestellt (Tabelle 1, hier stellvertretend durch die GOT). Dabei erfolgte die Sonographie, ohne daß der Untersucher die Leberlaborwerte kannte. Der Vierfeldertest ergab, daß alle Patienten mit einer GOT-Erhöhung sonographisch Zeichen der periportalen Fibrose aufwiesen.

Diskussion

Die Untersuchungen zeigen, daß bei über 90% der Patienten mit CF ausgeprägte sonographische Pankreasveränderungen in Form eines verschmälerten und weißen Pankreas bestehen. Lediglich bei Kindern unter 6 Jahren waren die Befunde noch nicht so ausgeprägt. Diese Befunde entsprechen denen anderer Untersucher [1, 2]. Die Pankreassonomorphologie wird durch Atrophie und Fibrose mit Ersatz durch Fettgewebe erklärt (3). Eine Beteiligung des Gallenwegssystems fand sich bei bis zu 9% unserer Patienten. Gallenblasen-Konkremente sind von anderen Autoren unterschiedlich häufig beschrieben [1, 2, 4]. Nach Graham (2) korrelieren pathologische Gallenwegsbefunde mit einem schlechten Ernährungsstatus.

Ein wichtiges Kriterium der sonographisch erkennbaren Leberbeteiligung ist neben den typischen Veränderungen die unserer Erfahrung nach bisher nur wenig berücksichtigte periportale Fibrose (siehe Tab. 1). Wichtig ist aber nicht nur die Signifikanz des Testes: hinzuweisen ist darauf, daß 13 der 43 Patienten mit normaler GOT eine periportale Fibrose hatten.

Zusammenfassung und Schlußfolgerungen

Die untersuchten Patienten wiesen in etwa 90% pathologische Pankreasveränderungen und in 40% sonographisch pathologische Leberveränderungen auf. Es bestand kein Zusammenhang zwischen dem Grad der pulmonalen Beteiligung und den Leberveränderungen. Milzvergrößerungen waren in 80% auf eine gleichzeitig bestehende Leberveränderung zurückzuführen. Die Leberenzymologie allein erscheint unzureichend für die Erfassung einer Leberbeteiligung bei CF. Regelmäßige abdominalsonographische Untersuchungen sollten zum Standard bei der Betreuung von CF Patienten gehören. Sie können ferner als Beurteilungskriterium bei Studien, z. B. bei einer Choleretica-Therapie, herangezogen werden.

Literatur

1. Wilson-Sharp RC et al. (1984) Arch Dis Child 59:923–926
2. Graham N et al. (1985) Clinical Radiology 36:199–203
3. Daneman A et al. (1983) AJR 141:653–655
4. Winkielmann J et al. (1987) Fortschr Röntgenstr 147:632–635

AIDS im Säuglings- und Kindesalter –
Sonographische Diagnostik

K. Schneider*, M. Kellner, U. Wintergerst, C. Brückmann, C. Rosendahl, H. Fendel, B. H. Belohradsky

* Röntgenabteilung und HIV-Ambulanz, Kinderklinik der Univ. München, im Dr. von Haunerschen Kinderspital, Lindwurmstr. 4, D-8000 München 2

Einleitung

In einer retrospektiven Studie (Zeitraum: 1984–1988) wurden sämtliche Ultraschalluntersuchungen von 21 an AIDS erkrankten Säuglingen, Kindern und Jugendlichen ausgewertet. Vier der 21 Patienten sind zwischenzeitlich verstorben. Die Untersuchungen wurden mit real-time Geräten (Technicare, Philips, seit 1987 Acuson) vorgenommen und die Schnittbilder mit einer Multiformat-Kamera fotografiert. Je nach Alter der Patienten wurden Schallköpfe mit 3,0, 4,0 und 5,0 MHz Frequenz verwendet.

Patienten

Neun Säuglinge und Kleinkinder waren intrauterin, *ein* Säugling postpartal durch eine Bluttransfusion infiziert worden; bei *einem* Kleinkind war die Erregerübertragung unklar (Alter der 11 Patienten: 0–6 Jahre). In Tabelle 1 sind die Ergebnisse aller Ultraschalluntersuchungen dieser Patienten zusammengestellt. In einem Fall (Nr. 1 in Tabelle 1) lag vermutlich eine HIV-Embryopathie vor. 3 Säuglinge mit neurologischen Symptomen und offener Fontanelle waren sonographisch untersucht und als gemeinsamer pathologischer Befund eine Hirnatrophie und in *einem Fall* zusätzlich multiple Hirnabszesse (durch Operation bestätigt) festgestellt worden (Abb. 1). In die Tabelle wurden zusätzlich zu den Schädelsonographien die Ergebnisse der Ultraschalluntersuchungen von Parotis, Thorax und Abdomen aufgenommen.

Ursache von AIDS bei 10 jugendlichen Hämophilen (Alter bei Untersuchung: 12–18 Jahre) waren durch HIV verseuchte Faktor VIII-Konzentrate. Bei allen 10 AIDS-kranken Hämophilie-Patienten waren Ultraschalluntersuchungen des Abdomens und in zwei Fällen eine Untersuchung der Parotis durchgeführt worden.

Folgende pathologische Befunde wurden erhoben: Bei allen 10 Patienten Splenomegalie unterschiedlicher Ausprägung, bei 7 Patienten zusätzlich eine meist erhebliche Vergrößerung der Leber mit erhöhter Parenchymechodichte, in *einem Fall* eine deutliche Gallenblasenwandverdickung und in weiteren 2 Fällen ausgeprägte intraabdominelle Lymphknotenschwellungen (Abb. 2). Bei drei Patienten war im Verlauf massiver Aszites aufgetreten.

Tabelle 1. Alters-, Geschlechtsverteilung und Ultraschallbefunde bei AIDS-kranken Säuglingen und Kleinkindern (perinatale Infektion) (*ml* männlich, *wbl* weiblich)

Nr.	Alter (Jahre)	Geschlecht (ml/wbl)	Schädel	Hals	Thorax	Abdomen
1	0,1	ml	Hirnatrophie Leukomalazie?	–	ASD + Ductus Botalli	Hepato-Splenomegalie Nephropathie
2	0,4	ml	Hirnatrophie	–	–	Hepato-Splenomegalie Nephropathie
3	0,5	wbl	–	–	–	o.B.
4	1,0	ml	–	–	–	Splenomegalie
5	1,0	wbl	–	–	–	o.B.
6	1,1	wbl	Hirnabszesse, Hirnatrophie	–	Cardiomyopathie	Leberabszesse, Nephropathie
7	2,3	ml	–	–	–	vergrößerte paraaortale Lymphknoten
8	2,9	ml	–	Parotitis	–	Hepato-Splenomegalie
9	4,3	ml	–	–	–	o.B.
10	4,9	ml	–	–	–	Splenomegalie
11	6,0	ml	–	–	–	Hepatomegalie, Darmwandverdickung

ml männlich, *wbl* weiblich, *o. B.* ohne Befund

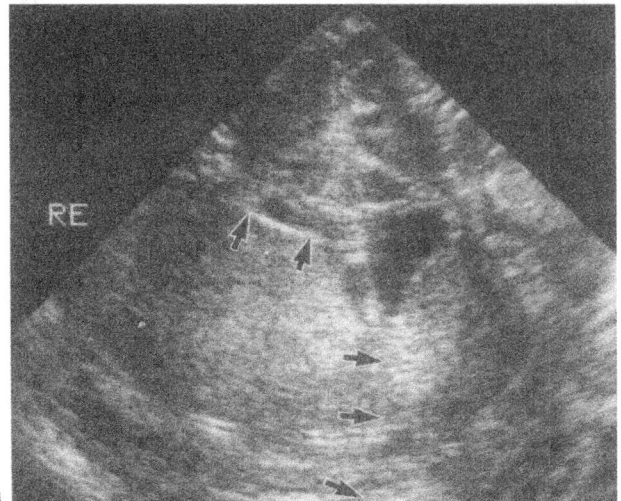

a

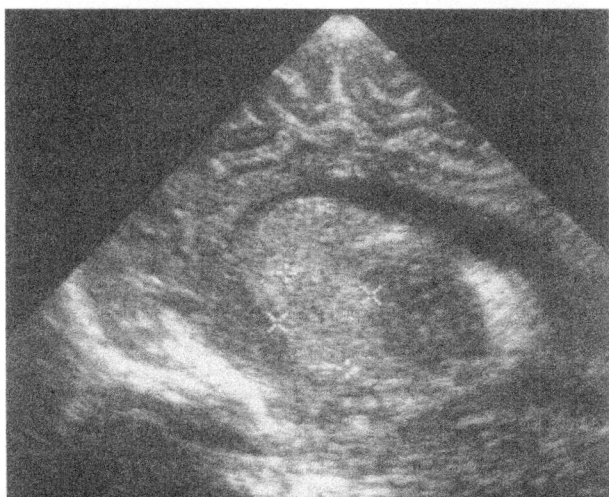

b

Abb. 1a, b. Elf Monate alter Säugling mit multiplen Hirnabszessen. Mittlerer Coronarschnitt (**a**) und rechter Parasagittalschnitt (**b**) deutliche Mittellinienverlagerung und Anhebung des rechten Vorderhorns durch einen großen Abszeß in den Stammganglien (Pfeile)

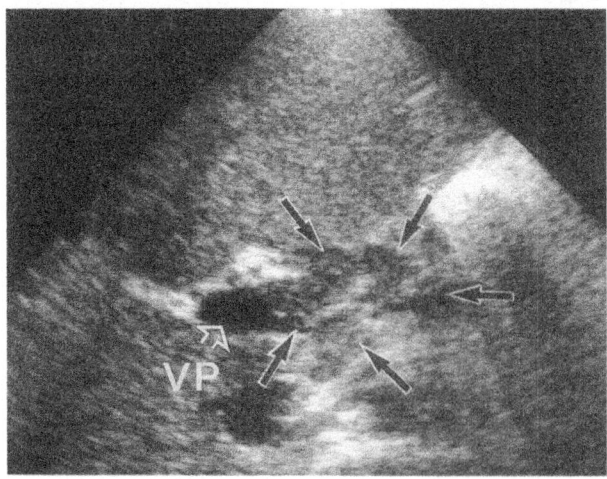

Abb. 2. 15jähriger Patient mit AIDS. Transveralschnitt rechter Oberbauch. Vergrößerte Lymphknoten am Leberhilus (Pfeile). Parenchymechogenität der Leber erhöht. V.portae (*VP*)

Diskussion

Die Sonographie spielt bei HIV-infizierten (HIV: human immunodeficiency virus) und AIDS-kranken Kindern eine erheblich größere Rolle als bei Erwachsenen, da mehr Organe mit dieser Methode sonographisch untersucht werden können, u. a. das Gehirn. Da bereits im frühen Lebensalter schwere Hirnerkrankungen vorliegen können, ist die in diesem Lebensalter mögliche transfontanelläre Sonographie des Gehirn von besonderer Bedeutung. Damit können bei intrauterin HIV-exponierten Neugeborenen Fehlbildungen (HIV-Embryopathie), Hirnatrophie, aber auch Infektionen oder Tumoren rasch und ohne Aufwand erkannt werden. Außerdem können bis zum Alter von einem Jahr beliebig oft Verlaufskontrollen durchgeführt werden. Man wird jedoch bei pathologischen oder unklaren Befunden wegen therapeutischer Fragen und prognostischer Aussagen auch im Säuglingsalter immer eine Kernspintomographie durchführen (Haney).

Die Bedeutung der Sonographie für die Beurteilung des Abdomens und Retroperitoneums liegt vor allem in der Möglichkeit zur variablen Schnittführung, z. B. Spezialeinstellungen der Leberpforte oder des Milzhilus. Die Sensitivität für pathologische Veränderungen parenchymatöser Organe, ob diffuser oder fokaler Natur, ist kaum geringer als die des CT (Computertomographie) oder der KST (Kernspintomographie). Nachteil aller Schnittbildverfahren ist, daß sie wenig spezifisch und für die Erfassung pathologischer Befunde am Gastrointestinaltrakt unzureichend sind (Amodio). So können oft nur eine diffuse Vergrößerungen der Organe (Leber, Milz, Niere) und die Änderungen deren Echoverhaltens nachgewiesen werden. Dies gilt in ähnlicher Weise für CT und KST. Die endgültige Diagnose muß aber immer durch infektiologische und histologische Untersuchungen abgesichert werden.

Die Sensitivität für die Diagnose von intraabdominellen und retroperitonalen Lymphknotenvergrößerungen aber auch von malignen Lymphomen ist mit der CT höher (Amodio, Haney), erfordert aber, um qualitativ hochwertige Untersuchungen zu erhalten, bei Kindern vor dem 4. Lebensjahr immer eine Narkose und die Gabe von oralem Kontrastmittel.

Von besonderer Bedeutung für die sonographische AIDS-Diagnostik sind die Erkrankungen der Speicheldrüsen, vor allem der Parotis.

So haben wir in zwei Fällen (9,5%) als klinische Erstmanifestation von AIDS eine Parotitis gesehen, die sonographisch bestätigt werden konnte.

Die Thorax-Sonographie ist bei Säuglingen insofern von Bedeutung bei der Frage, ob eine echte Herzvergrößerung (Vitium cordis, Cardiomyopathie) oder eine einfache Thymushyperplasie vorliegt.

Schlußfolgerungen

Bisher ist nicht geklärt, wann und wie oft bei HIV exponierten Säuglingen Ultraschalluntersuchungen der verschiedenen Organe durchgeführt werden sollen (Brückmann). Ferner ist nicht bekannt, ob bei einfachen Organvergrößerungen (Leber, Milz) die KST eine höhere Sensitivität und Spezifität hat als Ultraschall und CT. Für neuropathologische Befunde ist dies bereits eindeutig nachgewiesen.

Die ultraschallgezielte Punktion ist bei AIDS-kranken Kindern nur sehr selten angewandt worden. Sie wird für eine gezielte Therapie benötigt und sollte deshalb verstärkt eingesetzt werden.

Literatur

Amodio JB, Abramson S, Berdon WE, Levy J (1987) Pediatric AIDS. Sem Roentgenol 22:66–76

Brückmann C, Rosendahl C, Neumann J, Gandenberger S, Auberger K, Wintergerst U, Belohradsky BH (1988) HIV-Infektionen in der Pädiatrie: eine Übersicht. AIFO 3:651–670

Haney PJ, Yale-Loehr AJ, Nussbaum AR, Gellad FE (1989) Imaging of infants and children with AIDS. AJR 152:1033–1041

Die Bedeutung der Sonographie für die Therapie der familiären hypophosphatämischen Vitamin D-resistenten Rachitis

P. F. Hoyer*, G. S. Reusz, K. Latta, H. J. Feickert, H. P. Krohn, J. Brodehl

* Kinderklinik der Medizinischen Hochschule Hannover,
Konstanty-Gutschow-Str. 8, D-3000 Hannover 61

Einleitung

Die familiäre hypophosphatämische Rachitis oder Vitamin D-resistente Rachitis (VDRR) wird X-chromosomal dominant vererbt. Die Häufigkeit wird mit 1 auf 20 000 angegeben. Der Erkrankung liegt ein 1 alpha Hydroxylase-Defekt der Niere zugrunde. Es besteht eine renal tubuläre Phosphatrückresorptionstörung, die zur Hypophosphatämie führt. Die Serumcalziumwerte, der Parathormonspiegel und das $1,25 (OH)_2$ Vitamin D liegen im Normbereich [1]. Unbehandelt führt die Erkrankung zu schweren rachitischen Knochenveränderungen und zu einem erheblichen Minderwuchs. Die Therapie an unserer Klinik besteht aus einer Phosphatsubstitution von 1–3 g pro Tag, der Gabe von Vitamin D_3 10–30 000 E pro Tag oder $1,25 (OH)_2 D_3$ 0,25–0,75 µg pro Tag. Diese hochdosierte Vitamin D und Phosphat-Therapie birgt das Risiko der Entwicklung einer Nephrocalzinose (NC) [2, 3].

Patienten und Methoden

10 Patienten, die seit 1974 in der Nephrologischen Ambulanz der Kinderklinik der MHH betreut wurden, wurden mit der Fragestellung Nephrocalzinose sonographiert. Das mediane Alter betrug 19,6 Jahre; Range 0,4–44 Jahre. Die Patienten wurden regelmäßig ambulant untersucht: die Säuglinge und Kleinkinder in Intervallen von 3 Wochen bis zu 2 Monaten, Adoleszente und junge Erwachsene

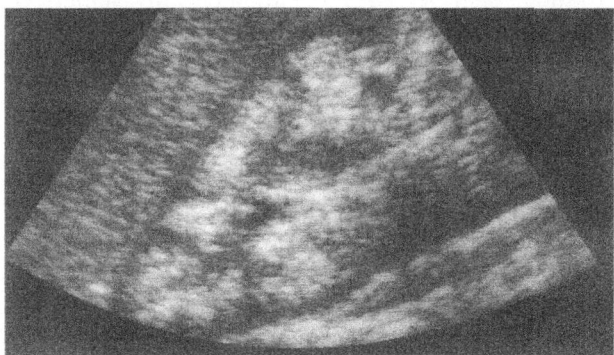

Abb. 1. Leichte Nephrocalzinose

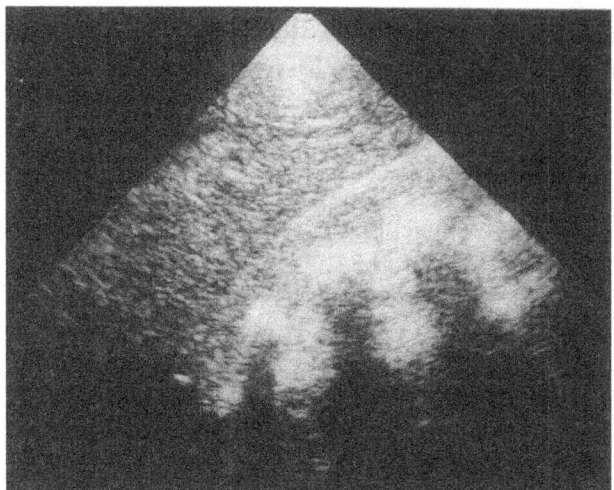

Abb. 2. Deutliche Nephrocalzinose mit Schallschatten

alle 3–6 Monate. Neben Erfassung von Größe und Gewicht wurden im Serum Calzium, Phosphat und alkalische Phosphatase bestimmt, sowie die Kreatinin Clearance und die Calziumausscheidung im Urin.

Bei der Nierensonographie wurde eine angehobene Echogenität der Pyramiden ohne Schallschatten als leichte Nephrocalzinose gewertet (Abb. 1), eine erhöhte Echogenität der Pyramiden mit Schallschatten als deutliche Nephrocalzinose (Abb. 2). Die Ergebnisse wurden mit der Vitamin-D-Therapie, der dokumentierten Zahl der Hypercalzämien sowie der Zahl der dokumentierten Hypercalziurien in Beziehung gesetzt.

Ergebnisse

10 Patienten wiesen sonographisch eine normale Nierenparenchymstruktur auf. Bei 4 Patienten bestand eine leichte Nephrocalzinose und bei 5 Patienten eine deutliche Nephrocalzinose. Hypercalzämien fanden sich in allen 3 Befundgruppen nur vereinzelt. Dagegen fanden sich bei 3 von 4 Patienten mit leichter NC und bei 4 von 5 Patienten mit deutlicher NC in der Vergangenheit Episoden mit Hypercalziurie (Tabelle 1).

Tabelle 1. Grad der Nephrocalzinose, Hypercalziurie und Therapie

NC Grad	Anzahl der Kontrollen	Dokumentierte Hypercalziurie-episoden	Therapie mit	
			Vit. D_3	$1,25\,(OH)_2D_3$
Normalbefund (N = 10)	235	2 (0,85%)	7	3
Leichte NC (N = 4)	123	11 (9%)	(1)	4
Deutliche NC (N = 5)	130	10 (7,7%)	3	2
Summe	488	23	10	9

Bei Auswertung sämtlicher ambulanter Untersuchungen lag der Prozentsatz dokumentierter Hypercalziurieepisoden bei Patienten ohne NC bei 0,85%, bei leichter NC bei 9% und bei deutlicher NC bei 7,7%. Hinsichtlich der Art der Vitamin-D-Therapie fanden sich keine eindeutigen Unterschiede bezüglich des Nachweises einer NC.

Diskussion

Bei der familiären Vitamin D-resistenten hypophosphatämischen Rachitis stehen bei Nichtbehandlung Minderwuchs und rachitische Knochendeformierungen im Vordergrund. Mit konsequenter Phosphatsubstitution und Vitamin-D-Therapie ist die Rachitis behandelbar und eine deutliche Wachstumsverbesserung kann erzielt werden [4, 5]. Als therapiebedingte Nebenwirkung ist das Auftreten einer Nephrocalzinose zu befürchten [2, 3].

Frühe Stadien der NC sind radiologisch nicht sicher zu erfassen. Dagegen gilt die Sonographie als sensitivere und nicht-invasive Methode, mit der eine NC schon vor dem Auftreten funktionell manifester renaler Störungen erfaßbar ist.

Mit dem Einsatz von $1,25 (OH)_2 D_3$ anstelle von Vitamin D_3 war die Vorstellung verbunden, therapiebedingte Hypercalziurie- und Hypercalzämie-Episoden aufgrund der kurzen Halbwertzeit von $1,25 (OH)_2 D_3$ besser kontrollieren zu können. Aus Tab I ist ersichtlich, daß bei unseren Patienten die Art der Vitamin D-Therapie keinen Einfluß auf das Auftreten einer NC hat. Dagegen war beim Nachweis einer NC in 7,7–9% aller untersuchten Urinproben eine Hypercalziurie nachweisbar und beim sonographischem Normalbefund in nur 0,85%. Nach neusten Untersuchungen ist belegt, das mit der Phosphatsubstitution die Oxalsäureausscheidung signifikant ansteigt und zu einer Hyperoxalurie führt, was einen weiteren wichtigen Parameter für die Genese der NC darstellt [3].

Schlußfolgerungen

9 von 19 Patienten wiesen sonographisch Zeichen der NC auf. In 7 von diesen 9 Fällen waren Hypercalziurie-Episoden dokumentiert. NC's wurden sowohl unter Vitamin D_3 als auch unter $1,25(OH)_2 D_3$-Therapie gesehen. Aufgrund der diskutierten Genese der NC sind alleinige Laboruntersuchungen zur Überwachung der Patienten nicht ausreichend. Nach unserer Erfahrung muß die Nierensonographie in 1jährigen Abständen fester Bestandteil der Patientenüberwachung sein, bei Hypercalziurie-Episoden auch häufiger.

Literatur

1. Scriver Cr, Raede TM, DeLuca HF et al. (1973) New Engl J Med 299:976–979
2. Goodyear PR, Kronick JB, Jequier S et al. (1987) J Pediatr 111:700–704
3. Reusz GS, Latta K, Hoyer PF et al. (1990) Lancet (in press)
4. McEnery PT, Silvermann FN, West CD (1972) J Pediatr 80:763–774
5. Chan JCM, Lovinger RD, Manunes P (1980) Pediatrics 60:445–454

14. HNO

Sonographische N-Klassifikation bei Malignomen im Kopf-Hals-Bereich

J. U. Quetz

Christian-Albrechts-Universität, Klinik HNO, Arnold-Heller-Str. 14, D-2300 Kiel

Zusammenfassung

Bei 100 Patienten mit Kopf-Hals-Malignomen wurden die Ergebnisse von Palpation, Computer- oder Magnetresonanztomographie und Sonographie bei der prätherapeutischen Lymphknotensuche verglichen. Sonographisch waren erheblich mehr Lymphknoten nachweisbar als mit den anderen Methoden.
   62 Patienten wurden operiert. Ein Vergleich der präoperativen Befunde mit dem pathohistologischen Staging ergab, daß die größte Anzahl der Metastasen sonographisch nachgewiesen worden war, nur 2 waren nicht erkannt worden. Dagegen wurden bei Computer- und Kernspintomographie in 20 Fällen Metastasen übersehen, bei der Palpation waren es 27 Fälle.
   Die hochauflösende Sonographie ist damit die zuverlässigste Methode zum Lymphknotennachweis im Kopf-Hals-Bereich.

Einleitung und Methode

Obwohl mehrere Studien den Wert der B-Sonographie beim Nachweis zervikaler Lymphknoten (LK) belegen, wird ihre Bedeutung noch nicht einheitlich beurteilt [1–3]. Ziel der Untersuchung war, die Sensitivität der konkurrierenden Methoden zu prüfen. Wir berichten retrospektiv über 100 Patienten mit Kopf-Hals-Malignomen, bei denen wir den LK-Status mittels Palpation (PA), Computer- (CT) oder Magnetresonanztomographie (MR) und Ultraschallsonographie (US) untersucht haben. Verwendet wurde ein 7,5 MHz-Linearschallkopf mit Wasservorlauf. Die sonographisch ermittelten LK von unter 10 mm Durchmesser wurden ausgeschlossen, da auch in den CT- und MR-Befunden meist nur LK ab 1 cm beschrieben wurden. Dennoch sollte bei der präoperativen Diagnostik auch nach kleineren LK gefahndet werden, da sich mehr als 40% aller zervikalen Metastasen in LK mit Durchmessern von weniger als 10 mm verbergen [1].

Resultate und Diskussion

Bei allen 100 Patienten wurden die ableitenden Lymphwege mittels PA und US untersucht. Bei 78 Patienten wurde zusätzlich eine CT durchgeführt. In dieser Gruppe waren insgesamt 69 LK palpabel, 131 mit CT sowie 243 mit US nachweisbar. Bei 22 Patienten wurde zusätzlich eine MR durchgeführt. In dieser Gruppe waren 19 LK palpabel, 49 mit MR und 69 mit US nachweisbar (Abb. 1).

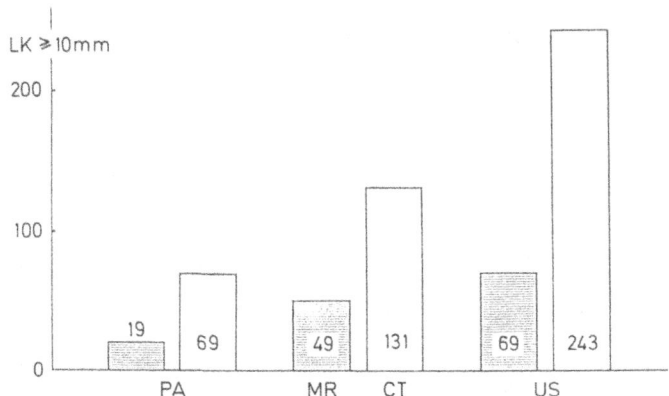

Abb. 1. Anzahl der nachgewiesenen Lymphknoten (*LK*) durch Palpation (*PA*), Computertomographie (*CT*) und Ultraschall (*US*) bei 78 Patienten (□), sowie durch PA, Magnetresonanztomographie (*MR*) und US bei 22 Patienten (▤).

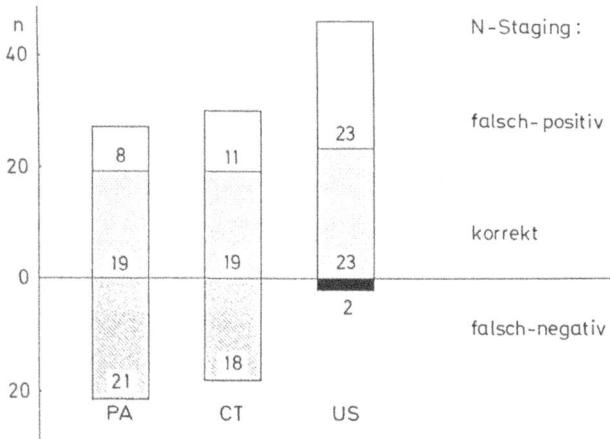

Abb. 2. Vergleich des prätherapeutischen Lymphknotenstatus bei Palpation (*PA*), Computertomographie (*CT*) und Ultraschall (*US*) mit dem pathohistologischen Resultat bei 48 operierten Patienten (*n*)

Jeder sonographisch ermittelte LK-Status wurde mit den jeweiligen CT- und MR-Befunden verglichen. Bei den 78 CT-untersuchten Patienten war in 50 Fällen mit US die größere Zahl von LK nachweisbar, nur in 3 Fällen war die CT überlegen. Bei den 22 MR-untersuchten Patienten wurde in 11 Fällen mit US die größere Anzahl ermittelt. In keinem Fall war die MR überlegen.

Alle LK-Befunde wurden gemäß der TNM-Klassifikation gewertet. 62 der 100 Patienten wurden operiert: 48 aus der CT- und 14 aus der MR-Gruppe. Bei ihnen konnte die präoperative N-Klassifikation pathohistologisch überprüft werden.

In der CT-Gruppe (Abb. 2) waren durch PA und CT jeweils 19, durch US 23 Patienten richtig eingestuft, also von N_0 bis N_3 klassifiziert worden. Ein falsch-

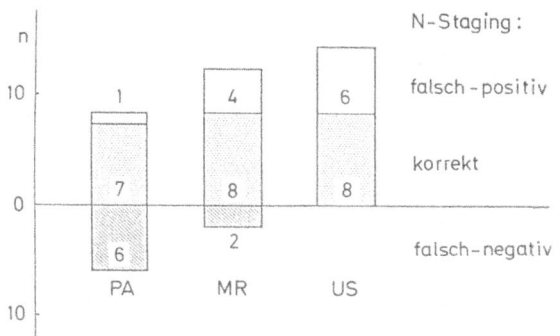

Abb. 3. Vergleich des prätherapeutischen Lymphknotenstatus bei Palpation (*PA*), Magnetresonanztomographie (*MR*) und Ultraschall (*US*) mit dem pathohistologischen Resultat bei 14 operierten Patienten (*n*)

positives N-Staging (LK entdeckt, histologisch jedoch negativ) fand sich bei PA, CT und US in 8, 11 und 23 Fällen. Falsch-negativ klassifiziert (LK-Metastase präoperativ nicht erkannt) wurde mittels PA, CT und US in 21, 18 und 2 Fällen.

Die Resultate bei den 14 MR-untersuchten Patienten (Abb. 3): Korrekt klassifiziert wurden mit PA, MR und US 7, 8 und 8 Befunde. Falsch positiv eingeordnet wurden jeweils 1, 4 und 6 Befunde. Unentdeckt blieben Metastasen bei der PA in 6 und bei der MR in 2 Fällen, in keinem Fall bei der Sonographie.

Bei 40 der operierten Patienten war eine LK-Metastasierung nachweisbar. In 27 Fällen war diese bei der Palpation weitgehend oder ganz unentdeckt geblieben, in 20 Fällen bei den CT- und MR-Untersuchungen. Beim Sonographieren blieben nur in 2 Fällen Metastasen unerkannt: die retropharyngeale Metastase eines Gaumenkarzinoms und die einem Larynxkarzinom direkt anliegende Metastase.

Unvermeidbar ist das „Over-staging" bei der Sonographie, da naturgemäß nicht alle gefundenen Lymphknoten metastatisch besiedelt sind. Dem steht das nachgewiesene „Under-staging" bei den anderen Methoden gegenüber, die zu niedrige N-Klassifikation.

Die dargestellten Ergebnisse belegen, daß die Sonographie zum Nachweis von (metastatisch besiedelten) Lymphknoten am besten geeignet ist.

Literatur

1. Eichhorn Th, Schroeder H-G, Glanz H, Schwerk WB (1987) Histologisch kontrollierter Vergleich von Palpation und Sonographie bei der Diagnose von Halslymphknotenmetastasen. Laryngol Rhinol Otol 66:266–274
2. Heppt W, Haels J, Lenarz T, Mende U, Gademann G (1989) Nachweis und Beurteilung von Halslymphknotenmetastasen bei Kopf-Hals-Tumoren. Laryngol Rhinol Otol 68:327–332
3. Westhofen M, Hagemann J, Schröder S, Herberhold C (1985) B-Mode-Sonographie des Halses. Vergleich der Ergebnisse der Sonographie, der Computertomographie und der Pathomorphologie. Laryngol Rhinol Otol 64:409–417

Endoskopische Sonographie des Pharynx – Tumorstaging des Parapharyngealraumes

M. Westhofen

HNO-Klinik des Universitätskrankenhauses Eppendorf, Martinistraße 52, D-2000 Hamburg 20

Die endoskopische Sonographie dient der Früh- und Rezidivfrüherkennung parapharyngealer Tumoren. Der Parapharyngealraum ist wegen seiner Beweglichkeit beim Schluckakt sowie durch Gefäßpulsationen der großen Halsarterien der CT- und MR-Diagnostik nur bedingt zugänglich. Zahlreiche Grenzstrukturen wie oberflächliche und tiefe Halsmuskulatur, oberflächliche, mediale und tiefe Halsfaszien sowie parapharyngeales Fett-Bindegewebe verhindern hohe Eindringtiefe bei der transcutanen B-Scan-Echographie des Halses. Aus diesem Grunde wurde von uns bereits früher die endoskopische Sonographie des Parapharyngealraumes vorgeschlagen, die eine simultane Beurteilung des parapharyngealen Weichgewebes und des Pharynxschlauches zuläßt [1, 2]. Zur Endosonographie wird ein 5 MHz Linear-Scan-Array mit einer Scan-Länge von 32 mm an der Spitze eines Gastroskops verwendet. Die Untersuchungen erfolgten teils in Lokalanästhesie, teils im Rahmen der endoskopischen Tumordiagnostik in Intubationsnarkose. Das endoskopische Array wurde über eine Wasservorlaufstrecke an die Pharynxwand unter endoskopischer Sicht angekoppelt.

Bei 12% der 75 untersuchten Patienten mit Kopf-Hals-Tumoren deckte die endoskopische Sonographie Befunde auf, die mit anderen bildgebenden Verfahren nicht eindeutig darzustellen waren. In allen Fällen handelte es sich um Patienten mit Rezidivtumoren nach operativer Behandlung von Kopf-Hals-Karzinomen. Bei diesen Patienten waren die Tumorrezidive als Areale geringer Echogenität inmitten des vernarbten Halsweichteilgewebes mit hoher Echogenität zu identifizieren. Die räumliche Beziehung der Tumoren zu den großen Halsgefäßen war endosonographisch jeweils darstellbar (Abb. 1, 2).

Die endoskopische Sonographie des Pharynx erfordert Erfahrung in der flexiblen Endoskopie der oberen Luft- und Speisewege. Dem erfahrenen Untersucher gelingt mühelos auch in Lokalanästhesie die Plazierung des Ultraschall-Arrays mit der Wasservorlaufstrecke an der Pharynxseitenwand. Durch Drehen des Endosonoskops können unterschiedliche Schnittebenen gewählt werden. Da bei der endoskopischen Sonographie der Parapharyngealraum im Nahfeld des Ultraschall-Arrays liegt, sind umschriebene Tumoren und Lymphknotenvergrößerungen mit hoher Detailauflösung darstellbar. Die endoskopische Sicht erlaubt die exakte topographische Zuordnung der Bildbefunde. Insbesondere bei stark vernarbten Pharynxschläuchen sowie bei tiefem narbigen Recessus nach vorangegangener Pharynxrekonstruktion und nach Lappenplastiken zur Rekonstruktion des Pharynxschlauches gelingt mit der endoskopischen Sonographie die zuverlässige Beurteilung des Parapharyngealraums. Die Diagnose von Rezidivtumoren ist damit bereits möglich, wenn endoskopische Befunde noch nicht

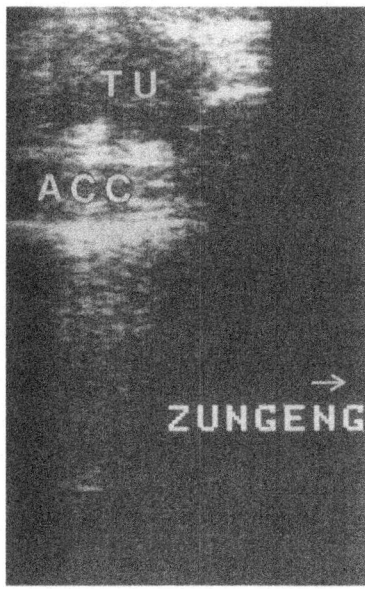

Abb. 1. Endoskopische Sonographie parapharyngeal rechts, Rezidiv eines Hypopharynxkarzinoms caudal des Hyoids (*TU* Tumor, *ACC* Arteria carotis communis, Pfeil Richtung Zungengrund)

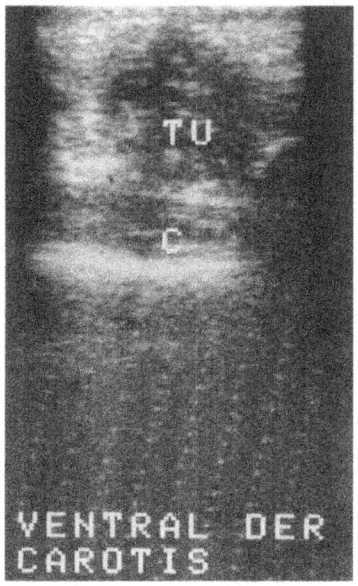

Abb. 2. Verlaufskontrolle zu Abb. 1 nach 8 Wochen. Tumorinfiltration in die Arteria carotis communis (*TU* Tumor, *C* Arteria carotis communis)

zu erheben sind und eine Funktionsstörung des Luft- und Speiseweges noch nicht besteht.

Die endoskopische Sonographie des Pharynx hat daher ihren Platz im Rahmen der endoskopischen Diagnostik pharyngealer Primärtumoren sowie im Rahmen der Tumorverlaufsdiagnostik. Neben der Beurteilung des Parapharyngealraums läßt sie auch die Beurteilung des Paraoesophagealraums zu. Der endoskopischen Sonographie gebührt daher ihr Platz in der endoskopischen Diagnostik maligner Halstumoren.

Literatur

Westhofen M, Rauchfuss A (1986) Transcutane und endoskopische B-mode-Sonographie der Halsweichteile. Deutsches Ärzteblatt 83:2947–2950
Westhofen M, Rauchfuss A (1986) Endoskopische B-mode-Sonographie des Halses. Laryng Rhinol Otol 65:559–561

Sonomorphologische Malignitätskriterien bei Halstumoren

B. Hövelmann, M. Westhofen

HNO-Klinik des Universitätskrankenhauses Eppendorf, Martinistraße 52,
D-2000 Hamburg 20

Die hohe diagnostische Sensitivität der hochauflösenden B-Scan-Echographie des Halses hat ihr einen festen Platz in der Tumordiagnostik geschaffen. Für die Primärdiagnostik und die Verlaufskontrolle von malignen Halstumoren hat sich die B-mode-Sonographie längst bewährt. Während die Sensitivität der B-Scan-Echographie des Halses unbestritten ist, bedarf die Spezifität der Befunde weiterer Klärung.

Bei 1500 untersuchten Patienten mit Halsweichteilschwellungen wurden B-Scan-echographische Untersuchungen in mehreren Schnittebenen durchgeführt und bilddokumentiert. Dabei wurde ein 5 MHz small parts Linear-Scanner mit 50 mm Scan-Breite, dynamischer Fokussierung und Wasservorlaufstrecke eingesetzt. Flache Kontrasteinstellung mit Darstellung sämtlicher Graustufen sicherte detailreiche Bilddarstellung. Die sonographischen Bildbefunde dienten der Indikation zu operativer Intervention.

Die Differenzierung maligner und benigner Halsweichteilschwellungen erwies sich aufgrund der Bildbefunde vielfach als problematisch. An den vorliegenden Bildbefunden wurden daher die Tumorgröße, das Binnenecho der Tumoren, das Grenzecho sowie ihre Abgrenzung zur Nachbarschaft beurteilt und mit den intraoperativen Befunden verglichen.

Die Größe, das Binnenecho oder die Form von Halsweichteiltumoren gab an 1500 einzelnen Befunden keine sicheren Malignitätskriterien ab. In 4% der Fälle wurde sonographisch präoperativ eine Knochenarrosion befundet (Abb. 1), die in allen Fällen intraoperativ bestätigt wurde. In 12% der Fälle wurde sonographisch eine umschriebene Auslöschung des Gefäßwandechos beobachtet (Abb. 2), das sich intraoperativ in allen Fällen als tumoröse Gefäßinfiltration herausstellte. Tumoröse Knochenarrosionen und Gefäßinfiltrationen wurden in keinem der Fälle falsch negativ befundet. Tumorinfiltration von Weichgewebe, wie Muskulatur oder Auslöschung von Faszienechos waren nicht mit tumoröser Infiltration der entsprechenden Strukturen zu korrelieren. Vergleichbare Befunde von Weichteilinfiltration werden auch bei entzündlichen Halsweichteilprozessen beobachtet. In seltenen Fällen wurden selbst partielle Auslöschungen des Schildknorpelechos im Rahmen von Halsweichteilentzündungen gesehen, ohne daß eine Destruktion des Schildknorpels intraoperativ gefunden wurde (Abb. 3).

Die sonographische Halsweichteildiagnostik ist wegen ihrer hohen Sensitivität geeignet, die Topographie von Halsschwellungen differenziert wiederzugeben. Die Erkennung sonographischer Malignitätskriterien erfordert langjährige sonographische Erfahrung und Beherrschung der sonographischen Technik und Bilddokumentation. Der Nachweis einer Knochenarrosion durch Auslöschung der

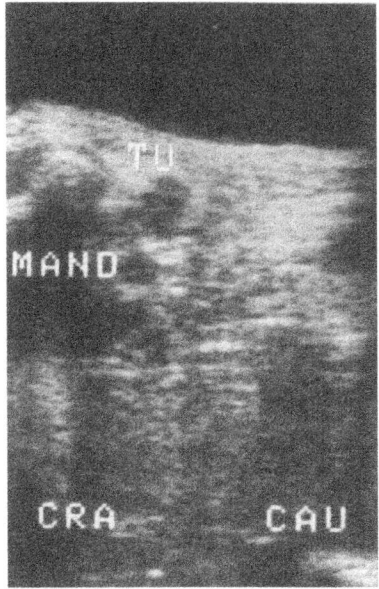

Abb. 1. Mundhöhlencarcinom, tumoröse
Arrosion der Mandibula. Sagittalschnitt (*MAND*
Mandibula, *CRA* cranial, *CAU* Caudal, *TU*
Tumor)

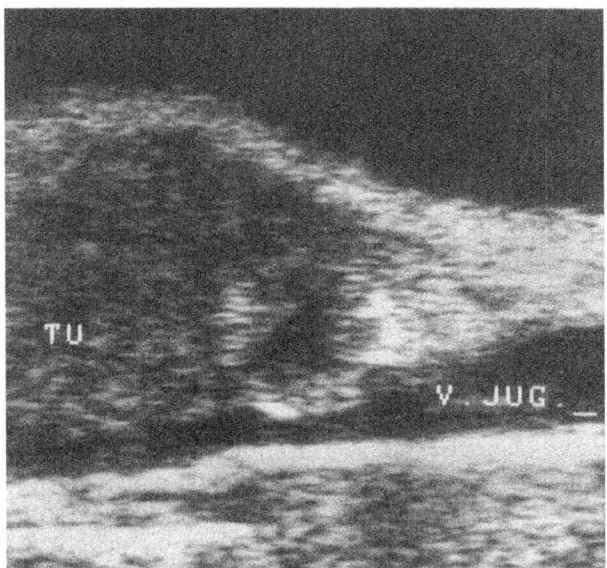

Abb. 2. Halslymphknotenmetastase eines Larynxcarcinoms, Tumorinfiltration der Vena
Jugularis. Sagittalschnitt (*TU* Tumor, *V.JUG* Vena Jugularis Interna)

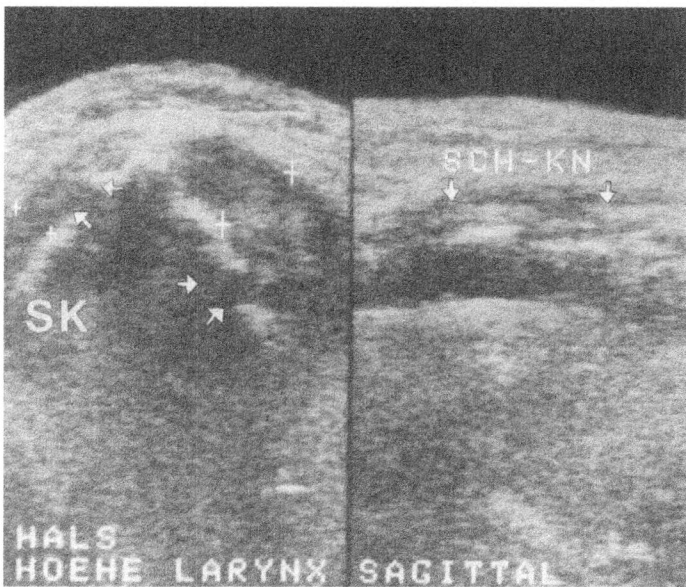

Abb. 3. Halsweichteilphlegmone bei infizierter lateraler Halszyste. Sonographisch Auslöschung der Schildknorpelstruktur bei angrenzender Raumforderung paralaryngeal. Linke Bildhälfte Transversalschnitt, rechte Bildhälfte Sagittalschnitt [*SCH-KN* (*SK*) Schildknorpel, Pfeile Auslöschung der Knorpelstruktur]

Reflextion an der knöchernen Oberfläche sowie die umschriebene Auslöschung des Gefäßwandechos können als sicheres Malignitätskriterium bei Halstumoren angesehen werden. Befunde dieser Art erfordern in jedem Fall die bioptische Bestätigung. Die onkologische Strategie bei Kopf-Hals-Tumoren stützt sich auf sonographische und radiologische sowie histopathologische Befunde. Die hochauflösende B-mode-Sonographie des Halses hat insbesondere bei der Verlaufskontrolle operierter und bestrahlter Tumorpatienten zur Differenzierung unklarer Halsschwellungen die obengenannten Malignitätskriterien zu berücksichtigen. Die Sonographie kann somit die Indikation zu halschirurgischen Eingriffen, insbesondere bei Residual- oder Rezidiv-Tumoren erleichtern.

Literatur

Beim Verfasser

15. Endosonographische Diagnostik

Diagnostik der akuten Aortendissektion durch transoesophageale Echokardiographie

A. v. Hehn*, M. Höfig, U. Nellessen, R. Simon

* Christian-Albrechts-Universität Kiel, I. Medizin-Abt. Kardiologie, Schittenhelmstr. 12, D-2300 Kiel

Thorakale Aortenaneurysmata sind eine seltene Erkrankung; die Incidenz wird auf ca. 5,9 pro 100 000 Patientenjahre geschätzt (Bickerstaff 1982). Da eine hohe Letalitätsrate, insbesondere bei Beteiligung der Aorta ascendens, besteht, kommt einer schnellstmöglichen Diagnostik – zwecks frühzeitiger chirurgischer Intervention – eine wesentliche Bedeutung zu. Bisher wurden angiographische, computertomographische und, in neuester Zeit, auch Kernspintomographische Verfahren verwandt. Die transthorakale ein- und zweidimensionale Echokardiographie spielte nur eine geringe Rolle, da nur bei einem Teil der Patienten eine ausreichende Beurteilung der Aorta ascendens möglich war. Seit Einführung der Ösophagusechokardiographie (Hanrath 1981), die dann durch Doppler- und Farbdopplerverfahren ergänzt wurde, steht ein vielversprechendes Verfahren zur Wahl, das durch die enge anatomische Beziehung von Ösophagus und Herz die Anwendung hochfrequenter Schallköpfe (und damit wesentlich besserer Bildauflösung) ermöglicht. Über den Einsatz der transösophagealen Echokardiographie (TEE) und die dabei gewonnenen Erfahrungen wird im Folgenden berichtet. – Wir führten unsere Untersuchungen mit Scannern der Systeme Aloka, Hewlett Packard und Toshiba mit einer Frequenz von 5 kHz durch und untersuchten innerhalb von 18 Monaten 42 Patienten, bei denen klinisch der Verdacht auf eine

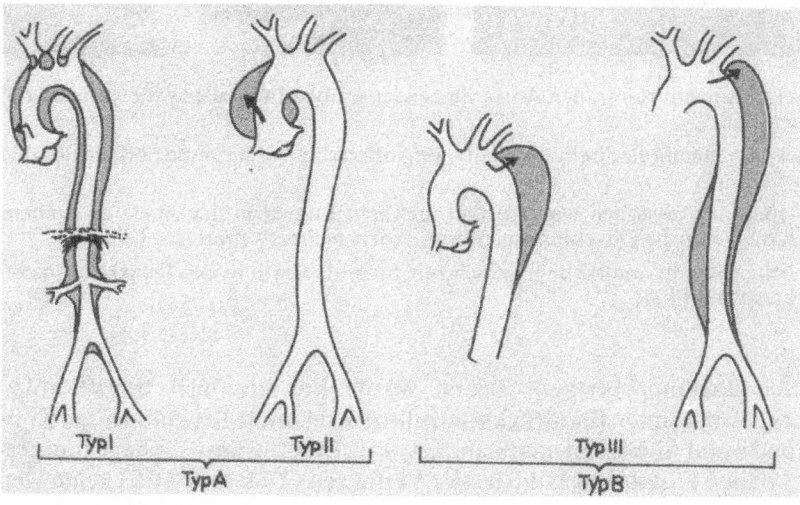

Abb. 1. Bildliche Darstellung der Einteilung nach DeBakey; A und B entsprechen der Stanford-Einteilung

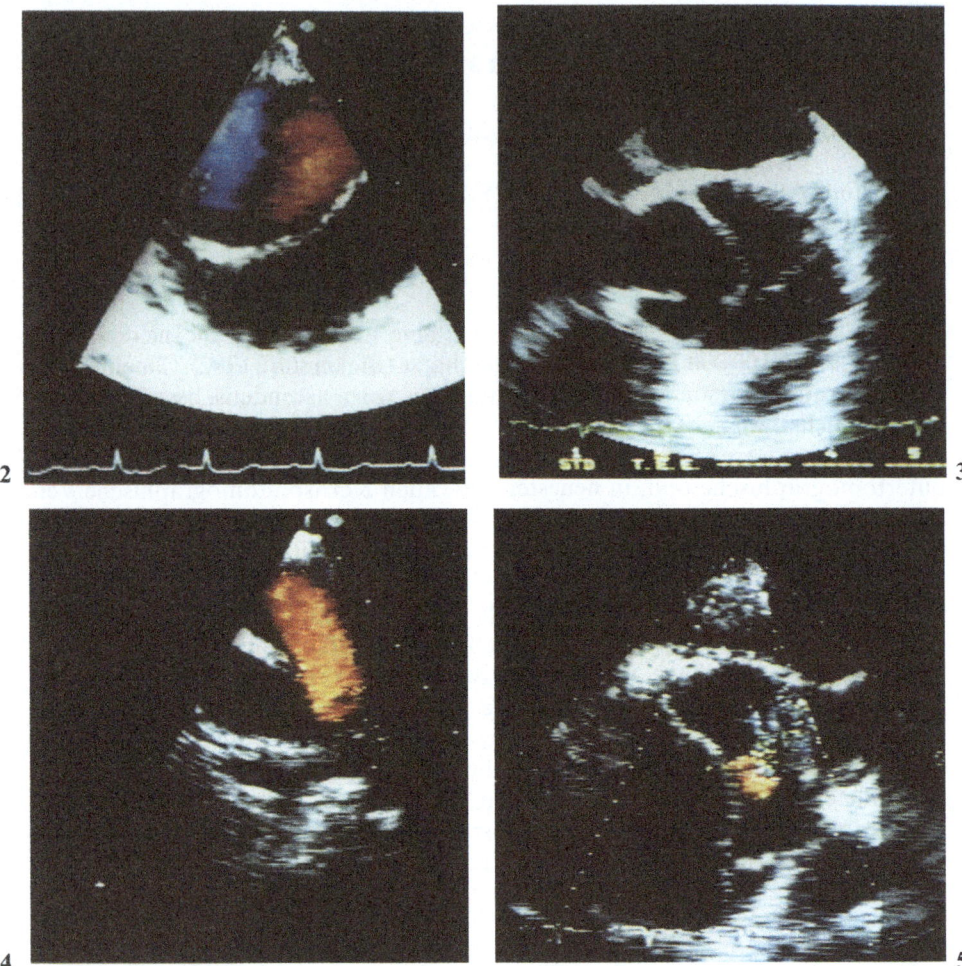

Abb. 2. Dissektionsmembran in der Aorta descendens; oben links das wahre Lumen mit farbcodiertem Fluß

Abb. 3. Dissektionsmembran direkt oberhalb der Aortenklappe (die gerade öffnet). Linker Vorhof oben im Bild

Abb. 4. Eintrittspforte zwischen wahrem und falschem Lumen in der Aorta descendens (rotgelber Fluß). Deutliche Dissektionsmembran. Aorta nicht erweitert (ca. 3,8 cm)

Abb. 5. Ähnlicher Schnitt wie Abb. 3, jedoch mit Eintrittspforte in der Dissektionsmembran (mosaikfarbener Fluß)

akute Aortendissektion bestand. Zuerst wurde konventionell transthorakal (TTE), anschließend unter Blutdruckkontrolle (sowie unter Beachtung der Kontraindikationen und Sicherheitsmaßnahmen, s. u. Erbel) transösophageal untersucht. In 23 Fällen konnte mit Hilfe beider Verfahren (TTE und TEE) keine Dissektion nachgewiesen werden. Bei einem Patienten fand sich ein ausgeprägtes Aneurysma mit massiver Aortenklappeninsuffizienz ohne Nachweis einer Dis-

sektion. Bei den verbleibenden 18 Patienten wurde durch die TEE eine Aortendissektion nachgewiesen.

Es waren dies 9mal Typ I (DeBakey), 2mal Typ II und 7mal Typ III Dissektionen (Abb. 1). Die 2-D Darstellung zeigte bei vier Patienten ein austhrombo-
siertes Lumen (3mal Typ III, 1mal Typ I), bei den anderen 14 Patienten zeigte
sich eine in typischer Weise flatternde Intimamembran (Abb. 2, 3). Bei 5 Patienten konnte auch klar die Eintrittspforte der Dissektion im 2-D oder Farbdoppler-
echo gesehen werden (Abb. 4, 5). Bei einem Patienten wurde ein Perikarderguß,
und bei sechs dopplerechokardiographisch eine deutliche Aorteninsuffizienz erkannt. Zusätzlich zur TEE wurden folgende Verfahren angewandt: Computertomographie bei 6 Patienten, Linksherzkatheter bei 2 und DSA bei einem Patienten. In vier Fällen wurde die Diagnose im CT nicht gesichert (dafür aber mit der
DSA). Eine OP-Indikation wurde daher gestellt bei 8 Patienten mit Typ I Dissektion, 1 Patienten mit Typ II, 2 Patienten mit Typ III sowie bei dem Patienten
mit Aneurysma ohne Dissektion. Bei 10 dieser 12 Patienten wurde die sofortige
OP aufgrund der echokardiographischen Informationen durchgeführt. Die Diagnose (disseziertes bzw. Aortenaneurysma), die Lokalisation der Eintrittspforte
und die Ausdehnung wurden vollständig chirurgisch bestätigt. Bei 6 Patienten
wurde zusätzlich ein Aortenklappenersatz vorgenommen.

Zusammenfassung

Die Fragen des Operateurs an die bildgebenden Verfahren bei einer Typ I oder II
Dissektion (die fast immer eine zwingende OP-Indikation darstellen) betreffen:
Eintrittspforte (bzw. evtl. distal Rücktrittspforte), Ausdehnung des Intimaeinris-
ses, Beteiligung anderer Abgangsgefäße, Kompetenz der Aortenklappe, Vorliegen eines Perikardergusses, linksventrikuläre Funktion. Nach unseren Erfahrungen kann die Echokardiographie mit großer Sicherheit das Vorliegen einer Dissektion nachweisen (kein falsch positiver oder negativer Befund!), jedoch gelingt
nicht in allen Fällen die Lokalisation der Eintrittspforte und auch nicht eine vollständige Beurteilung der Abgänge der Kopfgefässe. Diese Einschränkungen sind
aber für die sofortige OP-Entscheidung von nachgeordneter Bedeutung. Die
Computertomographie ist bei der Eintrittspfortenlokalisation, der Frage nach einer Aorteninsuffizienz und der Pumpfunktion dem Echo sicher unterlegen, die
angiographischen Verfahren können diese Informationen nur in etwa drei Viertel
der Fälle liefern, geben aber keine Auskunft über Pumpfunktion und Perikarderguß. Als weiterer Nachteil müssen der Zeitaufwand, der Transport des Patienten
und die Anwendung von Kontrastmitteln bedacht werden. Daher sollte bei diesen Patienten die TEE an erster Stelle stehen, da sie auch bettseitig auf der Intensivstation durchführbar ist, so daß es innerhalb kürzester Zeit möglich ist, dieses
Krankheitsbild abzuklären. Bei Unklarheiten oder zur Abklärung weiterer in die
Dissektion mit einbegriffener Gefässe können dann noch zusätzliche Untersuchungsverfahren mit einbezogen werden. Somit stellt die Verbindung der bildgebenden mit der Doppler- und Farbdopplermodalität die Echokardiographie heute als ideales Verfahren zur Untersuchung der Patienten mit akuter Aortendissektion heraus.

Literatur

DeBakey M et al. (1982) Dissection and dissecting aneurysms of the aorta. Surgery 92:1118–1134

Bickerstaff LK et al. (1982) Thoracic aortic aneurysms: a population-based study. Surgery 92:1103–1108

Erbel R et al. (1987) Detection of aortic dissection by transesophageal echocardiography. Br Heart J 58:45–51

Erbel R et al. (1989) Echocardiography in diagnosis of aortic dissection. Lancet I:457–460 und 1201

v. Hehn A et al. (1989) Diagnostic accuracy of transesophageal echocardiography in aortic dissection. Int J Card Imaging 4:76

Bedeutung der transösophagealen Echokardiographie für den Nachweis endokarditischer Vegetationen an nativen Herzklappen

M. Tataru, E.-R. von Leitner

Städtisches Krankenhaus Siloah, Abt. für Kardiologie,
Medizinische Klinik II, Rosebeckstr. 15, D-3000 Hannover

Insbesondere bei Patienten mit vorgeschädigten Herzklappen, aber auch bei Patienten ohne klinische Hinweise auf das Vorliegen eines Vitiums stellt sich im Rahmen der Differentialdiagnose bei unklarem Fieber die Frage nach einer kardialen Infektionsquelle. Aus vergleichenden echokardiographischen und intraoperativen bzw. autoptischen Untersuchungen [1–5] zeichnet sich die begrenzte Sensitivität der transthorakalen Echokardiographie zur Erkennung endokarditischer Vegetationen an nativen und künstlichen Herzklappen ab. Aus diesem Grunde scheint es sinnvoll, in vergleichenden Untersuchungen die transthorakale Echokardiographie (TTE) der transösophagealen Echokardiographie (TÖE) gegenüberzustellen (Abb. 1–3).

Wir untersuchten 61 konsekutive Patienten, die in zwei Gruppen unterteilt wurden. In Gruppe 1 wurden nur Patienten aufgenommen mit Fieberzuständen bei gleichzeitigem Vorliegen eines Herzklappenfehlers. Alle Patienten der Gruppe 1 wiesen positive Blutkulturen auf. Die Gruppe 2 umfaßt dagegen Patienten

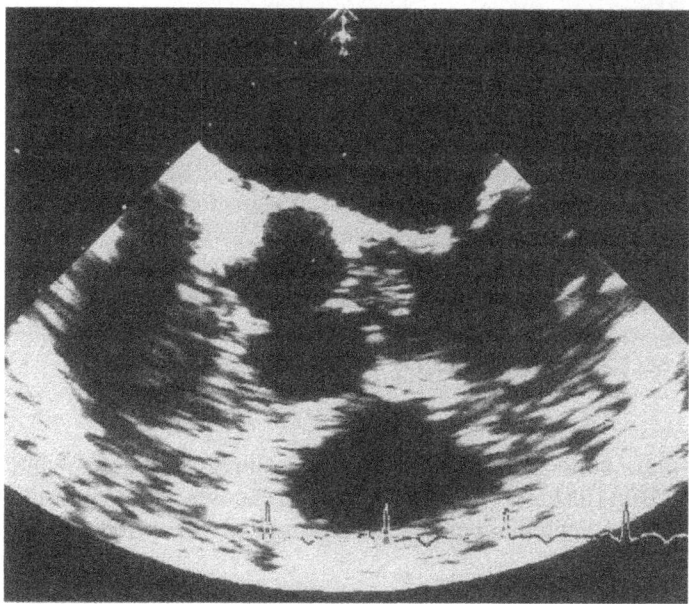

Abb. 1. TÖE. Vegetationen im Bereich der Commissuren der Aortenklappe (negatives transthorakales Echokardiogramm)

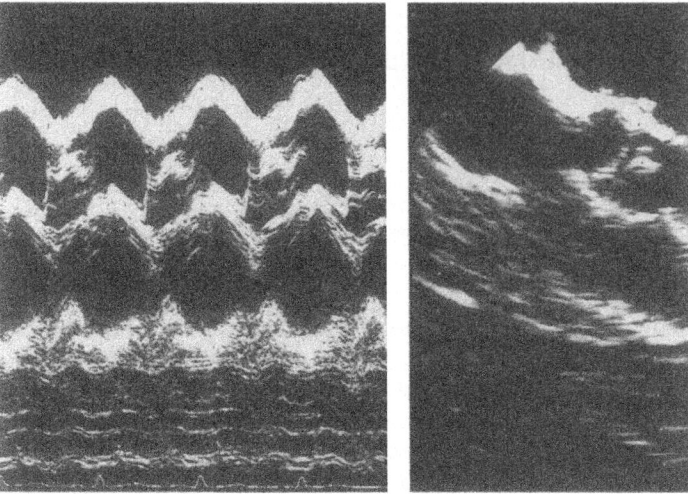

Abb. 2. TÖE. Aortenklappenendokarditis, diastolisches Bild, M-Mode und 2DE (negatives transthorakales Echokardiogramm)

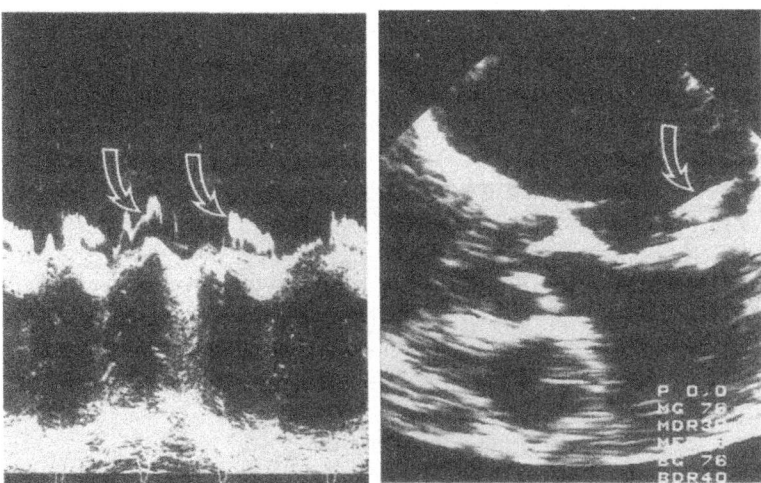

Abb. 3. TÖE. Mitralklappenvegetation an der vorhofwärts gerichteten Seite des posterioren Mitralsegels (systolisches Bild, M-Mode und 2DE)

mit unklarem Fieber ohne klinische Hinweise für einen Herzklappenfehler und überwiegend negativen Blutkulturen (Tabellen 1 und 2). Bei allen Patienten bestand zum Zeitpunkt der Untersuchung eine Fieberanamnese von mindestens 14 Tagen.

Lediglich bei 5 der insgesamt 10 betroffenen Aortenklappen war die transthorakale Untersuchung positiv und nur bei 10 der insgesamt 13 endokarditisch veränderten Mitralklappen sicherte die TTE die Diagnose in Gruppe 1. Umgekehrt

Tabelle 1. Nachweis von Vegetationen bei Patienten mit Aorten-/Mitralvitium, Fieber und positiven Blutkulturen (n = 24; 13 weibl.; 11 männl.; Alter 18–74 J.), n = 2 Aorten- und Mitralklappen-Endokarditis, n = 2 Ausschluß Vegetationen (bei Osteomyelitis: 1 Fall, Weichteilabszeß: 1 Fall)

	TTE und TÖE			TTE		TÖE		
	Nachweis	Ausschluß	Fraglich	Nachweis	Fraglich	Nachweis	Ausschluß	Fraglich
Aortenklappe	10	14	0	5	1	10	14	0
Mitralklappe	13	10	1 [a]	10	1	13	10	1

[a] Mitralklappenprolaps.

Tabelle 2. Nachweis von Vegetationen an Aorten- und Mitralklappen bei Patienten mit unklarem Fieber ohne vorbestehendes Vitium (n = 37), Blutkulturen negativ (n = 32)

	TTE			TÖE		
	Negativ	Positiv	Fraglich	Negativ	Positiv	Fraglich
Aortenklappe	35	0	2 [a]	35	2 [a]	0
Mitralklappe	34	0	3	37	0	0

[a] 1 Patient Zust. n. Urosepsis, persistierendes Fieber, 1 Patient nach TIA und grippalem Infekt.

blieb im Rahmen der transösophagealen Untersuchung ein einziger Fall mit Mitralklappenprolaps, wo eine Differenzierung zwischen myxomatösem Klappengewebe und Vegetationen nicht möglich war, unklar.

Die Ergebnisse zeigen eine deutliche Überlegenheit der TÖE sowohl in einem Kollektiv von Patienten mit primärem Verdacht auf Endokarditis bei vorbekanntem Mitral- bzw. Aortenvitium als auch in einer Patientengruppe ohne vorbekannte Herzklappenschädigung und Fieber unklarer Genese mit einer Sensitivität von über 90%. Die transthorakale Echokardiographie weist selbst bei Patienten mit primärem Verdacht auf Endokarditis nur eine begrenzte Sensitivität von lediglich 63% auf. Größe und Lokalisation der Vegetationen konnten in allen Fällen mit der transösophagealen Echokardiographie genauer erfaßt werden.

Komplikationen bei Patienten mit Klappenendokarditis wie Abszeßbildung in einem Fall und in einem anderen Fall das Vorliegen einer Klappenperforation ließen sich nur mit der transösophagealen Untersuchungstechnik diagnostizieren. Je strenger die Kriterien gewählt werden, die für die Festlegung des klinischen Verdachtes auf Endokarditis maßgebend sind, desto wichtiger ist es, bei negativem transthorakalem Echokardiogramm eine TÖE durchzuführen. So wurden in der Gruppe 1 bei Patienten mit primärem klinischem Verdacht auf Endokarditis lediglich bei 2 von insgesamt 24 Patienten Vegetationen im Rahmen von Mehrfachuntersuchungen (Verlaufsbeobachtung) mit TÖE ausgeschlossen, während das transthorakale Echokardiogramm jedoch in insgesamt 9 Fällen falsch-negativ, in einem Fall mit Aortenklappenprolaps falsch positiv war. Die transösophageale Untersuchung zeigte im letzteren Fall bei fehlendem myxomatösem Klappengewebe auch im Verlauf keinen Anhalt für das Vorliegen von Vegetationen. Bei Mitralklappenprolaps jedoch und gleichzeitigem Bestehen von myxomatösem Klappengewebe ist die Differenzierung gegenüber Vegetationen problematisch.

Im Rahmen der Abklärung unklarer Fieberzustände bei vermeintlich herzgesunden Patienten vermochte die transösophageale Echokardiographie in 2 fraglichen Fällen von 37 das Vorliegen von Vegetationen zu sichern und in 3 weiteren durch transthorakale Echokardiographie als fraglich identifizierten Fällen auszuschließen. Die transthorakale Echokardiographie vermag bei Patienten mit Vitium und persistierendem Fieber unklarer Genese die transösophageale Untersuchungstechnik zu ersetzen.

Literatur

1. Daniel WG, Nellessen U, Nonast-Daniel B, Oelert H, Lichtlen PR (1985) Ösophagusechokardiographie bei infektiöser Endokarditis. In: Erbel R, Meyer J, Brennecke R (Hrsg) Fortschritte der Echokardiographie, New York
2. Erbel R, Mohr-Kahaly S, Drexler M, Pfeiffer C, Börner N, Schuster S, Zenker G, Meyer J (1987) Diagnostischer Stellenwert der transösophagealen Echokardiographie. Dtsch Med Wochenschr 112:23–29
3. Erbel R, Khandheira BK, Brennecke R, Meyer J, Seward JB, Tajik AJ (eds) (1989) Transesophageal Echocardiography. Springer, Berlin Heidelberg New York
4. Gussenhoven EJ, v. Herwerden LA, Roelandt J, Bos E, de Jong N (1986) Detailed analysis of aortic valve endocarditis: comparison of precordial, esophageal and epicardial two-dimensional echocardiography with surgical findings. J Clin Ultrasound 14:209–211
5. Polak PE, Gussenhoven WJ, Roelandt JRTC (1987) Transesophageal cross-sectional echocardiographic recognition of an aortic valve ring abscess and a subannular mycotic aneurysm. Eur Heart J 8:664–666

Erste Erfahrungen mit der transoesophagealen Ultraschalldiagnostik des Spinalkanals

B. Haubitz*, W. G. Daniel, A. Mügge, M. R Gaab, H. Kolbe, M. Konitzer

* Abteilung Neuroradiologie, Medizinische Hochschule Hannover, Konstanty-Gutschow-Str. 8, D-3000 Hannover 61

Einleitung

Die Ultraschalldiagnostik des Spinalkanals war bisher nur nach Laminektomie im Rahmen einer neurochirurgischen Operation möglich (Montalvo et al. 1986). Wir haben in unserer interdisziplinären Arbeitsgruppe erste Erfahrungen mit der transoesophagealen Sonographie intraspinaler Strukturen gesammelt. Die Untersuchungen erfolgten mit Hilfe eines endoskopischen Ultraschallgerätes, das primär zur Oesophagusechokardiographie dient. Unter Ausnutzung der topographischen Nachbarschaft von Oesophagus und Vorderkante der Wirbelsäule im mittleren Thorakalraum wird so die nichtinvasive Darstellung des Spinalkanals jeweils in der Höhe der dem Oesophagus angrenzenden Zwischenwirbelräume möglich, wobei man sich der thorakalen Bandscheiben als Schallfenster bedient (Daniel et al. 1989; Funck 1989).

Untersuchungstechnik

Im Rahmen von kardiologisch indizierten transoesophagealen Echokardiographien wurde bei über 150 Patienten die Schallsonde um 180° nach dorsal gedreht, wobei die intraspinalen Strukturen in bis zu acht Zwischenwirbelräumen im Brustwirbelsäulenbereich vom zervikothorakalen Übergang bis zum unteren Drittel der Brustwirbelsäule dargestellt werden konnten. Einzelne Patienten mit durch andere bildgebende Verfahren bekannten pathologischen Befunden wurden in die Studie einbezogen.

Eine spezielle Sedierung war bei den Patienten in der Regel nicht erforderlich, in den meisten Fällen war eine Lokalanästhesie des Pharynx ausreichend.

In Linksseitenlage des Patienten erfolgte die Untersuchung bei Ventralflexion der Halswirbelsäule mit einem Hewlett Packard 77020 A Ultrasonoskope bzw. mit einem Acuson 128 Ultrasonokope, welche an der Spitze eines Gastroskops montiert sind und an welche ein 5 MHz phased array-Transducer (64 Elemente, 14 mm Durchmesser) angeschlossen ist.

Ergebnisse und Wertung der Methode

Bei allen Patienten konnten durch die thorakalen Bandscheiben axiale Abbildungen der intraspinalen Strukturen erzielt werden (Normalbefund Abb. 1), beson-

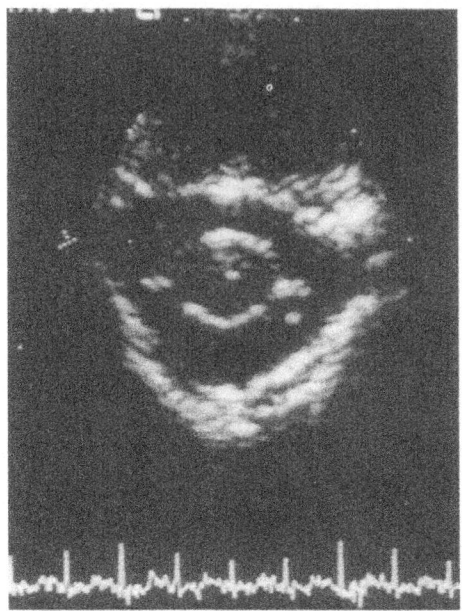

Abb. 1. Normalbefund

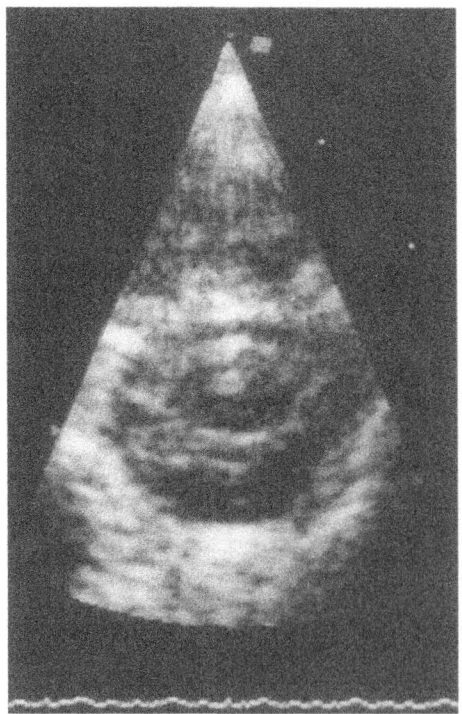

Abb. 2. Dorsal des Myelons gelegene
extramedulläre Raumforderung bei
Morbus Recklinghausen

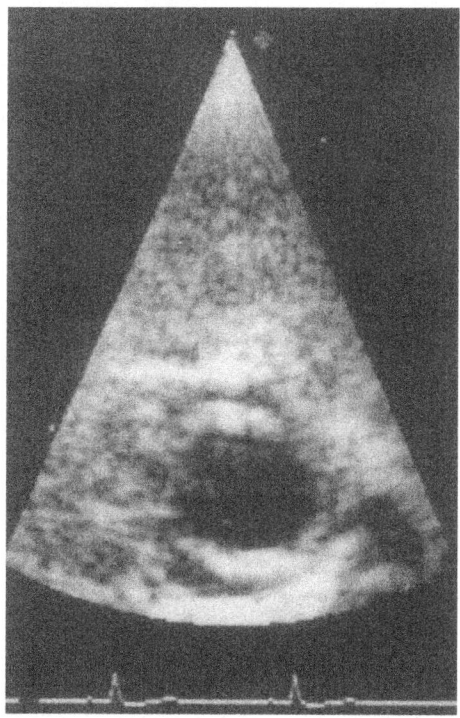

Abb. 3. Zystische Auftreibung des Myelons bei Syringomyelie

ders eindrucksvoll war die Real-time-Darstellung der pulssynchronen sagittalen Pulsationen des Myelons im Liquorraum. In den meisten abgebildeten Zwischenwirbelsegmenten konnten die ventro- und dorsolateralen Nervenwurzelabgänge dargestellt werden, der Zentralkanal kam häufig als zentrale punktförmige Struktur im ovalär konfigurierten Myelon zur Abbildung. Extradurale Raumforderungen, z. B. intraspinal gelegene Neurofibrome beim Morbus Recklinghausen (Abb. 2), und zystischen Auftreibungen des Myelons im Rahmen einer Syringomyelie (Abb. 3) ließen sich gut dokumentieren. Die Methode dürfte sich besonders zur nichtinvasiven Therapiekontrolle nach Anlage eines syringosubarachnoidalen Shunts zur Syringomyeliebehandlung eignen, da die Technik beliebig oft wiederholbar ist, keine Strahlenbelastung mit sich bringt, wenig Zeit in Anspruch nimmt und im Vergleich zu Großgeräten preisgünstig ist. Nachteilig ist dagegen die inkonstante Darstellungsmöglichkeit der erfaßbaren Höhensegmente durch Anlagevarianten der Wirbelsäule und durch degenerative Veränderungen. Außerdem kann die definitive Höhenlokalisation von pathologischen Veränderungen nur in Verbindung mit einem Durchleuchtungsgerät erfolgen. Von Nachteil sind ferner die Tatsache, daß pathologische Veränderungen im Spinalkanal nur erkannt werden können, wenn sie in der Höhe eines Zwischenwirbelraums liegen, sowie die aus technischen Gründen eingeschränkte Einsatzmöglichkeit bei traumatischen sowie pathologischen Frakturen.

Insgesamt verspricht die Methode für bestimmte Indikationen eine Erweiterung der Möglichkeiten der nichtinvasiven Diagnostik des thorakalen Spinalkanals.

Literatur

Daniel WG, Mügge A, Haubitz B, Kolbe H, Eschenbruch C, Daniel L, Rakowski H, Lichtlen PR (1989) Transoesophageal ultrasound imaging of spinal canal and cord. Lancet I:849–850

Funck M, Schneider B, Igloffstein J, Vogel P, Hanrath P (1989) Transösophageale Echoskopie des Spinalkanals Dtsch Med Wochenschr 114:529–533

Montalvo BM, Quencer RM (1986) Intraoperative sonography in spinal surgery: current state of the art. Neuroradiology 23:551–590

Endosonographisches Staging beim Ösophaguskarzinom
Ein prospektiver Vergleich mit herkömmlichen
bildgebenden Verfahren

G. Schüder*, B. Koch, G. Seitz, U. Hildebrandt, P. Mohr, G. Feifel

* Chirurgische Universitätsklinik Homburg/Saar, Abt. f. Allgm. Chirurgie,
Abdominal- u. Gefäßchirurgie, D-6650 Homburg/Saar

Die Operationsplanung beim Ösophaguskarzinom wird entscheidend bestimmt von seiner Lokalisation und vom Ausmaß der Tumorinfiltration. Unerläßlich ist deshalb ein exaktes präoperatives Staging. Zur Erfassung der Ausdehnung von Ösophaguskarzinomen stehen uns eine Reihe diagnostischer Verfahren zur Verfügung. Die Ösophagoskopie mit Biopsie und die Thoramataufnahme mit Breischluck erlauben eine Aussage zum Grad der Stenose, zur Lokalisation, zur Morphologie und Differenzierung, also dem Typing und Grading. Das Staging durch Erfassung von Infiltrationstiefe und Lymphknotenstatus gelingt nur mit dem Computertomogramm, Kernspintomogramm und der Endosonographie. In vorhergehenden Untersuchungen wurden je zwei dieser diagnostischen Verfahren einander gegenübergestellt (Tabelle 1). Ziel unserer prospektiven Studie war es, erstmalig alle Methoden gleichzeitig an einem Patientenkollektiv zu vergleichen.

Tabelle 1. Literaturübersicht vergleichender Untersuchungen zwischen Endosonographie, Computertomographie und Kernspintomographie bei Oesophaguskarzinomen

| | | Richtige Vorhersage [%] | | | | | |
| | | Der Tiefeninfiltration [T] | | | Der Lymphknoteninfiltration [N] | | |
		EUS	CT	NMR	EUS	CT	NMR
Tio et al.	(1989)	89	59		80	51	
Hirner at al.	(1989)	91	37				
Ide et al.	(1988)	88			89		
Striegel et al.	(1988)	75			25		
Kijima et al.	(1988)		<40	<40		27	70
Lehr et al.	(1988)		~50	55		~60	~50
Kouzo et al.	(1988)	80					
Laas et al.	(1988)		~55–80			25	
Francioni et al.	(1988)	87			90		
Murata et al.	(1987)	84			89		
Takemoto et al.	(1987)	80			60		
Eigene Ergebnisse		86	57	48	81	48	42

Material und Methodik

Seit Mitte 1988 wurde an unserer Klinik bei allen Patienten mit Ösophaguskarzinom routinemäßig ein Computertomogramm, Kernspintomogramm sowie eine endoskopische Ultrasonographie gemacht. Danach erfolgte bei allen Patienten eine primäre Thorakotomie rechts mit Ösophagektomie und mediastinaler Lymphknotendissektion. Nach Umlagerung wurde laparotomiert und cervicotomiert und nach Schlauchbildung über die große Kurvatur des Magens eine cervicale Ösophagogastrostomie angelegt. Alle Präparate wurden dem Pathologen im OP-Saal übergeben und von diesem entfaltungsfixiert. Die feingewebliche Untersuchung in Großflächenserienschnitten des OP-Präparates war Referenz für die Beurteilung der richtigen oder falschen Vorhersage des Primärtumorstadiums und des Lymphknotenbefalls durch die einzelnen Methoden.

Zur EUS verwenden wir das Olympus Aloka EUM2 mit einer Schallfrequenz von 7,5 MHz und einem rotierenden Schallkopf. Die Stadieneinteilung der Infiltrationstiefe geschah nach dem neuen TNM-System von 1987. Lymphknoten, die echoarm oder echogleich wie der Primärtumor waren, einen scharfen Randsaum aufwiesen und einen echoreichen Reflexstreifen auf der dem Schallkopf gegenüberliegenden Seite besaßen, wurden als metastatisch infiltriert eingestuft. Diese von TIO von 1986 aufgestellten Kriterien entsprechen unseren eigenen Erfahrungen.

Ergebnisse

Von 35 Patienten mit Ösophaguskarzinom konnten 22 schließlich der Operation zugeführt werden. Dies entspricht einer Operationsquote von 63%. Davon gelang wiederum bei 96% die Resektion.

Die geringste Treffsicherheit besaß die Kernspintomographie mit einer richtigen Vorhersage des Tumorstadiums von 48% und des Lymphknotenstadiums von 42%. Die Computertomographie lag mit 57 und 48% nur unwesentlich dar-

Tabelle 2. Richtige Vorhersage des präoperativen Staging bei Ösophaguskarzinomen im Methodenvergleich (n = 21)

	EUS	CT	NMR
pT	18	12	10
pN	17	10	9

Fehleinschätzungen

	EUS		CT		NMR	
	T	N	T	N	T	N
Overstaging	2	1	2	1	4	2
Understaging	1	3	7	10	7	10

Tabelle 3. Vergleich der endosonographisch beurteilten Tumor-(uT) und Lymphknoten-(uN) Stadien mit der Pathohistologie (pT und pN)

Vergleich EUS – Histologie

Übereinstimmung	pT_1	pT_2	pT_3	pT_4
uT_1	1			
uT_2		5	1	
uT_3		2	10	
uT_4				2

Übereinstimmung	pN_0	pN_1	pN_2
uN_0	4	2	
uN_1	1	10	1
uN_2		3	

über. Die endoskopische Ultrasonographie konnte die Tiefeninfiltration in 86% richtig bestimmen, die Lymphknotenmetastasen in 81%. Die Unterschiede waren signifikant. Computertomogramm und Kernspintomogramm neigten deutlich zum Understaging. Dies insbesondere bei gerade beginnenden Wandüberschreitungen sowie beim Erkennen metastatisch infiltrierter Lymphknoten mit einer Größe unter 1 cm. Die EUS setzte das Ausmaß der Tumorinfiltration im Grenzbereich eher zu hoch an, während sehr kleine infiltrierte Lymphknoten nicht erkannt werden konnten (Tabelle 2, 3). Die Sensitivität und Spezifität der EUS, das T-Stadium exakt zu definieren, beläuft sich auf 86 und 78%, für die Erfassung der infiltrierten Lymphknoten betrugen sie 86 und 66%.

Diskussion

Früher diente die Achsenfehlstellung im Ösophagusbreischluck nach der Beurteilung von Akyama als Inoperabilitätskriterium. Der zu erwartende Lymphknotenbefall und somit die Prognose wurden aus der Längsausdehnung des Tumor gefolgert. Einen ersten Fortschritt brachte die Verwendung des Computertomogramms, das erstmals direkt die Tumorausdehnung zeigen konnte. Seitdem jedoch die endoskopische Ultrasonographie auch im oberen Gastrointestinaltrakt aus dem Experimentalstadium herausgetreten ist, sehen sich beide Verfahren ebenso wie das Kernspintomogramm zunehmend dem direkten Vergleich ausgesetzt. Unsere Literaturübersicht zeigt eine bedeutende Überlegenheit der Endosonographie.

Welchen Gewinn ziehen wir aus dieser verbesserten Diagnostik?

Nach Siewert haben über 90% der Patienten mit T_1- oder T_2-Tumoren einen Lymphknotenstatus von N_0 oder N_1; d.h. bei Kenntnis des Primärtumorstadiums kann mit einigermaßen großer Sicherheit auf den Lymphknotenbefall geschlossen werden. Daraus ergeben sich diagnostische und therapeutische Konsequenzen, denn immerhin 90% der Patienten im Stadium $T_{1,2}$ und $N_{0,1}$ haben eine 4-Jahresüberlebensrate von 54% allein durch chirurgische Therapie.

Die erweiterte Ösophagusresektion mit Lymphadenektomie spielt hier eine große Rolle.

Der endoluminäre Ultraschall scheint das geeignete Verfahren zur Differenzierung der verschiedenen T-Stadien zu sein. Er hilft, die günstigeren Primärtumorstadien zu erfassen, für die sich ein großer operativer Aufwand lohnt und er gibt Entscheidungshilfe für den alleinigen präoperativen Einsatz der Strahlentherapie.

Literatur

1. Tio TL, Tytgat GNJ (1986) Endoscopic ultrasonography in analysing periintestinal lymph node abnormality. Scand J Gastroenterol 21(Suppl 123):158–163
2. Akiyama H, Kogure T, Hag J (1972) The esophageal axis and its relationship to the resectability of carcinoma of the esophagus. Am Surg 176:30
3. Siewert JR, Roder JD (1987) Chirurgische Therapie des Plattenepithelcarcinoms des Oesophagus – erweiterte Radikalität. Langenbecks Arch Chir 372:129–139

Der Aussagewert der endorektalen Sonographie beim präoperativen Tumorstaging und der postoperativen Tumornachsorge

A. Heintz*, E. Lang, Ch. Weis, G. Buess, Th. Junginger

* Klinik und Poliklinik für Allgemein- und Abdominalchirurgie der Johannes Gutenberg-Universität Mainz, Langenbeckstr. 1, D-6500 Mainz

Einleitung

Fortgeschrittene Rektumkarzinome werden kontinenzerhaltend reseziert bzw. abdominoperineal exstirpiert. Frühe Stadien des Rektumkarzinoms können dagegen möglicherweise durch die lokale Exzision als ausreichend therapiert angesehen werden. Entscheidend für die Selektion der Patienten zur lokalen Exzision ist eine möglichst exakte präoperative Beurteilung der Tumorinfiltration. Die Treffsicherheit der rektal-digitalen Untersuchung bei der Beurteilung früher Stadien des Rektumkarzinoms liegt bei etwa nur 70% [4]. Die Endosonographie eröffnet hier neue Möglichkeiten. Wie verschiedene Autoren zeigen konnten, ist endosonographisch eine zuverlässige Beurteilung des T-Stadiums in knapp 90% der Fälle möglich [3, 5].

Einen weiteren wichtigen Stellenwert nimmt die endorektale Sonographie in der Tumornachsorge ein. Hier steht erstmals ein bildgebendes Verfahren zur Verfügung, mit dem routinemäßig ohne großen Untersuchungsaufwand das perirektale Gewebe auf ein lokoregionales Rezidiv hin untersucht werden kann [1].

Im folgenden sollen die Ergebnisse unserer Klinik zur endorektalen Sonographie beim präoperativen Staging und in der Nachsorge von Rektumtumoren vorgestellt werden.

Untersuchungstechnik

Bei der endosonographischen Untersuchung stehen grundsätzlich zwei Techniken zur Verfügung. Bei der einen Methode wird die Schallsonde über ein Rektoskop ins Rektum eingeführt. Ein an der Sondenspitze befindlicher Wasserballon dient der akustischen Ankopplung der Schallwellen und der Distanzierung der Darmwand vom Schallkopf. Nachteil dieser Technik ist, daß kleine Rektumtumoren durch den Ballon in die Wand gepreßt werden und somit eine genaue Beurteilung der Infiltrationstiefe erschwert wird. Bei der zweiten Technik wird die Schallsonde wiederum über das Rektoskop eingeführt, nun aber das Rektum direkt mit Wasser aufgefüllt. Die Kompression durch den Wasserballon entfällt und eine genaue Beurteilung der Infiltrationstiefe – insbesondere kleiner Tumoren – wird möglich. Die Schallsonde integriert drei Schallköpfe verschiedener Frequenzen, die auf verschiedene Darmwandschichten fokusiert sind.

Ergebnisse

Präoperatives Tumorstaging

Untersucht wurden an der Klinik für Allgemein- und Abdominalchirurgie der Johannes Gutenberg-Universität Mainz im Zeitraum Juni 1987 bis Februar 1990 142 Patienten. Bei 130 Patienten war eine komplette endosonographische Untersuchung möglich. Die präoperativ endosonographisch bestimmte Tumorinfiltration (uT) wurde mit der postoperativen Histologie verglichen. Die endosonographische Stadieneinteilung erfolgte entsprechend der TNM-Klassifikation von 1987 (Tabelle 1).

In 79 Fällen wurde die endosonographische Diagnose Adenom (uTO) (Abb. 1) oder T1-Karzinom (uT1) gestellt. Die postoperative Histologie bestätigte dies in 75 Fällen (16 T1-Karzinome und 59 Adenome). Bei zwei Patienten fanden sich T2-Karzinome, bei zwei weiteren Patienten T3-Karzinome.

Tabelle 1. Rektumkarzinom. Endosonographisches Staging (uT) verglichen mit dem histologischen Staging (pT). Juni 1987 bis Februar 1990, n $= 130$

	n	pT_{0-1}	pT_2	pT_3	pT_4
uT_{0-1}	79	75	2	2	
uT_2	22	3	18	1	
uT_3	29		4	24	1
uT_4	0				

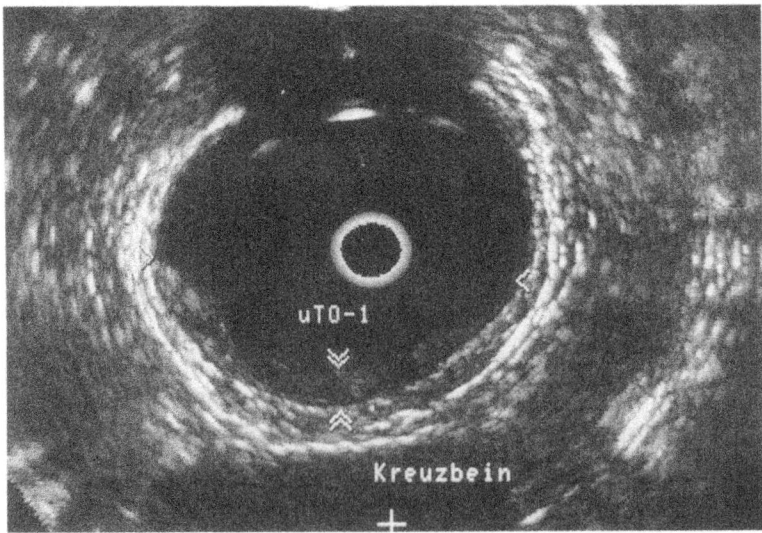

Abb. 1. Endosonographische Untersuchung eines tubulovillösen Adenoms der Rektumschleimhaut. Die Darmwandschichtung ist unter dem Tumor durchgehend zu erkennen

22mal erfolgte die endosonographische Diagnose Infiltration der Muscularis propria (pT2), was in 18 Fällen mit der Histologie korrelierte. In einem Fall wurde histologisch ein T3-Karzinom nachgewiesen, in drei Fällen ein T1-Karzinom.

Endosonographisch wurde in 29 Fällen eine Infiltration des perirektalen Fettgewebes festgestellt. Dies stimmte in 24 Fällen mit der postoperativen Histologie überein. Bei den falsch beurteilten Fällen zeigte sich histologisch in vier Fällen ein T2-Karzinom und in einem Fall ein T4-Karzinom mit Infiltration des os sacrum.

Tumornachsorge

39 Patienten nach anteriorer bzw. tiefer anteriorer Rektumresektion und lokaler Exzision wegen Karzinom wurden endosonographisch nachuntersucht. Bei neun Patienten fanden sich Lokalrezidive. Dabei handelte es sich in sieben Fällen um Rezidive nach kontinenzerhaltender Resektion und in zwei Fällen um Rezidive nach lokaler Exzision. Endosonographisch konnte in acht von neun Fällen die exakte Rezidivausdehnung in Übereinstimmung mit dem intraoperativen Befund und dem postoperativen histologischen Ergebnis angegeben werden. Zwei extraluminäre Rezidive wurden ausschließlich durch die routinemäßig durchgeführte Endosonographie erkannt.

Diskussion

Die endorektale Sonographie wurde bisher vor allem zum präoperativen Tumorstaging fortgeschrittener Karzinome eingesetzt. Wenig untersucht wurden Adenome und T1-Karzinome, denen im Hinblick auf die lokale Exzision besondere Bedeutung zukommt. Ihr Anteil am endosonographisch untersuchten Gesamtkrankengut ist niedrig und liegt nach Literaturdurchsicht unter 10% (Tabelle 2). In unserem Krankengut überwog der Anteil der Adenome und T1-Karzinome (78 Patienten). Die Selektion dieser Patienten an unserer Klinik ist dadurch zu erklären, daß wir das von Buess 1984 neu entwickelte Verfahren der transanalen, endoskopischen Operation zur lokalen Abtragung solcher Tumoren einsetzen [2]. Endosonographisch war es nicht möglich zwischen einem Adenom

Tabelle 2. Anteil der histologisch auf Mukosa und Submukosa beschränkten Tumoren am endosonographisch untersuchten Gesamtkrankengut (1985–1989)

		n	pT_1
Romano, G.	(1985)	23	2
Hildebrandt, V.	(1986)	76	4
Beynon, J.	(1986)	35	5
Yamashita, Y.	(1988)	122	6
Glaser, F.	(1989)	73	15
Gesamtzahl		329	32 (9,1%)

und einem T1-Karzinom zu differenzieren, da die für das Staging entscheidende Muscularis mucosae wegen der geringen Schichtdicke nicht dargestellt werden konnte. Zuverlässig konnte jedoch durch die endorektale Sonographie ein auf die Mukosa und Submukosa beschränkter Tumor diagnostiziert werden. In 95% stimmte die präoperativ erhobene endosonographische Diagnose Adenom/T1-Karzinom mit der Histologie überein. In nahezu allen Fällen (77 Patienten) leitete sich daraus die Indikation zur lokalen Exzision ab. In der Tumornachsorge konnte endosonographisch mit hoher Genauigkeit die Tumorausdehnung histologisch gesicherter Rezidive angegeben werden. Unerläßlich ist die histologische Sicherung endosonographisch auffälliger Befunde, da sich Schwierigkeiten bezüglich der Differenzierung von Narbe und Tumor ergeben, die sich beide echoarm darstellen.

Literatur

1. Beynon J, Mortensen NJ, Foy BSC, Channer JL, Rigby H, Virjee J (1989) The detection and evaluation of locally recurrent rectal cancer with rectal endosonography. Dis Colon Rectum 32:509
2. Buess G, Hutterer J, Theiß M, Böbel W, Isselhard W, Pichlmaier H (1984) Das System für die transanale endoskopische Rektumoperation. Chirurg 55:677
3. Hildebrandt U, Feifel G, Schwarz HP, Scherr O (1986) Endorectal ultrasound: instrumentation and clinical aspects. Int J Colorect Dis 1:89
4. Nicholls RJ, Mason AY, Morson BC, Dixon AK, Fry IK (1982) The clinical staging of rectal cancer. Br J Surg 69:409
5. Yamashita Y, Machi J, Shirouzu K, Morotomi T, Isomoto H, Kakegawa T (1988) Evaluation of endorectal ultrasound for the assessment of wall invasion of rectal cancer. Dis Colon Rectum 31:617

Polyplane Multifrequenz-Sonde für die optimierte transrektale Prostatadiagnostik

A. Hainz*, Ch. Kratzik, R. Simak, M. Eisenmenger

* Universitätsklinik, Urologie, Alser Str. 4, A-1090 Wien

Durch die Einführung von biplanen transrektalen Schallsonden konnte die Diagnostik der Prostata insoweit verbessert werden, als eine Läsion in ihrer räumlichen Ausdehnung besser beurteilt werden kann.

Ziel unserer Untersuchungen war es, herauszufinden, welche Vorteile sich durch die Verwendung einer polyplanen Multifrequenzsonde gegenüber einer fixfrequenten Sonde ergeben.

Material und Methode

Hinsichtlich der technischen Daten der verwendeten Schallsonden bestehen folgende Unterschiede:

Die bifokale multiplane Sonde, fixfrequent mit 7,5 MHz, jedoch nah und fern fokussierbar, bietet im transversalen Schnittbild einen 360°-Panoramascan, im longitudinalen Schnittbild einen fixierten 90°-Sektorscan.

Bei der multifrequenten polyplanen Endosonde stehen 5-, 6- und 7,5 MHz zur Verfügung mit unterschiedlichem Fokuspunkt (s. Abb. 1). Das Bildfeld umfaßt in der Transversalebene 360°, wobei der Bildausschnitt geräteabhängig variiert. Das Bildfeld in der Longitudinalebene erlaubt einen Scan über 240°. Im Vergleich der beiden Sonden wurde folgendes Vorgehen gewählt: Zwei Untersucher haben unabhängig voneinander sowohl mit dem einen als auch mit dem anderen Gerät die Untersuchungen durchgeführt. Die erhobenen Befunde wurden nach folgenden Kriterien für die Computerauswertung dokumentiert: Herdechos, Symmetrie des Organs, Beurteilung des Kapsel hinsichtlich der Abgrenzbarkeit gegen die Umgebung und schließlich die aufgrund der transrektalen Sonographie vermutete Diagnose. Die Verifizierung der Diagnosen im Falle ihrer Auswertung erfolgte durch ultraschallgezielte Biopsie oder aufgrund der histologischen Untersuchung des Operationspräparates.

In der Anwendung der multifrequenten Sonde gegenüber der fixfrequenten hat sich als Vorteil erwiesen, daß der Organgröße und Lokalisation der darzustellen Läsion angepaßt der optimale Frequenzbereich frei wählbar ist. Daraus ergibt sich eine bessere Beurteilbarkeit von Kapselabgrenzung und Echostruktur des Organs.

Für rektumnahe Organabschnitte bewährt sich die Hochauflösung mit 7,5 MHz (s. Abb. 2). Für rektumferne Abschnitte erlauben 5 MHz noch eine detaillierte Darstellung (s. Abb. 3). Dies ist bei stark vergrößerter Prostata für die Beurteilung der ventralen Abschnitte von Bedeutung.

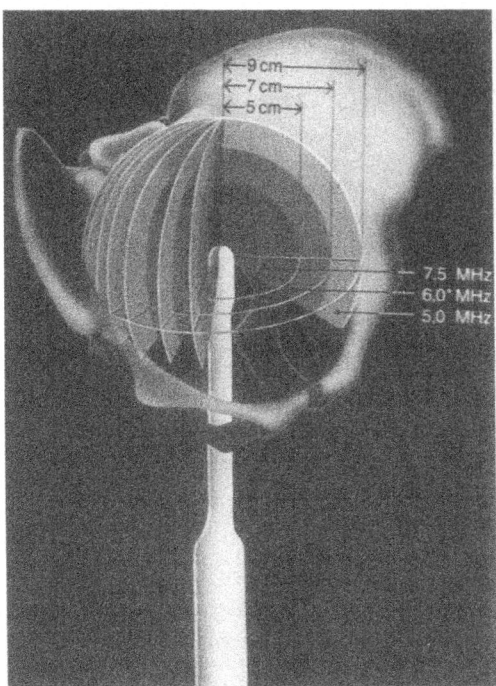

Abb. 1. Multifrequente polyplane Endosonde: Variable Bildausschnitte in der Longitudinalebene über 240°, frei wählbare Frequenz zur optimierten Darstellung rektumnaher und rektumferner Areale

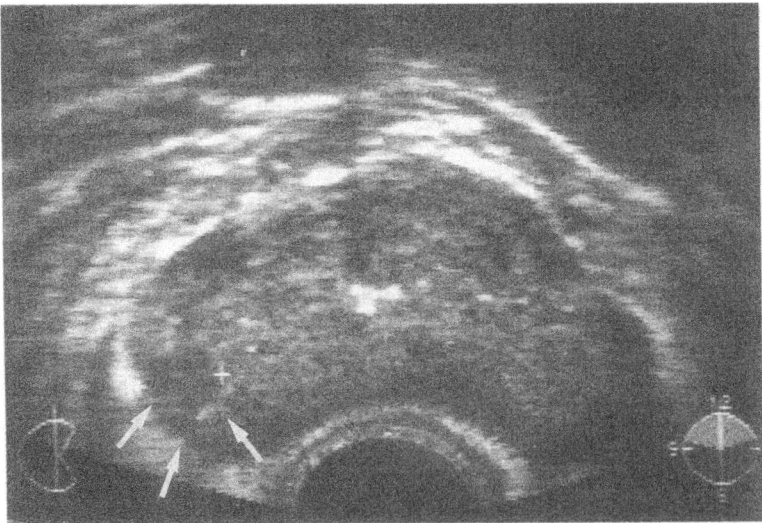

Abb. 2. Umschriebene periphere echoarme Läsion im rechten Prostataseitenlappen (s. Pfeile): Prostatacarcinom, verifiziert durch ultraschallgezielte transrektale Biopsie (7,5 MHz)

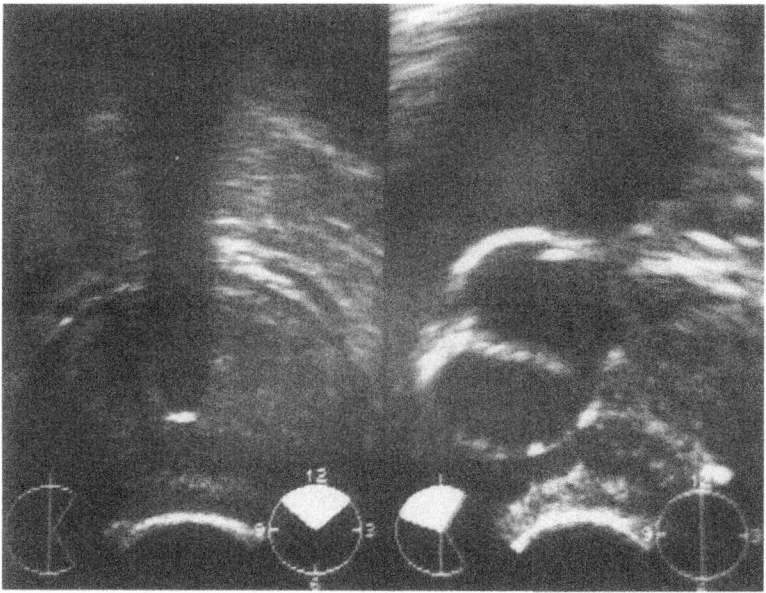

Abb. 3. Ausgeprägte Prostatahyperplasie. Links Transversalscan 5 MHz, exakte Beurteilbarkeit der Organabgrenzung und Echostruktur der rektumfernen Organabschnitte. Rechts Longitudinalscan mit liegendem Ballonkatheter, 6 MHz, gute Detailauflösung der endovesikalen Prostata

Ergebnisse und Diskussion

Die Anzahl der von zwei Untersuchern jeweils mit der einen oder anderen Sonde durchgeführten Untersuchungen betrug insgesamt 192, davon sind 93 histologisch verifiziert und somit für die Errechnung von Sensitivität und Spezifität verwertbar. Erwartungsgemäß ergab sich kein Unterschied zwischen den beiden Untersuchern und auch hinsichtlich der verwendeten Geräte. Dies erklärt sich daraus, daß eine sonographisch ermittelte Diagnose niemals eine histologische Diagnose zu ersetzen vermag, wodurch die Treffsicherheit limitiert ist.

Allerdings lag die Spezifität mit der polyplanen Multifrequenz Sonde bei 85%. Dies mag wohl auf die bessere Detailauflösung zurückzuführen sein.

Literatur

1. Lee F, Torppedersen ST, Siders DB, Use of transrectal ultrasound in diagnosis, guided biopsy, staging and screening of prostate cancer. Suppl to Urology, June 1989, vol 23
2. Rifkin MD (1988) Ultrasound of the prostate. Raven Press, NY
3. Rifkin MD, Choi H (1988) Implications of small peripheral hypoechoic lesions in endorectal ultrasound of the prostate. Radiology 166:619

16. Intraoperative Sonographie

Intraoperative Pankreassonographie

K. Rückert

Tangstedter Landstraße 400, D-2000 Hamburg 62

Die intraoperative Ultraschalldiagnostik ist besonders hilfreich im Rahmen der endokrinen Pankreaschirurgie. Nützlich ist dieses Verfahren auch im Hinblick auf differentialdiagnostische Erwägungen und Abgrenzungen und auch als Hilfe in der operativen Verfahrenswahl, im operationstaktischen und -technischen Vorgehen.

Die adäquate Behandlung lokalisierter Tumore des Pankreas erfordert die sichere Differenzierung zwischen chronischer Pankreatitis und Karzinom. Trotz Verbesserung der präoperativen Diagnostik durch die modernen bildgebenden Verfahren kann es im Einzelfall schwierig sein, bei einem Tumor zwischen einem Malignom und einer Entzündung der Bauchspeicheldrüse zu unterscheiden.

Nach Eröffnung und Revision des Abdomens wird die Bauchspeicheldrüse dargestellt. Hierfür wird das Ligamentum gastrocolicum durchtrennt und ein ausgiebiges Kocher'sches Manöver durchgeführt. Danach wird das Pankreas sonographisch unter Einbeziehung der Landmarken von cranial, dorsal sowie durch die Mesokolonwurzel von kaudal untersucht. Nach bidigitaler Palpation des suspekten Pankreasbezirkes und Darstellung im Ultraschallbild werden gezielte Feinnadelpunktionen zur zytologischen Beurteilung durchgeführt (Abb.1)

Das sonographische Bild der chronischen Pankreatitis mit Pseudozystenbildung ist gekennzeichnet durch eine Erhöhung der Echoamplitude bei grobem Echomuster. Außerdem ist ein Wechsel zwischen zystischen und strukturdichten Arealen, sowie vereinzelt groben Reflexen als Folge von Kalkeinlagerungen zu beachten. Die Lokalisation präoperativ diagnostizierter Zysten oder Gangerweiterungen gelingt durch die intraoperative Sonographie leicht. Palpatorisch lassen sich die flüssigkeitsgefüllten Gebilde nicht immer eindeutig vom chronisch-

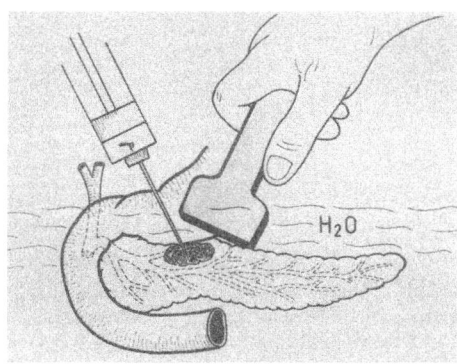

Abb. 1. Intraoperative Feinnadelpunktion unter Ultraschallkontrolle

entzündlichen, derben Pankreasgewebe abgrenzen, vor allem dann, wenn sie in der Tiefe des Parenchyms liegen. Die Zystenwandstärke kann so sonographisch eindeutig beurteilt werden. Bei chronischer Pankreatitis kann die intraoperative Sonographie Pseudozysten genau lokalisieren und sie dann den umgebenden Strukturen zuordnen. Wird aufgrund der intraoperativen Palpation und der prä- operativen bildgebenden Diagnostik ein Malignomverdacht ausgesprochen, so wird intraoperativ ein exaktes Staging mit sonographiegesteuerter Punktion zur Aspirationszystologie möglich. Sonomorphologisch unterscheidet sich das Strukturbild der Pankreastumoren im intraoperativen Ultraschall nicht von den perkutan erhobenen Ultraschallbefunden. In der Regel ist die Echogenität des Tumors geringer als die des gesunden Pankreasgewebes. Der gestaute Ductus wirsungianus kann eindeutig identifiziert werden und über eine sonographisch gesteuerte Feinnadelpunktion kann der Tumor endgültig gesichert werden. Durch gleichzeitige Ultraschalluntersuchung intraoperativ der peripankreati- schen Region lassen sich Lymphknotenmetastasen, die nicht der Palpation zu- gängig sind, aufdecken und gegebenenfalls intrahepatische Lebermetastasen er- kennen.

Besonders wertvoll ist die intraoperative Ultraschalluntersuchung zur Lokali- sation endokriner Pankreastumoren. Nach Rundumfreilegung der Bauchspei- cheldrüse mit vollständiger Exploration und bidigitaler Palpation wird Kochsalz- lösung in das Operationsgebiet gegeben und das gesamte Pankreas in einem Ab- stand von 1 bis 2 cm mit dem Ultraschallapplikator abgefahren. Die endokrinen Pankreastumoren sind sonographisch zu identifizieren als glatt begrenzte, gut in- kapsulierte, meist echoarme Strukturen im reflexreichen, normalen Pankreasge- webe.

Auch die Beziehung zu den Gefäßen ist gut darzustellen (Abb. 2) Alle unter- suchten Tumoren ließen sich problemlos enukleieren mit Schonung der benach- barten vasalen und ductalen Strukturen. Alle von uns sonographierten und im Ultraschallbild darstellbaren Pankreastumoren (n = 28) waren bis auf einen pal-

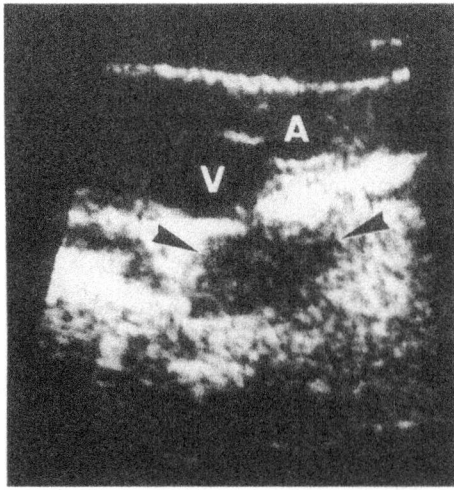

Abb. 2. Intraoperatives Sonogramm eines Insulinoms (Pfeile) (*V* Vena lienalis, *A* Arteria lienalis)

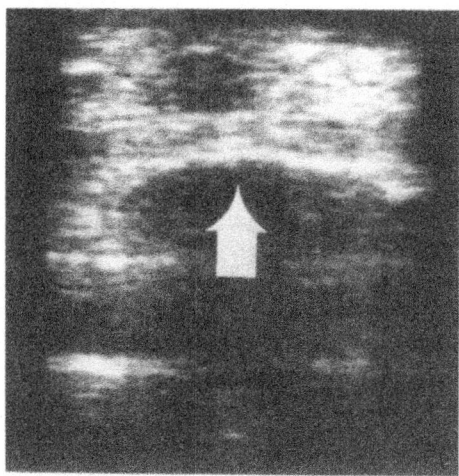

Abb. 3. Okkultes Insulinom im Proc. uncinatus. Pfeil: Palpierender Finger des Chirurgen

pabel. Mit zunehmender Erfahrung stellt der intraoperative Ultraschall nach der bidigitalen Palpation das zuverlässigste Verfahren zur intraoperativen Tumorlokalisation dar. Invasive präoperative Lokalisationsverfahren (z. B. Angiographie, perkutane transhepatische Portographie) werden damit vor dem Ersteingriff entbehrlich. Wir selbst konnten bei einem Wiederholungseingriff ein Insulinom im Processus uncinatus erst nach Darstellung im Ultraschallbild palpieren und gezielt enukleieren (Abb. 3). Die intraoperative Ultraschalluntersuchung ersetzt im Rahmen der endokrinen Pankreaschirurgie die aggressive und invasive präoperative Lokalisationsdiagnostik. Auch beim Wiederholungseingriff stellt der Ultraschall die ideale Methode dar, um sogenannte occulte Tumoren und multiple Tumoren zu erkennen.

Literatur

1. Klotter HJ, Rückert K, Kümmerle F (1985) Intraoperative Ultraschalldiagnostik. Urban & Schwarzenberg, München
2. Rückert K, Klotter HJ, Rothmund M (1988) Intraoperative Sonographie der Gallenwege Chirurg 59:407–409

Intraoperative Sonographie in der Chirurgie von Lebermetastasen

H. J. Klotter, R. Förster, A. Zielke, H. Sitter, M. Rothmund

Klinik für Allgemeinchirurgie Philipps-Universität,
Baldingerstraße, D-3550 Marburg

Die intraoperative Abschätzung der Lebermetastasen ist auch beim erfahrenen Chirurgen nicht unproblematisch, da tief im Parenchym verborgene Tumoren nicht palpiert, andererseits auch durch die präoperative Lokalisationsdiagnostik nicht immer dargestellt werden können. Ein differenziertes Untersuchungsverfahren, das diesen beiden Fehlerquellen Rechnung trägt, ist die intraoperative Sonographie. Wir überprüften daher unser Patientenkollektiv mit Lebermetastasen vorwiegend kolorektaler Karzinome, ob die intraoperative Sonographie weitere präoperativ unbekannte Tumoren entdecken konnte und welchen Einfluß die intraoperative Sonographie auf die operative Verfahrenswahl hatte.

Methode und Material

Von 1982–1989 wurden 58 Patienten mit präoperativ gesicherten Lebermetastasen laparotomiert. 51 Patienten hatten Metastasen kolorektaler Karzinome, 7 Metastasen endokriner, mesenchymaler oder anderer epithelialer Tumoren. Die Tumoren wurden präoperativ durch Sonographie, Computertomographie und Angiographie lokalisiert. Nach Laparotomie und einer ausführlichen Exploration des Abdomens mit Revision des ehemaligen Operationsgebietes sowie der paraaortalen und der Lymphknoten im Ligamentum hepatoduodenale, wurde die Leber mobilisiert und chirurgisch bidigital untersucht. Auch beim sicht- und tastbaren Tumor wurde eine intraoperative Sonographie mit einem gassterilisierbaren, speziell konstruierten Schallapplikator (5 MHz Siemens – Sonoline SL1) durchgeführt. Bei mehrfacher Anwendung des gleichen Schallapplikators am sel-

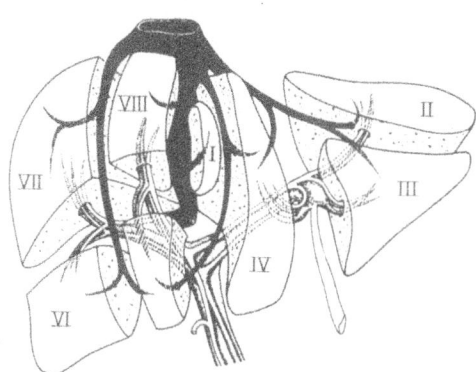

Abb. 1. Schematische Darstellung der portalen und venösen Verzweigungen der Leber und daraus folgende Leberaufteilung in 8 Lebersegmente (Segment 4 wird noch in 4a und 4b unterteilt)

ben Tag hüllten wir ihn in einen sterilen Plastiksack, in den wir zur akustischen Ankopplung Schallgel gaben. Der Schallkopf wurde, zur Orientierung, in Quer- und dann in Längsrichtung über die Leberoberfläche geführt, unter Darstellung der Lebervenen und der Pfortaderäste. Die „chirurgische Anatomie der Leber" (Couinaud in 5) mit Aufteilung in 8 Segmente, konnte durch die Inspektion und Palpation nicht - mit der intraoperativen Sonographie aber gut nachvollzogen werden (Abb. 1). Durch die Darstellung dieser funktionellen Leberanatomie, die auf einer Segmenteinteilung der Leber, gemäß der venösen und portalen Versorgung beruht [5], wurden die sonographisch dargestellten Tumoren den entsprechenden Segmenten zugeordnet und danach reseziert. Bei der Tumorlokalisation achtete man nicht allein auf den „Haupttumor", sondern es wurde gezielt nach weiteren Tumoren gesucht und deren Beziehungen zu den vaskulären Strukturen geachtet. Zur Resektion benutzten wir einen Ultraschalldissektor, der eine subtile, blutarme Präparation und Resektion im Leberparenchym ermöglichte.

Ergebnisse

Durch die bildgebenden Verfahren (Sonographie und CT) wurden bei den 58 Patienten 30 solitäre Metastasen nachgewiesen, 2 Metastasen fanden sich bei 18 Patienten und bei 10 Patienten wurden 3 und mehr Tumoren entdeckt. Der Durchmesser der dargestellten Tumoren betrug in allen Fällen mehr als 1,5 cm. Durch die chirurgische Exploration gelang es nur bei 49 Patienten, die Lebermetastasen zu lokalisieren. Obwohl die Lokalisation der Tumoren präoperativ gegeben war, konnten sie in 9 Fällen nicht gesehen und nicht getastet werden. Mit Hilfe der intraoperativen Sonographie konnten alle präoperativ nachgewiesenen Tumoren lokalisiert, den Segmenten zugeordnet und ihre Beziehung zu den benachbarten Gefäßstrukturen dargestellt werden. Darüberhinaus konnten bei 11 Patienten zusätzlich, der präoperativen Diagnostik wie auch der chirurgischen Exploration entgangene Tumoren entdeckt werden, die alle tief im Parenchym der Leber eingebettet waren. Diese Metastasen hatten alle einen Durchmesser von unter 2 cm. Schlüsselt man die Ergebnisse der intraoperativen Sonographie weiter auf, so fand sich bei 5 Patienten eine zusätzliche Metastase, bei 2 fanden sich 3 weitere Metastasen, während man bei 4 Patienten eine diffuse Metastasierung (mehr als 4 Tumoren) in beiden Leberlappen feststellen mußte. Bei 6 der 11 Patienten mit zusätzlichem Ultraschallbefund mußte die intraoperative Verfahrenswahl geändert werden, dreimal wurde auf die Resektion verzichtet. Dagegen wurde bei 3 Patienten die Resektion erweitert. Durch die ultraschallgesteuerte Leberresektion mit zusätzlichem Einsatz des Ultraschalldissektors war der intraoperative Blutverlust gering (1–6 Einheiten), nur in einem Fall kam es zu einer intraoperativen Massenblutung mit letalem Ausgang.

Diskussion

Mit Verbesserung der Kenntnisse über die Leberanatomie, der Standardisierung des perioperativen Monitorings und der chirurgischen Therapie sowie den neue-

sten Kenntnissen der Transfusions- und Intensivmedizin hat sich die Leberresektion in der Hand des Geübten zu einem Routineverfahren entwickelt. Durch neu-
ere blutarme Resektionsverfahren und Techniken gehört die postoperative Le-
berinsuffizienz zu den seltenen Komplikationen in der Leberchirurgie [3–5]. Die
Resektionsbehandlung von malignen Lebertumoren stellt, wie zahlreiche Studien
belegen, die derzeit einzige Therapie dar, die eine Chance für eine Heilung beinhaltet [2]. Trotz dieser Erfolge ist die Rate der Metastasenrezidive in der Leber
immer noch sehr unbefriedigend. Übersehene Tumoren bzw. der nicht tumorfreie
Resektionsrand sind sicherlich mitverantwortlich für diese Rezidivquote [2]. Hier
kann, wie auch unsere Untersuchung zeigte, die intraoperative Sonographie einen zusätzlichen Informationsgewinn bringen. Nicht sichtbare und nicht tastbare
Tumoren bis zu einer Größe über 4 mm können lokalisiert und auch die Tumorausdehnung besser eingeschätzt werden. So mußte allein bei 6 unserer Patienten,
aufgrund des Schallbefundes, das operative Verfahren geändert werden, bei 3
wäre von vornherein ein kurativer Eingriff versäumt worden. Einschränkend
muß eingefügt werden, daß Mikrometastasen natürlich auch nicht mit der intraoperativen Sonographie erkannt werden.

Trotzdem stellt die intraoperative Sonographie, wie auch andere Arbeitsgruppen bestätigen, das suffizienteste Diagnoseverfahren dar, um das volle Ausmaß der Tumorausdehnung festzustellen [3–5]. Es ist dem Chirurgen direkt zugänglich und hat somit einen sofortigen optimierenden Einfluß auf das weitere
chirurgische Vorgehen. Grundvoraussetzung ist, daß ein mit der Leberresektion
vertrauter Chirurg intraoperativ selbst sonographiert. Er führt den Schallapplikator in die „region of interest", stellt die Beziehung des zu resezierenden Tumors
zu den vaskulären Strukturen dar und bestimmt somit das notwendige Resek-
tionsausmaß bzw. das Resektionsverfahren. Bildlich gesprochen dient der Ultraschall als Lineal, das der Chirurg selbst anlegen muß, um die Resektionslinien zu
finden. Wurde die intraoperative Sonographie noch bis vor kurzem als unnötiges
neues Spielzeug des Chirurgen abgetan, gilt sie heute als unverzichtbares Hilfsmittel jedes Leberchirurgen, ohne das eine Resektion nicht mehr durchgeführt
werden sollte [5]. Die intraoperative Sonographie ist somit eine sinnvolle Berei-
cherung des chirurgischen Handwerkszeuges geworden, das in der Chirurgie für
Lebermetastasen eine höhere Radikalität garantiert [1, 5]. Durch Darstellung der
funktionellen Leberanatomie mit 8 Lebersegmenten können die dargestellten Tumoren dem jeweiligen Segment zugeordnet und danach reseziert werden. Neben
den Standardresektionstechniken bietet sich somit die Lebersegmentresektion als
ein neues, parenchymsparendes Operationsverfahren an, das die Forderung nach
adäquater Radikalität des chirurgischen Eingriffes gewährleistet, bei gleichzeitiger Belassung einer genügenden Funktionsreserve.

Zusammenfassung

Bei 58 Patienten mit präoperativ gesicherten Lebermetastasen wurde intraoperativ eine Ultraschalluntersuchung der Leber durchgeführt. Durch diese weiterführende intraoperative Untersuchung wurde bei 11 Patienten ein zusätzlicher Befund erhoben, der unmittelbaren Einfluß auf das weitere chirurgische Vorgehen

hatte. Diese Befunde konnten weder mit den präoperativen bildgebenden Diagnostika noch durch die konventionelle chirurgische Exploration erhoben werden. Ja, wegen der erweiterten intraoperativen Untersuchungsmöglichkeit ist der Einsatz der intraoperativen Sonographie für uns somit ein „Muß" bei jedem leberchirurgischen Eingriff geworden.

Literatur

1. Gozetti G et al. (1986) Intraoperative ultrasonography in surgery for liver tumors. Surgery 99:523–529
2. Hughes KS et al. (1988) Resection of liver for colorectal carcimona metastases. A multiinstitutional study of long term survivors. Dis Colon Rectum 31:1–4
3. Machi J et al. (1986) Detection of unrecognized liver metastases from colorectal cancer by routine use of operative ultrasonography. Dis Colon Rectum 29:405–409
4. Makuuchi M et al. (1985) Ultrasonically guided subsegmentectomy. Surg Gynecol Obstet 161:346–351
5. Scheele J (1989) Die segmentorientierte Leberresektion. Chirurg 60:251–265

Änderung der operativen Strategie durch epikardiale Hochfrequenz-Echokardiographie in der Koronarchirurgie

H. Isringhaus, G. Kalweit, H. Esser

Abteilung für Thorax- und Herz-Gefäßchirurgie der Chirurgischen Universitätsklinik, D-6650 Homburg/Saar

Einleitung

Im Jahre 1982 hat Sahn [1] erstmals über die Anwendung von hochfrequentem Ultraschall zur Darstellung der menschlichen Koronararterien berichtet. Diese Methode wurde von Kerber und Mitarbeitern aufgegriffen und weiterentwikkelt [2].

Unsere Arbeitsgruppe [3] hat 1987 erstmals Ergebnisse vorgelegt, die intraoperativ am durchbluteten flimmernden Herzen erhoben worden waren und daraus folgende Indikationen für die Hochfrequenzechokardiographie (HFE) abgeleitet: Lokalisation von Koronargefäßen, Lokalisation von Stenosen und Verschlüssen, Ausmessen von Gefäßen und Stenosen, Darstellung von Anastomosen.

Ergebnisse

In unserer Klinik wurden in den Jahren 1986–1988 112 Patienten mit Hilfe der Hochfrequenzechokardiographie untersucht. Die Anwendung erfolgte immer am flimmernden durchbluteten Herzen während der extrakorporalen Zirkulation unter Verwendung eines linksventrikulären Ventes.

In 105 Fällen wurde eine reine Bypass-Operation durchgeführt, in 3 Fällen zusätzlich eine Aneurysmektomie, in 3 weiteren ein zusätzlicher Klappenersatz. Ein Patient wurde aneurysmektomiert ohne Bypass.

Insgesamt wurden 630 Gefäßabschnitte in die Untersuchung einbezogen, wobei am häufigsten die LAD und ihre Äste sowie der Hauptstamm der LCA geschallt wurden.

Am häufigsten (80%) erfolgte die Messung des Gefäßdurchmessers, was besonders wichtig ist, wenn die Frage auftaucht, ob eine Koronararterie überhaupt bypassfähig ist. Bei proximalem Koronararterienverschluß gibt die Angiographie darüber häufig keinen Aufschluß. In 77% der Gefäße erfolgte die HFE, um zusätzliche Stenosen zu finden oder Stenosen auszuschließen. Abbildung 1 zeigt als Beispiel dazu die Bifurkation der LCA bei einem Patienten, bei dem angiographisch der Verdacht auf eine Stenose im Abgangsbereich der CX bestand, was durch HFE ausgeschlossen werden konnte.

In 59% der untersuchten Gefäße erfolgte mit HFE die Lokalisation der bekannten Stenosen, was für die richtige Lokalisation des Bypasses von besonderer Bedeutung ist.

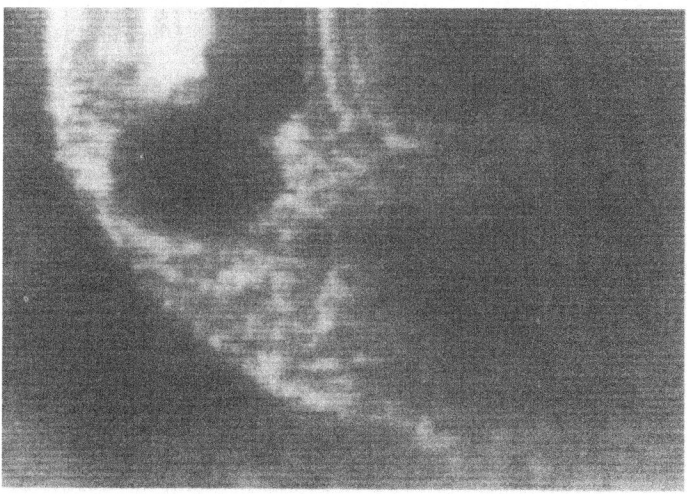

Abb. 1. Aufteilung des Hauptstammes der linken Kranzarterie im Querschnitt. Der Ramus circumflexus geht nach oben ab

Tabelle 1. Änderung der operativen Taktik in 112 Fällen

Bypasslokalisation	25	
Mehr Bypasses	11	46 (41%)
Weniger Bypasses	10	
Anastomosenrevision	4	

An 87 Gefäßen wurde die Lokalisation von Verschlüssen untersucht, was ebenfalls für die Anastomosenplazierung wichtig ist.

50 Gefäße, die mit dem Auge intraoperativ nicht sichtbar waren, wurden durch HFE gefunden und ihre Morphologie dargestellt. 21 dieser Koronararterien hatten einen intramyokardialen Verlauf, 3mal verliefen sie in dickem epikardialem Fett. 7mal bestanden Verwachsungen nach einer Perikarditis und 19 Gefäße wurden im Rahmen einer Reoperation aufgefunden. Die Anwendung der HFE bei koronaren Reoperationen ist nach unserer Erfahrung eine ganz wesentliche Hilfe für den Operateur.

Die Überprüfung von Anastomosen erfolgte in unserem Krankengut 45mal.

Aufgrund der intraoperativen Diagnostik mit HFE wurde die operative Taktik in 46 Fällen (41%) geändert (Tabelle 1). 25mal erfolgte eine andere Bypass-Lokalisation. Außerdem wurden 11mal mehr Bypasses, 10mal weniger Bypasses als geplant oder mit den üblichen intraoperativen Möglichkeiten machbar angeschlossen. In 4 Fällen erfolgte die Revision der distalen Anastomose.

Diskussion

Die HFE ist nach unseren Erfahrungen eine routinemäßig anwendbare intraoperative diagnostische Methode mit hoher Aussagekraft. Die Untersuchungsergebnisse haben in unserer Serie in etwa einem Drittel der untersuchten Fälle direkte operationstechnische Konsequenzen.

Speziell bei proximal verschlossenen Gefäßen sowie intramyokardial verlaufenden Koronararterien und bei koronaren Reoperationen ist die Hilfestellung durch die Methode so erheblich, daß der erforderliche Aufwand (Sterilität, Operationszeit) im Vergleich dazu sehr gering ist.

Literatur

1. Sahn DJ, Barratt-Boyes BG, Graham K et al. (1982) Ultrasonic imaging of the coronary arteries in openchest humans: evaluation of coronary atherosclerotic lesion during cardiac surgery. Circulation 66:1034
2. Hiratzka L, McPherson D, Brandt III B et al. (1987) The role of intraoperative high-frequency epicardial echocardiography during coronary artery revascularization. Circulation 76:V-33
3. Isringhaus H (1987) Intraoperative use of high-frequency echocardiography for imaging the coronary arteries. Thorac cardiovasc Surgeon 35:348

Epikardiale Echokardiographie – Indikation und Ergebnisse

G. Kalweit*, H. Esser, H. Isringhaus, P. Gutsfeld

* Abteilung für Thorax- und Herz-Gefäßchirurgie der chirurgischen
Universitätsklinik, D-6650 Homburg/Saar

Intraoperative Echokardiographie wird in der Herzchirurgie zunehmend wichtiger in der Beurteilung der funktionellen Ergebnisse klappenerhaltender Eingriffe und in der Chirurgie der angeborenen Herzfehler.

Die Untersuchung kann als transoesophageale oder epikardiale Echokardiographie durchgeführt werden.

Wir berichten über die Anwendung der intraoperativen, epikardialen 2-D-Echokardiographie im Rahmen herz- bzw. thorakaler gefäßchirurgischer Eingriffe bei 55 Patienten, die im Zeitraum von Mai 1988 bis Juni 1989 untersucht wurden. Es wurde keine Studie an einem definierten Patientengut durchgeführt, sondern im Anwendungsfall sollten zusätzlich aktuelle Informationen, die möglicherweise das operative Vorgehen beeinflussen könnten, gewonnen werden. Die Untersuchungen wurden mit dem Gerät Ultramark-4 der Firma ATL durchgeführt, der Schallkopf war je nach Bedarf von 5 auf 7,5 bzw. 10 MHz umschaltbar (Tabelle 1).

Am häufigsten wurden Patienten mit Mitralklappenfehlern epikardial echokardiographiert, um in Ergänzung zu den präoperativen Untersuchungen durch zusätzliche Schnittebenen Informationen zur Klappenmorphologie zu erhalten.

Durch Gabe von Kontrastmittel in die linke Herzkammer durch einen über den linken Vorhof eingelegten Verweilkatheter oder nach direkter Punktion des linken Ventrikels konnten nach Beendigung der extrakorporalen Zirkulation am

Tabelle 1. Häufigkeit der verschiedenen Diagnosen des untersuchten Patientenkollektivs

Diagnosen	n	
Mitralstenose	9	
Mitralinsuffizienz	20	35
Komb. Mitralvitium	6	
Dissez. Aorta-asc.-Aneurysma (Typ II n. De Bakey)	5	
Koronare Herzkrankheit (links-ventr. Kontraktionsstörungen)	8	
Koronare Herzkrankheit (Hauptstammstenose)	1	
Ventrikelaneurysma	2	
Ventrikelseptumdefekt (nach Infarkt)	1	
Aortenisthmusstenose	1	
Vorhofmyxom	2	

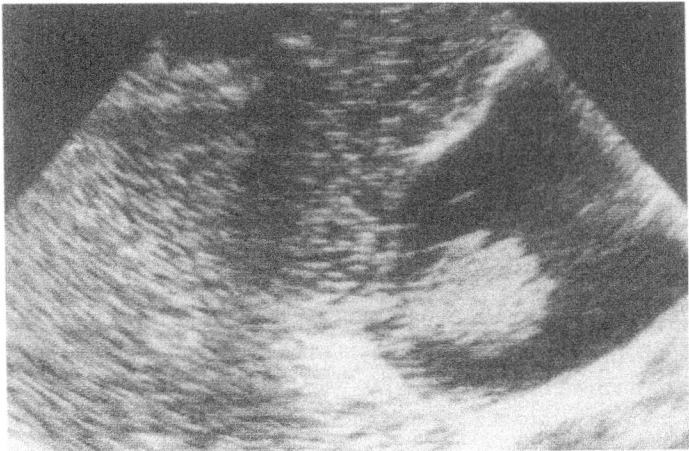

Abb. 1. Kontrastmittelreflux über eine inkompetente Mitralklappe

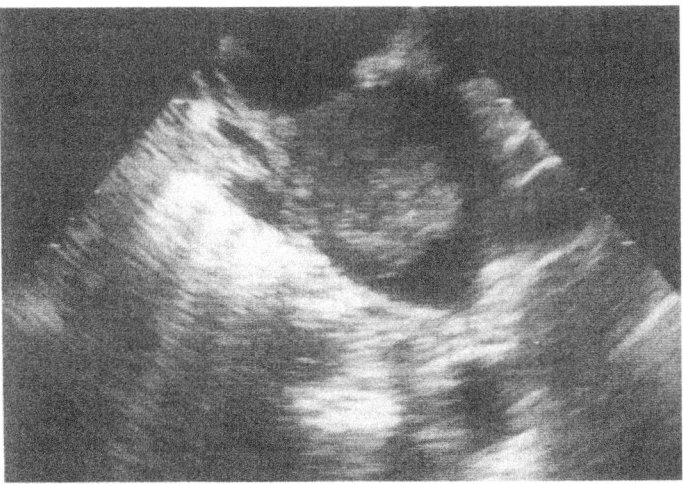

Abb. 2. Vorhofmyxom, das durch die Mitralklappe in den Ventrikel prolabiert

normal schlagenden Herzen die Ergebnisse klappenerhaltender Eingriffe überprüft werden (Abb. 1).

Bei 5 Fällen disseziierender Aorta ascendens-Aneurysmen konnte der Intima-
Einriss präziser lokalisiert werden, als dies durch die vorausgegangene Diagnostik möglich war. Dies beeinflußte direkt die operative Strategie.

Bei 8 Patienten, die wegen einer koronaren Herzkrankheit revaskularisiert
wurden und die nach Beendigung der extrakorporalen Zirkulation ein Low cardiac output-Syndrom aufwiesen, wurde die Untersuchung durchgeführt, um zwischen globaler linksventrikulärer Funktionsstörung und segmentaler Kontrak-
tionseinschränkung zu unterscheiden.

Im Falle zweier linksatrialer Vorhofmyxome wurde die Basis der Tumoren dargestellt, nach Entfernung erfolgte die nochmalige Untersuchung um auszuschließen, daß Myxomfragmente im Ventrikel verblieben waren (Abb. 2).

In den verbliebenen Anwendungsfällen wurde einmal eine Stenose des Hauptstammes der linken Herzkranzarterie, deren Dignität durch die präoperative Koronarangiographie nicht hinreichend gesichert war, dargestellt. Hierfür wurde ein 10 MHz Schallkopf verwendet.

Zweimal wurden Thromben in kleinen Vorderwandaneurysmen gesichert, einmal wurde ein Ventrikelseptumdefekt nach Herzinfarkt mit Kontrastmittel lokalisiert und einmal eine postduktale Aortenisthmusstenose mit den angrenzenden Abschnitten der Aorta thoracalis bei einem Erwachsenen beurteilt.

Hierdurch wurde in den genannten Fällen das operative Vorgehen beeinflußt, sei es, daß die geplante Strategie gesichert wurde oder vor Beginn des eigentlichen Eingriffs Änderungen des vorgesehenen Operationsablaufes geplant werden konnten.

Zusammenfassend halten wir die intraoperative epikardiale Echokardiographie für eine Untersuchung, die nützliche Zusatzinformationen im Verlauf des operativen Eingriffs geben kann. Sie ist rasch durchführbar, einfach und für den Patienten nicht belastend. Sie erlaubt am freiliegenden Organ beliebige Schnittebenen. Sie stellt kein Konkurrenzverfahren zur transoesophagealen Farbdoppler-Echokardiographie dar, ermöglicht jedoch im Gegensatz zu dieser auch die Darstellung sonst echokardiographisch schwer zugänglicher Organabschnitte sowie eine Untersuchung mit hochauflösenden Schallköpfen.

Literatur

Goldman ME, Mindich BP, Teichholz LE, Burgess N, Staville K, Fuster V (1984) Intraoperative contrast echocardiography to evaluate mitral valve operations. JACC, vol 4, 5:1035–1040

Isringhaus H (1989) Intraoperative evaluation of coronary anatomy intern. J of Card Imaging 4:59–61

Schippers OA, Gussenhoven WJ, van Herwerden LA, Taams MA, Roelandt J, Bam N (1988) The role of intraoperative two-dimensional echocardiography in the assessment of thoracic aorta pathology Thorac. cardiovasc Surgeon 36:208–213

Intraoperative Sonographie zum Nachweis von Lebermetastasen colorectaler Carcinome

A. H. Hölscher, J. Stadler

Chirurgische Klinik und Poliklinik der Technischen Universität München, Klinikum rechts der Isar, Ismaninger Str. 22, D-8000 München 80

Etwa 15–35% der Patienten mit colorectalen Carcinomen haben zum Zeitpunkt der Operation bereits Lebermetastasen [1]. Der Prozentsatz occulter, d. h. intraoperativ nicht sichtbarer oder palpabler Lebermetastasen läßt sich nur schwer bestimmen. Aufgrund von Fortschritten der resektiven bzw. chemotherapeutischen Behandlung von Lebermetastasen ist es sinnvoll, kleine Herde möglichst frühzeitig und vollständig zu erfassen. Wir haben daher in einer prospektiven Studie bei der Operation colorectaler Carcinome die intraoperative Sonographie (IOS) eingesetzt, um festzustellen, ob Lebermetastasen damit häufiger und genauer erkannt werden können als mit den bisher üblichen Verfahren.

Material und Methode

Vom 1.7.1988 bis 30.6.1989 wurden 85 Patienten mit Operation eines colorectalen Carcinoms in die prospektive Studie aufgenommen [2]. Präoperativ erfolgte bei allen Patienten eine Oberbauchsonographie und ein CT zur Erfassung von Lebermetastasen. Bei der Operation wurde die Leberoberfläche inspiziert und eine beidhändige Palpation des linken und rechten Leberlappens vorgenommen. Danach erfolgte die IOS mit einem T- oder I-förmigen 5 MHz-Schallkopf (Aloka/Hellige, Echokamera SSD 650). Alle metastasenverdächtigen Strukturen wurden zur histologischen Sicherung bioptisch punktiert oder reseziert, außer wenn makroskopisch sichere Metastasen vorlagen. Zur Befunddokumentation wurde ein Formblatt mit Lebersegmenteinteilung nach Couinaud verwendet.

Ergebnisse

Bei 58 der 85 untersuchten Patienten konnten weder durch präoperative Sonographie oder CT noch durch intraoperative Inspektion und Palpation bzw. Sonographie Lebermetastasen nachgewiesen werden. 27 Patienten wiesen zwischen 1 bis 7 Lebermetastasen auf; insgesamt wurden 70 Metastasen gefunden. Bei 12 Patienten konnte durch die IOS ein direkter Informationsgewinn erzielt werden (Tabelle 1). Davon war bei 4 Patienten weder durch das präoperative Sonogramm bzw. CT noch durch die intraoperative Inspektion und Palpation eine Metastase gefunden worden. Dagegen konnte mit der IOS jeweils eine solitäre Metastase nachgewiesen werden, die in 3 Fällen nach Resektion histologisch gesichert wurde. Bei 8 weiteren Patienten waren durch die präoperativen Untersuchungen und durch die Inspektion/Palpation jeweils 1–6 Herde nachgewiesen

Tabelle 1. Direkter Informationsgewinn durch intraoperative Sonographie (IOS) (− kein Metastasennachweis, + Nachweis einer Metastase, ⊕ Nachweis nur durch IOS)

Pat. Nr.	Präop. Sono/CT	Insp./Palp.	IOS
1	−	−	⊕
2	−	−	⊕
3	−	−	⊕
4	−	−	⊕
5	−	+	+ ⊕
6	+	+	+ ⊕
7	+	+	+ ⊕
8	+	+	+ ⊕⊕⊕
9	+ +	+ +	+ + ⊕
10	+ +	+ +	+ + ⊕⊕
11	+ +	+ +	+ + ⊕⊕⊕
12	+ + +	+ + + + + +	+ + + + + + ⊕

Tabelle 2. Konformer Informationsgewinn durch intraoperative Sonographie und intraoperative Inspektion und Palpation (+ Metastasennachweis nur durch Insp./Palp. oder IOS)

Pat. Nr.	Präop. Sono/CT	Insp./Palp.	IOS
13	+	−	−
14	+	−	−
15	+ +	+	+
16	+ +	+	+
17	+ + +	+ + + ⊕⊕	+ + + ⊕⊕
18	+ + +	+ + + ⊕⊕⊕	+ + + ⊕⊕⊕

worden. Mit der IOS fanden sich zusätzlich je 1 bis 3 weitere Metastasen. Die allein durch IOS gefundenen Metastasen waren 0,5 bis 2 cm im Durchmesser groß und lagen vorwiegend im rechten Leberlappen. Ein gleichsinniger Informationsgewinn durch intraoperative Sonographie und Inspektion bzw. Palpation gegenüber den präoperativen Untersuchungen ergab sich bei 6 Patienten (Tabelle 2).

Insgesamt mußten in 22 Fällen (25,9%) die präoperativen Befunde durch die intraoperativen Untersuchungen (Inspektion, Palpation, Sonographie) korrigiert werden. 17 (24,3%) der insgesamt 70 Metastasen dieser Untersuchungsserie konnten nur durch die IOS nachgewiesen werden. Die beschriebenen 17 Metastasen betrafen 12 (14,1%) der insgesamt 85 untersuchten Patienten 4 (5,7%) dieser Herde waren solitär und betrafen 4,7% der Fälle.

Die IOS hatte eine signifikant höhere Sensitivität als die präoperativen Untersuchungen bzw. die alleinige intraoperative Inspektion und Palpation (Tabelle 3). Eine direkte Änderung der Operationstaktik durch die Befunde der IOS ergab sich bei 13 von 85 Patienten (15,3%).

Tabelle 3. Vergleich der Ergebnisse von vier Verfahren zur Erkennung von Lebermetastasen

	Richtig-positiv	Falsch-positiv	Richtig-negativ	Falsch-negativ	Sensitivität [%]	Spezifität [%]
Präop. Sonographie/CT	33	4	56	35	48,5	93,3
Intraop. Insp./Palp.	52	1	58	17	75,4	98,3
Intraop. Sonographie	62	1	58	7	89,9 [a,b]	98,3
Intraop. Verfahren	69	1	58	0	100,0 [c-e]	98,3

[a] $p < 0,0001$ gegenüber präop. Sono/CT.
[b] $p < 0,05$ gegenüber intraop. Insp./Palp.
[c] $p < 0,0001$ gegenüber präop. Sono/CT.
[d] $p < 0,0001$ gegenüber intraop. Insp./Palp.
[e] $p < 0,01$ gegenüber intraop. Sonographie.

Diskussion

Die Behandlung von Lebermetastasen ist in den letzten Jahren durch verschiedene Methoden der Leberresektion und intraarteriellen Chemotherapie verbessert worden. In einer Serie von Starzl konnte durch Resektion von Lebermetastasen colorektaler Carcinome eine 5-Jahres-Überlebensrate von 40% erzielt werden [3]. Diese Fortschritte geben Anlass zu einer genauen Diagnostik der Metastasen hinsichtlich ihrer Zahl, Lokalisation und Ausdehnung in der Leber.

Die präoperativ zum Screening von Lebermetastasen angewendeten bildgebenden Verfahren wie Sonographie, CT und Szintigraphie haben nur eine Genauigkeit von 80–84% [4]. Auch die Kernspintomographie führt nach ersten Ergebnissen nicht zu einer Verbesserung dieser Resultate.

Bei dem Nachweis von Lebermetastasen allein durch IOS ist zwischen der Erkennung zusätzlicher Metastasen bei bereits bestehenden Herden und dem Nachweis solitärer Metastasen bei der vorherigen Annahme einer gesunden Leber zu unterscheiden. Der Nachweis zusätzlicher Metastasen kann die Operationstechnik insofern verändern, als dadurch die zusätzlich gefundenen Metastasen mitentfernt werden, bzw. eine Resektion nicht mehr durchgeführt wird. Der Nachweis eines rein solitären Herdes erscheint umso wichtiger, weil die Prognose nach einer dadurch erreichten R0-Resektion erheblich verbessert wird.

Die dargestellten eigenen Ergebnisse entsprechen in etwa den Literaturangaben. Der Prozentsatz von Metastasen, die allein durch IOS nachgewiesen wurden, ist zwar im Vergleich zu den anderen Mitteilungen mit am geringsten; dieses läßt sich aber auf den prospektiven Charakter der Studie zurückführen. Der von Machi vorgenommene Vergleich der IOS mit der präoperativen Sonographie, dem CT und der chirurgischen Exploration hinsichtlich des Nachweises von Lebermetastasen ergab wie in unserer Studie für die IOS die bei weitem höchsten Werte von Sensitivität, positivem und negativem prädiktivem Wert und Genauigkeit [5].

Ein wichtiges Faktum der vorliegenden Studie ist, daß die präoperativen Befunde nach den intraoperativen Untersuchungen in 25,8% der Fälle korrigiert werden mußten. Besonders bei Patienten mit präoperativ bekannten Lebermetastasen ist mit dem intraoperativen Nachweis weiterer Herde zu rechnen. Nach den eigenen Ergebnissen und den Literaturdaten sind bei etwa 10% der Patienten rein durch IOS nachgewiesene solitäre bzw. zusätzliche Metastasen zu erwarten. Diese Prozentsätze erscheinen relevant und rechtfertigen den routinemäßigen zusätzlichen Einsatz der IOS im Rahmen der Colonchirurgie.

Literatur

1. Finlay IG, McArdle CS (1986) Occult hepatic metastases of colorectal carcinoma. Br J Surg 75:641–644
2. Hölscher AH, Stadler J (1989) Intraoperative Sonographie zum Nachweis occulter Lebermetastasen beim colorectalen Carcinom. Langenbecks Arch Chir 374:363–369
3. Iwazuki S, Shaw BW, Starzl TE (1983) Experience with 115 liver resections. Ann Surg 197:247–253
4. Kemeny MM, Hogan JN, Ganteaune L, Goldberg DA, Terz JJ (1986) Preoperative staging with computerized axial tomography and biochemical laboratory tests in patients with hepatic metastases. Ann Surg 203:169–172
5. Machi J, Isomoto H, Yamashita Y, Kurohiji T, Shirouzo K, Kakegawa T (1987) Intraoperative ultrasonography in screening for liver metastases from colorectal cancer. Comparative accuracy with traditional procedures. Surgery 101:678–684

Wertigkeit des intraoperativen Ultraschall (IOUS) der Gallenwege

P. Heistermann*, J. Buchholz, H. Strosche, H. W. Krawzak

* Chirurgische Universitätsklinik der Ruhr-Universität Bochum, Marienhospital Herne 1

Einleitung

Für die intraoperative Gallenwegsdiagnostik stehen mit der Cholangioradiomanometrie und der Cholangioskopie bewährte Verfahren zur Verfügung. Der IOUS zeigt in Studien von Sigel et al. [1] und Jakimovicz et al. [2] im Vergleich mit der Spritzencholangiographie eine leichte Überlegenheit bezüglich einer Choledocholithiasis, der Vergleich mit einer standardisierten Cholangioradiomanometrie soll jedoch aufgrund der Untersuchungen von Bismuth et al. gleich gute Ergebnisse zeigen (Tabelle 1). Wir haben daher den IOUS mit der Cholangioradiomanometrie zum Nachweis einer Choledocholithiasis verglichen.

Tabelle 1. Ergebnisse der intraoperativen Sonographie (*IOS*), Cholangiographie (*CG*) und Cholangioradiomanometrie (*CRM*) zum Nachweis einer Choledocholithiasis

	Sigel (1983) (n = 350)		Jakimovic (1984) (n = 196)		Bismuth (1985) (n = 523)
	IOS [%]	CG [%]	IOS [%]	CG [%]	CRM [%]
Richtig-positiv	12,9	8,6	20,4	19,4	18
Richtig-negativ	83,4	64,9	75,0	38,4	76,9
Falsch-positiv	1,1	3,1	1,5	5,1	1,5
Falsch-negativ	0,9	0,9	2,6	3,1	0,4
Nicht beurteilbar	1,4	4,0	0,5	4,1	0,0
Nicht durchgeführt	0,3	18,6	0,0	0,0	3,3
Sensibilität	93,8	90,9	89	86	97,9
Spezifität	98,6	95,4	98	93	99
Negativer Voraussagewert	99	98,7	97	96	99,5
Positiver Voraussagewert	91	73,2	93	79	92

Material und Methodik

Unsere technische Ausrüstung bestand aus einem Picker CS 9500 mit einem hochauflösenden 7 MHz-Linearschallkopf. Nach Darstellen des Situs wurde zunächst eine Cholangioradiomanometrie durchgeführt und im Anschluß daran der IOUS nach Einbringen von physiologischer Kochsalzlösung in den Situs.

Ein Auffüllen der Gallenwege war außer bei deren vorbestehender Erweiterung zur ausreichenden Beurteilung notwendig. Das Auffüllen erfolgte über die liegende Cholangiographiekanüle. Trotz Luftüberlagerung des präpapillären Abschnittes durch das Duodenum in über 70% der Fälle haben wir auf das nicht vollständig komplikationsfreie Kochersche Manöver verzichtet.

Ergebnisse

Im Verlauf des Ductus hepatocholedochus in der Leberpforte und im freien Abschnitt gelang ein Steinnachweis in 4 Fällen (Abb. 1). Durch Kompression des

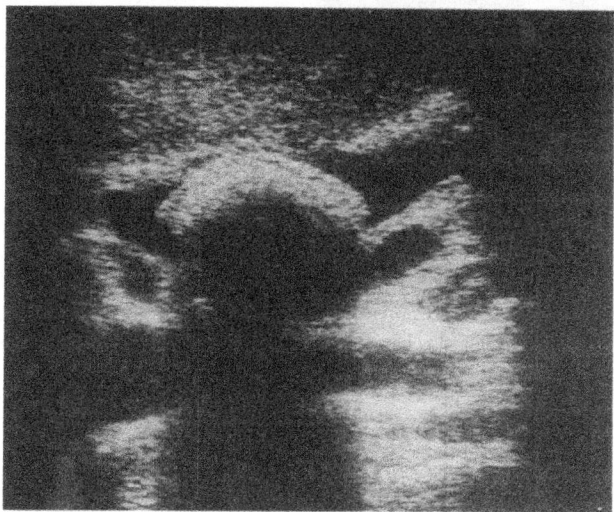

Abb. 1. Choledocholithiasis im mittleren Abschnitt des Ductus hepatocholedochus, gut erkennbare Schichtung des Konkrementes

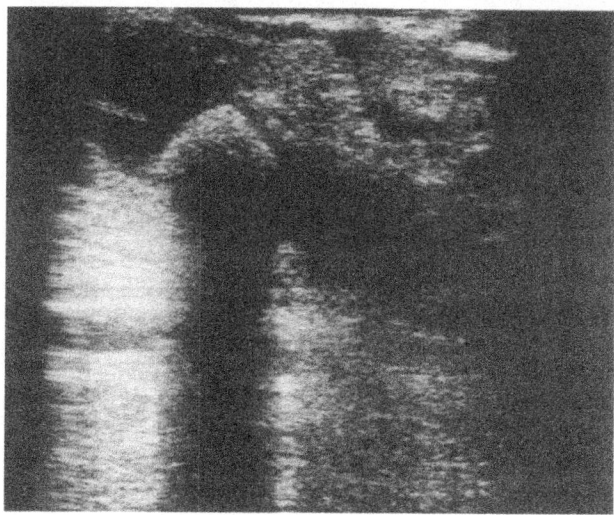

Abb. 2. Choledocholithiasis im suprapankreatischen, retroduodenalen Abschnitt des Ductus hepatocholedochus

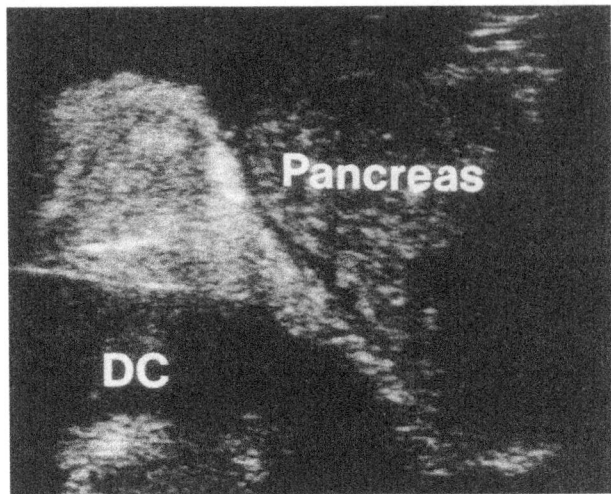

Abb. 3. Chronische Pankreatitis als Ursache des stark erweiterten Ductus choledochus (DC)

Tabelle 2. Bisherige Ergebnisse der intraoperativen Sonographie für die Choledocholithiasis im Vergleich mit der Cholangioradiomanometrie bei 57 Patienten

	Intraoperative Sonographie (n = 57)		Cholangioradio-manometrie (n = 57)	
	n	[%]	n	[%]
Richtig-negativ	49	85	47	82
Richtig-positiv	6	11	8	14
Falsch-negativ	2	4	0	0
Falsch-positiv	0	0	2	4
Unvollständige Beurteilbarkeit	41	72	0	0

Duodenums ließen sich bei zwei Patienten Konkremente auch im suprapankreatischen Abschnitt des Ductus hepatocholedochus gut nachweisen (Abb. 2). In einem Fall ließ sich bei einer in der Cholangioradiomanometrie imponierenden Stenose eine chronische Pankreatitis als Ursache des stark erweiterten Ductus hepatocholedochus verifizieren (Abb. 3).

Unsere bisherigen Ergebnisse (Tabelle 2) zeigen folgende Tendenzen auf:

Ohne Kochersches Manöver entgehen der intraoperativen Sonographie präpapilläre Konkremente. Der positive Nachweis ist sehr zuverlässig, d. h. falsch positive Ergebnisse sind sehr selten. In über 70% der von uns durchgeführten IOUS ließ sich das Gallengangssystem nur unvollständig beurteilen.

Diskussion

Als Vorteile des IOUS lassen sich die fehlende Strahlenbelastung und Kontrastmittelgabe anführen. Weiterhin erleichtert sie die Differenzierung stenosierender Prozesse. Leber und Pankreas sind dem IOUS gut zugänglich. Nicht zuletzt sind die Kosten pro Untersuchung ausgesprochen günstig.

Demgegenüber zeichnet sich bis jetzt nicht ab, daß der IOUS die Beurteilung der Papillenfunktion erlaubt. Technische Probleme bereiten der retroduodenale und präpapilläre Abschnitt, wodurch zu über 70% die Notwendigkeit zu einem Kocherschen Manöver und bei nicht gestautem Gallengang auch zur Kanülierung und Auffüllung erwächst. Luftblasen können Unterscheidungsschwierigkeiten zu kleinen Konkrementen bereiten. Bei häufigem Einsatz kann sich aus organisatorischen Gründen die Anschaffung eines Zweitgerätes als notwendig erweisen.

An Untersuchungsmethoden im Rahmen der Gallenwegschirurgie stehen uns damit neben der Inspektion und Palpation an apparativen Verfahren die Cholangiographie, die Cholangioradiomanometrie, die Cholangioskopie und als weitere, aktuellste Methode der IOUS zur Verfügung. Die Standardmethode in der Gallenwegschirurgie wird jedoch aufgrund der guten Ergebnisse auf absehbare Zeit die Cholangioradiomanometrie bleiben. Die Einsatzmöglichkeit der IOUS mit der Fragestellung einer Choledocholithiasis sehen wir zumindest im Moment nur im Rahmen kontrollierter Studien.

Literatur

1. Sigel B, Coelho ICM, Nyhus LM, Danahne PE, Velasco JM, Spigos DG (1982) Comparison of cholangiography and ultrasonography in the operative screening of the common bile duct. World J Surg 6:440–444
2. Jakimovicz JJ, Carol EJ, Jürgens PTHJ (1984) The perioperative use of real time B-mode ultrasound imaging in biliary and pancreatic surgery. Dig Surg 1:55–60
3. Bismuth H, Castaing D (1987) Intraoperative Sonographie der Leber und der Gallenwege. Springer, Berlin

Vergleich eingeführter Methoden und der Magnetresonanztomographie mit der intraoperativen Somographie bei Lebermetastasen

P. Heistermann*, H. Hötzinger, H. W. Krawzak, J. Buchholz

* Chirurgische und Radiologische Universitätsklinik der Ruhr-Universität Bochum, Marienhospital Herne 1

Einleitung

Voraussetzung einer stadiengerechten Therapie gastrointestinaler Karzinome ist das sichere Erfassen von Lebermetastasen im Rahmen der primären chirurgischen Therapie, denn diese bestimmen das weitere Schicksal des Patienten [2, 3]. Präoperative Sonographie, Computertomographie und intraoperative Palpation decken jedoch nur 50 bis 70% aller Lebermetastasen auf. Wir haben daher eine vergleichende Untersuchung dieser Methoden mit der intraoperativen Sonographie und der Magnetresonanztomographie durchgeführt. Diese identifiziert zwar im Vergleich mit der Computertomographie nicht signifikant häufiger Träger einer Lebermetastasierung, besitzt jedoch eine höhere Sensitivität in der Erkennung einzelner Metastasen [1].

Patientenkollektiv und Methodik

Nach Exploration des Situs wurde die intraoperative Sonographie mit einem Pikker CS 9500 mit 7 MHz-Linearschallkopf durchgeführt, der in eine sterile Plastikhülle mit Kontaktgel eingebracht wurde. Unser Patientenkollektiv besteht aus 12 Männern und 8 Frauen mit einem Durchschnittsalter von 66,5 Jahren (Tabelle 1, 2).

Ergebnisse

Bei 5 Patienten konnten Lebermetastasen gefunden werden (Tabelle 3). Bei zwei Patienten waren durch präoperative Sonographie jeweils zwei Metastasen nachweisbar, hiervon kamen bei einer Patientin im CT zwei weitere, kleine Metastasen zur Darstellung. Die Magnetresonanztomographie deckte in beiden Fällen noch weitere Metastasen auf (Abb. 1). Peripher lokalisierte Metastasen waren auch bei geringer Größe gut palpabel (Abb. 2), zentrale entzogen sich meistens der Palpation, waren durch die intraoperative Sonographie jedoch gut nachweisbar (Abb. 3). Oberflächennahe und gut palpable Metastasen waren aufgrund der schlechten Auflösung im Nahfeld häufig nicht darstellbar. Bei einer weiteren Patientin ließ sich durch präoperative Sonographie, Computertomographie und Magnetresonanztomographie eine große Metastase im rechten Leberlappen verifizieren. Die intraoperative Sonographie deckte neben einer kleinen, nicht pal-

Tabelle 1. Tumorlokalisationen (n = 20)

Magen	6
Ampulla vateri	1
Appendix (Karzinoid)	1
Colon ascendens	2
Colon descendens	1
Colon sigmoideum	6
Rektum	3

Tabelle 2. Verteilung der pTNM-Stadien (n = 20)

Kolon:	$pT_{1-2}N_0M_0$	Stadium I	2
	$pT_{3-4}N_0M_0$	Stadium II	4
	$pT_{1-4}N_{1-3}M_0$	Stadium III	3
	$pT_{1-4}N_{1-3}M_1$	Stadium IV	3
Magen:	$pT_{1-4}N_0M_0$	Stadium I–II	5
	$pT_2N_1M_1$	Stadium IV	1
Ampulla:	$pT_2N_0M_0$	Stadium II	1
Appendix:	$pT_3N_3M_1$		1

Tabelle 3. Ergebnisse der bildgebenden Verfahren und der Palpation. Positiver Metastasennachweis in n = 5 Fällen (25%)

		Präoperative Sonographie	Computer-tomographie	Magnetresonanz-tomographie	Intraoperative Palpation	Intraoperative Sonographie
G,J	♀	2	4	7	2	8
M,K	♂	2	2	5	2	7
P,H	♀	Diffus	Diffus	1	Diffus	Diffus
J,S	♂	Diffus	Diffus	Diffus	Diffus	Diffus
E,E	♀	1	1	1	3	4

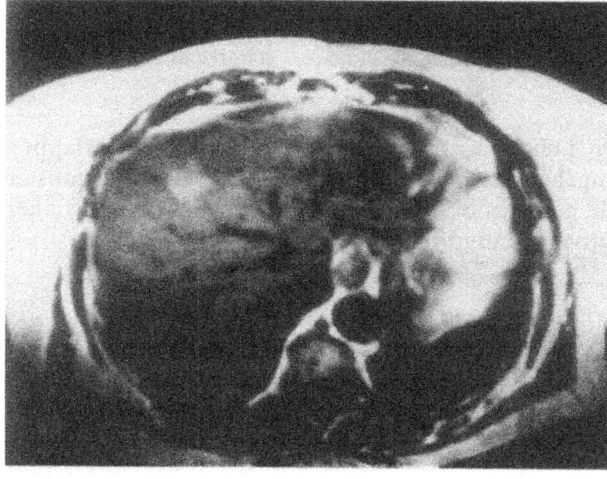

Abb. 1. Große fokale Veränderung im rechten Leberlappen mit hellgrauer Darstellung im intermediär gewichteten Bild

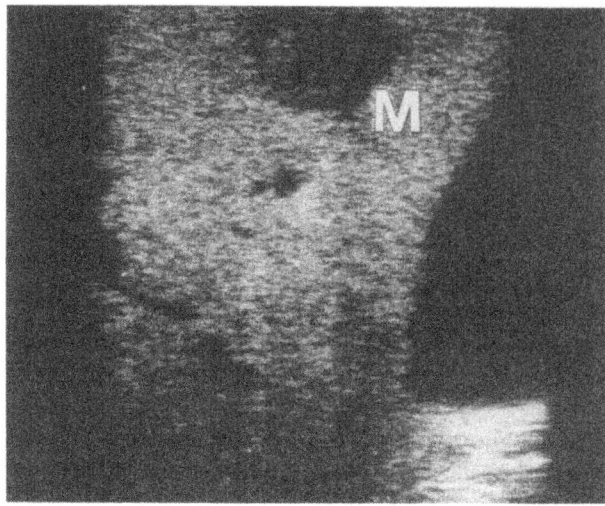

Abb. 2. Periphere, kleine,
gut palpable Metastase

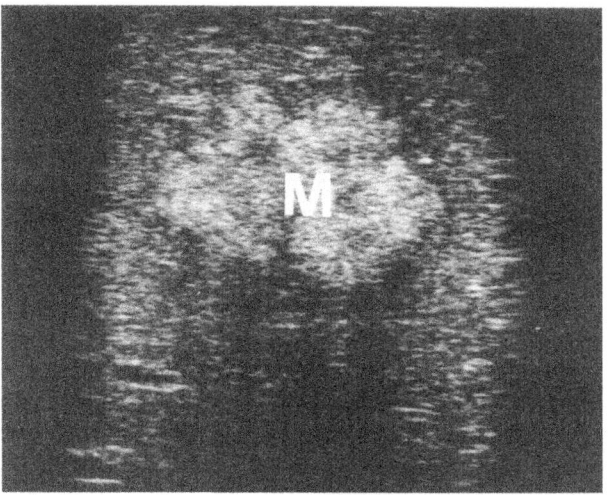

Abb. 3. Zentrale, große,
echoreiche Metastase

pablen Metastase im rechten Leberlappen zwei weitere im linken Leberlappen
auf, die sich bei mit dem umgebenden Lebergewebe echogleichen Reflexmuster
lediglich durch eine schmale echoarme Kokarde abgrenzen ließen und daher
trotz der Größe der präoperativen Sonographie entgangen waren.

Diskussion

Durch die intraoperative Sonographie ließen sich unerkannte Träger einer hepatischen Filialisierung nicht identifizieren. Der Grund hierfür mag in der nur kurzen Zeitspanne liegen, in der das Wachstum einer Metastase durch intraoperative

Sonographie, aber noch nicht durch die zum Vergleich herangezogenen Verfahren nachweisbar ist. Hingegen entgingen der präoperativen Sonographie und Computertomographie zu viele Metastasen, als daß ein differenziertes, lokalchirurgisches Vorgehen bei geplanten Lebersegmentresektionen davon abhängig gemacht werden könnte. Als Staging-Untersuchung war die Empfindlichkeit jedoch ausreichend groß, denn es konnten alle Träger von Lebermetastasen identifiziert werden. Die Magnetresonanztomographie erreichte fast das Ergebnis der intraoperativen Sonographie. Ihre Verläßlichkeit wird sich einerseits nach Überwinden der Lernphase weiter erhöhen lassen, andererseits ist sie für einen breiten Einsatz zu aufwendig. Ihr Einsatzgebiet liegt bei suspekten Befunden anderer bildgebender Verfahren sowie klinischem und laborchemischem Verdacht auf Lebermetastasen bei negativem CT- und Sonographiebefund. Die intraoperative Sonographie erzielte den höchsten Nachweis unerkannter einzelner Filiae. Als entscheidender Vorteil erwies sich nicht nur ihre hohe Sensitivität bei kleinen und nicht palpablen Metastasen, sondern deren Zuordnung zu Lebersegmenten, die variable Schnittführung zum Aufsuchen vaskulärer Strukturen und die Klärung der Operabilität als Voraussetzung resezierender Eingriffe. Die intraoperative Sonographie sollte demnach eine zwingende Voraussetzung vor geplanten leberresezierenden Eingriffen sein.

Literatur

1. Ferrucci JT (1988) The liver. In: Stark DD, Bradley WG (eds) Syllabs MR-imaging. Mosby, Chicago pp 69–82
2. Häring R, Bauknecht KJ, Boese-Landgraf J (1987) Chirurgie der Lebermetastasen. In: Schumpelick V, Pichlmayr R (Hrsg) Chirurgie der Leber. Springer-Verlag, Berlin Heidelberg New York London Paris Tokyo
3. Raute M, Trede M (1983) Metastasenchirurgie im Bereich der Abdominalorgane Chirurg 54:505

Modell zur intraoperativen Sonographie (IOUS) der Leber

H. Sitter*, H.-J. Klotter, A. Junge, H. Lang, W. Lorenz, M. Rothmund

* Institut für Theoretische Chirurgie, Klinik für Allgemeinchirurgie,
Philipps-Univ. Marburg, Baldingerstraße, D-3550 Marburg

An unterschiedlichen Tiermodellen wurden Operationsverfahren zur Lebersegmentresektion durchgeführt und in der Literatur beschrieben [3], wobei die Aussagen der Studien häufig sehr interessant waren, jedoch die Übertragbarkeit der Ergebnisse auf die menschliche Leber, speziell bei Studien zur Operationstechnik nicht immer gegeben war. Die Auswahl bzw. die Bewertung eines Tiermodells zur Überprüfung eines Operationsverfahrens „der ultraschallgesteuerten Lebersegmentresektion" kann zum einen logisch und zum anderen experimentell erfolgen. Logisch bedeutet dabei, daß durch anatomische sowie klinische Beobachtung – gedanklich übertragen auf das Experiment – eine Vorauswahl der verschiedenen Spezies getroffen wird, die evtl für den Versuch in Frage kommen. Speziell sollte ein Modell zur Überprüfung eines Operationsverfahrens, der ultraschallgesteuerten Lebersegmentresektion, nach klinikrelevanten Kriterien entwickelt werden.

Methode und Material

Ratten, Hunde, Kaninchen und Schweine sind derzeit die gängigsten Versuchstiere, um die Folgen der partiellen Leberresektion im Experiment zu überprüfen. In einem Tierversuch wurde an drei Schweinen, vier Ratten, zwei Kaninchen und

Tabelle 1. „Experimentelle" Auswahl eines Versuchsmodells zur Chirurgie der Leber (+ ausreichend für den Versuch geeignet, + + gut für den Versuch geeignet, + + + hervorragend für den Versuch geeignet, / nicht für den Versuch geeignet)

Kriterien	Ratte	Kaninchen	Schwein	Schaf
Anatomie	/	/	/	+ + +
Segmente	+	+	+	+
Op-Situs	+	+	+	+ + +
Op-Ablauf	+ +	+	+ +	+ + +
Instrumente	/	/	+ + +	+ + +
Risiko	/	+	+	+ +
Reproduktion	+	+	+	+
Ethik	+	+	+	+
Verfügbarkeit	+	+	+	+
Haltung	+	+	/	+
Einflüsse	+	/	/	+
Kosten	+ + +	+ + +	+	+
Sonographie	/	/	+	+ + +

zehn Schafen die Eignung der einzelnen Tierspezies für Versuche im Sinne der Fragestellung überprüft (Tabelle 1). Bei allen Tieren wurde die „chirurgische Anatomie" [1] der Leber operativ dargestellt und mit der menschlichen verglichen. Danach wurde die intraparenchymatöse Aufzweigung der Pfortaderäste und der Lebervenen mittels Korrosionspräparaten der jeweiligen Tierleber dokumentiert und mit der Lebersegmenteinteilung der menschlichen Leber nach Couinaud [1] verglichen. Die intraoperative Sonographie der Leber der einzelnen Tierspezies mit speziell entwickelten Schallapplikatoren (5 MHz, Siemens Sonoline SL 1) sollte ebenfalls die funktionelle Anatomie der Leber darstellen. Die verschiedenen Lebern wurden nach folgenden Kriterien zur Testung eines Operationsverfahrens überprüft.

Die Gestalt und Form sowie die Gefäßversorgung der Modelleber sollte dem Menschen entsprechen, sodaß eine Lebersegmenteinteilung gemäß der Ordnungsprinzipien nach Couinaud [1] ermöglicht wird. Der Operationssitus des Tiermodells müßte dem des Menschen ähneln. Der Operationsablauf im Modellversuch sollte dem des Menschen entsprechen. Die Resektion sollte nach vollständiger Mobilisation der Leber in der beim Menschen ähnlichen Technik durchgeführt werden. Das gängige Operationsinstrumentarium muß auch im Tierversuch einsetzbar sein. Die Pathophysiologie des operativen Eingriffes sowie das damit verbundene perioperative Risiko müßte im Modellversuch dem des Menschen entsprechen. Die Anästhesie mit den daraus folgenden respiratorischen wie metabolischen Veränderungen sollte dem Menschen ähnlich sein. Das Blutungsrisiko, von jedem Leberchirurgen gefürchtet, sowie die intra- und postoperativen Komplikationen nach Leberteilresektion sollten auch dem des Menschen entsprechen. Weiterhin gelten die bekannten Kriterien für Tiermodelle, wie Ethik des Tiereinsatzes, Verfügbarkeit des Tieres, einfache Tierhaltung, kostengünstiger Erwerb und geringe Empfindlichkeit auf Umwelteinflüsse.

Ergebnisse

Das Versuchstier Ratte kann aufgrund der makroskopischen Anatomie und damit auch wegen der einfachen, risikolosen Operationstechnik für die ultraschallgesteuerte Lebersegmentresektion nicht eingesetzt werden. Aus den gleichen Gründen kann die Kaninchenleber zur Erprobung eines Operationsverfahrens nicht herangezogen werden. In wenigen Schritten wird eine Leberteilresektion durchgeführt, ohne nennenswerten Blutverlust und ohne Risiko auf einen postoperativen Leberausfall. Dagegen ist das perioperative Risiko, speziell das Narkoserisiko beim Kaninchen erhöht. Das Modell „Schwein" besticht durch die klare Übersicht im Operationsgebiet. Das chirurgische Instrumentarium kann eingesetzt werden, der genormte Operationsablauf einer Leberteilresektion kann durchgeführt werden. Leider ist die Leber in vier große Lappen geteilt, so daß eine Segmentresektion keine großen technischen Ansprüche an den Operateur stellt. Speziell eine Überprüfung eines Operationsverfahrens kann an diesem Lebermodell nicht erfolgen. Das Modell „Schaf" bestach durch seine Ähnlichkeit in der Leberanatomie zum Menschen. Keines der genannten Versuchstiere hatte, außer dem Schaf, eine zweigelappte Leber, die in Größe und Form der menschlichen ähnlich war (Abb. 1).

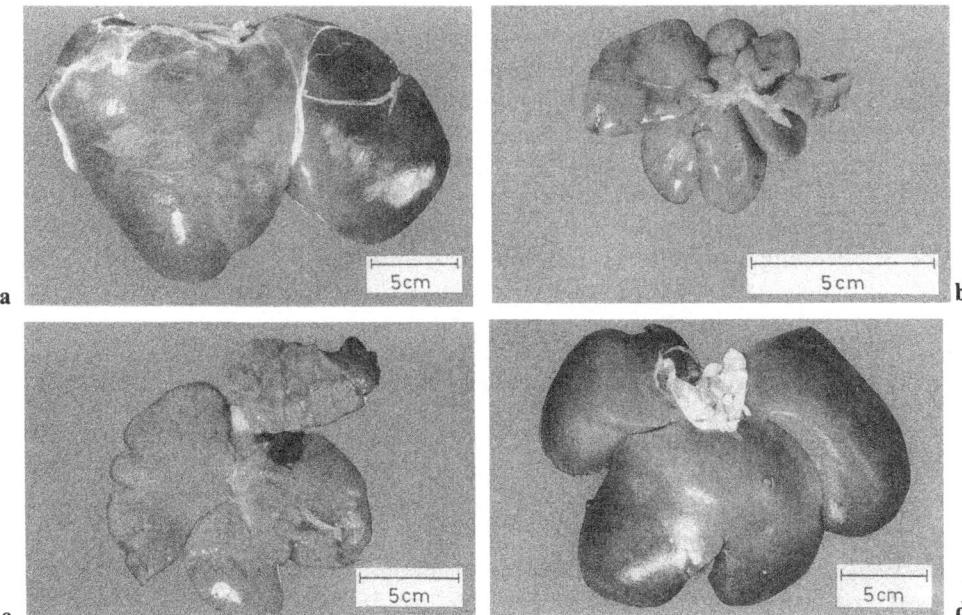

Abb. 1a–d. Vom makroskopischen Aspekt her ähnelt die Schafsleber (**a**) am ehesten der des Menschen, sie ist in zwei Lappen geteilt. Die Rattenleber (**b**) ist in 8 Lappen, die Kaninchenleber (**c**) in 6 und die Schweineleber (**d**) in 4 Lappen aufgeteilt.

Die Ausgußpräparate wiesen zusätzlich auf eine mögliche Segmenteinteilung der Leber hin. Der gesamte Operationsablauf, bei ähnlichem Operationssitus, entsprach dem einer menschlichen Leberteilresektion. Nur beim Schlaf gelang durch die intraoperative Sonographie eine exakte Darstellung der drei Lebervenen mit ihren Abgängen sowie den Pfortaderästen III. Ordnung in beiden Leberlappen (Abb. 2). Da es sich beim Schaf um ein mittelgroßes Kleintier handelt, war auch die Pathophysiologie des operativen Eingriffes und damit das perioperative Risiko dem Menschen ähnlich. Nach logischer und experimenteller Auswahl des Modells zur ultraschallgesteuerten Lebersegmentresektion, konnte man sich nur für das Schaf als „Modell zur ultraschallgesteuerten Lebersegmentresektion" entscheiden.

Diskussion

Kritisch anzumerken ist, daß bei der Auswahl der Modelle zur Chirurgie der Leber bisher die Verfügbarkeit und die leichte Handhabung im Vordergrund standen [2]. Vergleicht man nun die genannten Versuchsmodelle Affe, Hund, Schwein, Ratte an den von Leader u. Padgett [4] gestellten Kriterien sowie an den Ergebnissen der logischen und experimentellen Modellauswahl unserer Studien, unter besonderer Berücksichtigung der Modelltherorie von Stachowiak [5] und

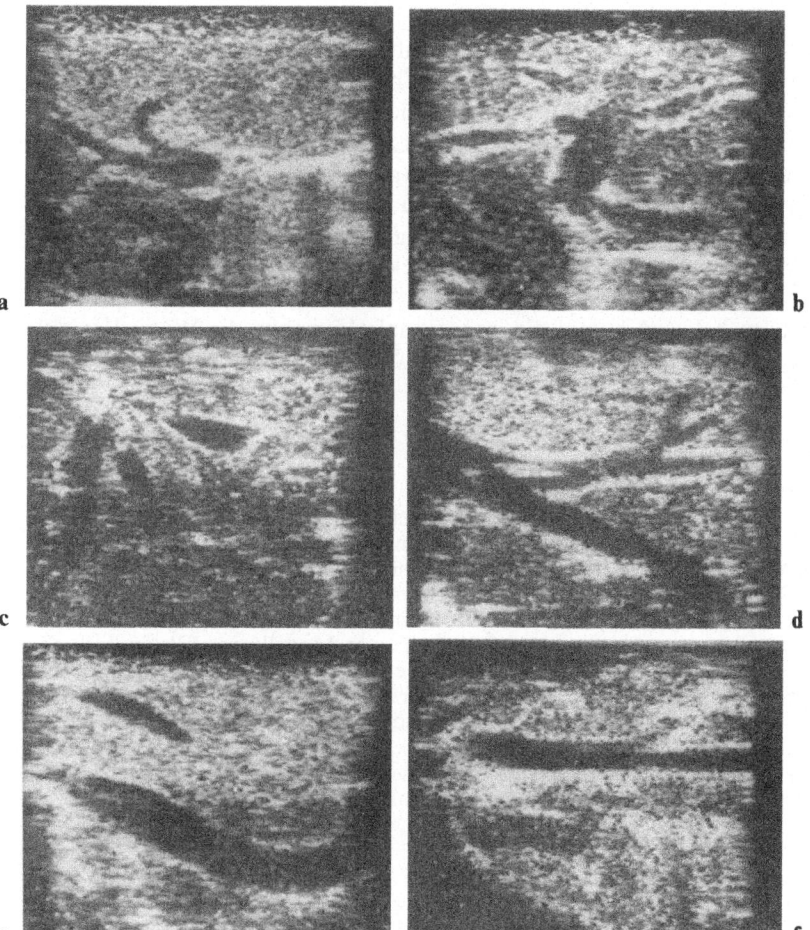

Abb. 2a–f. IOUS der Schafsleber. Sonographisch können auch die Abgänge der Segmentpfortaderäste III. Ordnung im rechten (**a**) und linken (**b**) Leberlappen lokalisiert und markiert werden. Durch die IOUS gelingt es den Konfluenz der Lebervenen (**c**), die mittlere (**d**), die rechte (**e**) und die linke Lebervene (**f**) darzustellen und somit die Lebersektoren zu definieren

Gross (1983), Held (1980) und Wesseler (1976) (zit. in [3]), so zeigt sich, daß die von den anderen Untersuchern benutzten Tiermodelle, einen wesentlichen Punkt nicht berücksichtigen: Die anatomische Vergleichbarkeit zur menschlichen Leber, die Pathophysiologie der Operation und die Ähnlichkeit des perioperativen Risikos zum Menschen.

Dagegen ist die Schafsleber ein spezielles Modell, an dem ein Operationsverfahren oder eine Operationstechnik unter menschenähnlichen Bedingungen überprüft werden kann, während die anderen genannten Tierspezies Modelle zur Überprüfung der Leberfunktion unter unterschiedlichen Bedingungen sind.

Da die Schafsleber bzw. das Tier Schaf als ein „chirurgisches Modell" angesehen werden sollte, kann es nur von einem erfahrenen Chirurgen in den Versuch genommen werden. Chirurgen, die mit der Chirurgie der Leber vertraut sind, werden beim „Schaf" keinerlei operative Schwierigkeiten haben. Neben der anatomischen Ähnlichkeit zur menschlichen Leber, der vergleichbaren „Ultraschallanatomie", der ähnlichen perioperativen Therapie, handelt es sich bei der partiellen Resektion der Schafsleber um eine anspruchsvolle Chirurgie. Mit der Auswahl des Schafes als dem „Modell zur Chirurgie der Leber", glauben wir einen Leitsatz aus Stachowiaks Modelltheorie berücksichtigt zu haben: „Die Modellvariablen – Modell „von wem" und „für wen", Modell „wann" und „wozu" – sind inhaltlich zu belegen, zumal die intentionale Variable, die Wozu-Variable, stets auch der ethischen Vergewisserung bedarf."

Literatur

1. Couinaud L (1957) Le Foie. Etudes anatomiques et chirurgicales. Masson, Paris
2. Isselhard WH, Kusche J (1986) Animal Experimentation. In: Troidl H, Spitzer WO, McPeek B, Mulder DS, McKneally MF (eds) Principles and practice of research. Springer, Berlin Heidelberg New York London Paris Tokyo pp 149–161
3. Klotter HJ (1990) Neue perioperative Aspekte zur klinischen Bedeutung der anatomiegerechten Lebersegmentresektion: Abhängigkeit vom Modell zur vollständigen Segmentresektion dem Einsatz von Hochtechnologie und von randomisierten Studien im Tierversuch. Habilitationsschrift, Philipps-Universität Marburg
4. Leader RW, Padgett GA (1981) The genesis and validation of animal models. Am J Pathol 101:11–17
5. Stachowiak H (1983) Medizin als Handlungswissenschaft. In: Gross R (Hrsg) Modelle und Realitäten in der Medizin. Schattauer, Stuttgart New York S 7–22

Anatomiegerechte Lebersegmentresektion mit Hilfe der intraoperativen Sonographie und Anfärbung des zu resezierenden Segmentes

A. Junge*, H. Lang, H. Sitter, H. J. Klotter, W. Lorenz, M. Rothmund

* Klinik für Allgemeinchirurgie, Institut für Theoretische Chirurgie, Philipps-Univ. Marburg, Baldingerstraße, D-3550 Marburg

Lebersegmentresektionen sind zu einer gängigen Therapieform in der Behandlung primärer und sekundärer Lebermalignome geworden, vor allem bei Metastasen des colorektalen Karzinoms. Sie werden als gewebesparendes und damit organfunktionerhaltendes und den Blutverlust reduzierendes Verfahren angesehen. Außerdem wird postuliert, daß sie onkologische Prinzipien beachten [2, 4]. Die anatomischen Grundlagen für diese Resektionen basieren auf den Kenntnissen über die funktionelle Anatomie der Leber, die zu einem entscheidenen Teil auf Couinaud [1] zurückgehen, der die Aufteilung der Leber in 8 separat gefäßversorgte Segmente bekanntmachte. In der Regel werden diese Resektionen anhand der chirurgischen Erfahrung des Operateurs, die sich an den anatomischen Landmarken orientiert, in Form einer Keilresektion, oder mit Hilfe der intraoperativen Sonographie (IOUS) durchgeführt. Die Beweise für die angegebenen Begründungen zur Segmentresektion fehlen aber leztendlich. Prospektive Studien am Menschen zur Beantwortung dieser Fragen verbieten sich aus ethischen Gründen. Daher sollten anhand zweier prospektiver, randomisierter Studien am Tiermodell Schaf vor allem die folgenden Fragen geklärt werden:
- sind die bisher angewandten Verfahren, die sich entweder ausschließlich an der chirurgischen Erfahrung orientieren oder die intraoperative Sonographie zur Hilfe nehmen, wirklich anatomisch präzise?
- bietet ein neues, optimiertes Verfahren unter Verwendung aller verfügbaren technischen Hilfsmittel wie IOUS, Anfärbung des Segmentes und Ultraschalldissektor eine größere anatomische Präzision als die herkömmlichen Verfahren?
- ist dieses optimierte Verfahren mit IOUS und Anfärbung des zu resezierenden Segmentes im perioperativen Management und Risiko den herkömmlichen Operationsverfahren vergleichbar?

Material und Methode

Zwei Studien wurden durchgeführt. In der ersten, kontrollierten randomisierten Studie wurden zwei Gruppen durch einfache Randompermutation je 10 Schafe (Kreuzung Deutsches Fleischschaf/Suffolk) zugeteilt. In der zweiten Studie wurden auf die gleiche Weise 2 Gruppen mit jeweils 15 Tieren gebildet. – Studie 1: Resektion von Lebersegment III in traditioneller Technik (Trad), ohne Zuhilfenahme technischer Hilfsmittel zur Segmentresektion, versus Resektion von Le-

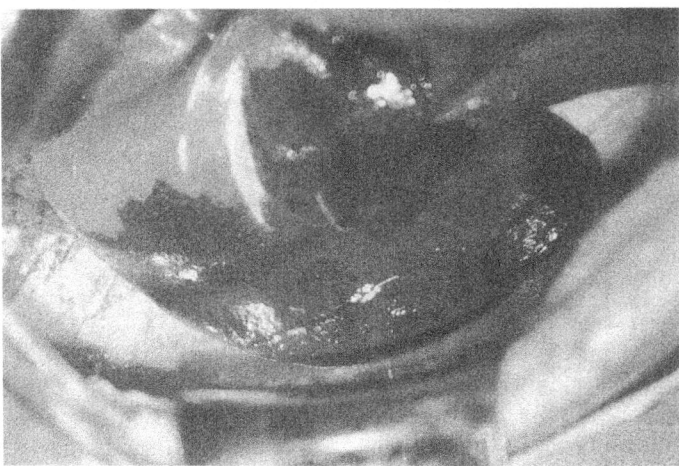

Abb. 1. OP-Situs. Segment III wurde mit Hilfe der intraoperativen Sonographie lokalisiert und angefärbt

bersegment III nach Identifikation des versorgenden Pfortaderastes durch die intraoperative Ultraschalluntersuchung und Anfärbung mit Methylenblau (IOUS-M). – Studie 2: Resektion der Lebersegmente III und IV nach alleiniger sonographischer Lokalisation (IOUS) versus Resektion der Lebersegmente III und IV nach IOUS-M Verfahren. Wegen der erwarteten geringeren Unterschiede wurde die Gruppengröße auf 15 Tiere erhöht.

Die Operation wurde in Intubationsnarkose (Ethrane, N_2O, O_2) durchgeführt. Das Abdomen wurde mit einem großzügigen Rippenbogenrandschnitt eröffnet, die Leber mobilisiert und die Vena cava prä- und posthepatisch angezügelt. Des weiteren wurde ein Zügel um das Ligamentum hepatoduodenale gelegt, um bei Bedarf ein Pringle-Manöver durchführen zu können. Dann wurde die intraoperative Ultraschalluntersuchung mit Hilfe eines speziellen 5 MHz Schallkopfes (Sonoline SL 1, Siemens) durchgeführt. Anschließend wurden der bzw. die versorgenden Pfortaderäste punktiert und etwa 5 ml Methylenblau injiziert. Das zu resezierende Lebergewebe konnte so vollständig dreidimensional dargestellt werden (Abb. 1). Anschließend wurde die Resektion mit Hilfe eines Ultraschallaspirators Sonoca (Söring Medizintechnik, 24 KHz) durchgeführt.

Am 5. postoperativen Tag wurden die Tiere getötet, obduziert und von den Lebern Ausgußpräparate in Technovit-Technik angefertigt, um die anatomische Präzision beurteilen zu können.

Ergebnisse

Studie 1

Die beiden Resektionsverfahren waren hinsichtlich der durchschnittlichen Resektionszeit (22 min $\pm$ 7 vs. 28 min $\pm$ 9) und des durchschnittlichen Blutverlustes (140 ml $\pm$ 73 vs. 148 ml $\pm$ 58) gleichwertig. Eine anatomisch präzise Resek-

Tabelle 1. Studie 1. Trad. versus IOUS-M. Perisegmentektomie = vollständige Resektion, die aber Nachbarsegment(e) verletzt

	Resektions-zeit/min	Blutver-lust/ml	Unvoll-ständig	Perisegment-tektomie	Anatomie-gerechte Resektion
Trad.	22 ± 7	140 ± 73	4	5	1
IOUS-M	28 ± 9	148 ± 58	2	2	6

Tabelle 2. Studie 2. IOUS versus IOUS-M

	Resektions-zeit/min	Blutver-lust/ml	Unvoll-ständig	Perisegmen-tektomie	Anatomie-gerechte Resektion
IOUS	33 ± 10	263 ± 135	10	2	3
IOUS-M	32 ± 13	271 ± 120	5	1	9

tion (vollständige Resektion des Segmentes III ohne Verletzung eines Nachbarsegmentes) gelang in der Gruppe mit traditioneller OP-Technik allerdings nur in einem von 10 Fällen, in der Gruppe mit IOUS und Anfärbung dagegen in 6 von 10 Fällen. Dieser Unterschied war statistisch signifikant (p⟨0,01). Eine tabellarische Übersicht über die Ergebnisse liefert Tabelle 1.

Studie 2

Auch in dieser Studie waren die durchschnittlichen Resektionszeiten (34 min ± 10 vs 32 min ± 13) und der durchschnittliche Blutverlust (263 ml ± 135 vs. 271 ml ± 120) in beiden Gruppen vergleichbar. Eine anatomisch präzise Resektion der beiden Segmente gelang in der Gruppe mit IOUS in 3 von 15 Fällen, in der Gruppe mit IOUS und Anfärbung dagegen in 9 von 15 Fällen. Auch dieser Unterschied war auf dem 1% Niveau statistisch signifikant (p⟨0,01). Eine Übersicht über die Ergebnisse der zweiten Studie gibt Tabelle 2.

Diskussion

Segmentresektionen stellen eine Alternative zu den traditionellen Resektionsformen in der Chirurgie von Lebermalignomen dar. Sie gelten als gewebesparend und den Blutverlust reduzierend und kommen somit auch für Patienten mit eingeschränkter Leberfunktionsreserve in Betracht. Außerdem wird für sie beansprucht, onkologische Prinzipien zu beachten. Der Beweis für die anatomische Präzision von Segmentresektionen, die aufgrund der Theorie der intrahepatischen Metastasierung der tumortaktischen Radikalität gleichbedeutend wäre, wurde unseres Wissens nach aber noch nie erbracht. So haben wir anhand zweier kontrollierter, randomisierter Studien am Tiermodell die verschiedenen Techniken der Segmentresektion verglichen und auf ihre anatomische Präzision untersucht. Dabei waren sowohl die Resektion, die sich aufgrund der chirurgischen Erfahrung an anatomischen Landmarken orientiert als auch die ultraschallgesteuerte Resektion nicht in der Lage, anatomisch präzise Resektionen zu liefern. Die Gründe für das Versagen dieser Verfahren liegen in der großen Variabilität der Ausdehnung der Lebersegmente. Weder durch Empirie des Chirurgen noch durch die Hilfe der intraoperativen Sonographie allein läßt sich die exakte Ausdehnung des Segments erfassen. Einzig mit der zusätzlichen Anfärbung des Lebersegmentes nach sonographischer Lokalisation des Segmentpfortaderastes läßt sich das Segment exakt darstellen und entfernen, also eine wirklich präzise Resektion, die tumortaktischen Überlegungen genügt, durchführen.

Zusammenfassend läßt sich feststellen, daß anatomiegerechte Segmentresektionen der Leber, die eine sinnvolle Alternative zu den anderen Resektionsverfahren in der Tumorchirurgie darstellen, ohne technische Hilfsmittel wie die intraoperative Sonographie und die Anfärbung nicht durchführbar sind. Auch mit Hilfe dieser Verfahren läßt sich die Resektion leider nicht immer anatomisch präzise durchführen. Im perioperativen Management und Risiko ist sie den herkömmlichen Verfahren gleichwertig, so daß sie bei Patienten mit eingeschränkter Leberfunktion vorzuziehen ist.

Literatur

1. Couinaud C (1957) Le Foie. Etudes anatomiques et chirurgicales Masson, Paris
2. Bismuth H, Castaing D (1985) Echographie per-opertoire du foi et de voies biliares. Flammarion medecine-sciences, Paris
3. Rothmund M, Klotter H-J, Sitter H (1990) Wahl der Resektionsgrenzen und intraoperative Enscheidungshilfen, CAO Meeting Springer, Heidelberg (im Druck)
4. Scheele J (1989) Die segmentorientierte Leberresektion. Chirurg 60:251–265

17. Bewegungsapparat

Bewegungsapparat – Einführung

Dr. U. Harland

Orthopädische Klinik, Paul-Meimberg-Str. 3, D-6300 Gießen

Die sonographischen Untersuchungen am Stütz- und Bewegungsapparat haben nach Einführung der Hüftsonographie durch Graf eine stürmische Entwicklung durchgemacht. Bereits zuvor durchgeführte Untersuchungen wurden wieder aufgegriffen und eine große Anzahl neuer Anwendungsmöglichkeiten entdeckt.

Es sind vor allem 3 Gruppen von Erkrankungen des Bewegungsapparates, die der sonographischen Untersuchung zugänglich sind. Erkrankungen,

- die auf ein Trauma zurückzuführen sind,
- die sog. degenerativen Erkrankungen und
- Erkrankungen, die dem rheumatischen Formenkreis im eigentlichen Sinne zuzuordnen sind.

Eine Differenzierung innerhalb dieser 3 Gruppen ist auch pathologisch-anatomisch nicht immer möglich. Dies hat Mohr in seinem Buch „Pathologie des Bandapparates" sehr eindrucksvoll beschrieben. Eine Fülle von Begriffen zur Beschreibung von degenerativen Sehnenveränderungen existiert, und selbst vordergründig so klare Begriffe wie „Trauma" und „Ruptur" werden durch die Begriffe „Mikrotrauma" und „inkomplette Ruptur" relativiert. Wichtig bei der Untersuchung der Strukturen des Bewegungsapparates ist, daß die reflektierenden Grenzflächen oft eine streng geometrische Anordnung haben und z.B. in der Sehne nahezu parallel angeordnet sind. Das führt dazu, daß eine Sehne abhängig von der Richtung, unter der sie mit einer parallel einfallenden Wellenfront angeschallt wird, echodicht (bei senkrechter Beschallung) oder echoarm (bei schräger Beschallung) erscheinen kann.

Bei langgestreckten Sehnen oder geometrisch aufgebauten Muskeln sind diese Verhältnisse relativ einfach zu interpretieren. Wenn Sehnen oder Muskeln einen bogenförmigen Verlauf haben und die geometrischen Verhältnisse weniger gut überschaubar sind, kann es extrem schwierig werden, Echogenitätsänderungen, die bedingt sind durch Veränderung der physikalischen Verhältnisse, von Echogenitätsänderungen, die bedingt sind durch strukturelle Veränderungen, zu unterscheiden. Das muss bei Echogenitätsänderungen der Muskeln, wie sie bei Rupturen oder Myopathien (echodichte Änderung) auftreten, beachtet werden. Gleiches gilt für die echoarmen und echodichten Veränderungen der Sehne.

Dahingegen bereiten Formänderungen, wie sie bei Abrissen oder vollständigen Rupturen auftreten, meist keine Probleme.

Obere Extremität

Das Schultergelenk wurde bereits Anfang der 80er Jahre von mehreren Untersuchern in unterschiedlichen Schnittführungen untersucht. Wesentliches Augenmerk wurde dabei auf die sogenannten degenerativen Veränderungen im Bereich der Supraspinatussehne gelegt.

Wir gehen davon aus, daß ein diagnostisches Verfahren auch die in ihm stekkenden Möglichkeiten ausschöpfen sollte und führen grundsätzlich eine flächendeckende dynamische Untersuchung des Schultergelenkes durch.

Die Schulter wird dabei in 3 Kompartimente aufgeteilt, die sich an der Skapulalängsachse orientieren. Es lassen sich so in dem dorsalen, lateralen und ventralen Kompartiment je 2 senkrecht aufeinanderstehende Schnittführungen anbringen (Abb. 1 und 2).

Im dorsalen Horizontalschnitt zeigen sich Hill-Sachs-Dellen nach Schulterluxationen als eher flächige, dreieckförmige ossäre Defekte, wohingegen Usuren, wie sie bei Erkrankungen des rheumatischen Formenkreises auftreten, eher unregelmässig konturiert und scharfrandig begrenzt sind. Bei Schultergelenksergüssen ist die hintere Kapsel vorgewölbt, die Vorwölbung kann durch Adduktion des Armes unterstützt werden. Bursitiden treten fast nur bei Erkrankungen des rheumatischen Formenkreises auf und können beträchtliche Ausmaße erreichen.

Im dorsalen senkrechten Schnitt, der parallel zur Humerusschaftachse liegt, werden die Veränderungen überprüft, wobei die Hill-Sachs-Dellen kranial im Kopfbereich liegen und die Usuren am Übergang vom Kopf zum Tuberculum majus in Höhe das Collum anatomicum.

In diesem Schnitt lassen sich große Rupturen der Außenrotatorenmanschette in ihrer ganzen Ausdehnung mit Beteiligung des M. infraspinatus sehr übersichtlich darstellen. Man erhält so präoperativ ein Bild vom Ausmaß der Ruptur.

In den lateralen Schnittführungen werden häufig Veränderungen gefunden. Zunächst wird der M. supraspinatus im Längsverlauf untersucht. Der Schnitt liegt nahezu in der Längsachse der Skapula und erlaubt meist eine homogen echoreiche Darstellung des Endgebietes der Supraspinatussehne und der kranialen Infraspinatussehne. Im quer dazu liegenden Schnitt werden die Befunde überprüft.

Sogenannte degenerative Veränderungen führen zu einer Auflösung der homogen echodichten Struktur der Sehne. Echodichte und echoarme Areale unterschiedlicher Form und Größe liegen neben unauffälligen Sehnenabschnitten. Sie können von kleinen rundlichen Herden bis zu großen in sich inhomogenen Arealen, die die komplette Sehne durchsetzen, reichen. Der Übergang von großen degenerativ veränderten Arealen zu kleineren Rupturen ist fließend und auch sonographisch nicht immer abgrenzbar.

Bei großen Rupturen ist die Supraspinatussehne nicht darstellbar, der Unterrand des M. deltoideus hängt durch und kann der proximalen Humeruskontur unmittelbar aufliegen. Durch Rotationsbewegungen des Armes werden bei fixierter Schallkopfposition verschiedene Bereiche der Supra- und Infraspinatussehne eingestellt, im queren Schnitt kann die ventrodorsale Ausdehnung der Ruptur ausgemessen werden.

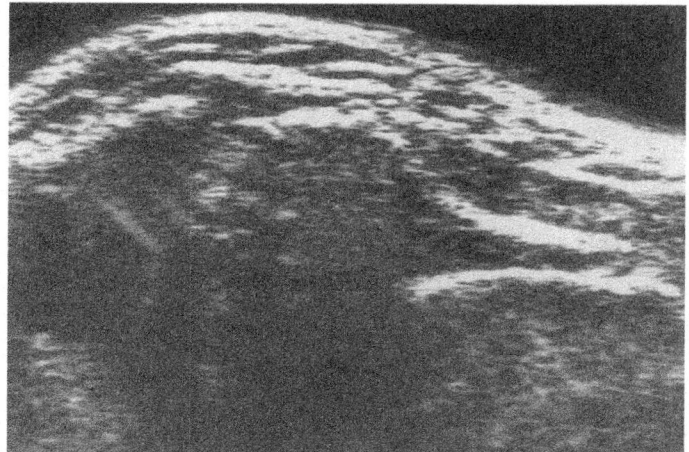

a

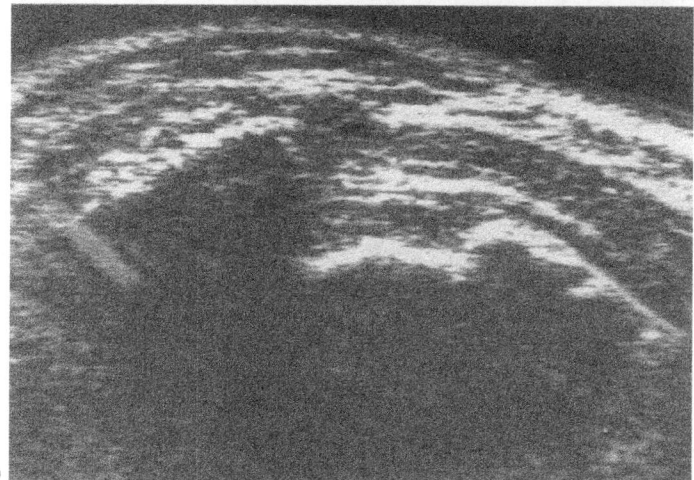

b

Abb. 1a. 67jährige Patientin mit Schmerzen in der rechten Schulter nach Sturz, ausgedehnte Rotatorenmanschettenruptur. *Lateraler Vertikalschnitt (Frontalschnitt).* Die Kontur des proximalen Humerus ist glatt, keine knöchernen Veränderungen. Der Unterrand des Musculus deltoideus hängt vom lateralen Acromion beginnend durch und liegt der Humeruskontur auf. Die echodichte, dreieckförmige Struktur der Supraspinatussehne fehlt. **b** Gleiche Patientin wie in 1a. *Lateraler Vertikalschnitt (Frontalschnitt).* Die proximale Humeruskontur ist am Übergang zum Tuberculum majus unterbrochen (intraoperativ gelegte Knochennut zur Versenkung der Sehne). Der Unterrand desMusculus deltoideus ist durch die echodichte dreieckförmige Struktur der Supraspinatussehne (die in der Knochennut durch transossäre Naht refixiert wurde) abgehoben. Zwischen Oberrand der refixierten Supraspinatussehne und Unterrand des Musculus deltoideus sind echoarme Formationen in den Bereich der Bursa supdeltoidea eingelagert

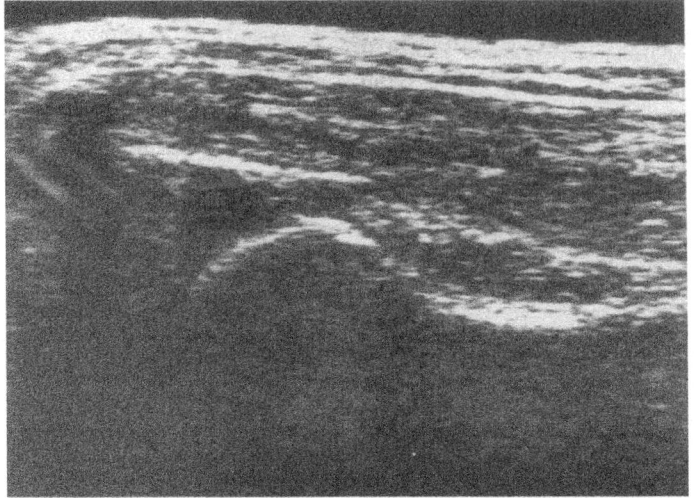

a

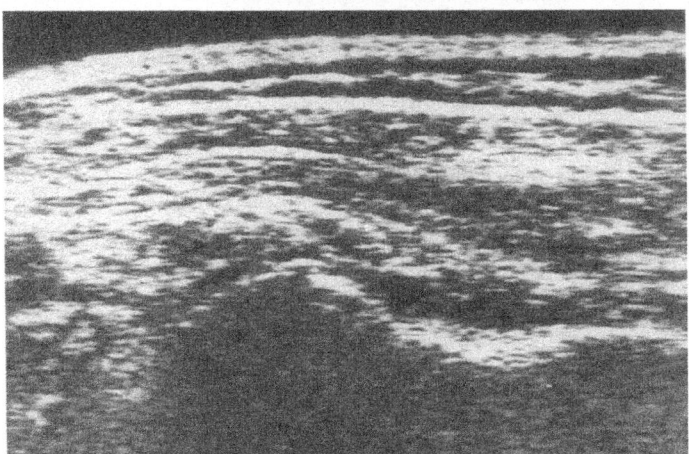

b

Abb. 2a. Gleiche Patientin wie Abb. 1. *Dorsaler Vertikalschnitt.* Die Kontur des proximalen Humerus ist glatt ohne Unterbrechung. Die bogenförmig dem proximalen Humerus
aufliegende gesprenkelte Struktur der Außenrotatoren ist im Übergangsbereich vom Musculus teres minor zum Infraspinatus unterbrochen. Zwischen Unterrand des Musculus deltoideus und Knochenkonturen stellt sich im kranialen Anteil der Rotatorenmanschette
keine Muskelstruktur dar (Musculus infraspinatus vollständig rupturiert). Der Unterrand
des Musculus deltoideus liegt, in den kranialen Anteilen vom Acromion beginnend, fast
der Knochenkontur auf und wird in Höhe des Musculus teres minor bogenförmig angeho-
ben und dadurch echoärmer dargestellt. **b** Gleiche Patientin wie in 2a. *Dorsaler Vertikalschnitt nach Rekonstruktion der Rotatorenmanschette.* Die Kontur des proximalen Humerus ist glatt. Die bogenförmig dem proximalen Humerus aufliegende Außenrotatorenmanschette ist vom Teres minor beginnend bis nach kranial durchgängig, zwischen Knochenkontur und Unterrand des Musculus deltoideus stellen sich feingesprenkelte Muskel-
strukturen dar (Musculus infraspinatus am Hinterrand des Tuberculum majus refixiert).
Der Untrrand des Musculus deltoideus liegt vom Acromion ausgehend bogenförmig der
Außenrotatorenmanschette auf

Sogenannte degenerative Veränderungen im Bereich der Supraspinatussehne einschließlich der inkompletten und kompletten Rupturen treten mit zunehmendem Alter häufiger auf. Die Patienten sind z. T. mit diesen Veränderungen vollständig beschwerde- und symptomfrei. Das bedeutet umgekehrt, daß eine sonographisch dargestellte degenerative Veränderung oder Ruptur nicht unbedingt das Korrelat der Beschwerden des Patienten ist. Aus diesem Grunde müsssen bei länger anhaltenden Beschwerden auch andere bildgebende Verfahren angewandt werden, da ansonsten die gerade im mittleren und höheren Lebensalter auftretenden Tumoren übersehen werden.

In den ventralen Schnitten werden der M. subscapularis und die lange Bizepssehne dargestellt. Bei Rupturen des M. subscapularis ist häufig auch das bindegewebige Dach des Sulcus der langen Bizepssehne zerstört, so daß es zu Luxationen der Sehne nach medial kommen kann. Kranial des Sulcus liegende Schnittführungen zeigen die mediale Abweichung der Bizepssehne in ihrem intraartikulären Verlauf. Sie zieht nach medial in Richtung auf den oberen Pfannenrand. Diese Form der Darstellung darf nicht mit einer Luxation oder Subluxation der langen Bizepssehne verwechselt werden.

Die lange Bizepssehne einschließlich des Rezessus wird am besten in einer ventralen Schnittführung parallel zum Verlauf der langen Bizepssehne dargestellt. Die Sehne ist dann echoreich und Veränderungen im Rezessus (Erguß oder Synovitis) sind wesentlich sicherer zu beurteilen als in queren Schnittführungen.

Bei Schulterluxationen kann der Retrotorsionswinkel bestimmt werden, so daß pathologische Winkel, die zu rezidivierenden Luxationen führen, frühzeitig erkannt werden. Zur Beurteilung der Stabilität kann im dorsalen Horizontalschnitt die Transponierbarkeit des proximalen Humerus gegen die Skapula bei Druck nach vorn oder Zug nach hinten überprüft werden.

Die Darstellung des Schultereckgelenkes von kranial und die Beurteilung der Stabilität ist sonographisch ohne Probleme möglich.

Man kann das Schultergelenk sicherlich als ein Idealgelenk für die sonographische Untersuchung bezeichnen. Demgegenüber ist der differentialdiagnostische Wert der Sonographie am Ellenbogen und an der Hand geringer anzusetzen.

Bei Erkrankungen des rheumatischen Formenkreises sind sowohl die intraartikulären Volumenänderungen als auch die ossären Destruktionen am Ellenbogengelenk in den verschiedenen Schittführungen gut darstellbar. Zwar kann bei der Osteochondrosis dissecans des Capitulum humeri die ossäre Destruktion dargestellt werden, wenn die Streckfähigkeit des Ellenbogengelenkes erhalten ist, im allgemeinen verhindern jedoch Verletzungen und mit einer Arthrose des Gelenkes einhergehende Erkrankungen durch die gleichzeitig bestehende Beugekontraktur die ventralen Einstellungen des Gelenkes. Man ist daher in den meisten Fällen auf die dorsale Darstellung über der Fossa olecrani beschränkt und in der Aussagefähigkeit limitiert.

Auch an der Hand liegt die differentialdiagnostische Bedeutung der Sonographie deutlich unter ihrer Bedeutung am Schultergelenk. Die oberflächliche Lage der Gelenke und der Sehnen lassen eine gute Beurteilung durch Inspektion und Palpation zu. Gleichzeitig werden durch die enge Nachbarschaft stark reflektierender Strukturen (Haut, Sehne, Knochenoberfläche) die Beurteilungsmöglichkeiten der Sonographie ungünstiger. Bei der rheumatoiden Arthritis ist eine Differentialdiagnose zwischen Karpalarthritis und Tenosynovitis möglich. Nach neueren Untersuchungen eignet sich die sonographische Beurteilung des Tenars zur Diagnose des Karpaltunnelsyndroms, da die neurogene Myopathie zu entsprechenden Echogenitätsänderungen der Muskulatur führt.

Untere Extremität

Verglichen mit den komplexen Schnittführungen am Schultergelenk ist die ventrale Schnittführung am Hüftgelenk technisch einfach. Sie ergibt einen recht guten Überblick über das Gelenk und erlaubt bei genauer Analyse der unterschiedlichen Strukturen differenzierte Aussagen (Abb. 3).

Die Koxitis ist problemlos durch die Abhebung der Gelenkkapsel zu sehen und der Verlauf durch kurzfristige Kontrollen sicher beurteilbar. Eitrige Coxitiden scheinen sich von der Koxitis fugax durch eine ausgeprägtere Kapselvorwölbung zu unterscheiden, der Erguß ist echodichter und die Abgrenzung der Gelenkkapsel gegen das umliegende Gewebe ist nicht so deutlich.

Störungen des epiphysären Wachstums äußern sich beim Morbus Perthes in einer Abflachung der Epiphyse und einer Verschiebung der Epiphysen-

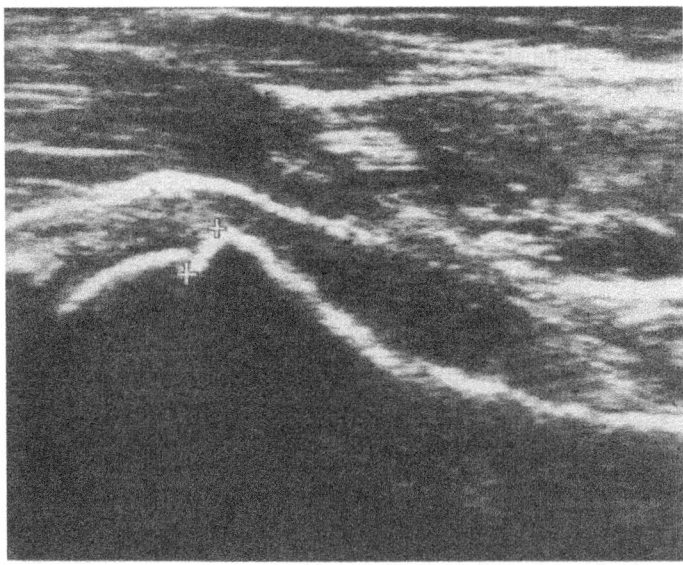

Abb. 3. 11jähriger Junge mit plötzlich ohne Verletzung aufgetretenen Schmerzen in der linken Hüfte. Epiphysiolysis capitis femoris. *Längsschnitt über dem linken Hüftgelenk im Verlauf des Schenkelhalses.* Die Kontur des proximalen Femur ist in Höhe der Epiphysenfuge stufenförmig unterbrochen. Die Epiphyse steht gegenüber der Metaphyse um ca. 6½ mm nach dorsal verlagert. Die fibröse Gelenkkapsel ist bogenförmig vom Hüftkopfschenkelhalsprofil abgehoben, intrakapsulär liegen echoarme Formationen. Die muskulären Strukturen sind in ihrer Echogenität und in der Form unauffällig. Epiphysenlösung von ca. 30 bis 35 Grad mit Gelenkerguß

Metaphysenrelation. In späteren Stadien wird die intakte Epiphysenkortikalis durchbrochen und ergibt ein gesprenkeltes Bild.

Bei Epiphysenlösungen haben wir in über 90% der Fälle in dem ventralen Schnitt eine Stufe in Höhe der Epiphysenfuge darstellen können, wobei die Höhe der Stufe mit dem Ausmaß des Kappenabrutsches korreliert.

Bei der rheumatoiden Arthritis führt die synoviale Hypertrophie zu einer Vorwölbung der Gelenkkapsel. Usuren entsprechen Veränderungen der normalen Kopfhalssilhouette, die unter dem erwarteten Niveau liegen. Osteophytäre Veränderungen bei der Koxarthrose liegen demgegenüber über dem erwarteten Niveau der Kopfhalssilhouette.

Bei Totalendoprothesen bietet die Sonographie eine ideale Ergänzung zu der röntgenologischen Untersuchung. Nach der Implantation ist die Ausdehnung und Lage von Hämatomen, in den späteren Stadien die Ausbildung von Abszessen darstellbar. Erste Untersuchungen deuten auch daraufhin, daß auch die periartikulären Gewebsreaktionen auf den implantierten Fremdkörper sonographisch beurteilbar sind.

Im Gegensatz zum Hüftgelenk ist die Zahl der sinnvollen Schnittführungen am Kniegelenk wesentlich größer. Prinzipiell sind die oberflächlich gelegenen Strukturen besser zu beurteilen als die Kniebinnenstrukturen.

Die Veränderungen der Gelenkhöhle zeigen sich am ehesten im suprapatellaren Rezessus durch Vorwölbung der Quadrizepssehne und dorsal bei Ausbildung einer Bakerzyste.

Der für Verletzungen und Überlastungsschäden anfällige Streckapparat kann supra- und infrapatellar untersucht werden. Besonders die sogenannten degenerativen Veränderungen mit Änderung der normalen Echogenität und Aufweitung des Sehnenquerschnittes sind sonographisch besser zu beurteilen als durch die klinische Untersuchung.

Durch Änderung der Gelenkstellung können unterschicdliche Bereiche der knorpeltragenden Femurkondylen eingesehen werden. Bei der Osteochondrosis dissecans des medialen Femurkondylus auftretende Veränderungen lassen sich so in ihrer Ausdehnung und begrenzt auch in ihrer Ausprägung beurteilen.

Nach frischen Verletzungen der Seitenbänder treten in ihrem Längsverlauf echoarme Formationen auf. Das Ausmaß der Bandzerstörung kann morphologisch nicht beurteilt werden, wohl aber die bei der funktionellen Untersuchung (Valgus-, Varusstress) gefundene Instabilität. Die Kreuzbänder sind in ihrem Verlauf in der interkondylären Region schlecht beurteilbar. Frische Verletzungen scheinen sich jedoch durch die Ausbreitung des Hämatoms in den synovialen Schichten, besonders in den dorsalen Schnittführungen zu zeigen. Instabilitäten lassen sich analog zur Prüfung des Seitenbandapparates in den entsprechenden Stabilitätstests mit einem bildgebenden Verfahren überprüfen und dokumentieren.

Bei der Meniskussonographie ist wegen der Überlagerung durch Artefakte die Interpretation von Echogenitätsänderungen schwierig. Derzeit scheint dieses Verfahren für eine breite außerklinische Anwendung noch nicht geeignet.

Die Achillessehne läßt sich gut in ihrem Längsverlauf darstellen. Wenngleich die Achillessehnenruptur in der Regel keine klinischen Probleme aufwirft, so dürfte doch die Sonographie die Weichteilaufnahmen zur Dokumentation der

Ruptur verdrängt haben. Bei der Frage nach Rerupturen operativ versorgter Sehnen oder bei traumatischen Teilrupturen ist die Sonographie sicher eine wichtige Hilfe bei der Beurteilung.

Literatur

Casser R (1989) Meniskussonographie. Springer
Graf R, Schuler P (1988) Sonogaphie des Bewegungsapparates. ECV
Katthagen BD (1988) Schultersonographie. Thieme
Sattler H, Harland U (1988) Arthrosonographie. Springer
Röhr E (1988) Kniegelenkssonographie. Thieme

Sonographische Effekte am isolierten Kniegelenksmodell

U. Malzer*, H. Kienapfel, E. Feltes, P. Schuler, P. Griss

* Klinik für Orthopädie, Zentrum für Operative Medizin II der
Philipps-Universität, Baldingerstraße, D-3550 Marburg

Material und Methode

Für das bessere Verständnis sonographischer Effekte, welche die Bildgebung bei der Sonographie der Kniegelenksmenisken beeinflussen können, führten wir experimentelle Untersuchungen am isolierten knöchernen Kniepräparat sowie am künstlichen Modell durch. Hierzu haben wir ein menschliches Leichenknie unter Belassung des Kreuzbandapparates bis auf den Knochen freipräpariert und anschließend im Wasserbad mit dem 7,5 MHz Linear- und Sektorschallkopf sonographisch untersucht.

Anschließend wurde ein Aluminiummodell mit einer dem dorsalen Kniegelenkspalt ähnlichen Kontur einer schlierenoptischen Untersuchung unterzogen.

In Abb. 1 ist der Aufbau der Schlierenoptik dargestellt: Ein Wasserbad wird seitlich von einem Stroboskop beleuchtet. Zwei Sammellinsen bündeln das Licht nun so, daß es parallel durch das Wasserbad verläuft und später in einem Brennpunkt vereinigt wird. Hier befindet sich ein lichtundurchlässiger Fleck, so daß die Kamera am anderen Ende der Anordnung im Ruhezustand kein Licht empfängt. Erzeugt der Schallkopf jedoch Druckwellen, welche die Dichte und damit die optische Brechkraft des Wassers verändern, so wird das Licht am Fleck vorbeigelenkt und jetzt für die Kamera sichtbar. Durch die Synchronisation des Stroboskopes mit der Schallfrequenz kann der Ultraschallimpuls als stehender Lichtpunkt dargestellt werden. Ein kontinuierliches zeitliches Versetzen der Synchronisation läßt den Lichtpunkt „wandern" und macht damit den Impulsverlauf sichtbar.

Schlierenoptik

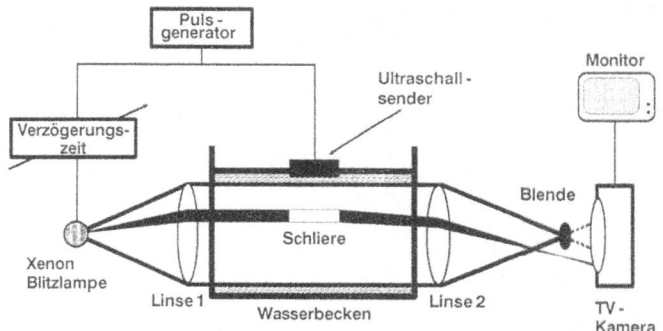

Abb. 1. Versuchsaufbau für schlierenoptische Untersuchungen (vgl. Text)

Ergebnisse

In Abb. 2a wurde das freipräparierte Kniegelenk im Wasserbad mit dem 7,5 MHz Linearscan geschallt. Zwischen den knöchernen Konturen von Tibia und Femur zeigen sich zwei schweifförmige Echomusteruster, welche von den knöchernen Konturen von Tibia und Femur ausgehen und in die Gelenkspaltbasis hineinreichen. Es handelt sich um sog. Bogenartefakte, welche dadurch entstehen, daß die schwachen Ausläufer eines Sendeimpulses an stark reflektierenden benachbarten Grenzflächen zurückgeworfen und hierdurch bildgebend werden.

Abbildung 2b zeigt dasselbe Gelenk bei der Untersuchung mit dem Sektorscan: Es kommen jetzt weniger Bogenartefakte zur Darstellung. Stattdessen beobachtet man nun in der Tiefe starke Wiederholungsechos von Tibia und Femur. Diese projizieren sich überwiegend in den Schallschatten der knöchernen Strukturen und können dort leicht als Artefakte identifiziert werden. Bei entsprechender Stellung des Schallkopfes erscheinen sie jedoch auch im Gelenkspalt selbst. Im Fall einer klinischen Untersuchung könnte hier also eine Spitzenläsion des Meniskus vorgetäuscht werden.

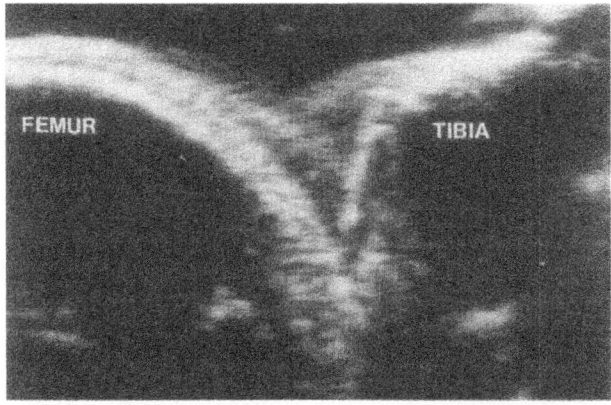

a

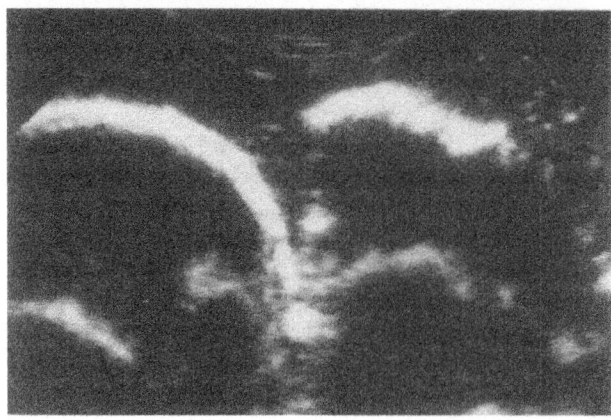

b

Abb. 2a, b. Knöchernes Kniepräparat im Wasserbad, dorsaler Längsschnitt. **a** Linearscan, **b** Sektorscan

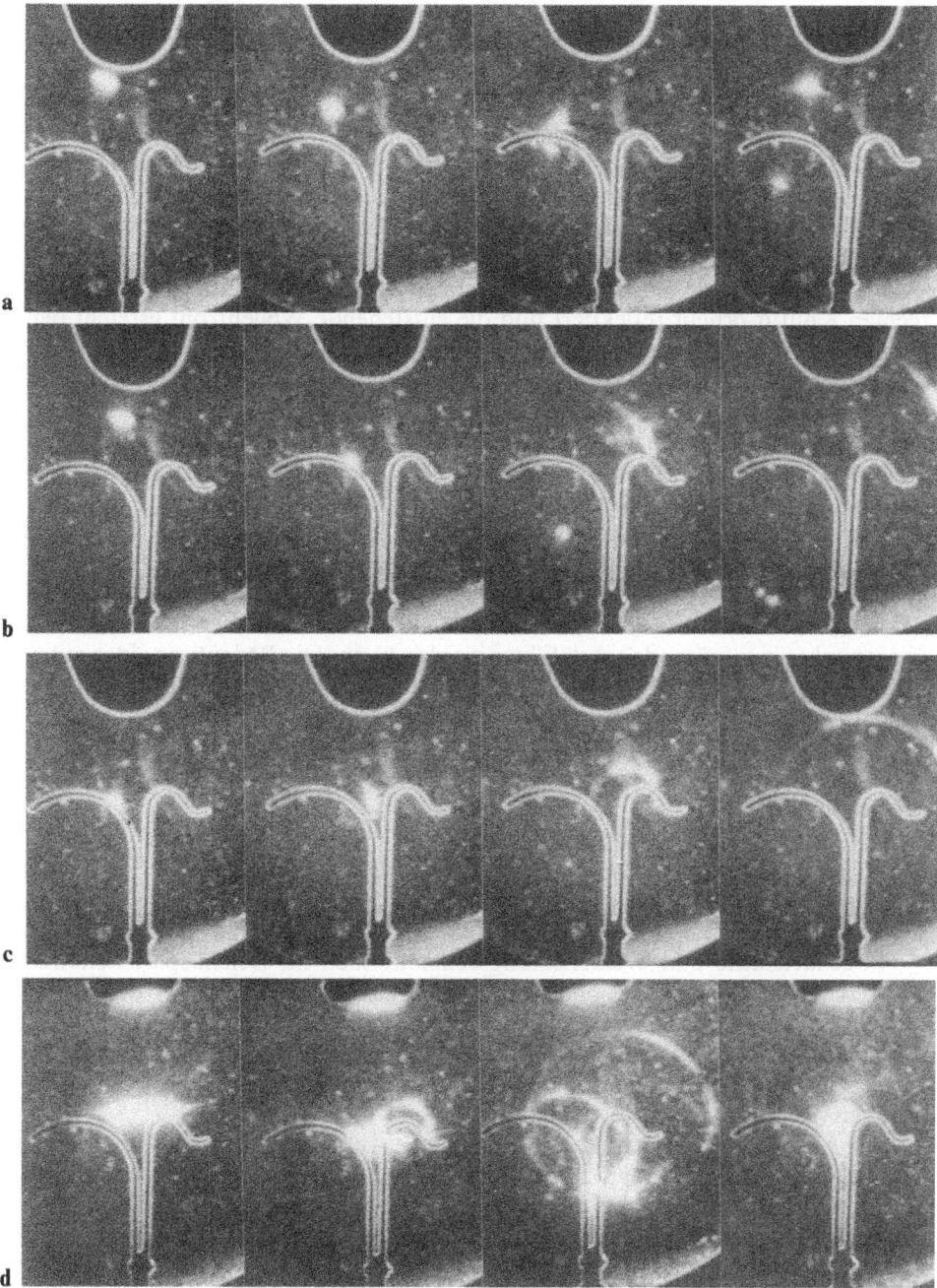

Abb. 3a–d. Schlierenoptische Untersuchung des Gelenkspaltomodells. **a** Senkrechter Impulseinfall auf die virtuelle Femurkontur, **b** Schräger Einfall; der Reflex wird am Schallkopf vorbeireflektiert, **c** Schräger Einfall mit Doppelreflexion; der Reflex erreicht den Schallkopf, **d** schlecht fokussiertes Signal; Mehrfachreflexion

Bei der schlierenoptischen Untersuchung unseres Gelenkspaltmodells
(Abb. 3a) wird zunächst der einfache Fall einer rechtwinkligen Einfallsrichtung
des Ultraschallimpulses demonstriert: Der Impuls wird zum größten Teil reflektiert und ohne jede Ablenkung an den Schallkopf zurückgeworfen. Ein kleinerer
Anteil transmittiert die Grenzfläche.

Bei etwas schrägem Auftreffen des Signals (Abb. 3b) wird der Impuls entsprechend dem Reflexionsgesetz im Einfallswinkel zurückgeworfen und bildet eine
neue Wellenfront, welche am Schallkopf vorbeiläuft. Im sonographischen Bild
entstünde hier eine Echolücke, welche als „Pseudo-Usur" bezeichnet wird.

In Abb. 3c ist die Einfallsrichtung leicht versetzt. Der Impuls wird an der
rechten Kontur erneut reflektiert und die entstehende Wellenfront erreicht den
Schallkopf. Wegen der verlängerten Laufzeit würde dieser Impuls im B-Bild als
tieferliegendes Artefaktecho erscheinen, da der Bildcomputer im Ultraschallgerät
aus der nun verlängerten Laufzeit des Echos eine falsche Tiefenzuordnung errechnet. Außerdem ist zu erkennen, daß der ursprünglich gut fokussierte Impuls
nach der Reflexion an den gekrümmten Oberflächen zu einer kugelförmigen
Wellenfront geworden ist, welche sich ungerichtet ausbreiten kann.

Zur Simulation eines schlecht fokussierten Sendesignales wurde in Abb. 3d
ein Einzelschallkopf mit breiter Impulsfront eingesetzt. Während der zentrale Si-
gnalanteil in das Gelenk eindringen kann, werden die Ränder an den Kanten reflektiert. Es entstehen wieder mehrere Wellenfronten, von denen jede zum Aus-
gangspunkt eines störenden Artefaktes werden kann. Die Bedeutung einer guten
Fokussierung des Signales beim Eintritt in das Gelenk wird in dieser Sequenz
augenfällig.

Diskussion

Aus den gezeigten Beispielen wird erkennbar, daß sich bei der experimentellen
Sonographie des knöchernen Kniegelenkes eine Vielfalt aberrierender Reflexio-
nen nachweisen läßt, welche zu Artefaktbildern führen können.

Bogenartefakte und Wiederholungsechos können im Gelenkspalt Echomuster erzeugen, welche gut geeignet sind, pathologische Veränderungen des Meniskus vorzutäuschen. Das nahe Beieinanderliegen der knöchernen Gelenkoberflä-
chen läßt Mehrfachreflexionen entstehen, welche die Bildgebung erheblich beeinflussen. Durch Laufzeitfehler können anatomische Strukturen in falscher räumli-
cher Zuordnung abgebildet werden.

Die Abstrahlcharakteristik der verwendeten Applikatoren ist für die Bildqualität von Bedeutung. Linear- und Sektorschallkopf erzeugen jeweils spezifische
Artefaktbilder. Eine gute Fokussierung ist für die Verringerung von Kantenef-
fekten am Eingang in den Gelenkspalt erforderlich und die Sendefrequenz entscheidet über das Eindringvermögen der gesendeten Ultraschallwellen und die
Auflösung der resultierenden Sonogramme.

Die Meniskussonographie ist ein junges Untersuchungsverfahren, welches eine Fülle von anatomischen und physikalischen Besonderheiten bietet. Die Tatsache, daß die Sonographie ein schnell und einfach durchzuführendes Untersuchungsverfahren ist, sollte nicht dazu verführen, ihre Ergebnisse vorschnell und

flüchtig zu interpretieren. Die Erhebung reproduzierbarer und verwertbarer Befunde setzt vielmehr eine gute Kenntnis der Sonoanatomie und der möglichen Artefaktbildungen voraus.

Als Routineverfahren für die klinische Praxis sollte die Meniskussonographie derzeit noch nicht betrachtet werden. Sie ist sicher noch nicht in der Lage, die Arthroskopie in der Diagnostik von Meniskusverletzungen zu ersetzen.

Literatur

1. Selby B, Richardson ML, Montana MA et al. (1986) High resolution sonography of the menisci of the knee. Invest Radiol 21:332
2. Sohn C, Gerngross H, Griesbeck F (1987) Wertigkeit, Technik und klinische Anwendung der Meniskussonographie. Unfallchirurg 90:173
3. Sohn C, Casser HR (1988) Meniskussonographie Springer, Berlin Heidelberg New York
4. Malzer U, Kienapfel H, Schuler P (1988) Möglichkeiten und Grenzen der sonographischen Darstellung des Meniskus und angrenzender Strukturen am Kniegelenk. Ultraschall Klin Prax 3:141
5. Malzer U, Feltes E, Schuler P, Griss P (1989) Ultraschallartefakte bei der Meniskussonographie. Ultraschall Klin Prax 4:171

Experimentelle Untersuchungen zur Sonomorphologie von Meniskusläsionen

K. Taubert*, P. Reimer, P. Lobenhoffer

* Diagnostische Radiologie II der MHH, Oststadtkrankenhaus,
Podbielskistraße 380, D-3000 Hannover 51

Einleitung

Über die sonographische Diagnostik von Meniskusläsionen wurde in klinischen Studien [1, 2, 4, 5] berichtet. Hinsichtlich der Darstellbarkeit und der differential-diagnostischen Wertigkeit sind die Schlußfolgerungen etwas unterschiedlich.

Rein experimentelle Untersuchungen wurden nur von Selby [3] mit einem 5 MHz Linearschallkopf durchgeführt.

Ziel unserer Studie war es an definierten Meniskusläsionen mit den klinisch gebräuchlichen 7,5 MHz Schallköpfen den Einfluß abbildungsgeometrischer Faktoren auf die Darstellbarkeit typischer Meniskusrisse zu prüfen und einen experimentellen Basisbeitrag zur Ultraschalldiagnostik des Meniskus zu liefern.

Material und Methodik

Die Untersuchungen wurden an 7 Leichenknien vorgenommen, die enthäutet und ca. 20 cm von Tibia, bzw. Femur abgesetzt waren. Die aufgetauten Präparate wurden unmittelbar vor der Untersuchung gespült und mit üblichen Ultraschallgel gefüllt.

Nachdem der femorale Ansatz der Seitenbänder mit einer Knochenschuppe gelößt und nach caudal umgeklappt wurde, konnte von einem arthroskopisch erfahrenen Chirurgen exakt definierte Meniskusläsionen mittels Skalpell gesetzt werden. Dafür wurden nur optimal zu beurteilende Abschnitte gewählt. Um ein Dehiszenzmanöver durchführen zu können, wurde teilweise ein Meniskusanteil nach gesetzter Läsion mit Nahtmaterial gefaßt. Danach wurde der Bandapparat mitsamt Knochenanteil refixiert.

Sonographiert wurde von zwei in der Ultraschalldiagnostik des Bewegungsapparat erfahrenen Untersuchern. Dazu wurden 7,5 MHz Sektor- und Linearschallköpfe verwandt.

Dokumentiert wurde mit Multiformatkamera, Kleinbildfilm und Videosystem.

Ergebnisse

Vertikalrisse (Konzentrisch):
Adaptierte Korbhenkelläsionen, Längs- und Lappenrisse zeigten als sonographisches Korrelat eine echogene Linie, die sich je nach Ausmaß über eine unter-

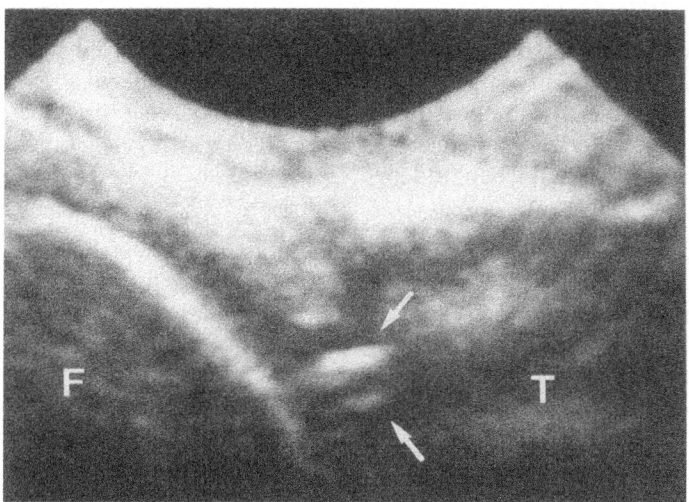

Abb. 1. Distraktion der Meniskusanteile. Es sind zwei Reflexionsebenen erkennbar (*Pfeile*); *F* Femur, *T* Tibia

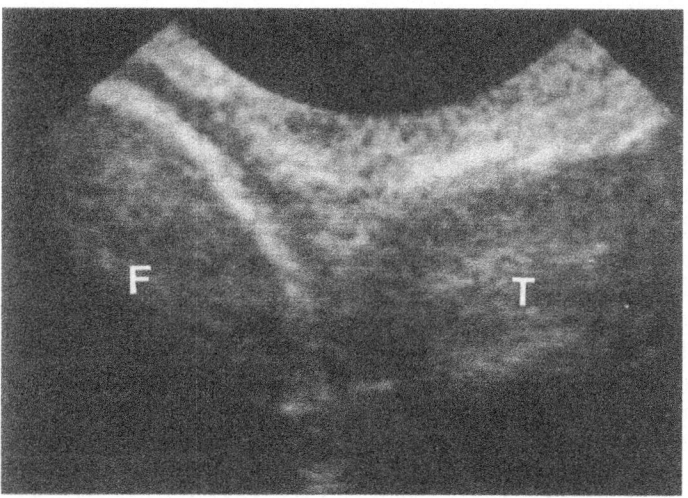

Abb. 2. Adaptierter Radiärriß. Im Meniskus ohne sonographisches Korrelat; *F* Femur, *T* Tibia

schiedliche Strecke nachweisen ließ. Bei zunehmender Dehiszenz (ab ca. 1,5 mm) ließen sich zwei hochamplitudige Grenzflächen nachweisen (Abb. 1).

In Randpartien ließen sich auch bei deutlich dehiszenten Vertrikalrissen keine getrennten Grenzflächen nachweisen. Wenn der innere Meniskusanteil in das Gelenkkavum eingeschlagen oder abgerissen war, ließ sich nur eine echogene Linie darstellen.

Radiär- und Horizontalrisse:
Eine Reflexion an diesen Grenzflächen war im komplett adaptierten Zustand nicht immer nachweisbar (Abb. 2).
Die Nachweisbarkeit verbesserte sich mit Zunahme der Defektgröße und Dehiszenz auf ca. 3–5 mm. Bei weiter zunehmender Dehiszenz ließen sich gelegentlich auch zwei hochamplitudige Grenzflächen finden.

Komplexe Läsionen:
Zur Überprüfung komplexer Läsionen setzten wir kombinierte Defekte aus Vertikal- und Horizontalrissen. Mit Zunahme der vertikalen Defekte waren umso mehr echogene Linien und Reflexe erkennbar. Bei kombinierten dehiszenten Läsionen fand sich eine amorphe hochamplitudige Echotextur, die eine differenzierte Rißzuordnung nicht ermöglichte.

Ergänzend untersuchten wir ein Knie mit makroskopisch eindeutiger Meniskusdegeneration (78 J, w.). Hier zeigten sich multiple echogene Reflexe und Linien in unterschiedlicher Lokalisation, entsprechend den verschiedenen Degenerationsarealen.

Diskussion

In Übereinstimmung mit Selby fanden auch wir vertikal verlaufende Läsionen, auch kleineren Ausmaßes am besten erkennbar. Bei der Simulation einer Luxation findet sich primär, wohl durch eine Oberflächenänderung der Rißflächen, eine Verbreiterung der echogenen Linie. Ab etwa 1,5 mm Dehiszenz sind zwei Reflexionsebenen erkennbar. In Randpartien können andere Einfallswinkel, und somit veränderte Abbildungsvoraussetzungen vorliegen; hier sind u. U. keine getrennten Reflexionsebenen darstellbar.

Das bedeutet, daß in diesen Fällen sonographisch das Defektausmaß, bzw. die exakte Rißdefinition nicht erbracht werden kann.

Bei Läsionen, die in Schallausbreitungsrichtung verlaufen, also Radiär- und Horizontalrisse, fanden sich im Meniskus keine Defektnachweise, wenn kleine, adaptierte Risse vorlagen. Bei einer Distraktion der Meniskusanteile verändert sich in der Regel der Winkel der Grenzflächen zur Schallausbreitung. Je nach Winkel werden nun ein oder zwei Echoreflexlinien sichtbar. Selby [3] konnte in seiner experimentellen Arbeit Horizontalrisse erst ab 3–4 mm und Radiärdefekte ab 5 mm Ausdehnung sonographisch darstellen und bestätigt damit unsere Befunde. Entscheidend für die Darstellbarkeit dieser Rißformationen erscheint uns aber nicht das Ausmaß der Läsion, sondern ob es zu einer Winkeländerung zur Schallausbreitungsrichtung kommt. Wenn dieses vorliegt, und somit ein Riß sichtbar wird, ist allerdings zu fragen, ob es sich definitionsgemäß noch um einen Horizontalriß handelt.

Komplexe Rißformationen lassen sich nur in Kenntnis der gesetzten Defekte im Einzelnen differenzieren. Ansonsten gleicht das Ultraschallbild dem der ausgeprägten degenerativen Veränderung.

Für alle Defekte gilt, daß die Abbildungsgeometrie von Schallausbreitungsrichtung und Läsionsverlauf die sonographische Darstellbarkeit bestimmt. Da dabei nicht zu berechnende Variablen auftreten, erscheint eine genaue Rißzuordnung nicht sinnvoll, wie unsere Befunde zeigten. Unterschiedliche Defektformationen sind nicht gleich gut dokumentiertbar, insbesondere sind adaptierte Horizontal- und Radiärrisse aus prinzipiellen schalltechnischen Gründen übersehbar.

Es ist die Frage zu stellen, ob man die Untersuchung in die klinische Routinediagnostik einführen soll, da eine sonographische Ausschlußdiagnostik, bedingt durch die o. a. abbildungsgeometrischen Faktoren nicht möglich ist. Zur Vermeidung unnötiger Arthroskopien erscheint nicht die Dokumentierung großer und klinisch eindeutiger Defekte relevant, sondern das Erkennen kleiner Meniskusläsionen im Grenzbereich anderer diagnostischer Methoden.

Literatur

1. Bauer G, Burri C, Swobodnik W, Rübenacker S (1987) Meniskussonographie. Dtsch Zschr Sportmedizin 38:74–80
2. Selby B, Richardson ML, Montana MA, Teitz CC, Larsen RV, Mack LA (1986) High resolution sonography of the menisci of the knee. Invest Radiol 21:332–335
3. Selby B, Richardson ML, Nelson BD, Graney DO, Mack LA (1987) Sonography on the detection of meniscal injuries of the knee: evaluation in cadavers. AJR 149:549–553
4. Sohn C, Casser HR (1988) Meniskussonographie. Springer, Berlin Heidelberg New York London Paris Tokyo
5. Taubert K, Reimer P, Lobenhoffer P (1989) Ultraschalluntersuchungen in der Diagnostik von Meniskusläsionen. Röntgenpraxis 42:369–373

Untersuchungstechnik in der sonographischen Meniskusdiagnostik

M. Füsting, H.-R. Casser

Orthopädische Klinik der Med. Fakultät, Klinikum Aachen,
Pauwelsstraße, D-5100 Aachen

Die Meniskussonographie erfährt z. Z. zunehmende klinische Anwendung und Erprobung, wobei die bisher vorgelegten Studien über eine gute Übereinstimmung zwischen den erhobenen sonographischen und arthroskopischen Befunden berichten. Die dabei auftretenden Fehlinterpretationen werden teilweise auf Schwierigkeiten bei der Darstellungstechnik und Beurteilung der Sonoanatomie, teilweise auf schallphysikalisch bedingte Artefakte zurückgeführt. Vor dem Hintergrund dieser Fehlerquellen wurde eine verfeinerte, dynamische Untersuchungstechnik entwickelt, welche die speziellen anatomischen und funktionellen Verhältnisse des Kniegelenkes berücksichtigt:

Grundlage der dynamischen Untersuchung der Menisci ist einerseits die Rotationsfähigkeit des Unterschenkels gegenüber dem Oberschenkel, andererseits die mit der Rotation einhergehende, wesentlich geringer ausgeprägte Verlagerungs- und Verformungseigenschaft der Menisci im menisco-femoralen bzw. menisco-tibialen Nebengelenk (von Lanz u. Wachsmuth 1972; Wagner u. Schabus 1982). Auf diese Weise läßt sich mit jeder gewählten Schallkopfposition ein begrenzter Meniskusabschnitt untersuchen.

Innen- und Außenmeniskus werden in ihrer Zirkumferenz ausschließlich im Längsschnitt (Sohn und Casser 1988) beurteilt.

Zur Untersuchung des Meniskushinterhorns liegt der Patient in Bauchlage auf der Untersuchungsliege. Das betreffende Bein wird mit entspannter Kniekehle in ca. 20–30° Beugung gelagert, der Fuß hierzu auf einer weichen, zusätzlichen Unterlage (z. B. Schaumstoffhalbrolle) abgelegt (Abb. 1a). Der Untersucher sitzt so neben dem Patienten, daß er einerseits mit der den Schallkopf führenden Hand bequem über der Kniekehle arbeiten, andererseits mit der fußnahen Hand bequem die Knöchelgabel desselben Beines von ventral umfassen kann. Nach Auftragen von ausreichend Kontaktgel wird nun der Schallkopf im medialen bzw. lateralen Kniekehlenabschnitt aufgesetzt. Im Gegensatz zur mehr statisch betonten „Durchmusterung" (Sohn und Casser 1988), wobei das Bein während der Untersuchung nicht bewegt und nur die Schallquelle nach medial bzw lateral verschoben und leicht abgesenkt wird, verbleibt der Schallkopf bei der dynamischen Untersuchungstechnik unverändert in seiner eingenommenen Position, während der Unterschenkel gegen den Oberschenkel in leichter Beugestellung langsam nach außen und innen rotiert wird (Abb. 1b). Auf seinem Weg an der fest positionierten Schallquelle vorbei wird so das Meniskushinterhorn mit seinen verschiedenen Abschnitten kontinuierlich erfaßt, wobei das Meniskusdreieck gegen die benachbarten anatomischen Strukturen wie Kapselbandapparat, Femur- und Tibiagelenkfläche und Popliteusschlitz und -sehne abzugrenzen ist.

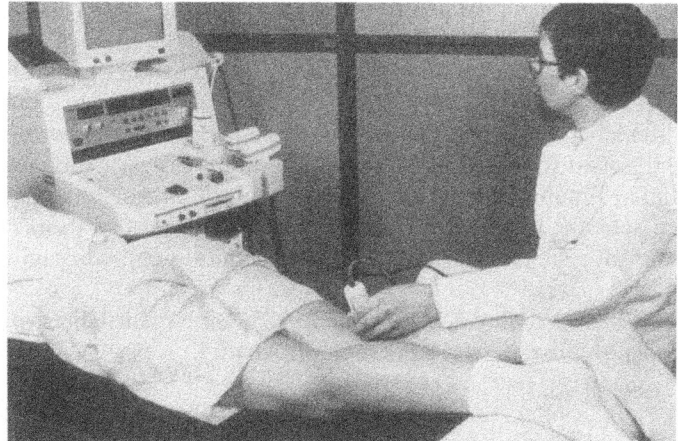

a

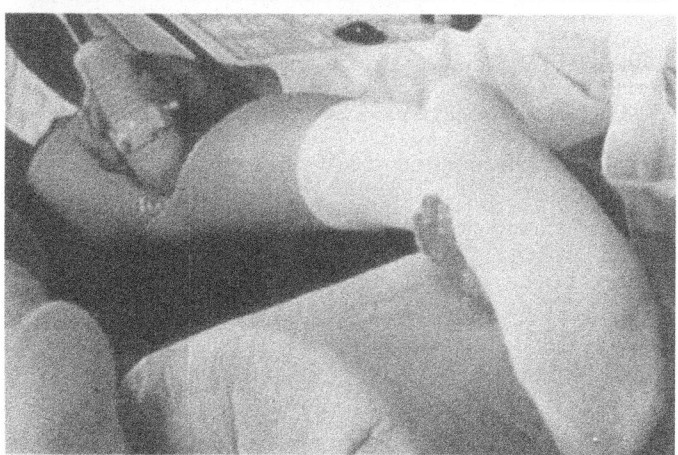

b

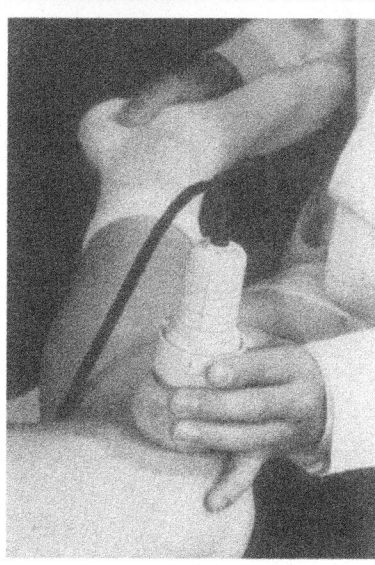

c

Abb. 1a–c. *Untersuchungsablauf* der sonographischen Meniskusuntersuchung.
a *Geräteanordnung.* Der Schallkopf wird so über dem Kniegelenkspalt plaziert, daß der Meniskus im Längsschnitt zur Darstellung kommt.
b *Dynamische Untersuchung des Meniskushinterhorns.* Der Schallkopf wird in der Kniekehle fest positioniert, während der Unterschenkel langsam nach innen und außen rotiert wird.
c Zur Darstellung des *Meniskusvorderhorns und der Intermediärportion* wird der Schallkopf mit einer Vorlaufstrecke ausgestattet. Der Patient liegt auf der Seite; das zu untersuchende Kniekompartiment liegt bei ca. 90° Kniebeugung oben auf. Für die dynamische Untersuchung wird der Unterschenkel wiederum langsam nach innen und außen rotiert

Zur Untersuchung von Intermediärportion und Vorderhorn liegt der Patient auf der Seite. Die zu untersuchende Kniehälfte liegt in ca. 90° Beugung oben auf. Während die eine Hand des Untersuchers den Schallkopf mit Vorlaufstrecke sicher auf den seitlichen Gelenkspalt plaziert, wird mit der anderen Hand vom Fußgelenk aus der Unterschenkel bei ca 90° gebeugtem Kniegelenk wiederum langsam nach innen und außen rotiert (Abb. 1c). Zur Darstellung des Meniskusvorderhorns wird medial in zunehmender Außenrotation, lateral in zunehmender Innenrotation des Unterschenkels untersucht. Bei vermehrt ventraler Positionierung wird gleichzeitig darauf geachtet, daß der Schallkopf eine zunehmend sagittale Richtung einnimmt.

Zur Beurteilung der gesamten Meniskuszirkumferenz ist eine mehrfache Änderung der Schallkopfposition über dem Gelenkspalt notwendig.

Literatur

1. Lanz T von, Wachsmuth W (1972) Praktische Anatomie, Bd I/4: Bein und Statik. Springer, Berlin Heidelberg New York
2. Sohn C, Casser HR (1988) Meniskussonographie. Springer, Berlin Heidelberg New York
3. Wagner M, Schabus R (1982) Funktionelle Anatomie des Kniegelenkes. Springer, Berlin Heidelberg New York

Sonographische Befunde bei Gonarthrose

H. Sattler*, U. John

* Wicker-Klinik, Kaiser-Friedrich-Promenade 47, D-6380 Bad Homburg

Die Gonarthrose bietet eine Fülle von sonographischen Befunden, die sich grundsätzlich in zwei verschiedene Kategorien unterteilen lassen:

1. Befunde, die sich auf die Entzündungsvorgänge beziehen.
2. Befunde, die sich rein auf ossäre Veränderungen beziehen.

Die klinisch sehr relevante Frage, ob eine aktivierte oder stumme Arthrose vorliegt, wird entschieden durch den Nachweis entzündlicher Prozesse. Die Sonographie zeigt diese entzündlichen Veränderungen in Form von:

1. Ergußbildung (suprapatellar, parapatellar, dorsal im inferioren Recessus und im eigentlichen Gelenkspalt.
2. Zystenbildung als typische sog. Bakerzyste in der Fossa poplitea.
3. Als Nachweis von Bursitiden (Bursa gastrognemica, Bursa semimembranosa/semitendinosa, Bursa des Musc. biceps femoris, aber auch Bursitis infrapatellaris und die fast obligatorische Bursitis suprapatellaris im Rahmen einer Entzündungsveränderung des oberen Recessus).

Die sonographische Erfassung dieser entzündlichen Veränderungen ist schon lange bekannt und vielfach beschrieben. Dagegen hat die Erkennung ossärer Veränderungen noch wenig Beachtung erfahren und soll in der vorliegenden Arbeit mehr hervorgehoben werden.

Knöcherne Veränderungen im Rahmen einer Arthrose rufen eine Vielzahl von Befunden hervor, die wir sonographisch erfassen können. Je nach Ausbildungsgrad osteophytärer Prozesse kommt es zu

a) Stufenbildung (Abb. 1a)
b) Kantenbildung (Abb. 1b)
c) Deformierung der Kondylenrolle (Abb. 1c)
d) Verschmälerung des intercondylären Spaltraumes (Abb. 1d).

Jede osteophytäre Apposition führt zu einer Veränderung der knöchernen Konturen. Wird sie vom Schallstrahl richtig getroffen, so führt sie zu einer

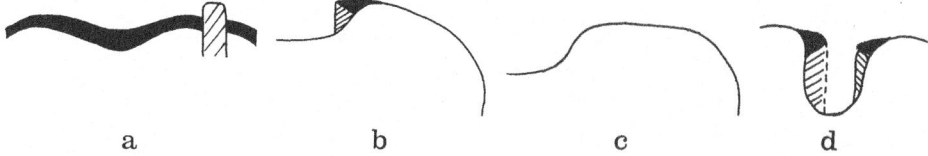

a   b   c   d

Abb. 1a. Stufenbildung (Querschnitt suprapatellar), **b** Kantenbildung (Längsschnitt suprapatellar), **c** Deformierung des Kondylus (Längsschnitt dorsal/o. ventral), **d** Verschmälerung des interkondylären Spaltraumes (Querschnitt dorsal)

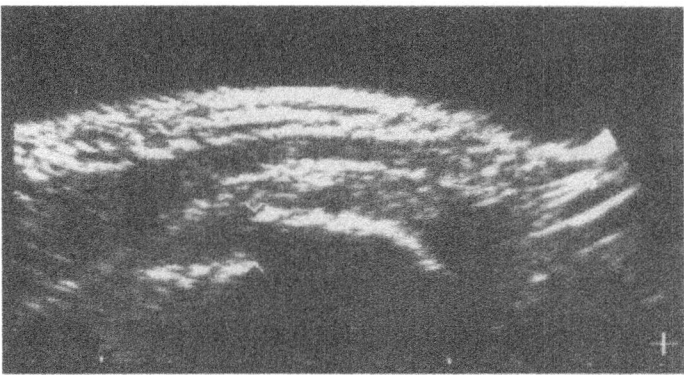

Abb. 2. Kantenbildung durch osteophytäre Appositionen am Kondylus lat. rechts bei Gonarthrose (Längsschnitt ventral suprapatellar)

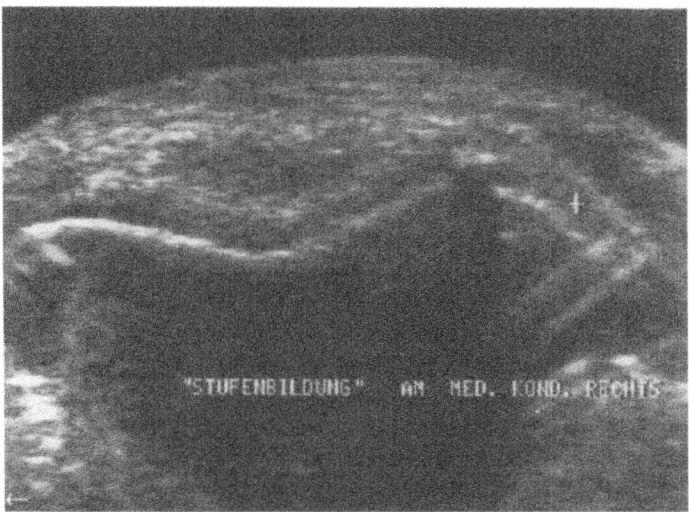

Abb. 3. Stufenbildung durch osteophytäre Appositionen am Kondylus med. rechts bei Gonarthrose (Querschnitt ventral suprapatellar)

Stufen- oder Kantenbildung, weil sie stets durch ihre Schatten die darunterliegende knöcherne Kontur verdeckt (Abb. 2 und 3).

Langgezogene Osteophyten, die besonders am Übergang der Rollhügel zum Femurschaft sitzen, führen zum Bild einer kleinen „Sprungschanze", wenn man die normale Kontur der Kondylen miteinbezieht (Abb. 4).

Im Zeitraum von Oktober 1988 bis Oktober 1989 wurden 231 Kniegelenke bei radiologisch und klinisch gesicherter Gonarthrose nach sonographischen Befunderhebungen ausgewertet. Tabelle 1 zeigt das Ergebnis:

Außerdem führen knöcherne Appositionen zu einer Verkleinerung des intercondylären Spaltraumes durch Schallschatten. An 226 Kniegelenken bei gesicherter Gonarthrose wird die Fläche des intercondylären Spaltraumes linear und

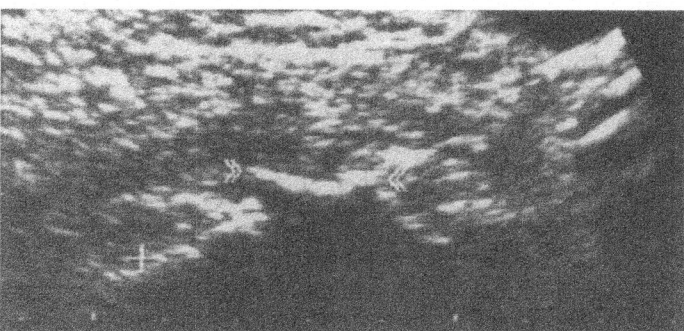

Abb. 4. Sprungschanzenphänomen am Kondylus lat. rechts bei Gonarthrose (besondere Form der Kantenbildung) (Längsschnitt ventral suprapatellar)

Tabelle 1. Ergebnis der sonographischen Befunderhebung

	o	+	+ +	+ + +
Erguß suprapatellar	121	44	43	23
Stufen intrapat. quer med.	86	26	92	27
Stufen intrapat. quer lat.	204	7	16	4
Stufen suprapat. quer med.	63	33	95	40
Stufen suprapat. quer lat.	198	8	21	4
Stufen suprapat. längs med.	72	25	106	28
Stufen suprapat. längs med.	182	8	38	3
Appositionen ventral med.	85	35	74	37
Appositionen ventral lat.	46	61	78	46
Appositionen dorsal med.	37	81	87	26
Appositionen dorsal lat.	47	61	78	45
Poplitealzyste	211	9	7	4
Abgeflachte Condylen dors. med.	29	92	66	44
Abgeflachte Condylen dors. lat.	23	63	79	66

o kein path. Befund, + mäßig path. Befund, + + deutlich path. Befund, + + + stark veränderter Befund

planimetrisch von dorsal ausgemessen. Es zeigte sich, daß der planimetrischen Ausmessung keine größere Bewertung zukommt als der reinen Distanzmessung, so daß wir die Planimetrie, die auch eine höhere Fehlerquote mit sich bringt, im Routinegebrauch nicht für sinnvoll erachten.

Dagegen läßt sich die Erfassung der Breite des intercondylären Spaltraumes als Hinweis für mediale oder laterale osteophytäre Appositionen leicht erfassen und sollte in der Routineuntersuchung Beachtung finden.

Zusammenfassung und Diskussion

Knöcherne Veränderungen zeigen typische Befundkonstellationen, die sonographisch leicht und sicher erfaßt werden. Nach unserer Auffassung sollte jedoch bei der Primärdiagnostik nicht auf einen Röntgenbefund verzichtet werden.

Das völlige Fehlen eines hyalinen Knorpelüberzuges ist zwar ein sicherer Arthrosehinweis, inwieweit jedoch auch partielle Knorpelveränderungen erfasst und wegen der projektionsbedingten Fehlermöglichkeiten auch beurteilt werden können, ist derzeit noch völlig offen. Auch die Frage, inwieweit Oberflächenveränderungen des Knorpels als Frühzeichen der Arthrose unter Verwendung sehr hoher Frequenzen zur Darstellung gelangen, ist noch unbeantwortet.

Auf die Möglichkeiten sonographischer Meniskusuntersuchungen und des Kniebandapparates im Zusammenhang mit der Gonarthrose soll an dieser Stelle nur hingewiesen werden.

Literatur

Richardson ML, Selby B, Montana MA, Mack LA (1988) Ultrasonography of the knee. Radiol Clin North Am, (Jan) 26(1):63–75
Sattler H (1987) Sonographie der Gelenke. In: Braun-Günther-Schwerk (Hrsg) Ultraschalldiagnostik-Lehrbuch u. Atlas, III–9
Teitz CC (1988) Ultrasonography of the knee. Clinical aspects. Radiol Clin North Am (Jan) 26(1):55–62

Sonographische Befunde beim Impingement-Stadium I und II

G. Hannesschläger*, R. Reschauer, H. Neumüller, R. Stadler

* Allgemeines Krankenhaus Linz, Zentralröntgeninstitut,
Krankenhausstraße 9, A-4020 Linz

Beim Impingement-Syndrom (IMP-S) manifestieren sich die wesentlichen pathologischen Veränderungen vorwiegend an den gelenkstabilisierenden, subakromialen Weichteilstrukturen und sind daher der direkten Beurteilung durch die Sonographie zugänglich. Ziel der vorliegenden Untersuchung war es, diese sonomorphologischen Abnormitäten zu definieren, um eine Einordnung in die Neer-Stadien [4] zu ermöglichen.

Patienten und Methoden

Wir beziehen unsere Erfahrungen aus den bilateralen Schultersonographien (7,5 MHz Linearschallkopf) bei 254 Patienten mit klinischem IMP-S. *Ausschlußkriterien* für die vorliegende Studie waren:
1) eine röntgenologisch feststellbare Tendopathia calcarea
2) eine sonographisch nachgewiesene Rotatorenmanschetten (RM)-Ruptur
3) eine Voroperation an der betreffenden Schulter
4) ein schweres Schultertrauma in der Voranamnese.
    Entsprechend der sonographisch erhobenen *Echogenitäts-* und *Dickenveränderungen* der RM wurden folgende Untergruppen gebildet (Abb. 1):
1) Normale Echogenität (E =) und normale Dicke (D =) der RM (n = 51).
2) Diffuse oder umschriebene hypoechogene Strukturveränderungen (E −) bei normaler (D =) (n = 41) oder zunehmender Dicke der RM (D +) (n = 47).
3) Hyperechogene Strukturveränderungen (echoreiche Herde und Bänder) (E +) bei normalem (D =) (n = 33) oder reduziertem Sehnenquerschnitt (D −) (n = 35).
4) Betont inhomogene Sehnenstruktur (Ep) bei reduziertem Sehnenquerschnitt (D −) (n = 47).
5) Patienten mit normaler Echogenität und assoziierten Querschnittsveränderungen wurden nicht beobachtet.
    Eine diffuse oder fokale Änderung des Sehnenquerschnittes von mehr als 20% der angrenzenden oder kontralateralen Sehne wurde als pathologisch gewertet.
    Daneben wurden vielfach noch sonographische *Nebenbefunde* erhoben:
1) Veränderungen der Bursa subacromialis (Verdickung, Füllung)
2) Veränderungen an der langen Bizepssehne (Querschnittsveränderungen, Sehnenscheidenerguß)
3) Veränderungen des M. deltoideus (Atrophie, zystische Areale).

Bei jedem Patienten wurde ein Schulterröntgen in 2 Ebenen gefordert und hinsichtlich knöcherner Veränderungen analysiert [3].

Bei 105 Patienten liegt eine arthrographische, in 25 Fällen eine operative Korrelation vor.

Resultate

Korrelation der sonomorphologischen Sehnenveränderungen (E = Echogenität, D = RM-Dicke) mit dem Durchschnittsalter, sonographischen und radiologischen Nebenbefunden, Arthrographie, Operation und Anzahl der kompletten RM-Rupturen (Abb. 1).

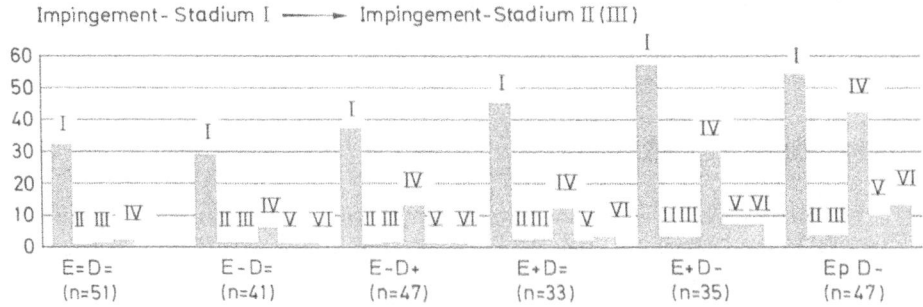

Abb. 1. Sonomorphologische Veränderungen, *I* Alter, II Röntgen-Nebenbefunde, III Sonogr. Nebenbefunde, IV Arthrographie (n = 105 pro Pat.), V RM-Ruptur (n = 21 pro Pat.), VI Operation (n = 25 pro Pat.)

Diskussion

Symptomatische Patienten mit einer normalen, bzw. Patienten mit einer verdickten, hypoechogen transformierten Sehnenstruktur (entsprechend den Untergruppen E = /D =, E − /D = und E − /D +) repräsentieren das reversible IMP-St I, wobei pathologisch-anatomisch Ödem, Erguß bzw. Blutung zugrundeliegen [4]. Die langen Pfeile in Abb. 2 markieren den verdickten vermindert echogenen Supraspinatusansatz (linkes Bild Standardposition I [2]).

Als Nebenbefunde wurden überproportional oft eine Füllung der Bursa subacomialis (Abb. 2 linkes Bild – kurze Pfeile) bzw. ein Bizepssehnenscheidenerguß (BSSE) nachgewiesen (Abb. 2 – Pfeilspitzen). In diesen o. a. Gruppen liegt das Durchschnittsalter (35,7 a) und die Zahl der erhobenen sonographischen und röntgenologischen Nebenbefunde (jeweils ca. 1 pro Patient) deutlich unter jenem des übrigen Patientenkollektiv (Abb. 1).

Pathomorphologische Grundlage *echoarmer* Veränderungen können RM-Defekte [2], degenerative Veränderungen mit Abnahme des Kollagengehaltes [4] und intratendinöse ödematöse Transformationszonen [1, 3] sein. *Echoreichen* Veränderungen liegen eine Änderung der Relation von Faser- und Grundsub-

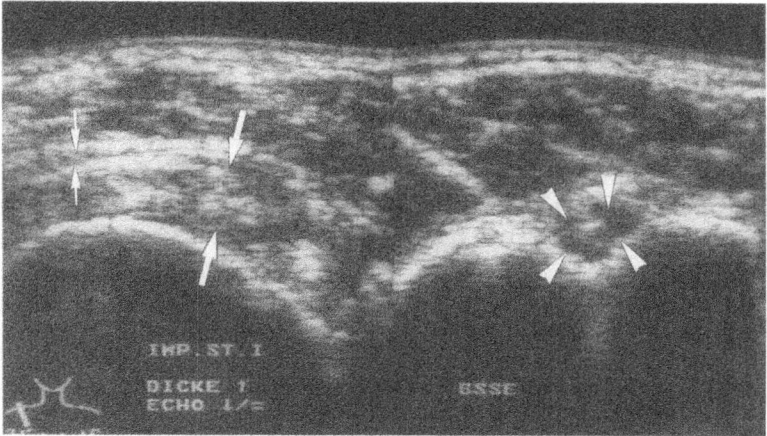

Abb. 2. Verdickter vermindert echogener Supraspinatusansatz (*lange Pfeile*) und Füllung der Bursa subacronialis (*kurze Pfeile*) sowie Bizepssehnenscheidenerguß (*Pfeilspitzen*)

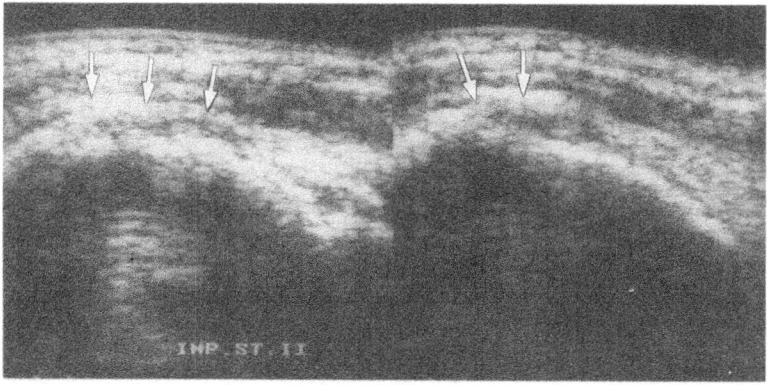

Abb. 3. Inhomogene, verdünnte Sehnenstruktur

stanzanteilen im Rahmen der Sehnendegeneration [3], eine fibrokatilaginäre Metaplasie [5] oder RM-Defekte mit echogener Narbe [2] zugrunde.

Nach Crass [1] sollen bei normaler Sehnendicke echogene Sehnenveränderungen (entsprechend der Untergruppe $E+/D=$) den Übergang vom verdickten, ödematösen IMP-St I ins verdünnte, fibröse IMP-St II bilden.

Beim Patienten in Abb. 3 konnte eine Arthrographie eine komplette Ruptur ausschließen. Die inhomogene, eher hyperechogen veränderte, verdünnte Sehnenstruktur (Pfeile) entspricht dem irreversiblen IMP-St II (Standardposition I und II).

In den von uns ins IMP-St II eingeordneten Patientengruppen ($E+/D-$ und $Ep/D-$) übersteigen die sonographischen und röntgenmorphologischen Zusatzbefunde (jeweils 2–3 pro Patient) und das Durchschnittsalter (54,2 a) die dem IMP-St I zugeordneten Werte beträchtlich (Abb. 1).

Eine arthrographische Korrelation liegt bei 105 Patienten ($=41\%$) vor, wobei in 21 Fällen RM-Rupturen nachweisbar waren (d. h. 8,3% falsch negative Befunde). Eine sonographisch intakte RM wurde in 78% arthrographisch bestätigt. 25/251 Patienten ($=10\%$) haben sich einer Operation unterzogen (meist Sehnennaht oder vordere Acromioplastik), wobei jeweils besonders Patienten mit einer echopathologischen, verdünnten RM des IMP-St II (Untergruppen E+/D− und Ep/D−) betroffen waren. In dieser Gruppe wurden auch die größte Anzahl von RM-Rupturen ($n=17$) verifiziert.

Schlußfolgerung

Obwohl verläßliche Angaben wegen oft fehlender operativer Korrelation nicht vorliegen, scheinen uns doch sonomorphologische Veränderungen in einer symptomatischen Schulter signifikant zu sein:
1. weil die RM als Ursache der Beschwerden bestätigt und
2. weil die Indikation zur frühzeitigen Operation (vordere Acromioplastik) erleichtert wird.

Sonomorphologische Veränderungen, die mit einer diffusen Abnahme der Echogenität und mit einer Zunahme oder gleichbleibenden Dicke der RM einhergehen, ordnen wir ins IMP-St I ein. Im Gegensatz dazu stellen umschriebene, eher echoreiche Strukturveränderungen, die von einer Ausdünnung der RM begleitet werden, Veränderungen des IMP-St II dar.

Literatur

1. Crass JR, Craig EV, Feinberg SB (1988) Clinical significance of sonographic findings in the abnormal but intact rotator cuff: a preliminary report. J Clin Ultrasound 16:625–634
2. Hedtmann A (1988) Sonographie des Schultergelenkes. In: Graf R, Schuler P (Hrsg) Sonographie am Stütz- und Bewegungsapparat bei Erwachsenen und Kindern, edition medizin. VCH Verlagsgesellschaft, Weinheim 53–93
3. Kujat R (1986) Das Impingementsyndrom der Schulter. Unfallchirurg 89:409–417
4. Neer CS (1983) Impingement lesions. Clin Orthop Rel Res 173:70–77
5. Uthhoff HK, Sarkar K, Hammond I (1982) Die Bedeutung der Dichte und der Schärfe der Abgrenzung des Kalkschattens bei der Tendopathia calcificans. Radiologe 22:170–174

Vergleichende sonographische und neurophysiologische Befunde beim idiopathischen Karpaltunnelsyndrom

E. Calleja Cancho*, H. Feistner, H. Milbradt, Th. Münte, U. Kunze

* Med. Hochschule Hannover, Diagnostische Radiologie, Konstanty-Gutschow-Str. 8, D-3000 Hannover 61

Einleitung

Das Karpaltunnelsyndrom, Folge einer chronischen Kompression des N. medianus im Karpaltunnel, ist das häufigste Engpaß-Syndrom peripherer Nerven. Mögliche Ursachen sind Radiusfrakturen, Diabetes mellitus oder die rheumatoide Arthritis. In bis zu 80% der Fälle läßt sich jedoch keine Ursache feststellen. Unsere Untersuchung sollte folgende Fragen beantworten: 1. Finden sich typische sonomorphologische Veränderungen beim idiopathischen KTS (iKTS), und 2. Gibt es eine Korrelation zwischen den sonographischen Veränderungen und einem neurophysiologisch definierten Schweregrad der Erkrankung?

Material und Methode

Die sonographischen Untersuchungen erfolgten mit einem Gerät der Firma Siemens (Sonoline SL2). Es wurde ein 7,5 MHz Linearschallkopf mit Wasservorlaufstrecke verwendet. Die zu untersuchende Hand wurde auf einem Tisch vor dem Sonographeur gelagert, der KT und die Bereiche vom distalen Unterarm bis zu den Fingern in Längs- und Querschnitten dargestellt.

Die elektroneurographischen Messungen wurden mit einem EMG-Gerät der Firma Medelec durchgeführt und schlossen die Bestimmung der sensiblen NLG am Handgelenk, des sensiblen Reizantwortpotentials, der distalen motorischen Latenz auf 7 cm sowie der motorischen Reizantwortamplitude ein.

In einer Vorstudie wurden 32 Hände von 16 gesunden Probanden (Alter: 21–64 J., x̄ = 45 J., weibl. : männl. = 1 : 1) sowie 57 Hände von 30 Pat. mit KTS unterschiedlicher Genese sonographiert (Alter: 28–83 J., x̄ = 55 J., weibl. : männl. = 2 : 1).

Aus dem Vergleich der Befunde beider Kollektive ließen sich 5 sonographische Beurteilungskriterien für das KTS herausarbeiten. Sie betreffen sonomorphologische Veränderungen folgender Strukturen: des N. medianus, der Thenar- und Lumbrikalmuskulatur, der Sehnen und der Sehnenscheiden. Den möglichen Veränderungen wurden je nach ihrer Ausprägung Punktwerte (Tabelle 1) zugeordnet. Durch Addition ließ sich ein als Sono-Score bezeichneter Wert ermitteln, der maximal 12 betragen konnte.

Bei der neurophysiologischen Untersuchung wurde unterschieden zwischen einem sensiblen KTS (Grad 1), einem sensomotorisch-myelinären KTS (Grad 2) und einem sensomotorischen KTS mit axonaler und myelinärer Beteiligung

Tabelle 1. Sonographische Beurteilungskriterien

---

1. Veränderungen des N. medianus
   A) *Form*
         0 – normal
         1 – Abflachung innerhalb des KT
         3 – Pseudoneurom
   B) *Echostruktur*
         0 – normal
         1 – Vergröberte fibrilläre Struktur
2. Veränderungen der Handmuskulatur
   A) *Thenar*
         0 – normal
         1 – Medianus-versorgte Mm. echoreich, kaum volumengemindert
         2 – Medianus-versorgte Mm. echoreich und volumengemindert
         3 – Atrophie sämtlicher Thenarmuskeln
   B) *MM. Lumbricales*
         0 – normal
         1 – Atrophie L I und L II
         2 – Atrophie L I bis L IV
3. Veränderungen der Sehnen
         0 – normal
         1 – verdickt
4. Veränderungen der Sehnenscheiden
         0 – normal
         1 – echoarme Verdickung
         2 – exsudative Tendosynovitis

Tabelle 2. Neurographische Beurteilungskriterien

Grad	Sensibles KTS 1	Sensomot. KTS Myelinär 2	Sensomot. KTS Axonal + myelinär 3
Sensible NLG	↓	↓	↓, Nicht bestimmbar
Sensibles RAP	↓, →	↓	↓, Nicht bestimmbar
DML	→	↑	↑
Motor. RAP	→	→	↓

(Grad 3). Als pathologisch wurden Werte betrachtet, die zwei Standardabweichungen über oder unter den in unserem Labor bestimmten Mittelwerten lagen. Tabelle 2 gibt die neurophysiologischen Kriterien wieder.

In der Hauptstudie wurden 34 Hände von 25 Patienten mit idiopath. KTS im Alter von 25–89 Jahren ($\bar{x} = 53$ J., w:m = 5:1) sonographiert und nach dem Ergebnis der neurophysiologischen Untersuchung in 3 Schweregrade eingeteilt (Grad 1: n = 8, Grad 2: n = 16, Grad 3: n = 10). Die sonographischen und neurophysiologischen Untersuchungen erfolgten unabhängig voneinander durch zwei verschiedene Untersucher. Als Vergleichsgruppe dienten die gesunden Probanden aus der Vorstudie.

Ergebnisse

– Ca. 20% der gesunden Probanden wiesen eine echoarme Verdickung der Beugesehnenscheiden auf, während man bei 88% aller Patienten mit iKTS unabhängig vom Schweregrad entweder echoarm verdickte Sehnenscheiden oder exsudative Tendosynovitiden der Beugesehnen sah. Proliferative Tendosynovitiden fanden sich nicht.

– Als spezifisch für das KTS erwies sich der sonographische Nachweis von Pseudoneuromen, wobei die Häufigkeit mit dem Schweregrad zunahm (Gesunde: 0%, KTS Gr.1: 12,5%, Gr.2: 50%, Gr.3: 70%).

– Eine isolierte Atrophie der vom N. medianus versorgten Handmuskeln trat ebenfalls nur bei den Patienten mit Karpaltunnelsyndrom auf: alleinige Atrophien der Mm. lumbricales I und II (Gesunde: 0%, KTS Gr.1: 12,5%, Gr.2: 18,8%, Gr.3: 50%); Atrophien derjenigen Thenarmuskeln, die vom N. med. versorgt werden (Gesunde: 0%, Gr.1: 12,5%, Gr.2: 35,5%, Gr.3: 40%).

– Atrophien aller Thenar- oder Lumbrikalmuskel fanden sich ausschließlich in den Schweregraden 2 (25%) und 3 (10%). Abbildung 1 zeigt auf der Ordinate die distale motorische Latenz und auf der Abszisse den Sono-Score. Der Spearman-Rang-Korrelationskoeffizient betrug $r = 0,48$ ($p < 0,01$).

In ähnlicher Weise wurde die Beziehung des Sono-Scores zu der sensiblen NLG analysiert. Der Korrelationskoeffizient betrug $r = 0,41$ ($p < 0,025$).

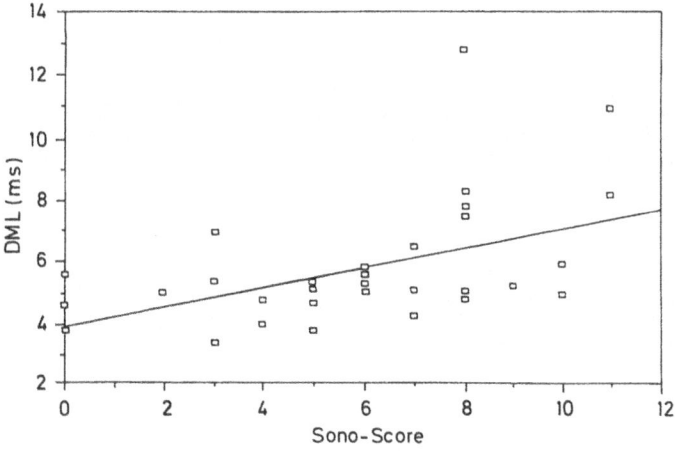

Abb. 1. Beziehung des Sono-Scores zur distalen motorischen Latenz

Diskussion

Sonographisch ließen sich beim idiopathischen Karpaltunnelsyndrom in der Mehrzahl der Fälle ödematöse und exsudative Sehnenscheidenveränderungen darstellen, die in geringerer Ausprägung allerdings auch bei einem Teil der gesunden Probanden nachweisbar waren. Dieses Ergebnis stimmt gut mit den Resulta-

ten von Wilhelm et al. überein, die bei 133 Pat. mit KTS intraoperativ Gewebs-
proben der Sehnenscheiden entnahmen und histologisch untersuchen ließen. Sie
fanden in 90% der Fälle ein Ödem. Phalen, der die größte Anzahl von Fällen
operierter KTS veröffentlicht hat, fand intraoperativ in 86% der Hände eine Tenosynovitis, in 67% eine Verdünnung des N. medianus im KT, in 51% eine The-
naratrophie und in 33% Pseudoneurome. Die Ergebnisse unserer Studie können
als weiterer Hinweis dafür gewertet werden, daß die Ursache des iKTS eine ver-
mehrte Flüssigkeitsansammlung im Bereich des Sehnenscheidengewebes ist, die
durch Druckerhöhung im Karpaltunnel zu einer Schädigung des Nerven führt.
Die Pseudoneurombildung sowie das alleinige Atrophieren der Mm. Lumbrika-
les I u. II und der vom N. med. versorgten Thenarmuskeln ist Folge der Druck-
schädigung des Nerven und nach unseren Ergebnissen beweisend für das Vorliegen eines Karpaltunnelsyndroms. Die Veränderungen sind allerdings nicht bei allen Patienten nachweisbar. Im fortgeschrittenen Stadium kann eine nicht mehr
spezifische allgemeine Handmuskelatrophie auftreten.

Literatur

Calleja Cancho E, Schawe-Calleja Canco M, Milbradt H, Galanski M (1989) Sonoanato-
    mie und Untersuchungstechnik des normalen Karpaltunnels und des dist. Nervus me-
    dianus. RÖFO 151:414–418
Fornage BD, Schernberg FL, Rifkin MD (1985) Ultrasound examination of the hand. Ra-
    diology 155:785–788
Fornage BD, Schernberg FL, Rifkin MD (1986) Ultrasound examination of the hand. Ra-
    diology 160:853–854
Phalen GS (1966) The carpale tunnel syndrome-seventeen years' experience in diagnosis
    and treatment of six hundred fifty four hands. J Bone Joint Surg (Am) 48:211–228
Wilhelm K, Feldmeier Ch, Briegel J, Meister P (1982) Genese des Karpaltunnelsyndroms.
    Münch Med. Wochenschr. 124:661–662

Myosonographie in der Diagnostik generalisierter neuromuskulärer Krankheiten

C. D. Reimers*, R. Diepers, Th. N. Witt, P. Lehnert, D. E. Pongratz

* Friedrich-Baur-Institut, Med. Klinik Innenstadt, Ziemssenstr. 1A,
D-8000 München 2

Die Sonographie der Skelettmuskulatur hat sich seit ihrer Einführung in die Myologie im Jahre 1979 durch die Forschergruppen um Kramer [1] und Young [3] erst in wenigen Kliniken als Routineverfahren durchgesetzt.

Wir berichten im folgenden über die eigenen Erfahrungen mit der Myosonographie bei generalisierten neuromuskulären Erkrankungen.

Patienten und Methodik

Seit November 1985 wurden 409 Patienten im Alter von 1 bis 81 Jahren mit gesicherten generalisierten neuromuskulären Erkrankungen myosonographisch untersucht.

Die Untersuchungen wurden mit einem kommerziellen elektronischen 3,75- und 5-MHz-Linear-Parallel-Scanner (Toshiba SSA 90-A) im Real-time-Verfahren durchgeführt (Einzelheiten siehe bei Reimers et al. [2]).

Ergebnisse

Die Myosonographie eignet sich zur Erfassung von Muskelaplasien, -atrophien und -hypertrophien sowie zum Nachweis mesenchymaler Umbauvorgänge im Muskel (Fibrose, Lipomatose), muskulärer Spontanaktivität (v. a. von Faszikulationen) sowie subkutaner und intramuskulärer Verkalkungen.

Die Erfassung der genannten Anomalien ermöglicht eine Aussage über das Ausmaß und die Ausdehnung neuromuskulärer Erkrankungen. Damit bietet sich die Myosonographie zur Vorbereitung einer gezielten elektromyographischen Untersuchung und als Hilfe bei der Suche der optimalen Biopsiestelle an. Durch eine quantitative Erfassung der Befunde wird auch die Dokumentation des Krankheitsverlaufes möglich. Schließlich können durch den Nachweis des Ausmaßes der sonographischen Auffälligkeiten und deren krankheitstypischer Verteilungsmuster differentialdiagnostische Aussagen getroffen werden. So finden sich bei primären Myopathien i. allg. geringere Atrophien und höhere Echointensitäten als bei neuropathischen Prozessen mit vergleichbaren Paresen. Ausnahmen bilden schleichend verlaufende Myositiden bei alten Patienten (Abb. 1) und manche kongenitale Muskeldystrophien, die ebenfalls zu sehr ausgeprägten Muskelatrophien führen können. Generalisierte Muskelhypertrophien ohne (wesentliche) mesenchymale Umbauvorgänge hingegen finden sich bei der

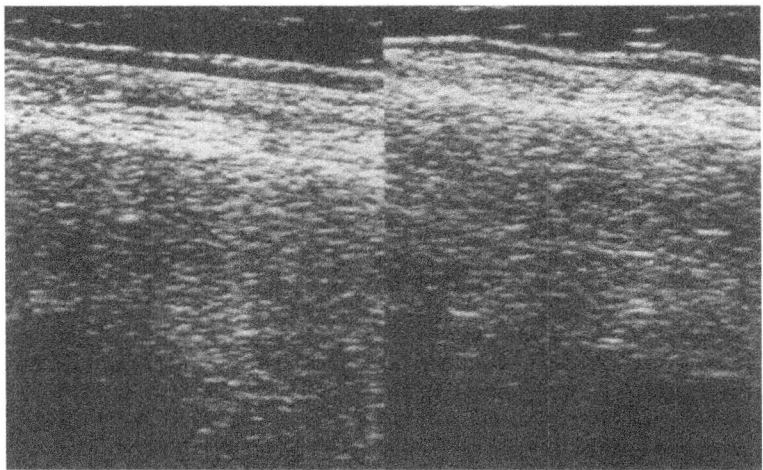

Abb. 1. Einschlußkörpermyositis bei 81jähriger Patientin – Längsschnitt der Mm. rectus femoris und vastus intermedius beidseits: Hochgradige Atrophien (Durchmesser 7–11 mm) und erhöhte Echointensitäten der Muskeln, Faszie zwischen den beiden Muskeln kaum erkennbar, echoreicher Femurschatten

Myotonia congenita und den Glykogenosen Typ III und V. (Pseudo-)Hypertrophien der Waden kommen v. a. vei den X-chromosomal rezessiv erblichen Muskeldystrophien, gelegentlich bei den autosomal rezessiv erblichen Gliedergürteldystrophien vor.

Asymmetrische Veränderungen sind häufig bei der fazioskapulohumeralen Muskeldystrophie, den spinalen Muskelatrophien und bei Defektzuständen nach Poliomyelitis. Sie finden sich auch bei den anderen Erkrankungen, sofern, etwa nach einer Fraktur, zusätzlich eine einseitige Inaktivitätsatrophien vorliegt. Fokale Veränderungen in einzelnen Muskeln gibt es hin und wieder bei Myositiden.

Bei den autosomal rezessiven Gliedergürteldystrophien, der Dystrophia myotonica, der Central core-Krankheit, der Dystrophia myotonica und bei Inaktivitätsatrophien sind die Veränderungen in den Mm. vasti meist deutlicher als im M. rectus femoris. Umgekehrt ist es oft bei der fazioskapulohumeralen und den X-chromosomal rezessiven Muskeldystrophien. Die ischiokruralen Muskeln zeigen bei den autosomal rezessiven Gliedergürteldystrophien und der Glykogenose Typ II in Frühstadien erhöhte Echointensitäten, bei der Dystrophia myotonica und Myositiden erst spät. Der M. sartorius ist bei der sog. Ophthalmoplegia plus, der Dystrophia myotonica, Polymyositiden und der fazioskapulohumeralen Muskeldystrophie oft schon frühzeitig atrophisch und echoreich, wohingegen er bei den X-chromosomal rezessiven Muskeldystrophien und den autosomal rezessiven Gliedergürteldystrophien auch in späten Krankheitsstadien verschont oder gar hypertrophisch ist. Faszikulationen lassen sich – z. T. sensitiver als mit der klinischen Untersuchung – bei spinalen Muskelatrophien, den hereditären motorisch-sensiblen Neuropathien und nach Poliomyelitis nachweisen. Subkutane und intramuskuläre Verkalkungen finden sich bei der Dermatomyositis im Kindesalter, Muskelverkalkungen bei der „Myositis" ossificans.

Schlußfolgerung

Die Myosonographie eignet sich zur Vorbereitung einer gezielten elektromyographischen Untersuchung, zur Suche der optimalen Biopsiestelle und zur Verlaufsdokumentation. Sie liefert zudem differentialdiagnostische Hinweise bei generalisierten neuromuskulären Erkrankungen.

Literatur

1. Kramer FL, Kurtz AB, Rubin C, Goldberg B (1979) Ultrasound Appearance of Myositis Ossificans. Skeletal Radiol 4:19–20
2. Reimers CD, Naegele M, Fenzl G, Witt ThN, Müller W, Reimers K, Mautner D, Pongratz DE (1988) Bildgebende Verfahren an der Skelettmuskulatur bei generalisierten neuromuskulären Erkrankungen. psycho 14:665–679
3. Young A, Hughes I, Russell P, Parker MJ (1979) Measurement of quadriceps muscle wasting. Ann Rheum Dis 38:571

Diagnose der Achillodynie: Ein klinisch-bildgebendes Konzept

F. M. Kainberger*, A. Engel, V. Fialka, Ch. Wurnig, A. Neuhold, D. Pölzleitner

* II. Med. Univ. Klinik, Abt. f. diagn. Radiologie, Garnisongasse 13,
A-1090 Wien

Abstrakt

Das klinische Symptom „Achillodynie" subsummiert eine Reihe von unterschiedlichen pathologischen Entitäten, deren Differenzierung und Graduierung mit moderner bildgebender Weichteildiagnostik exakt spezifizierbar ist.

Anhand der Untersuchung und retrospektiven Auswertung der Befunde von 214 Patienten wurde ein Klassifikationssystem, basierend auf klinischen und bildgebenden Kriterien, aufgestellt. Die Korrelation erfolgte mit der endgültigen klinischen Diagnose (inklusive Verlaufsuntersuchungen im Abstand von 1–17 Monaten) und dem operativen Befund (18 Patienten).

Nach topographischen und pathogenetischen Kriterien wird zwischen Sehnenüberlastungsschaden, Enthesopathie und (metabolischer oder entzündlicher) Systemerkrankung unterschieden. Überlastungsschäden werden nach ihrem Schweregrad klassifiziert in: Grad I (Tenalgie), Grad IIA (akute oder subakute Tendinitis) und IIB (mit Peritendinitis), Grad III (chronisch) mit erhöhtem Rupturrisiko und Grad IV (partielle oder komplette Ruptur).

Verglichen mit bisherigen (rein auf der klinischen Untersuchung basierenden) Klassifizierungen ist mit dem vorgestellten Algorithmus, in dem die Sonographie eine zentrale Stellung einnimmt, eine sehr exakte Graduierung in Hinblick auf die Prognose und in Bezug auf spezifische konservative bzw. operative Therapiemodalitäten möglich.

Das klinische Symptom „Achillodynie" subsummiert eine Reihe von unterschiedlichen pathologischen Entitäten, wobei mechanisch bedingte Überlastungsschäden aufgrund unphysiologischer sportlicher Aktivitäten zahlenmäßig weit vor metabolischen oder entzündlichen Systemerkrankungen stehen [1].

Während frische komplette Sehnenrisse der Achillessehne klinisch einfach erkennbar sind, sinkt die Sensitivität bei alten oder inkompletten Rupturen auf 0,7–0,8, was zu einer signifikanten Verschlechterung der Therapieergebnisse führt [2]. Im folgenden soll die Wertigkeit der Computersonographie bei der Schweregradbestimmung abnormer Sehen- und Sehnengleitgewebsveränderungen definiert werden.

Patientengut und Methodik

Von 214 Patienten (156 männl., 68 weibl., 13–82 Jahre, Durchschnittsalter 47,6) mit Achillodynie, bei denen eine Ruptur und eine isolierte Enthesiopathie (hinterer Fersenbeinsporn) zuvor klinisch ausgeschlossen worden waren, wurden die sonographischen und klinischen Befunde 4 Schweregraden zugeordnet Zur statistischen Auswertung, inwieweit Unterschiede der beiden Diagnosesysteme bestehen, wurde der Fisher-exact-Probability-Test herangezogen.

Die US-Untersuchung erfolgte mit hochauflösenden Real-time Geräten (Acuson 128, UM-8 ATL), wobei folgende Gradeinteilung zur Anwendung kam: (1) unauffälliger Befund, (2) fokale Strukturalteration (<1 cm) oder Sehnenschwellung (6–8 mm im Transversalschnitt), (3) ausgedehnte Sehnenstrukturalteration und -verdickung mit peritendinösen Veränderungen, (4) Sehnenrupturen (inkl. operativ oder konservativ versorgter rupturierter Sehnen).

Die klinischen Schweregrade wurden als (1) Beschwerden kürzer als 8 Wochen, klinisch-physikal. Untersuchung negativ, (2) rezidivierende Beschwerden und/oder umschriebene oder ödematös-diffuse Schwellung, (3) ausgedehnte Schwellungen an Sehne und/oder Sehnenleitgewebe oder (4) Ruptur definiert.

Ergebnisse

Die Resultate (Tabelle 1) zeigen eine signifikante Korrelation ($P = 0,0001$), wobei die Streuung der Grad-2-Zuordnungen am größten ist. Die folgende Symptomenanalyse zeigt eine besonders hohe Sensitivität der Sonographie in der Diagnose intratendinöser Veränderungen, während Abnormitäten des Sehnengleitgewebes Domäne der klinischen Untersuchung sind.

Tabelle 1. Kontingenztafel mit den Resultaten der klinischen und sonographischen Graduierung der Achillodynie

Klinik Sono	1	2	3	4	Gesamt
1	24	14	0	1	39
2	39	47	13	2	101
3	0	10	41	8	59
4	0	0	8	7	15
Gesamt	63	71	62	18	214

Nach topographischen und pathogenetischen Kriterien wurde zwischen Sehnenüberlastungsschaden, Enthesopathie und (metabolischer oder entzündlicher) Systemerkrankung unterschieden. Bei Überlastungsschäden ließen sich folgende typische Symptomkonstellationen beschreiben:

Grad I – Tenalgie (24 Patienten)

Klinisch-physikalischer und US-Befund waren negativ. Die Beschwerdedauer betrug zwischen 3 und 8 Wochen, eine Kontrolluntersuchung nach Therapieende zeigte Beschwerdefreiheit.

Grad II – geringgradige Formen einer Tendinitis und/oder Peritendinitis

(a) Fokale Tendinitis: umschriebene echoarme Strukturalterationen (von 3 bis 11 mm Größe) fanden sich charakteristischerweise im Bereich der ventromedialen Sehnenbündel etwa 2–5 cm proximal der hinteren Calcaneusoberkante. Eine begleitende umgebende Flüssigkeitslamelle wies auf eine akute Peritendinitis hin. War die Entzündungsreaktion des Gleitgewebes minimal, lag immer ein negativer klinisch-physikalischer Befund vor. (b) Bursitis: Abnorm flüssigkeitsgefüllte Schleimbeutel waren nur bei 4 Patienten nachweisbar, bei 7 Patienten fanden sich echoarme Strukturstörungen an den benachbarten Sehnenfasern als indirektes US-Symptom. (c) Diffus-ödematöse Peritendinitis: die US-Untersuchung verlief in allen Fällen negativ, obwohl der klinisch-physikalische Befund eindeutig war.

Grad III – ausgedehnte Tendinitis und Peritendinitis

Verdickungen großer Teile der Sehne und ihres Gleitgewebes waren sowohl sonographisch als auch klinisch erkennbar.

Grad IV – Ruptur

8 mal konnte sonographisch eine klinisch nicht erkannte Ruptur diagnostiziert werden, 2 davon bestanden bereits längere Zeit, waren daher nicht operativ versorgt und zeigten ein charakeristisches manschettenförmig den Sehnenschlauch umgebendes Granulationsgewebe. 8 weitere Patienten kamen mit vor Monaten oder Jahren operativ versorgten Rupturen zur Untersuchung, die von Grad-III-Veränderungen nicht mehr unterscheidbar waren.

Diskussion

Sowohl experimentelle als auch klinisch-physiologische Untersuchungen belegen die hohe Streßstabilität der Achillessehne (Reißfestigkeit von 4,3–9,12 kN) [1]. Risse entstehen fast ausschließlich in vorgeschädigtem Sehnengewebe, sodaß einer suffizienten nichtinvasiven Faserstrukturanalyse zur Minderung des Rupturrisikos in Hinblick auf die hohe Prävalenz sportbedingter Sehnenschäden große Bedeutung zukommt. Der klinische Begriff „Achillodynie" subsummiert zumindest fünf verschiedene morphologische Entitäten, für die unterschiedliche therapeutische Angriffspunkte und spezifische sportmedizinische Trainingsprogramme bekannt sind [1].

Eine Reihe von Studien (Tabelle 2) – wenngleich einige an kleinen Patientenkollektiven durchgeführt – belegt die hohe Sensitivität der Sonographie in der Erkennung von Schädigungen der Achillessehne. Physikalische Basis dafür ist die „akustische Faseranisotropie", nach der gerichtete Gewebsstrukturen wie Kollagenfaserbündel ein dem Reflexionsgesetz folgendes Rückstreuungsmuster aufweisen [3]. Durch den Einsatz der Computersonographie mit hochauflösenden

Tabelle 2. US-Ergebnisse bei Achillodynie – Literaturübersicht. Die meisten Angaben beziehen sich auf die Sensitivität. Die unterschiedlichen Häufigkeitsangaben des Nachweises von Rupturen beruhen auf differenten Studiendesigns (+ positive Befunde, – nicht erhobene Daten)

Studie		n	Ruptur	Sehnenschaden		Gleitgewebsschaden
				Sehnen-schwellung	Struktur-störung	
Mayer et al.	(1984)	16	62,5%	–	–	–
Fornage	(1986)	67	13,4%	41,8%	41,8%	–
Blei et al.	(1986)	23	+	+	+	+
Mafulli et al.	(1987)	47	–		51,0%	40,0%
Laine et al.	(1987)	38	36,8%	–	13,2%	71,1%
Milbradt et al.	(1988)	86	30,2%	+	+	+
Mathieson et al.	(1988)	20	15,0%	15,0%	15,0%	35,0%
Merk	(1989)	91	13,2%		22,0%	35,2%
Eig. Ergebnisse	(1989)	97	15,1%	45,3%	41,5%	47,2%

Schallköpfen und einer hochentwickelten Signalverarbeitungselektronik gelingt auch die Darstellung minutiöser Faserdegenerationen, welche nach unserer Ansicht mechanisch geschädigten demaskierten hydrophoben Kollagenfaserbündeln mit wasserreicher Interzellularsubstanz entsprechen. Das sonographische Erscheinungsbild der peritendinösen Gewebstextur wird von interindividuell unterschiedlichen Bindegewebselementen beeinflußt, weshalb Abnormitäten des Sehnengleitgewebes nur bei größerer Ausdehnung erkennbar werden. Die niedrige Sensitivität bei peritendinösen Veränderungen ist der gravierendste Nachteil dieses bildgebenden Verfahrens; zur kompletten Abklärung einer Achillodynie ist daher eine kombinierte klinisch-sonographische Untersuchung zu fordern.

Im Gegensatz zu bisher bekannten rein klinischen oder pathoanatomischen Einteilungen [1, 3] kann der Schweregrad der Achillodynie unter Zuhilfenahme des Ultraschallbefundes exakter bestimmt werden. So sind morphologische Schäden mit größerer Sicherheit differenzierbar von rein funktionellen Beschwerden (Tenalgie), die in unserem Krankengut 11,2% ausmachten und deren Häufigkeit in der Literatur mit 14,5–40% angegeben wird [4, 5]. Auch alte oder inkomplette Sehnenrupturen entgehen weniger häufig dem Nachweis und chronische, klinisch kaum auffällige Faserdegenerationen mit höherem Rupturrisiko sind in ihrem Ausmaß besser feststellbar.

Im Gegensatz zur bisher eingesetzten (Weichstrahl- bzw. Xeroradiographie) Verfahren steht mit der Computersonographie eine bildgebende Methode zur Verfügung, die aufgrund ihrer hohen räumlichen Auflösung und ihrer relativ raschen und kostengünstigen Verfügbarkeit eine sensitivere Diagnostik und eine exaktere Indikationsstellung zu den einzelnen Therapiemodalitäten gestattet.

Literatur

1. Schoenbauer HR (1986) Diseases of the Achilles tendon. Wien Klin Wochenschr (Suppl 168) 98:1–47
2. Denstad TF, Rooas A (1979) Surgical treatment of partial Achilles tendon rupture. Am J Sports Med 7:15–17
3 Dussik KT, Fritch DJ, Kyriazidou M, Sear RS (1958) Measurements of articular tissues with ultrasound. Am J Phys Med 37:160–165
4. Puddu G, Ippolito E, Postacchini F (1976) A classification of Achilles tendon disease. Am J Sports Med 4:145–149
5. Maffulli N, Regine R, Angelillo M, Capasso G, Filice S (1987) Ultrasound diagnosis of Achilles tendon pathology in runners. Br J Sports Med 21:158–162
6. Mathieson JR, Connell DG, Cooperberg PL, Lloyd-Smith DR (1988) Sonography of the Achilles tendon and adjacent bursae. AJR 151:127–131

Sonographische Diagnostik nach traumatischer Schulterluxation

J. Hinzmann

Orthopädische Universitätsklinik und Poliklinik Hamburg-Eppendorf,
Martinistr. 52, D-2000 Hamburg 20

Bei der Schulterluxation handelt es sich mit einer Inzidenz von etwa 1,5% zwischen dem 18. und 70. Lebensjahr um die häufigste traumatische Luxation überhaupt Davon betroffen sind in der Mehrzahl sportliche aktive Patienten zwischen dem 20. und 40. Lebensjahr. Zahlenmäßig im Vordergrund stehen neben den Alterationen der Rotatorenmanschette die Humeruskopfimpression im Sinne des Hill-Sachs-Defektes und der Abriß des labrum glenoidale im Sinne der Bankart-Läsion, die zu weiteren Luxationen prädisponieren und zum klinischen Bild der „habituellen Schulterluxation" führen können. Somit ist die Erkennung und Rekonstruktion verletzter Strukturen von zentraler therapeutischer und prognostischer Bedeutung. Die bisherigen diagnostischen Verfahren bezüglich dieser Verletzungen waren entweder invasiv oder strahlenbelastend. Mit der Sonographie steht nun ein Diagnostikum zur Verfügung, das bei großer Aussagekraft keinerlei Belastung für den Patienten darstellt.

Zur Beurteilung sind bei der dynamischen Schultergelenkuntersuchung neben den Positionen I und II nach Hedtmann drei weitere Schallkopfpositionen erforderlich.

Zur Darstellung des ventralen und ventro-kaudalen Glenoidrandes wird der Schallkopf transversal unter der Clavicula positioniert. Dabei muß der nicht sagittalen Ausrichtung der cavitas glenoidalis durch leichtes Verkippen des Schallkopfes Rechnung getragen werden (Abb. 1). Zur Beurteilung des caudalen Pfannenrandes ist eine axilläre Schallkopfposition erforderlich. Die Darstellung des

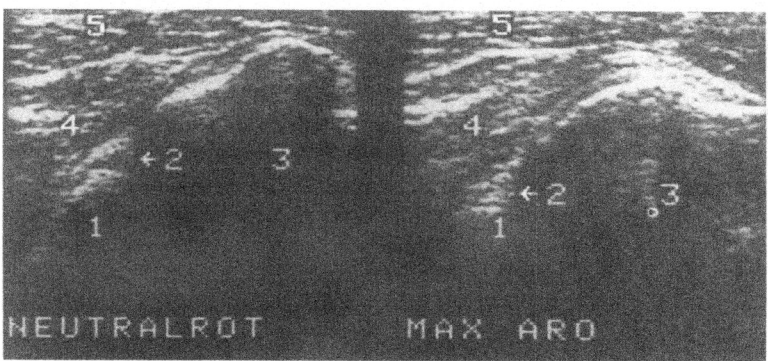

Abb. 1. Darstellung des Glenoidrandes. *1* Glenoid; *2* labrum glenoidale; *3* Humerus; *4* subscapularis; *5* deltoideus

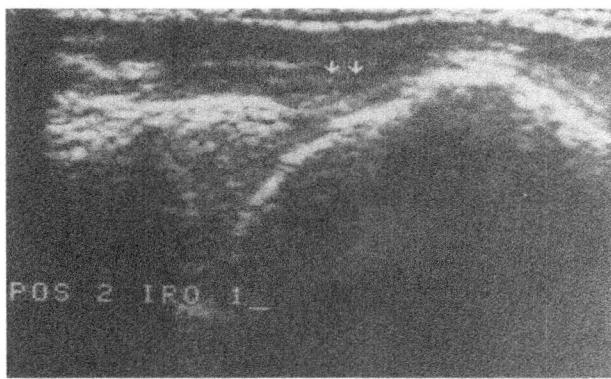

Abb. 2. Rotatorenman-
schettenruptur mit ansatz-
naher Konturinversion.
Schallkopfposition 2 nach
Hedtmann

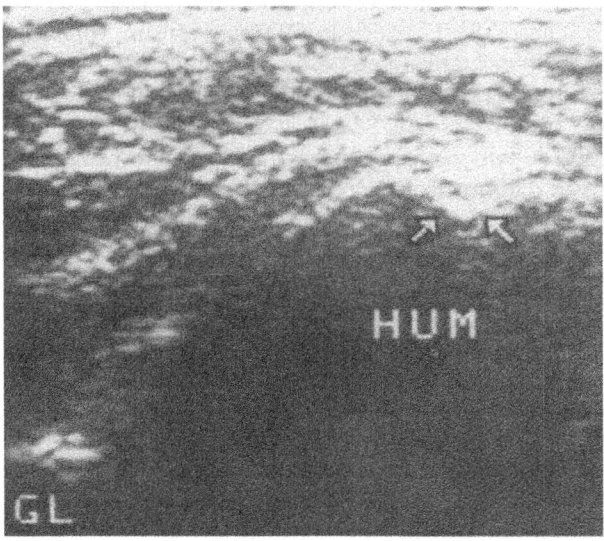

Abb. 3. Humeruskopfimpression im dorsalen
Transversalschnitt

dorsalen Limbus und der dorso-cranialen Humeruskopfkontur muß eine dorsal-
transversale Schallkopfpositionierung erfolgen. Ein evtl. vorhandener Hill-
Sachs-Defekt muß gegen das collum anatomicum des Humerus abgegrenzt werden.

Rotatorenmanschettenrupturen im Rahmen einer traumatischen Schulterluxation geben sich durch Abbruch der Reifstruktur, eine Konturinversion oder eine Stufenbildung innerhalb der Reifstruktur zu erkennen (Abb. 2) und sind im
coraco-acromialen Fenster gut darstellbar. Die sonographische Diagnose einer
Bankart-Läsion erfordert analog zur Meniskusdiagnostik durch das Vorhandensein eines pathologischen Grenzflächenreflexes. Eine Arthrographie erübrigt sich
in vielen Fällen.

Der Hill-Sachs-Defekt stellt sich als pathologische Konkavität des Humerus-
kopfes dar (Abb. 3). Röntgen-Spezialaufnahmen wie die Aufnahmetechnik nach
Hermodsson, sind bei der Frage nach einer Humeruskopfimpression entbehrlich.

Abschließend wird festgestellt, daß die frühzeitige Sonographie des Schulter-gelenkes nach traumatischer Schulterluxation ein unverzichtbarer Teil der Diagnostik und Therapieplanung sein sollte.

Literatur

1. Hedtmann A, Fett H (1981) Atlas und Lehrbuch der Schultersonographie. Ferdinand-Enke-Verlag, Stuttgart
2. Hinzmann J, Behrend R, Heise U (1988) Sonographische Beurteilung typischer Läsionen bei der Schulterluxation. Z Orthop 126:570–573

Das Supinationstrauma des oberen Sprunggelenkes – Sonographische Kriterien im Vergleich zu den gehaltenen Aufnahmen

M. Steinhoff*, H. Tschakert, B. Grün

* Knappschaftskrankenhaus Bardenberg, Abteilung Radiologie,
Dr.-Hans-Böckler-Platz, D-5102 Würselen

Zusammenfassung

Bei 70 Patienten mit stattgehabten Supinationstrauma des oberen Sprunggelenkes wurde neben den gehaltenen Aufnahmen zusätzlich eine dynamische Sprunggelenkssonographie durchgeführt. Unter Einsatz eines 7,5-MHz- und eines 5-MHz-Schallkopfes konnte die diagnostische Aussagefähigkeit des Verfahrens belegt werden. Das Ausmaß der fibularen Bandläsion korreliert mit dem sonographisch erfassbaren Abstand zwischen der Fibulaspitze und dem Prozessus lateralis tali.

Einleitung

Die fibuläre Kapsel-Band-Läsion bereitet sowohl bezüglich der verschiedenen Behandlunsstrategien als auch in der Diagnostik häufig Schwierigkeiten. So stimmen teilweise die gemessenen Aufklappwinkel der gehaltenen Röntgenaufnahmen nicht mit dem klinischen Befund überein. Ursache der falsch negativen Befunde waren zumeist eine nicht ausreichende oder zuweilen auch falsch plazierte Belastung im Scheuba-Gerät (Telos) sowie die Abwehrspannung des Patienten. Teilweise werden gehaltene Aufnahmen auch wegen zu starker Schmerzhaftigkeit abgelehnt. Um alternativ nicht auf die gehaltenen Aufnahmen nach Leitungsanästhesie des Nervus peroneus oder sogar auf die Sprunggelenksarthrographie zurückgreifen zu müssen, wurde der Aussagewert der Sonographie in der Diagnostik der fibularen Bandläsion überprüft.

Methodik

70 Patienten (mittleres Alter 25,1 Jahre, 32 weibliche und 38 männliche Patienten) mit vorangegangenem Supinationstrauma (Zeitspanne zwischen Verletzung und der Untersuchung maximal 24 Std.) wurden zunächst mit der dynamischen Sonographie untersucht, nachdem zuvor mit einer Röntgenübersichtsaufnahme eine Fraktur ausgeschlossen worden war. Beide Sprunggelenke des Patienten wurden entweder mit einem 7,5-MHz- oder einem 5-MHz-Schallkopf vergleichend in einem Längsschnitt über dem Außenknöchel dargestellt. Dabei wurde der Abstand zwischen der Fibulaspitze und dem Prozessus lateralis tali gemessen und dokumentiert (Abb. 1). Die Patienten befanden sich in Bauchlage und die

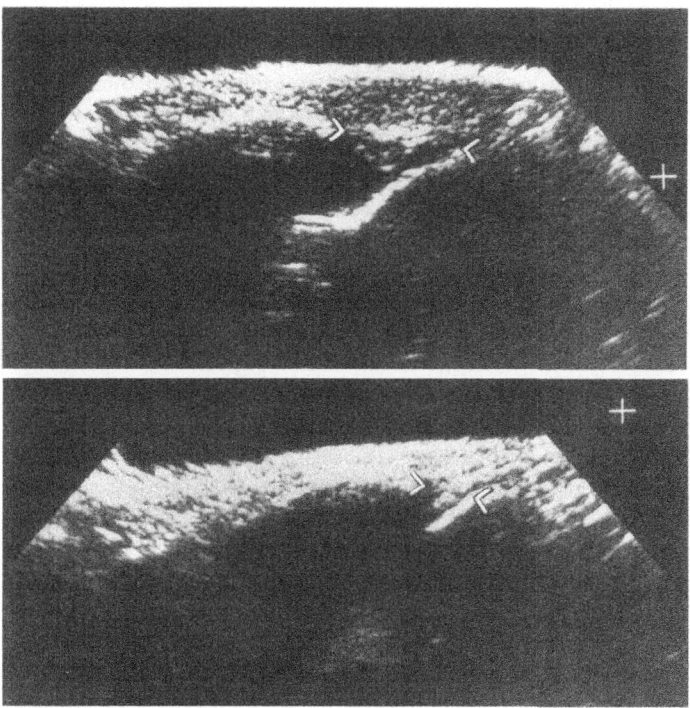

Abb. 1. Patient 16 Jahre, männlich. Sonogramm beider Sprunggelenke. *Oben*: rechts, Distanz 16 mm. *Unten*: links, 6 mm

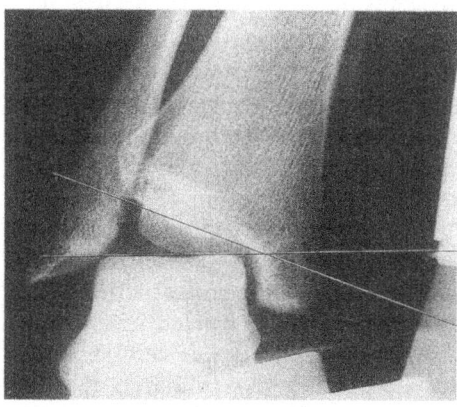

Abb. 2. Patient wie Abb. 1. Gehaltene Aufnahme des rechten Sprunggelenkes mit einer Aufklappbarkeit von 20°

freie Hand des Untersuchers klappte das jeweilige Sprunggelenk auf, während die andere Hand den Schallkopf führte. Anschließend wurden die gehaltenen Aufnahmen mit Hilfe des Scheuba-Gerätes (Telos) bei einer Belastung mit 15kp angefertigt und durch einen zweiten Untersucher ausgewertet (Abb. 2). Die Ergebnisse beider Untersuchungsverfahren wurden abschließend mit den klinischen/operativen Befunden verglichen.

Ergebnisse

Aufgrund der Erfahrungswerte, die sich aus der Studie ergaben, wurden Normwerte für die sonographisch bestimmbare Distanz zwischen dem Prozessus lateralis tali und der Fibulaspitze erarbeitet. So gilt ein Abstand von 3–7 mm als Normbereich. Beträgt die meßbare Aufweitung zwischen 8–11 mm, so ist von einer Teilruptur oder chronischen Überdehnung auszugehen. Die Seitendifferenz sollte in diesem Fall 4 mm oder mehr betragen. Eine ausgedehnte Ruptur ist bei einem Abstand von 12–15 mm anzunehmen; die Seitendifferenz sollte hierbei 7 mm oder mehr betragen. Distanzen über 16 mm deuten auf eine komplette Bandruptur hin; der Talus ist in diesen Fällen häufig subluxiert.

Von 26 klinisch vermuteten ausgedehnten Rupturen konnten 25 (96%) durch die Sonographie verifiziert werden (operativ bestätigt). Die gehaltenen Aufnahmen zeigten diesen Befund bei 20 Patienten (77%). Bei 24 Patienten wurde mit der dynamischen Sonographie ein Teilriß bzw. eine ausgeprägte Überdehnung im Sinne einer Bandlaxizität diagnostiziert. Ein gleichartiger Befund ließ sich mit Hilfe der gehaltenen Aufnahmen in 16 Fällen erheben. Klinisch war eine Teilruptur in 20 Fällen erwartet worden.

Diskussion

Die dynamische Sprunggelenksonographie erreicht in der Diagnostik der fibularen Band-Läsion eine hohe Sensitivität und Treffsicherheit. Sie vermag das Ausmaß der Verletzung gut darzustellen und erlaubt darüber hinaus auch noch differentialdiagnostische Aussagen bezüglich der Fragestellung der Bandlaxizität. Den gehaltenen Aufnahmen ist sie zumindest ebenbürtig, in einigen Fällen aber auch überlegen. So liegen ihre besonderen Einsatzmöglichkeiten gerade da, wo der Aussagefähigkeit der gehaltenen Aufnahmen Grenzen gesetzt werden. Dies gilt z. B. bei unzureichender oder fehlerhafter Belastung des oberen Sprunggelenkes im Scheuba-Gerät, bei technisch nicht einwandfreien Aufnahmen, bei allen Patienten, die die Aufnahmen ohnehin wegen Schmerzhaftigkeit verweigern, bei allen Patienten mit ausgedehnten Weichteilhämatomen, die ein Einspannen in das Gerät unmöglich machen, bei noch jugendlichen Patienten mit offenen Wachstumsfugen und grundsätzlich bei allen auftretenden Diskrepanzen zwischen dem klinischen Befund und dem Ergebnis der gehaltenen Aufnahmen. Zudem wird die Untersuchung von den Patienten subjektiv als ungleich angenehmer als die gehaltenen Aufnahmen empfunden. Ein wachsender Stellenwert der dynamischen Sprunggelenkssonographie in der Diagnostik der fibularen Kapsel-Band-Läsion ist daher in der Zukunft zu erwarten.

Y. Higashi, Fukuoka University;
A. Mizushima, Kyushu University, Fukuoka;
H. Matsumoto, Okinawa, Japan

Introduction to Abdominal Ultrasonography

1990. Approx. 220 pp. 470 figs. Softcover DM 78,–
ISBN 3-540-51889-4

This book is designed specifically for residents in diagnostic radiology and those just beginning to undertake ultrasound diagnosis. Several features distinguish it from the monographs on ultrasound imaging of the abdomen that are already available. The clinical chapters begin with a detailed anatomical description of the organ or system. The most common diseases of the upper abdomen are presented, with each entity completely presented on two facing pages. The clinical discussions are brief and clear; the high-quality ultrasonograms are accompanied by schematic drawings and body marks for orientation and better understanding. A variety of different probes are presented: linear, sector, convex and contact compound. Particularly difficult imaging, for example the tubular structures of the liver, is supplemented with color illustrations to portray the three-dimensional quality of the actual examination.

The book also includes short chapters on basic physics, equipment, scanning technique and a question and answer section at the end.

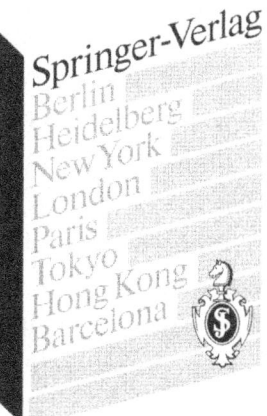

Springer-Verlag
Berlin
Heidelberg
New York
London
Paris
Tokyo
Hong Kong
Barcelona

Prices are subject to change without notice.

G. Feifel, U. Hildebrandt, University of Homburg;
N. I. McC. Mortensen, University of Oxford (Eds.)

Endosonography in Gastroenterology, Gynecology and Urology

Foreword by S. M. Goldberg

With contributions by numerous experts

1990. XI, 220 pp. 349 figs. 19 tabs.
Hardcover DM 248,– ISBN 3-540-50503-2

This book covers the subject of endosonography in all its aspects:
historical development, physical principles, and clinical application.
In the first section, the development of endosonographic technique
is traced. The pioneer of endoluminal ultrasound outlines methods
from radar technology up to the first prototype of a flexible endo-
sonic probe. The initial attempts in tissue characterization via ultrasound are described.

The second section gives an overview on
the application of endosonography, with
emphasis on oncology. The chapters on
gastroenterology cover the malignancy,
resectability and lymph node involvement
of lesions in the upper GI tract (esophagus,
stomach, duodenum, pancreas, liver and
the biliary system) as well as assessment of
benign and malignant lesions in the lower
GI tract.

This book is a valuable contribution to the
advancement of endosonography.

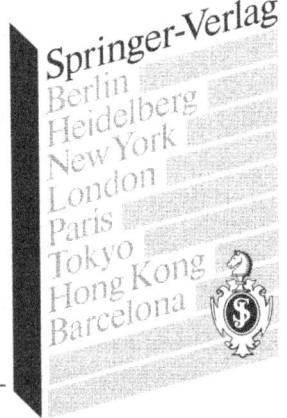

Springer-Verlag
Berlin
Heidelberg
New York
London
Paris
Tokyo
Hong Kong
Barcelona

GPSR Compliance

The European Union's (EU) General Product Safety Regulation (GPSR) is a set of rules that requires consumer products to be safe and our obligations to ensure this.

If you have any concerns about our products, you can contact us on ProductSafety@springernature.com

In case Publisher is established outside the EU, the EU authorized representative is:

Springer Nature Customer Service Center GmbH
Europaplatz 3
69115 Heidelberg, Germany

The manufacturer's authorised representative in the EU is Springer
Nature Customer Service Centre GmbH, Europaplatz 3, 69115 Heidelberg,
Germany. If you have any concerns regarding our products, please
contact ProductSafety@springernature.com

Printed and bound by CPI Group (UK) Ltd, Croydon, CR0 4YY

28/04/2026

02098478-0009